中西医结合消化内科临床诊疗思维案例教程

李军祥　毛堂友　石　磊　主编

全国百佳图书出版单位
中国中医药出版社
·北京·

图书在版编目（CIP）数据

中西医结合消化内科临床诊疗思维案例教程 / 李军祥，
毛堂友，石磊主编 . —北京：中国中医药出版社，
2023.7
ISBN 978-7-5132-8239-0

Ⅰ . ①中… Ⅱ . ①李… ②毛… ③石… Ⅲ . ①消化系
统疾病－中西医结合－诊疗－教材 Ⅳ . ① R57

中国国家版本馆 CIP 数据核字（2023）第 108444 号

免费使用本书数字资源步骤说明

本书为融合出版物，相关数字化资源（如图片、视频等）在全国中医药行业教育云平台"医开
讲"发布。

资源访问说明

扫描二维码下载"医开讲"APP 或到"医开讲网站"（www.e-lesson.cn）注册登
录，在搜索框内输入书名，点击"立即购买"，选择"全部"，点击"选择支付"
（0.00 元），显示支付成功。

点击 APP 首页下方"书架"→"我的订单"，找到本书，即可阅读并使用数字资源。

中国中医药出版社出版

北京经济技术开发区科创十三街 31 号院二区 8 号楼
邮政编码　100176
传真　010-64405721
山东华立印务有限公司印刷
各地新华书店经销

开本 787×1092　1/16　印张 33.5　彩插 0.25　字数 739 千字
2023 年 7 月第 1 版　2023 年 7 月第 1 次印刷
书号　ISBN 978 – 7 – 5132 – 8239 – 0

定价　138.00 元
网址　www.cptcm.com

服务热线　010-64405510
购书热线　010-89535836
维权打假　010-64405753

微信服务号　zgzyycbs
微商城网址　https://kdt.im/LIdUGr
官方微博　http://e.weibo.com/cptcm
天猫旗舰店网址　https://zgzyycbs.tmall.com

如有印装质量问题请与本社出版部联系（010-64405510）

前　言

　　为了适应我国高等医学教育改革和发展的需要，响应国家关于进一步深化中医类研究生教学改革、全面提高教学质量的号召，为了提高中医/中西医结合医师，尤其是研究生、规培生和实习生的临床水平，加强北京中医药大学李军祥教授教学名师工作坊建设，在北京中医药大学教育科学研究重点课题（课题编号XJY22087）的资助下编著了《中西医结合消化内科临床诊疗思维案例教程》一书，力求增强临床教学实效、提升教学质量、培养临床实用性和创新性人才。本书的出版必然会缓解当前中医/中西医结合消化专业研究生、规培生、实习生临床诊疗教材匮乏的局面，填补此类书籍的空白。

　　全书共分为五章，首先是对消化系统疾病常见症状与体征进行鉴别诊断；其次是针对临床中常见的消化系统疾病化验报告和影像学报告进行解读；再者是对消化系统疾病急危重症诊治进行阐述；最后结合临床案例，对消化系常见疾病的中西医结合诊疗思维进行剖析。附篇内容主要是对消化系疾病各项操作规范的阐述。本书遵照案例式教学的模式编写，尽量贴近临床实际，选用简明扼要的图表，引导学生独立思考，提高学习兴趣。本书在保留中医特色治疗措施的同时，紧跟西医最新诊疗规范，从基础到临床，从概念到思维，从临床难点到用药细节，全面覆盖，力争成为一本系统规范、体例创新、临床实用、特色鲜明的高水平中西医结合消化内科教材，以期达到培养与提高学生的临床辨证思维方法和临床应变能力，整体提高临床教学质量的目的。

　　本书由北京中医药大学东方医院消化内科专家，联合放射科、功能科、病理科共同编写完成。本书在编写过程中，得到了北京中医药大学教务处和北京中医药大学东方医院教育处等各部门领导的大力支持，在此表示感谢。

由于时间、精力和能力的限制，书中难免存在一些不足和疏漏，望广大读者批评与指正。

《中西医结合消化内科临床诊疗思维案例教程》编委会

2023 年 1 月 27 日

目　录

第一章

消化系统疾病常见症状与体征的鉴别诊断

第一节　吞咽困难

吞咽困难是指在咽下食物或饮水时感到费力，食物通过口咽部或食管时有梗阻感，吞咽过程时间延长，严重时甚至不能咽下食物。

1. 吞咽困难的鉴别（表1-1）

表1-1　吞咽困难的鉴别

定位	病因	特点	常见伴随症状
口咽性吞咽困难	口咽炎（病毒性、细菌性）、口咽损伤（机械性、化学性）、咽白喉、咽结核、咽肿瘤、咽后壁脓肿等	食团难以从咽部进入食管，多见于神经、肌肉系统受累的疾病，部分是由于局部炎症、先天性解剖结构异常及上食管括约肌动力障碍性疾病引起	伴疼痛，见于口咽炎或溃疡，如急性扁桃体炎、咽后壁脓肿、急性咽炎、白喉、口腔炎和口腔溃疡等
食管性吞咽困难（器质性）	食管癌、食管炎、食管良性狭窄、食管憩室	机械性吞咽困难呈进行性加重，从进干食发噎发展到进软食、半流食，甚至饮水困难	短期内体重明显减轻、营养不良、贫血或黑便应考虑食管恶性疾病。食管癌或食管炎可有便隐血阳性、血红蛋白下降
食管性吞咽困难（功能性）	贲门失迟缓症、弥漫性食管痉挛、胡桃夹食管，以及系统性疾病累及，如硬皮病、淀粉样变性等	食管动力障碍性疾病对流食及固体食物均可有吞咽困难，集体进餐或精神紧张时症状明显，进餐时用温热水送咽可减轻症状	进食时出现胸骨后痉挛性疼痛，餐后反流，甚至出现夜间呛咳，提示可能为食管动力障碍所致
神经肌肉疾病	延髓麻痹、重症肌无力、有机磷杀虫药中毒、多发性肌炎、皮肌炎、环咽肌失弛缓症	—	—

2. 导致吞咽困难的食管器质性疾病

（1）食管癌：早期无吞咽困难，进食后有发噎感、异物感或胸骨后疼痛。吞咽困难进行性加重为食管癌中晚期最主要的特征。

（2）食管炎：进食后胸骨后或剑突下烧灼样疼痛、反酸、吞咽困难。其特点为吞咽困难病史较长，但无明显进行性加重，症状时轻时重。

（3）食管良性狭窄：多由腐蚀性因素、食管手术后、食管器械性或异物性损伤、反流性食管炎引起。

（4）食管憩室：初期无症状，以后憩室扩大，饮水时胸部有气过水声，进食时有梗阻感。憩室内积存食物较多时可压迫食管引起吞咽困难。

3. 吞咽困难的鉴别诊断流程（图1-1）

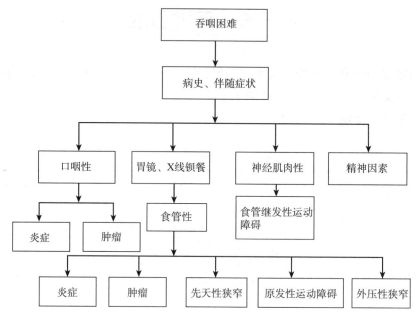

图1-1　吞咽困难的鉴别诊断流程图

4. 常见的食管动力障碍性疾病

（1）原发性弥漫性食管痉挛、胡桃夹食管、食管下括约肌高压症、贲门失弛缓症。

（2）结缔组织病：系统性红斑狼疮、皮肌炎、进行性系统性硬化、重症肌无力。

（3）神经肌肉病变：糖尿病神经病变、肌萎缩侧索硬化、慢性特发性小肠梗阻。

（4）代谢紊乱：淀粉样变、酒精中毒。

（5）感染：食管念珠菌病、美洲锥虫病。

第二节　呕　吐

呕吐是指因胃的强烈收缩而将胃内容物向上从食管、口腔排出的过程。呕吐时胃内容物排空后，恶心感常会明显减轻，至少暂时如此。呕吐是非常不舒服的，可能是剧烈的。呕吐物的性状多种多样，一般是刚摄入的食物。呕吐物有时是大块食物，含胆汁时多为绿色。呕吐包括反射性呕吐、中枢性呕吐和前庭障碍性呕吐。反射性呕吐是指因咽部受到刺激、胃及十二指肠疾病、肠道疾病，或肝、胆、胰、脾、腹膜疾病等引起的恶心呕吐；中枢性呕吐是指因神经系统疾病、全身性疾病、药物及中毒、精神因素等引起的恶心呕吐；前庭障碍性呕吐是指因迷路炎、梅尼埃病、晕动病等引起的呕吐。

1. 反射性呕吐的鉴别（表 1-2）

表 1-2　反射性呕吐相关疾病的鉴别

疾病	病因	临床表现	辅助检查
咽部刺激	受到各种刺激，如牙刷、痰液、鼻咽部炎性分泌物，以及因检查咽部用压舌板压迫舌根部刺激舌咽神经诱发	—	—
急性胃扩张	短期内由于大量气体和液体积聚，导致胃和十二指肠高度扩张所产生的一种临床综合征	腹胀，上腹或脐周隐痛，恶心和持续性呕吐，呕吐物为浑浊的棕绿色、咖啡色液体，病情加重可出现血压下降或休克的表现	X 线腹部平片显示左上腹巨大液平段和充满腹腔的特大胃影，左膈肌抬高。B 超见胃高度扩张，胃壁变薄，胃内大量潴留液
急性胃炎	理化因素，过冷、过热及粗糙食物，肾上腺皮质激素等刺激引起的胃黏膜急性炎症；或严重感染、创伤、大手术、休克等急性应激引起的胃黏膜充血、水肿、出血、糜烂、坏死等病理变化	上腹部疼痛，上腹饱胀，恶心呕吐，可有呕血或黑便；如进食细菌和毒素等污染的不洁食物，可伴有腹泻、发热等症状	可通过胃镜做出诊断。如急性糜烂出血性胃炎，可见胃黏膜糜烂、出血、浅表溃疡等
慢性胃炎	由不同病因引起的胃黏膜慢性炎症	上腹部隐痛、食欲减退、餐后上腹饱胀、反酸、恶心等症状	胃镜和胃黏膜活组织检查可明确诊断
消化性溃疡	由胃酸、胃蛋白酶等对自身胃肠道黏膜的消化而发生的溃疡，好发于胃和十二指肠	多发生于秋末春初，表现为反复发作的上腹部节律性疼痛。十二指肠溃疡疼痛多位于中上腹或脐右上方。十二指肠后壁溃疡可放射至背部，进食或口服制酸药物可缓解。胃溃疡疼痛常位于中上腹偏高处或剑突下偏左处，疼痛常发生于餐后 1 小时	胃镜检查可发现胃或十二指肠黏膜的溃疡病灶。消化性溃疡可分为活动期、愈合期和瘢痕期。取病灶边缘活组织检查可排除恶性溃疡
幽门梗阻	由于十二指肠、幽门前区、幽门管溃疡导致幽门痉挛、水肿或瘢痕形成，或因幽门前区胃癌造成幽门梗阻、胃潴留扩张	由于胃潴留而有上腹饱胀不适，餐后加重，食欲减退，嗳气，反酸和呕吐。呕吐是幽门梗阻的主要症状，一般发生在餐后较久或数餐后，晚上或夜间呕吐量大	胃镜检查见胃内大量潴留液，幽门狭窄内镜无法通过。对于不完全性幽门梗阻可行 X 线胃肠钡餐检查，可显示幽门狭窄、钡剂潴留、胃扩张
十二指肠淤积症	各种原因引起的十二指肠阻塞，以致十二指肠阻塞部位的近端扩张，食糜壅积而产生的临床综合征	餐后上腹部胀痛或绞痛，疼痛多位于右上腹部、脐上腹部，甚至可牵及后背部。其他症状有呃逆、恶心及呕吐	X 线胃肠钡餐检查可见十二指肠水平部钡柱中断，受阻的近端肠管呈钟摆运动，俯卧位钡剂可顺利通过

疾病	病因	临床表现	辅助检查
肠梗阻	肠内容物正常运行发生障碍，其中90%是因肠壁病变、肠腔内堵塞及肠腔外受压所致机械性肠梗阻	腹痛、呕吐、腹胀及停止排气排便	X线腹部平片于发病后4～6小时可见"鱼肋骨刺状"小肠襻影，腹部中央见多个液平面，以及呈阶梯状倒"U"形横向排列扩张的肠曲影
急性病毒性肝炎	肝炎病毒经过消化道或血液途径传染所致疾病	食欲减退、厌油腻、恶心、呕吐、上腹饱胀等症状。大多患者可有发热，全身乏力，肝大有触痛、叩痛，脾脏轻度肿大。黄疸型急性病毒性肝炎于发病后1～2周可出现巩膜、皮肤黄染	肝炎病毒标志物检测呈阳性
急性胆囊炎	由于胆囊出口梗阻、细菌感染及胰液反流进入胆囊所致的胆囊急性炎症性疾病	低热或畏寒、高热，上腹部疼痛，转移至右上腹持续性膨胀样疼痛，伴阵发性绞痛，向右肩、右肩胛下区放射，恶心呕吐常于腹痛后发生，为反射性呕吐，呕吐剧烈可吐出胆汁，吐后腹痛不能缓解。部分患者可出现轻度巩膜、皮肤黄染，右上腹胆囊区有触痛，Murphy征阳性。胆囊积脓肿大时右上腹可扪及包块，胆囊化脓性坏疽时可出现右上腹局限性腹肌紧张、压痛、反跳痛	外周血白细胞和中性粒细胞计数均升高。B超检查可见胆囊肿大、囊壁增厚。放射性核素肝胆动态显像示胆管和肠道显影正常
急性腹膜炎	由于细菌感染、化学物质刺激及损伤引起的腹膜急性炎症性病变	突然发生，持续存在，迅速扩展的轻重不一的腹痛。如胃、十二指肠、胆囊急性穿孔引起的弥漫性腹膜炎，可产生强烈全腹痛；细菌感染所致的腹膜炎可呈胀痛或钝痛，恶心呕吐出现早，为反射性呕吐，吐出的胃内容物可伴有胆汁	腹部检查有局限性或全腹肌紧张、压痛、反跳痛，肠鸣音减少，腹腔渗液增多时可出现移动性浊音，胃肠穿孔则肝浊音上界消失。外周血白细胞计数和中性粒细胞计数均升高，可伴核左移。X线腹部平片可显示膈下有游离气体。腹腔穿刺液细菌培养可获得病原菌
急性胰腺炎	饱餐或酗酒等原因引起的胰腺自身消化的急性化学性炎症	上腹部持续性剧烈疼痛，可向左肩背部放射，常蜷曲躯体来减轻疼痛，可持续48小时；中度热可持续3～5天；恶心呕吐可与腹痛同时发生，呕吐后腹痛不减轻；在胆总管梗阻和肝脏损害时可出现巩膜、皮肤黄染。腹部检查在上腹部有深压痛，重症患者可有上腹部局限性或全腹性的肌紧张、反跳痛及Grey-Turner征、Cullen征	血清淀粉酶于起病后6小时测定>500U/L，血清脂肪酶于起病后24小时开始升高，并持续5～10天，超声、腹部CT、MRI可显示有无胆道结石、胰腺水肿、坏死等征象

2. 中枢性呕吐的鉴别（表 1-3）

表 1-3 中枢性呕吐相关疾病的鉴别

疾病	病因	临床特点	辅助检查
脑炎、脑膜炎	由于细菌、病毒等病原体侵犯脑或脑膜引起的中枢神经系统感染，使脑实质、脑膜充血、水肿，中性粒细胞浸润和充血，引起脑水肿、颅内压升高	一般起病急，均有高热、剧烈头痛、频繁呕吐，有时呕吐可呈喷射性，伴有意识障碍、表情淡漠、烦躁、谵妄，甚至昏迷。体格检查可发现颈项强直、克氏征阳性、布氏征阳性	脑脊液检查常有压力增高，白细胞计数、蛋白含量增多，涂片和培养可发现相应细菌，特异的血清学试验有助于疾病的诊断
脑脓肿	主要由细菌、真菌及原虫等病原体感染引起，是脑实质的化脓性病变	急性发热、头痛、呕吐、嗜睡等急性感染和颅内高压的症状。大脑半球浅表脓肿，可出现局限性癫痫小发作。小脑脓肿可出现枕部头痛，颈项强直，同侧肢体肌张力减退，眼球震颤，共济失调。额叶脓肿常出现前额头痛等	头颅 CT 对脑脓肿诊断价值较大。头颅 MRI 对脑实质坏死液化病灶的分辨力高。脑脊液检查发现压力增高，白细胞计数、蛋白含量增多，涂片和培养可获得相应病原体
脑出血	主要原因是高血压伴发脑内小动脉病变，当血压骤升时破裂出血。其他还有脑动静脉畸形破裂、系统性出血性疾病等病因	常在白天活动或情绪激动时突然起病，感到剧烈头痛，伴频繁呕吐可合并胃肠道出血，呕吐咖啡色胃内容物，意识逐渐模糊，数十分钟内转为昏迷，呼吸变慢加深而不规则，脉搏缓慢而有力，面色潮红或苍白，全身大汗淋漓，大小便失禁，血压升高，肢体偏瘫	脑脊液检查可见红细胞增多，压力升高。头颅 CT 和 MRI 对诊断脑出血有重要价值，可明确出血部位和范围
蛛网膜下腔出血	是由颅内先天性动脉瘤、动静脉畸形及动脉粥样硬化性动脉瘤发生血管破裂后，血液流入蛛网膜下腔所致	常突然起病，感到剧烈劈开样头痛，头痛部位常位于前额、后枕或整个头部，伴恶心呕吐、面色苍白、全身出冷汗，半数以上患者有意识障碍，短暂神志模糊或立即进入昏迷，部分患者表现为神志淡漠、嗜睡、烦躁不安、谵妄状态或癫痫发作。其最突出的体征为脑膜刺激症状、颈项强直，以及 Kernig 征、Brudzinski 征阳性等	脑脊液检查可见脑脊液呈均匀血性、压力升高，头颅 CT 和 MRI 能显示蛛网膜下腔、脑室内或脑内出血，有手术可能性的应尽早做数字减影脑血管造影
颅内肿瘤	是由原发或转移生长于颅腔内的新生物所致	原发性颅内肿瘤起病较缓慢，转移性脑瘤发病较快。20% 的脑瘤患者初发症状表现为局灶性癫痫。部分患者可表现为认知、情感改变和人格障碍起病。脑局灶损害如偏瘫、失语、意识障碍和颅内压增高等症状的轻重，取决于脑瘤部位和生长速度	头颅增强 CT 可显示肿瘤病灶。头颅 MRI 能更敏感显示肿瘤部位及浸润程度

疾病	病因	临床特点	辅助检查
肾衰竭	是由急、慢性肾功能损害引起的一系列代谢紊乱的临床综合征	最早出现的是消化系统症状，如厌食、食欲减退、恶心、呕吐、呃逆、腹胀、腹泻等，口腔炎、口腔溃疡、胃及十二指肠溃疡也不少见，可有呕血和黑便，口中可有氨味	尿常规检查异常，血肌酐和尿素氮增高可以确诊
糖尿病酮症酸中毒	糖尿病患者因各种感染及创伤、手术、麻醉等应激状态，以及胰岛素治疗剂量不足或中断导致的糖尿病严重急性并发症	早期常有食欲减退。随着病情进展可出现恶心呕吐，有时腹痛，血压下降，呼吸深快，倦怠，嗜睡，头痛，意识模糊，昏迷，呼吸加深加速，呈大呼吸，有烂苹果样丙酮味，血压下降等征象	尿糖和尿酮体强阳性，血糖、血酮体明显升高，血 pH < 7.3
甲状腺危象	由精神刺激、感染或术前准备不充分等诱因，引起毒性弥漫性甲状腺肿患者出现原有的甲状腺功能亢进症状加剧	伴中度发热、体重锐减、恶心呕吐，高热，心动过速，可达 160 次 / 分，大汗、腹痛、腹泻、谵妄、昏迷，甚至死亡	血清 TT_4、TT_3、FT_4、FT_3 均升高，尤以 T_3 增高较明显，TSH 降低
肾上腺危象	由于急性肾上腺皮质出血、坏死、手术切除或慢性肾上腺皮质功能减退者，受到应激诱导或骤停肾上腺皮质激素等原因引起的急性肾上腺皮质功能减退症	前驱症状有烦躁、头痛、厌食、腹泻、痉挛性腹痛等，发热或高热，唇指发绀，严重失水可引起皮肤松弛、眼球下陷、舌干、极度软弱、血压下降、呼吸加速等周围循环衰竭表现	血糖和血钠降低，血钾升高，血酮体和血尿素氮升高，血浆二氧化碳结合力为 15 ～ 20mmol/L
妊娠呕吐	与妊娠时血中雌激素水平增高有关，多发生于妊娠期第 5 ～ 6 周，少数患者可于第 2 周发病，持续至第 3 ～ 4 个月后自行消失	困倦嗜睡，嗜食酸味食品，呕吐常发生于清晨起床后，吐前常有恶心，呕吐与精神因素有一定关系	有停经史，尿妊娠试验阳性
有机磷农药中毒	由于防护不周、误服、自服或经污染食物摄入而引起的有机磷农药中毒	毒蕈碱样症状、烟碱样症状、中枢神经系统症状	呼出气体和呕吐物有蒜臭味，血清胆碱酯酶活力明显降低，血、尿、胃液中检定农药和代谢产物是确诊依据

3. 前庭障碍性呕吐的鉴别（表1-4）

表1-4 前庭障碍性呕吐相关疾病的鉴别

疾病	原因	临床特点	辅助检查
迷路炎	中耳炎或脑膜源性感染所致的内耳炎	反复发作眩晕、恶心、呕吐，眩晕，常于快速转身、屈体、行车受震、挖耳时发作，可持续数分钟至数小时，视物旋转，平衡失调	前庭功能检查做旋转试验阳性，有传导性或混合性耳聋
梅尼埃病	病因未明	突然发作的旋转性眩晕，伴恶心、呕吐、出冷汗，持续数分钟至数小时，甚至长达24小时，神志清楚，听力下降，发作缓解后听力可恢复	听力下降，有水平性或水平旋转性眼球震颤。颞骨CT检查见乳突气化、前庭导水管狭窄等征象。前庭功能检查冷热空气试验阳性、旋转试验阳性，可诊断为本病
晕动病	是一种受不适宜运动环境或运动环境中不习惯因素刺激所致的综合征	疲倦、冷漠、嗜睡、乏力、咽喉不适、唾液增多、恶心、头晕、面色苍白、出冷汗	—

4. 器质性呕吐与神经性呕吐的鉴别（表1-5）

表1-5 器质性呕吐与神经性呕吐的鉴别

鉴别要点	器质性呕吐	神经性呕吐
基本病变	存在	缺乏
精神因素	无	常伴倦怠、失眠、神经过敏、忧郁、焦虑等症状
恶心与干呕	一般较明显	缺乏
呕吐运动	较剧烈，费力	较轻，不费力
与进食的关系	不定	餐后即吐
呕吐量	多	少
食欲	减退	正常
全身情况	差	尚好或较差

5. 中枢性呕吐和反射性呕吐的鉴别（表1-6）

表1-6 中枢性呕吐与反射性呕吐的鉴别

鉴别要点	中枢性呕吐	反射性呕吐
基本病变	神经系统疾病	消化系统疾病及药物毒物中毒等
举例	颅内肿瘤	幽门梗阻
发作因素	咳嗽、弯腰等使颅内压升高	溃疡或肿瘤病变加重
恶心与干呕	不明显	明显

鉴别要点	中枢性呕吐	反射性呕吐
呕吐特点	喷射性，量不定	反射性，量偏大或潴留性
伴随症状与体征	头痛或眩晕、脉缓、视网膜或神经系统异常	腹痛、腹胀、胃肠型或振水音

6. 呕吐的鉴别诊断流程（图1-2）

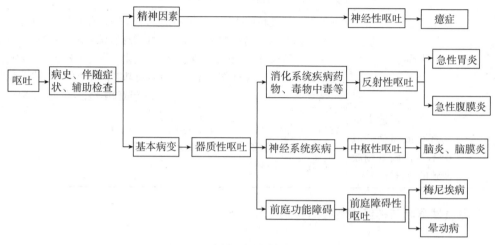

图1-2　呕吐的鉴别诊断流程图

第三节　呕　血

发生呕血的原因有消化系统疾病和全身性疾病。消化系统疾病包括食管疾病、胃及十二指肠疾病、肝胆疾病、胰腺疾病。全身性疾病分为感染性疾病和非感染性疾病，其中非感染性疾病包括血液病、血管性疾病、结缔组织病及其他疾病。发生呕血的原因很多，以消化性溃疡最为常见，其次为食管-胃底静脉曲张破裂，再次为急性胃黏膜病变和消化道肿瘤。

1. 咯血和呕血的鉴别（表1-7）

表1-7　咯血和呕血的鉴别

鉴别要点	咯血	呕血
出血前症状	喉部痒感、胸闷、咳嗽等	上腹部不适、恶心、呕吐等
出血方式	咯出	呕出，可为喷射状
出血的颜色	鲜红	暗红色、棕色，有时为鲜红色
血中混有物	痰、泡沫	食物残渣、胃液

鉴别要点	咯血	呕血
酸碱反应	碱性	酸性
黑便	无，若咽下血液量较多时可有	有，可为柏油样便，呕血停止后仍可持续数日
出血后痰的症状	常有血痰数日	无痰

2. 上消化道出血量的估计（表1-8）

表1-8 上消化道出血量的估计

症状、体征、实验室检查	出血量估计
粪便隐血试验（+）	每日出血量>5～10mL
黑便	出血量50～100mL以上
呕血	胃内积血量达250～300mL
未引起全身症状	一次出血量≤400mL
头晕、乏力、心悸	一次出血量400～500mL
呕血+便血、周围循环衰竭	短期出血量>1000mL

3. 消化系统疾病引起的呕血（表1-9）

表1-9 消化系统疾病引起的呕血鉴别

疾病	特点	临床表现
消化性溃疡并发出血	有慢性、周期性、节律性中上腹疼痛和不适，出血量的多少与被侵蚀血管的大小有关。侵蚀稍大动脉时，出血急而量多。溃疡基底肉芽组织的渗血或溃疡周围黏膜糜烂出血的量一般不大	溃疡出血的临床表现取决于出血的速度和量。轻者只表现为黑便，重者出现呕血及失血过多所致周围循环衰竭的临床表现，严重者可发生休克。消化性溃疡患者在出血前常有上腹疼痛加重的征象，一旦出血后，上腹疼痛多随之缓解
急性糜烂性胃炎	严重应激状态下或服用非甾体抗炎药引起的急性消化道出血。应激性溃疡是指在严重烧伤、颅脑外伤、脑肿瘤、脑外伤手术和其他中枢神经系统疾病、严重外伤和大手术、严重的急性或慢性疾病等应激的情况下，在胃或十二指肠、食管产生的急性黏膜糜烂和溃疡。NSAID通过抑制前列腺素合成和分泌，引起胃黏膜屏障损伤	主要临床表现是上消化道大出血。患者出现呕血、便血，可伴有周围循环衰竭的征象。NSAID所致者以胃窦部为主，呈多发性浅表性不规则的溃疡或糜烂
食管-胃底静脉曲张破裂出血	肝硬化患者发生上消化道出血大多数是由于食管-胃底静脉曲张破裂引起的，患者常有慢性肝病史或长期酗酒史，多有乏力、食欲减退、腹胀、黄疸等症状。内镜下见食管重度静脉曲张，呈蓝色串珠样、结节状或瘤状，表面紧张感，可有红斑、红色条纹	静脉曲张破裂出血可因粗糙食物、化学性刺激及腹内压增高等因素诱发，常表现为大量呕血与便血，出血量大，色鲜红，涌吐而出。大量出血可导致休克，并诱发腹水、自发性细菌性腹膜炎、肝性脑病等，甚至死亡

疾病	特点	临床表现
食管糜烂和溃疡	食管糜烂和溃疡绝大多数是由于严重的胃和十二指肠反流物损伤食管黏膜所致的。细菌、真菌、病毒等多种病原体侵袭也可引起食管黏膜糜烂和溃疡，多发生于一些免疫功能低下、长期使用肾上腺糖皮质激素、免疫抑制剂的患者	主要临床表现为胸骨后疼痛或上腹部疼痛，常发生于进食或饮水时，卧位或弯腰时加重，吞咽困难、反酸、胃灼热、嗳气也是较为常见的症状，消化道出血是常见并发症
食管裂孔疝	胃经横膈的食管裂孔进入胸腔，由于食管下段、贲门部抗反流的保护机制丧失，易并发食管黏膜水肿、充血、糜烂，甚至形成溃疡	主要临床症状是胃食管反流症状，如胸骨后或剑突下烧灼感或隐痛，可伴胃灼热、反酸、反胃、上腹饱胀等，疼痛可向颈、左肩、前胸放射，伴反酸、嗳气，在饱食后、负重、弯腰或平卧时发作，站立行走后缓解
门静脉高压性胃病	门静脉高压患者可伴发与门静脉高压有关的各种胃及十二指肠病变。门静脉高压性胃病是指门静脉高压患者伴发的胃黏膜病变，其内镜下表现为位于胃近端的、各种形态的充血性红斑，伴有或不伴有出血；组织学上表现为血管扩张、黏膜下层动静脉短路开放和固有膜水肿	临床上表现为非静脉曲张破裂性上消化道出血、缺铁性贫血等

4. 全身性疾病引起的呕血（表 1-10）

表 1-10　全身性疾病引起的呕血鉴别

疾病	特点	临床表现
白血病	由于本病有血小板减少、血管壁损伤、凝血功能障碍、抗凝物质增多及治疗药物的影响，常可并发或伴有多种病变	内镜检查胃黏膜呈弥漫性发红、出血，合并消化性溃疡的不在少数。原发性或继发性血小板减少均可发生消化道出血，包括胃黏膜下的瘀点、瘀斑，多为轻度出血
过敏性紫癜	过敏性紫癜患者，内镜下可见十二指肠、胃遍布针尖大小的与躯干、肢体皮肤瘀点相类似的出血点，黏膜活组织检查病理呈现为出血性胃炎样改变	临床表现为关节痛、血尿、肢体皮肤出血点、腹痛、黑便，表现为呕血的较少
慢性肾衰竭	尿毒症患者，尿素和氨破坏胃黏膜屏障，造成胃酸反向弥散增加，胃镜检查常可见溃疡或糜烂等胃部病变，常并发难以控制的胃肠道出血	胃肠道出血是由于局部溃疡和全身性出血倾向所致
主动脉瘤破裂出血	主动脉壁的扩张膨出，逐渐增大，最后破裂出血。患者常伴有高血压和冠状动脉粥样硬化性心脏病，当腹主动脉扩张膨胀至正常动脉的 1.5 倍以上时，即可诊断为腹主动脉瘤	典型体征为腹部触及搏动性肿块。当瘤体不断增大，压迫周围组织或器官时，可出现腹部不适、疼痛、腰背部疼痛。腹主动脉瘤濒临破裂时，患者可出现明显甚至剧烈的腹痛及腰背部疼痛，伴有休克症状

5. 呕血的鉴别诊断流程（图 1-3）

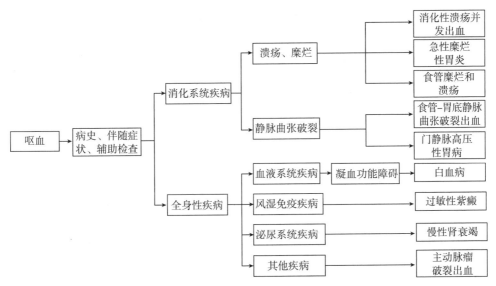

图 1-3 呕血的鉴别诊断流程图

第四节 黄 疸

黄疸是由于血清中胆红素升高致使皮肤、黏膜和巩膜发生黄染的现象。正常人体血清总胆红素为 $1.7 \sim 17.1\mu mol/L$；当总胆红素为 $17.1 \sim 34.2\mu mol/L$ 时为隐性黄疸，临床不易察觉；当总胆红素超过 $34.2\mu mol/L$ 时，出现临床可见黄疸。

1. 溶血性黄疸、肝细胞性黄疸、胆汁淤积性黄疸的鉴别（表 1-11）

表 1-11 溶血性黄疸、肝细胞性黄疸、胆汁淤积性黄疸的鉴别

检查项目	溶血性黄疸	肝细胞性黄疸	胆汁淤积性黄疸
TB	增加	增加	增加
CB	正常	增加	明显增加
CB/TB	$< 15\% \sim 20\%$	$> 30\% \sim 40\%$	$> 50\% \sim 60\%$
尿胆红素	-	+	++
尿胆原	增加	轻度增加	减少或消失
ALT、AST	正常	明显增高	可增高
ALP、γ-GT	正常	增高	明显增高
PT	正常	延长	延长
对维生素 K 的反应	正常	差	好
胆固醇	正常	轻度增加或降低	明显增加
ALB	正常	降低	正常

注：TB 指血清总胆红素，CB 指结合胆红素，ALT 指丙氨酸氨基转移酶，AST 指天门冬氨酸氨基转移酶，ALP 指碱性磷酸酶，γ-GT 指 γ-谷氨酰转肽酶，PT 指凝血酶原时间。

2. 肝细胞性黄疸与胆汁淤积性黄疸的鉴别（表 1-12）

表 1-12　肝细胞性黄疸与胆汁淤积性黄疸的鉴别

检查项目	肝细胞性黄疸	胆汁淤积性黄疸	
		良性或结石	癌性
ALT	明显升高	轻度升高	轻度升高
ALP	正常或轻度升高	中度或显著升高	中度或显著升高
γ-GT	正常或轻度升高	中度升高	明显升高
凝血酶原时间	延长	延长	延长
对维生素 K 的反应	无反应	有反应	晚期无反应
ALB	正常或降低	正常	晚期降低
胆固醇	正常或降低	升高	升高
AFP	正常或升高	正常	正常或升高
CA19-9、CA242、CA50	正常	正常	肝外癌性梗阻常升高
CEA	正常，但转移性肝癌可升高	正常	可升高
B 超检查	有助于诊断	有助于诊断	有助于诊断
CT 或 MRI 检查	有助于诊断	有助于诊断	有助于诊断
胆管造影（PTC 或 ERCP）	对诊断价值不大	对诊断有较大价值	对诊断有较大价值
肝活组织检查	有助于诊断	对肝内淤胆有帮助	不定

3. 黄疸的伴随症状（表 1-13）　皮肤色泽与黄疸的类型有关，溶血性黄疸皮肤呈柠檬色，肝细胞性黄疸呈浅黄或深黄色，胆汁淤积性黄疸持续时间较长者可呈暗褐绿色。

表 1-13　黄疸的伴随症状

黄疸的伴随症状	疾病
伴发热	急性胆管炎、肝脓肿、钩端螺旋体病、败血症、大叶性肺炎。急性病毒性肝炎或急性溶血可先有发热后出现黄疸
伴上腹剧烈疼痛	胆道结石、肝脓肿或胆道蛔虫病。右上腹剧痛、寒战高热和黄疸称为 Charcot 三联征，提示急性化脓性胆管炎，持续性右上腹钝痛或胀痛可见于病毒性肝炎、肝脓肿或原发性肝癌
伴肝大	若轻中度肿大，质地软或中等硬度且表面光滑，见于病毒性肝炎、急性胆道感染或胆道阻塞；若明显肿大，质地坚硬，表面凹凸不平，有结节者，见于原发或继发性肝癌。肝大不明显，质地较硬，边缘不整，表面有小结节者，见于肝硬化
伴胆囊肿大	若胆囊肿大，表面光滑，无压痛，可移动，提示胰头癌、胆总管癌或壶腹周围癌；胆囊肿大，坚硬有结节感，提示胆囊癌

黄疸的伴随症状	疾病
伴脾大	若轻度肿大，可见于急性肝炎；中度肿大，见于先天性溶血性贫血、胆汁性肝硬化；明显肿大，提示肝硬化门静脉高压
伴腹水	见于重症肝炎、肝硬化失代偿期、肝癌等

4.黄疸的鉴别诊断流程（图 1-4）

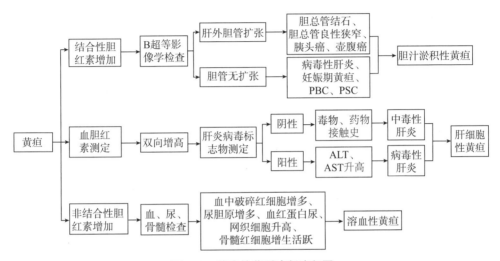

图 1-4 黄疸的鉴别诊断流程图

第五节 腹 痛

腹痛是临床最常见的症状之一，其病因复杂，大多是器质性病变，也可能是功能性腹痛。腹痛可分为急性腹痛和慢性腹痛，也可分为内脏性腹痛、躯体性腹痛、感应性腹痛和心理性腹痛。

1.腹痛的鉴别（表 1-14）

表 1-14 腹痛的鉴别

疾病	特点	伴随症状	体征	辅助检查
急性胃肠炎	以上腹部脐周痛为主，疼痛呈阵发性	恶心、呕吐、腹泻，可有发热	上腹部或脐周部有压痛，多无肌紧张及反跳痛，肠鸣音活跃	白细胞计数及中性粒细胞增高，便常规可见异常
胃、十二指肠溃疡	以中上腹痛为主，大多数为持续性隐痛，肠鸣音活跃	反酸，可有黑便	中上腹压痛，若无穿孔，则无肌紧张和反跳痛	内镜检查

疾病	特点	伴随症状	体征	辅助检查
急性阑尾炎	中上腹隐痛经数小时后转右下腹痛	发热、恶心	麦氏点压痛，可有肌紧张和反跳痛	白细胞计数及中性粒细胞增高
胆囊炎、胆结石	右上腹隐痛或持续性剧痛，向右肩及肩胛部放射，进食脂肪餐后加剧	恶心呕吐、发热，可有黄疸	右上腹明显压痛，Murphy征阳性，有时可触及肿大胆囊	白细胞计数及中性粒细胞明显增高，B超及X线检查可以确诊
急性胰腺炎	中上腹持续性剧痛，饱餐或饮酒后突然发作，可向背部放射	恶心呕吐、发热	上腹部深压痛，肌紧张及反跳痛不明显，可有Cullen征、Grey Turner征	血清淀粉酶、CRP、脂肪酶、白细胞计数等可见升高，腹部CT可鉴别
肠梗阻	多在脐周痛，呈阵发性绞痛	呕吐，停止排气、排便	可见肠型，腹部压痛明显，肠鸣音亢进	腹部X线平片可见肠腔内积气，立位片可见多个液平面，呈阶梯状
克罗恩病	腹痛位于右下腹或脐周，一般为中等程度疼痛，呈痉挛性，餐后加重	若发展至肠腔狭窄时可见肠梗阻症状	若炎症波及腹膜或急性肠穿孔时可有肌紧张和反跳痛	结肠镜检查表现为节段性、非对称性分布的黏膜炎症，纵行，或阿弗他溃疡，鹅卵石样增生。病理改变包括裂隙状溃疡，非干酪样肉芽肿，固有膜炎症细胞浸润，黏膜下层增宽，淋巴细胞聚集，淋巴管扩张，隐窝结构大多正常
肠易激综合征	腹痛常在左下腹与下腹部，情绪激动、劳累等可诱发腹痛，排气或排便后症状缓解	腹胀、排便习惯和大便性状异常	腹部压痛不明显	血常规、CRP、血沉、粪常规、隐血及寄生虫检查、Bristol粪便分型
输尿管结石	腹痛常突然发生，多在侧腹部呈阵发性绞痛，向会阴部放射	疼痛发作后可见血尿	腹部压痛不明显，肾区叩击痛阳性	腹部X线片可显示结石，静脉肾盂造影可辅助诊断
异位妊娠破裂	突然发生，腹痛剧烈	阴道流血及停经、休克	阴道检查发现宫颈有举痛，后穹隆饱满膨出、触痛明显，宫体旁触及边缘不清的肿块	尿妊娠试验阳性，B超、腹腔穿刺或后穹隆穿刺可诊断

疾病	特点	伴随症状	体征	辅助检查
急性心肌梗死	多见于中老年人，多为中上腹痛，在劳累、紧张或饱餐后突然发作，呈持续性绞痛并向左肩或双臂内侧部位放射	常伴恶心，可有休克	上腹部可有轻度压痛，无肌紧张和反跳痛，心脏听诊可有心律失常	心电图、心肌酶可有特征样改变
腹腔脏器破裂	腹部急性外伤史，发病突然，持续性腹痛常涉及全腹	休克	全腹膨隆、压痛，肌紧张及反跳痛	B超或CT检查、腹腔穿刺可诊断

2. 急性腹痛的鉴别（表 1-15）

表 1-15　急性腹痛的鉴别

疾病	症状	辅助检查
消化性溃疡急性穿孔	有溃疡病史，腹痛突然加剧，腹肌紧张，肝浊音界消失	X 线透视见膈下游离气体
胆石症和急性胆囊炎	有胆绞痛发作史，疼痛位于右上腹，常放射到右肩部，Murphy 征阳性	血及尿淀粉酶轻度升高，B 超及 X 线胆道造影可明确诊断
急性胰腺炎	发病突然，腹痛多位于上腹部中部或偏左，腹肌紧张程度较轻	血淀粉酶显著升高，CT 检查多可明确诊断
急性阑尾炎	转移性右下腹痛，麦氏点压痛	B 超、CT 检查可明确诊断
主动脉夹层动脉瘤	死亡率很高。临床上常表现为撕裂样疼痛，且有血管迷走样反应、休克，有时夹层撕裂的症状与急性闭塞的动脉相关。如脑卒中、心肌梗死或小肠梗死，或脊髓的血供受影响引起的下肢轻瘫或截瘫，肢体缺血，这些表现类似动脉栓塞	主动脉 CT 检查、B 超等影像学检查可明确诊断
肠系膜血栓形成	有腹腔内感染或门静脉高压，起病缓慢，腹中部持续性钝痛，可有局部压痛及肌紧张，肠鸣音消失，移动性浊音可疑阳性，可触到肠段肿块，伴恶心呕吐，呕吐物暗黑，便臭	—

3. 腹痛的鉴别诊断流程（图 1-5）

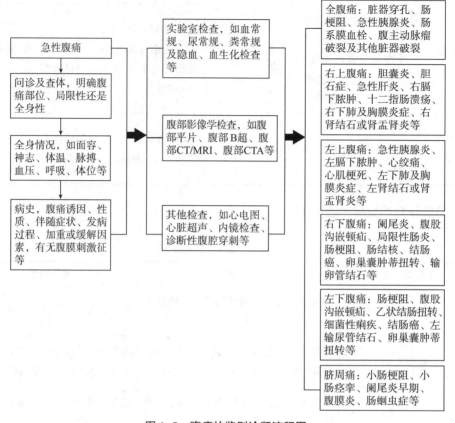

图 1-5　腹痛的鉴别诊断流程图

第六节　腹　胀

腹胀是指腹部主观感觉到的肿胀或膨胀，也可指腹腔充满感或过多气体充盈感，腹压或腹壁张力增加，常伴肉眼可见的腹部膨隆或腹围增加。

1. 腹胀的发病原因（表 1-16）

表 1-16　腹胀的发病原因

病因	分类	疾病
胃肠道积气	功能性变化	嗳气综合征、胃轻瘫综合征、功能性消化不良、肠易激综合征
	器质性变化	急性胃扩张、幽门梗阻、肠梗阻、吸收不良综合征等

续表

病因	分类	疾病
腹腔积液	心血管疾病	慢性右心衰竭、心包炎、限制型心肌病、下腔静脉阻塞综合征
	肝脏疾病	肝硬化、肝癌、病毒性肝炎、肝静脉阻塞综合征、门静脉血栓形成等
	腹膜疾病	结核性腹膜炎、胰源性腹水、系统性红斑狼疮、嗜酸性粒细胞性腹膜炎、腹膜转移癌
	其他原因	肾病综合征、恶性营养不良、乳糜性腹水、腹膜后恶性淋巴瘤、甲状腺功能减退症、胆汁性腹膜炎腹水等
腹部肿块	右上腹部肿块	肝大、胆囊肿大、肝曲部结肠癌
	中上腹部肿块	胃部肿块、胰腺肿块、肝脏左叶肿块、肠系膜与网膜肿块、小肠良性与恶性肿瘤、横结肠癌、腹主动脉瘤
	左上腹部肿块	脾大、游走脾、胰腺肿块、脾曲部结肠癌
	左、右侧腹部肿块	肾下垂、肾脏肿大、肾上腺肿瘤、原发性腹膜后肿瘤
	右下腹部肿块	阑尾周围脓肿，回盲部结核、肿瘤、阿米巴肉芽肿、克罗恩病，右卵巢肿瘤，多囊卵巢综合征，大网膜扭转
	下腹部肿块	膀胱肿瘤和憩室、子宫肌瘤
	左下腹部肿块	乙状结肠癌、血吸虫肉芽肿、左卵巢肿瘤

2. 腹胀的鉴别诊断流程（图 1-6）

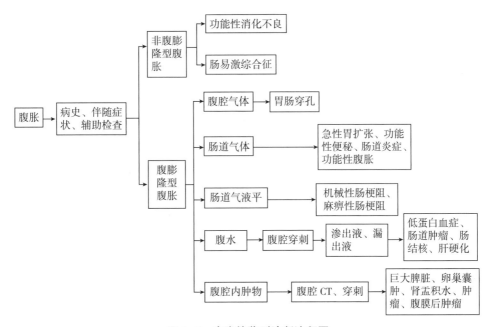

图 1-6　腹胀的鉴别诊断流程图

第七节 腹部包块

腹部包块是指多种病因引起的脏器肿大和脏器移位产生的异常包块，多由炎症、肿瘤、寄生虫、梗阻、先天发育异常等所致。

1. 不同部位腹部包块的鉴别（表 1-17）

表 1-17 不同部位腹部包块的鉴别

包块部位	包块来源
上腹中部	胃或胰腺的肿瘤、囊肿，或胃内结石
右侧肋下	常与肝和胆有关
两侧腹部	结肠肿瘤
下腹两侧	类圆形，可活动，有压痛的包块多为腹腔淋巴结肿大；坚硬不规则的包块可能为腹膜后肿瘤
腹股沟韧带上方	可能来自卵巢及其他盆腔器官

2. 腹部包块特征及常见病因的鉴别（表 1-18） 圆形且表面光滑者多为良性，如囊肿或淋巴结肿大，形状不规则且表面凹凸不平者多为恶性肿瘤、炎性肿物等；条索状者考虑为肠套叠或蛔虫团。

表 1-18 腹部包块的常见病因

包块部位	疾病	特征
上腹部	胃癌	上腹部可扪及质硬活动度欠佳的包块，电子胃镜及活组织检查可确诊
	肝癌	扪及包块时往往已经是肝癌晚期，CT、MRI 对肝癌有较大诊断价值
	胰腺癌及胰腺假性囊肿	胰腺癌患者上腹部可触及质硬而固定的包块，发现时一般也属于晚期。胰腺假性囊肿常为球形，表面光滑，有波动感
左上腹部	脾大	肿大的脾脏表面光滑，可随呼吸上下移动
	结肠脾曲癌肿	包块常不易触及，较多出现肠梗阻
	左肾胚胎瘤	多见于小儿
右上腹部	肝脏疾病所致包块	肝脓肿常由细菌和阿米巴感染所致，患者伴有发热，查体可有肝区叩击痛，实验室检查可见白细胞计数增高，影像学检查可见肝脓肿征象。肝硬化代偿期可触及肿大的胆囊，失代偿期常伴有腹水、黄疸、腹壁静脉曲张、肝掌、蜘蛛痣等，实验室检查可见肝功能异常。肝癌患者 CT、MRI 的诊断价值高，同时常可见甲胎蛋白明显增高。此外，肝棘球蚴病也可出现腹部包块，患者嗜酸性粒细胞数增高，皮内试验阳性

包块部位	疾病	特征
右上腹部	胆囊、胰腺疾病所致包块	胆囊炎右上腹腹肌紧张，局部压痛及反跳痛，典型者可见 Murphy 征阳性。胰头癌因压迫胆总管可使胆囊明显肿大，并有进行性黄疸
	升结肠及结肠肝曲癌肿	患者一般有进行性消瘦，电子肠镜检查可明确诊断
脐部	肠系膜淋巴结结核	常可触及多个大小不等的包块，可有压痛，患者有结核病史
	腹主动脉瘤	多可触及搏动性包块，位于脐部上下，触诊可有震颤，听诊可有杂音，做血管造影可确诊
左下腹部	乙状结肠癌	包块质硬，活动度差，形状多不规则，乙状结肠镜及电子肠镜检查可确诊
	左侧卵巢囊肿及卵巢癌	卵巢囊肿因有蒂活动度较大，有波动感。卵巢癌则包块坚硬，有结节感，活动度差
右下腹部	阑尾脓肿	常有典型转移性右下腹疼痛病史，局部压痛明显，患者发热、白细胞计数明显升高
	回盲部结核	回盲部结核患者有结核病史，增生型回盲部结核往往可触及包块，有明显的压痛

3. 腹部包块的鉴别诊断流程（图 1-7）

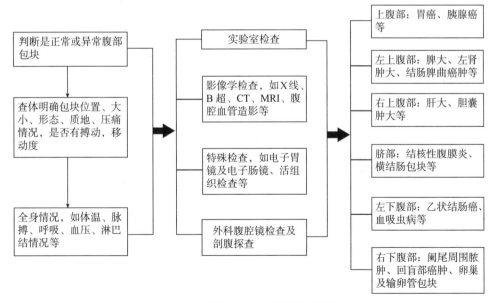

图 1-7　腹部包块的鉴别诊断流程图

第八节　腹腔积液

腹腔积液是指各种原因引起的腹腔内游离液体积聚。正常情况下腹腔中含有100～200mL液体，并保持着动态平衡。腹水是指腹腔液体的病理性增多。

1. 漏出液和渗出液的鉴别（表1-19）

表1-19　漏出液和渗出液的鉴别

鉴别要点	漏出液	渗出液
外观	草黄色、淡黄色，清晰	草黄色或脓性或血色，清晰或浑浊
比重	< 1.018	> 1.018
黏蛋白定性	阴性	阳性
细胞总数	< 100×10^6/L	> 500×10^6/L
蛋白定量	< 30g/L，胸水蛋白量 / 血浆蛋白量 < 0.5，不能自凝	> 30g/L，胸水蛋白量 / 血浆蛋白量 > 0.5，可自凝
葡萄糖定量	和血糖基本相同	低于血糖水平
LDH	< 200U/L	> 200U/L，胸水中 / 血浆中 > 0.6，如 LDH > 500U/L 提示为癌性
ADA	阴性	感染或结核 > 45U/L，肿瘤 < 40U/L
pH 值	> 7.3	6.8 ～ 7.3
细菌学检查	阴性	可培养出相应致病菌
特殊蛋白	无	SLE、类风湿关节炎等疾病 C_3、C_4 水平降低
CEA	阴性	癌性升高，且胸水中 > 血清中

2. 感染性腹水的鉴别（表1-20）

表1-20　感染性腹水的鉴别

鉴别要点	继发性腹膜炎	原发性细菌性腹膜炎（SBP）	结核性腹膜炎
病史	胰腺炎、阑尾炎、消化性溃疡等	慢性肝病、肝硬化	肺结核、肠结核
症状、体征	腹痛、腹膜炎三联征	体征常不明显，可有腹部压痛、反跳痛	结核中毒症状、腹部揉面感、包块等
腹水性状	黄色、浑浊、渗出液	渗出液	黄绿色、浑浊、渗出液
SAAG	< 11g/L	≥ 11g/L	< 11g/L

续表

鉴别要点	继发性腹膜炎	原发性细菌性腹膜炎（SBP）	结核性腹膜炎
细菌培养	杂菌生长	单一菌阳性	抗酸染色可呈阳性，结核分枝杆菌培养可呈阳性
ADA	< 30U/L	< 30U/L	> 30U/L
治疗效果	抗感染治疗效果不佳，应针对原发病治疗	抗感染治疗有效	抗结核治疗有效

3. 结核性腹膜炎与恶性腹水的鉴别（表 1–21）

表 1–21 结核性腹膜炎与恶性腹水的鉴别

鉴别要点	恶性腹水	结核性腹膜炎
病因	原发性或转移性肿瘤	肺结核、肠结核、腹膜结核
发病年龄	老年多见	儿童或青少年多见
性状	渗出液	渗出液
腹水中 / 血清中 LDH 比值	> 1	< 1
抗酸染色、细菌培养	阴性	可呈阳性
腹水及血清 CEA	可升高	正常
脱落细胞	可能找到癌细胞	阴性
穿刺抽腹水治疗效果	积聚很快	积聚较慢
诊断性抗结核治疗效果	无效	有效

4. 腹腔积液的鉴别诊断流程（图 1–8）

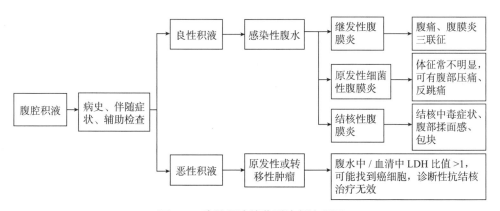

图 1–8 腹腔积液的鉴别诊断流程图

第九节　便　血

便血见于食管静脉曲张破裂出血、食管癌、食管贲门黏膜撕裂综合征、胃及十二指肠溃疡、胃癌及服用非甾体抗炎药和应激所引起的急性胃黏膜病变等疾病引起的上消化道出血，血液经肠道排出，便血颜色视出血的量与速度不同，可表现为血便或黑便。小肠疾病、结肠疾病、直肠疾病、肛管疾病、肠道血管疾病、全身性疾病等均可引起便血。

1. 小肠疾病引起的便血的鉴别（表 1–22）

表 1–22　小肠疾病引起的便血的鉴别

疾病	特点	临床表现
急性出血性坏死性肠炎	起病急，发病前多有不洁饮食或暴饮暴食史，腹痛最多见，病初常表现为逐渐加剧的脐周或左中上腹持续性隐痛、绞痛或剧痛，呈阵发性加剧，腹痛发生后即可有腹泻，甚至可呈鲜血状。出血量多少不定，轻者可仅有腹泻，或仅为粪便隐血阳性而无便血，起病后 1～2 天即可出现全身不适、面色苍白、寒战发热等	主要临床表现为腹痛、腹泻、便血、发热、呕吐和腹胀，严重者可有休克、肠麻痹等中毒症状和肠穿孔等并发症
肠结核	肠结核好发于回盲部。X 线餐剂检查可发现病变肠段跳跃征、溃疡、肠管变形和肠腔狭窄等，结肠镜检查可发现回盲部的黏膜炎症、溃疡、炎性息肉或肠腔狭窄	临床表现为右下腹或脐周隐痛及钝痛，多在进食后诱发，伴不完全性肠梗阻者，呈持续性腹痛伴阵发性加剧，腹泻与便秘交替，粪便呈糊状，可含黏液，不伴有里急后重；右下腹可扪及包块，多伴有发热、盗汗、消瘦、全身乏力、恶心呕吐、腹胀和食欲减退等症状
克罗恩病	在整个胃肠道的任何部位均可发生，但好发于末端回肠和右半结肠。X 线钡餐检查示病变呈节段性分布，纵行溃疡裂隙与横行浅裂隙交错形成卵石样充盈缺损等典型征象；活组织检查显示节段性全壁炎、裂隙样溃疡，可发现典型的非干酪样肉芽肿和非特异性炎症反应	临床以腹痛、腹泻、便血、腹部肿块、肛旁周围脓肿、肛瘘为主要表现，且有发热、贫血、消瘦、营养障碍及其他肠外表现，病程常迁延，反复发作，不易根治
小肠肿瘤	常用的检查方法有 X 线钡餐造影，以小肠气钡双重造影阳性率较高，表现为近端小肠扩张、充盈缺损、肠套叠征或肠管受压变形移位	症状多不典型。慢性隐匿性失血、隐匿性体重下降及脐周隐痛是小肠肿瘤的典型症状，也是小肠肿瘤早期诊断的警示信号；可表现为腹痛、腹胀、恶心、呕吐、腹泻或便秘，有时有消化道出血、肠梗阻、肠穿孔。恶性肿瘤常伴消瘦、贫血、腹部肿块或黄疸

2. 结肠疾病引起的便血的鉴别（表 1–23）

表 1–23　结肠疾病引起的便血的鉴别

疾病	特点	临床表现
急性细菌性痢疾	是由痢疾杆菌引起的以腹泻为主要症状的急性肠道传染病。本病常年散发，夏秋季多见	主要临床表现为发热、腹痛、腹泻、里急后重、脓血样大便，腹泻量少、次数频繁；中毒型急性发作时，可出现高热并出现感染性休克症状
溃疡性结肠炎	—	主要临床表现为腹痛、腹泻、黏液脓血便，较轻者每日 2～4 次，严重者可达 10～30 次，粪便呈血水样，腹痛呈阵发性痉挛性绞痛，局限于左下腹或下腹部，疼痛后可有便意，排便后疼痛暂时缓解。可伴有里急后重、上腹饱胀不适、嗳气、恶心呕吐等，部分患者伴有发热、贫血等全身症状
结肠癌	结肠癌的高危人群包括有肠道症状者、结肠癌高发区的中老年人群、结肠腺瘤患者、结肠癌手术后患者，以及有溃疡性结肠炎、克罗恩病、结肠慢性炎症者	右侧结肠癌可有腹泻与便秘交替、腹胀、腹痛、腹部压痛、腹部肿块、低热及进行性贫血；左侧结肠癌时容易发生慢性进行性肠梗阻
结肠息肉	在胃肠道息肉中，以结肠息肉最为多见。结肠息肉又可分为错构瘤性息肉、增生性息肉、炎性息肉、淋巴样息肉、腺瘤等	主要临床表现为便血或黏液便、腹痛，可有里急后重、便秘或腹泻等；X 线钡餐检查可有充盈缺损，纤维结肠镜检查可见单个或多个结肠黏膜增生物

3. 直肠、肛管疾病引起的便血的鉴别（表 1–24）

表 1–24　直肠、肛管疾病引起的便血的鉴别

疾病	特点	临床表现
直肠肛管损伤	做直肠乙状结肠镜检查时，如操作不当，可损伤肛管直肠黏膜，引起少量出血，但不久自止；有时取活体组织检查时，可导致便血	便秘时坚硬的粪块擦伤肛管直肠黏膜，以至于发生少量出血，色鲜红，常覆盖于粪便的表面，有时有少量黏液
直肠息肉	直肠息肉是直肠良性肿瘤的一种，呈小的结节状黏膜隆起或大的带蒂的肿物，若很多息肉聚集直肠或累及结肠者称为息肉病	主要临床表现为便血，多为间歇性，色鲜红，被盖于粪便表面而不与其融合，若出血量较多或反复出血可致贫血
直肠癌	凡有原因不明的便血或粪便带脓血，需警惕有直肠癌的可能。直肠指检是诊断直肠癌的重要手段	直肠癌早期症状不明显，发展到一定程度后出现排便习惯改变，腹泻或便秘，排便不尽感，粪便进行性变细；晚期有里急后重，粪便常带有黏液和脓血；随着癌块增大，肠腔逐渐狭窄，致使粪便变细，排便困难

疾病	特点	临床表现
痔	分为内痔、外痔和混合痔	内痔或混合痔早期常为无痛性间歇性便后有鲜红色血，便血多因粪便破坏黏膜或排便用力过猛，腹内压增高，致使痔内静脉丛压力升高，引起血管破裂出血，轻者为粪便带血，继而便后滴血，血与粪便不相混合，重者为喷射状出血

4. 便血的鉴别诊断流程（图 1-9）

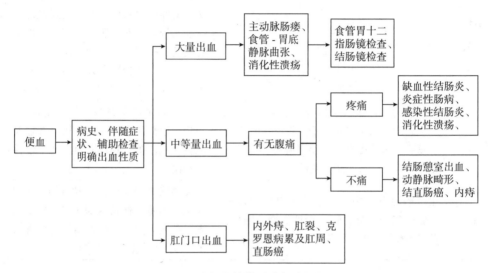

图 1-9　便血的鉴别诊断流程图

第二章

消化系统疾病化验报告解读

第一节　血常规检查

正常血液为红色、黏稠、不透明的液体，由 45% 的血细胞和 55% 的血浆组成。血常规是指通过检测末梢或静脉血中血细胞的数量变化及形态分布，从而判断血液状况及疾病的检查。血常规检查包括红细胞系统、白细胞系统和血小板系统。

⊕ 一、红细胞系统

1. 红细胞计数（RBC）及血红蛋白（Hb）　RBC 是指单位体积血液中红细胞的数量。Hb 是红细胞内的主要成分。Hb 是指单位体积血液中所含血红蛋白的量。红细胞广泛存在于血液中，是血液中数量最多的有形成分，正常情况下红细胞平均寿命为 120 天。任何造成红细胞生成和破坏失常的原因都会引起红细胞数量和质量改变，表现为红细胞增多或减少。RBC 和 Hb 是贫血诊断的主要指标，部分病态情况下 RBC 和 Hb 可出现分离。

【参考区间】男性：RBC（4.5 ～ 5.5）×10^{12}/L；Hb（120 ～ 160）g/L。女性：RBC（3.5 ～ 5.0）×10^{12}/L；Hb（110 ～ 150）g/L。

根据 Hb 下降程度，贫血可分为轻度（120 ～ 90g/L）、中度（60 ～ 90g/L）、重度（30 ～ 60g/L）、极重度（＜ 30g/L）。

【临床意义】

（1）生理性变化：①年龄及性别差异：新生儿的 RBC 及 Hb 水平较高，在出生 2 周后降至正常；男性 25 ～ 30 岁达到最高值；女性 13 ～ 15 岁达到最高值，21 ～ 35 岁维持低水平，后逐渐与男性相接近。②高山居民、运动员高于普通人。③情绪波动、剧烈运动及寒冷等刺激均可使 RBC 升高。④妊娠中后期孕妇血浆量增加致 RBC 及 Hb 相对减少，可出现生理性贫血。

（2）病理性升高：①相对升高：发生连续呕吐、严重腹泻、出汗过多、大面积烧伤等情况时，由于大量失水，血浆量减少，血液浓缩所致。②代偿性或继发性升高：多见于慢性肺源性心脏病、先天性心脏病、肾癌、肾上腺肿瘤等。③真性红细胞增多症：红细胞可达（7.0 ～ 12.0）×10^{12}/L。④反应性红细胞增多症：多见于肾小球肾炎、高铁血红蛋白血症。

（3）病理性减少：①红细胞生成减少，见于骨髓造血功能障碍、血细胞分化和成熟障碍。②红细胞破坏过多，见于各种细胞内在缺血或免疫、机械、化学因素导致的溶血性贫血。③红细胞丢失过多，见于各种急、慢性失血。④继发性贫血，多见于炎症、肿瘤、内分泌、结缔组织病等疾病。

【病案举例】

老年女性，85 岁。1 个月前无明显诱因出现间断恶心、呕吐，呕吐物为胃内容物，偶为水样，量少，无粪臭味。当地医院予补液、止吐治疗后好转。20 天前患者再次出现头晕呕吐，伴黑便。县医院怀疑为脑出血及应激性溃疡所致，行头颅 CT 检查，未见明显异常，给予止血、护胃等治疗后出院。2 天前患者突然出现呕血，颜色发黑，伴有血块，于当地医院止血治疗。今晨再次呕鲜血约 600mL。1 个月内体重下降 12kg。既往高血压病史 40 余年，平素规律口服 "厄贝沙坦片 1 片，每日 1 次"，血压控制在 140 ～ 150/80 ～ 90mmHg。否认其他慢性病、遗传病、特殊用药、饮酒、疫区疫水接触史。

实验室检查及其他检查：①血常规：血红蛋白 28g/L。②腹部增强 CT：胃窦增厚，有强化，胃与周边胆囊、胰腺、小肠粘连。③肿瘤标志物：CA125 98.39U/mL。

思维提示：本例老年患者间断呕血，重度贫血，HCT、MCH、MCHC 均下降，提示 RBC、Hb 明显下降原因为丢失过多，结合肿瘤标志物、腹部增强 CT 等检查，综合分析临床考虑为胃恶性肿瘤破溃出血。需待输血治疗后，完善胃镜及病理以明确诊断。

2. 红细胞比容（HCT） HCT 是指单位体积血液中红细胞所占的体积比例，用于诊断贫血并判断其严重程度，结合相关指标变化可推断贫血病因或对贫血进行分类。

【参考区间】男性 0.40 ～ 0.50；女性 0.35 ～ 0.45。

【临床意义】

（1）增高：见于真性红细胞增多症、甲状腺功能亢进症。慢性充血性心力衰竭、先天性心脏病缺氧时也可导致红细胞比容增高。

（2）减低：见于出血、休克、烧伤、电解质紊乱、各种贫血、嗜铬细胞瘤、肝硬化、营养不良、垂体功能低下等。

3. 平均红细胞体积（MCV）、平均红细胞血红蛋白量（MCH）、平均红细胞血红蛋白浓度（MCHC） MCV 是指平均每个红细胞的体积。MCH 是指平均每个红细胞内含血红蛋白的量。MCHC 是指单位容积红细胞的平均血红蛋白浓度。由于 MCV、MCH、MCHC 三项平均值是根据 RBC、Hb、HCT 这三项计算得出，所以一切影响后三项测定的因素均会影响前三项数值。

【参考区间】MCV 80 ～ 100fL；MCH 27 ～ 34pg；MCHC 320 ～ 360g/L。

【临床意义】MCV、MCH、MCHC 可从侧面反映红细胞的病理变化，有利于推断红细胞形态，综合分析可大致确定贫血类型。（表 2-1）

表 2-1 贫血的类型

类别	MCV	MCH	MCHC
正细胞性贫血	–	–	–
大细胞性贫血	↑	↑	–
小细胞低色素性贫血	↓	↓	↓
单纯小细胞性贫血	↓	↓	–

（1）正细胞性贫血：癌症、白血病、再生障碍性贫血；红细胞内在原因溶血，如红细胞酶缺陷、红细胞膜异常、异常血红蛋白病；红细胞外在原因溶血，如寄生虫、中毒和免疫作用等；急性失血；脾功能亢进。

（2）大细胞性贫血：巨幼红细胞贫血，如维生素 B_{12} 及叶酸缺乏。

（3）小细胞低色素性贫血：铁缺乏、铁幼粒红细胞贫血、慢性失血。

（4）单纯小细胞性贫血：感染、慢性炎症、肾衰竭等各种慢性疾病引起的贫血。

【病案举例】

中年男性，55 岁。5 年前因胃溃疡行胃大部切除术。近 5 个月来头晕、乏力、四肢发麻，舌呈"牛肉舌"样改变。

实验室检查及其他检查：①血常规：RBC 2.49×10^{12}/L，Hb 101g/L，HCT 0.31，MCV 124fL，MCHC 377g/L，WBC 6.8×10^9/L，PLT 93×10^9/L。②贫血相关检查：维生素 B_{12} 97pg/mL，叶酸 2.7ng/mL。

思维提示：本例患者轻度贫血，5 年前因胃溃疡病行胃大部切除术，维生素 B_{12} 及叶酸吸收不良，结合叶酸、维生素 B_{12} 检测结果，综合分析后临床诊断为巨幼红细胞贫血可能，需进一步行骨髓检查。

4. 红细胞体积分布宽度（RDW） RDW 是反应红细胞大小不均程度的指标。

【临床意义】RDW 增大多见于缺铁性贫血及营养性贫血。缺铁性贫血时 RDW 值增大，当给予铁剂治疗有效时 RDW 一过性增大，随后逐渐降至正常。（表 2-2）

表 2-2　RDW、MCV 结合对贫血的进一步分类

类别	常见疾病	MCV	RDW
正细胞均一性	急性失血	−	−
正细胞不均一性	早期缺铁性或营养性贫血	−	↑
大细胞均一性	再生障碍性贫血、慢性肝病	↑	−
大细胞不均一性	巨幼红细胞贫血、慢性肝病	↑	↑
小细胞均一性	地中海贫血	↓	−
小细胞不均一性	缺铁性贫血	↓	↑

二、白细胞系统

人体血液中的白细胞包括中性粒细胞、嗜酸性粒细胞、嗜碱性粒细胞、淋巴细胞、单核细胞。白细胞计数（WBC）是测定单位体积血液中各种白细胞的总数，白细胞分类计数（DC）是测定各类白细胞在白细胞中所占的比例。

【参考区间】WBC（4.0～10.0）$\times 10^9$/L。

1. 中性粒细胞 中性粒细胞具有分叶核或杆状核，胞浆内含有大量既不嗜碱也不嗜

酸的中性细颗粒。中性粒细胞通过吞噬作用消灭入侵细菌，在严重感染和炎症初期最为活跃。由于中性粒细胞在白细胞中所占百分率最高（50%～70%），因此它的数量变化是影响白细胞计数的关键。

【参考区间】（1.8～6.3）×10^9/L。

【临床意义】

（1）生理性增多：见于初生儿、体力劳动者、妊娠妇女、女性黄体期、吸烟者，且夜晚较白天高。

（2）生理性降低：见于4～14岁儿童、女性月经期及绝经期。

（3）病理性增多：①急性感染和化脓性炎症，尤其是各类球菌感染，如丹毒、败血症、疖、痈、扁桃体炎等。②代谢紊乱所致的代谢性中毒，如糖尿病酮症酸中毒、痛风危象、尿毒症等。③急性大出血和急性溶血后。④较严重的组织损伤及大量血细胞破坏，如大手术后12～36小时、急性心肌梗死2天内。⑤器官移植术后排斥反应期。⑥白血病及恶性肿瘤。

（4）病理性减少：①革兰阴性杆菌感染，如伤寒、副伤寒杆菌感染。②某些病毒感染，如流感病毒。③慢性理化损伤，如长期接触苯、汞、铅、氯霉素、放射线、化疗药物等。④系统性红斑狼疮等自身免疫性疾病。⑤再生障碍性贫血等血液疾病。⑥脾功能亢进、甲状腺功能亢进。⑦某些寄生虫病，如疟疾等。

2. 淋巴细胞　淋巴细胞是白细胞的一种，具有免疫识别功能，由淋巴器官产生，主要存在于淋巴管中循环的淋巴液中，是机体免疫应答功能的重要细胞成分。

【参考区间】（1.1～3.2）×10^9/L。

【临床意义】

（1）生理性增多：见于婴儿期，可达70%。2～3岁后逐渐下降。

（2）病理性增多：①某些病毒或杆菌所致的急性传染病，如风疹、流行性腮腺炎、传染性淋巴细胞增多症、结核病等。②恶性淋巴细胞增生性疾病，如淋巴细胞白血病、恶性淋巴瘤等。③器官移植术后排斥反应。④多数急性传染病恢复期。

（3）病理性减少：①接触放射线及应用肾上腺皮质激素等。②传染病急性期。③粒细胞明显增加时，淋巴细胞相对减少。④长期化疗或免疫缺陷病等。

3. 单核细胞　单核细胞参与免疫反应，吞噬抗原后，将所携带的抗原标志转交淋巴细胞，诱导淋巴细胞产生特异性免疫反应。单核细胞还具有吞噬和清除受伤、衰老细胞及其碎片的作用。单核细胞也是对付细胞内致病细菌和寄生虫的主要细胞防卫系统，可以识别和杀伤肿瘤细胞。

【参考区间】（0.1～0.6）×10^9/L。

【临床意义】

（1）病理性增多：①某些感染，如亚急性细菌性心内膜炎、急性感染恢复期等。②某些血液病，如单核细胞白血病、恶性淋巴瘤等。③某些疾病恢复期，如粒细胞缺乏症恢复期。④某些寄生虫病，如疟疾、黑热病等。⑤病毒、立克次体感染，如麻疹、水痘、风疹、病毒性肝炎等。

（2）病理性减少：急、慢性淋巴细胞白血病和全骨髓功能不全。

（3）药物影响：氨苄西林及氯丙嗪可引起单核细胞增多。

【病案举例】

中年男性，45 岁。突发中上腹疼痛 1 小时入院，急诊查心电图示窦性心动过速。既往有糖尿病病史，发病前 1 日有大量酗酒史，饮白酒 0.5 kg。

实验室检查及其他检查：①血常规示白细胞 11.6×10^9/L。②血淀粉酶明显升高，超过正常值 5 倍。③胸部平扫及腹部增强 CT 检查示未见明显异常。④胃镜显示为胃窦黏膜充血水肿，考虑胃炎。⑤患者随机血糖 18.7mmol/L。⑥动脉血气分析提示严重的代谢性酸中毒。

思维提示：患者中上腹痛，白细胞升高，血淀粉酶升高大于 5 倍，但腹部 CT 检查示胰腺未见明显异常，心电图除外急性心肌梗死，胸部 CT 检查示除外肺部、胸膜及主动脉夹层等。结合糖尿病病史、随机血糖、血气分析等结果，考虑临床诊断为糖尿病酮症酸中毒（DKA）。代谢性酸中毒可刺激腹膜神经丛，引起腹肌紧张，形成假性腹膜炎；也可导致细胞内缺钾，酸碱失衡，导致胃扩张和麻痹性肠梗阻，引起腹痛。因 DKA 可以导致胰腺损伤和胰腺功能紊乱，故可导致血淀粉酶升高，也可应激性引起白细胞升高。

4. 嗜酸性粒细胞 嗜酸性粒细胞胞质内含有粗大嗜酸性颗粒。该细胞具有微弱的吞噬作用，主要是限制过敏反应。其分泌组胺酶破坏组胺，是免疫反应和过敏反应过程中极为重要的细胞。

【参考区间】（0.02 ～ 0.52）$\times 10^9$/L。

【临床意义】生理上嗜酸性粒细胞的数量表现为昼夜周期性波动，夜间较白天高，主要受皮质激素浓度影响。

（1）病理性增多：①变态反应性疾病，如支气管哮喘、血管神经性水肿、食物过敏等。②各种寄生虫病。③某些皮肤病，如湿疹、剥脱性皮炎、天疱疮等。③某些血液病及恶性肿瘤，如慢性粒细胞白血病等。④器官移植术后排斥反应、感染恢复期等。⑤内分泌疾病，如肾上腺皮质功能减退、垂体前叶功能减退。⑥结缔组织病，如皮肌炎等。

（2）病理性减少：见于某些应激状态，如应用肾上腺素等。

5. 嗜碱性粒细胞 嗜碱性粒细胞胞质内含大小不等、分布不均的嗜碱性颗粒。该细胞参与过敏反应。

【参考区间】（0 ～ 0.06）$\times 10^9$/L。

【临床意义】病理性增多：①骨髓增殖性疾病，如慢性粒细胞白细胞、嗜碱性粒细胞白血病、霍奇金病等。②溃疡性结肠炎、甲状腺功能减退症、肾病综合征、某些溶血性贫血等。③某些铅、铋、锌等金属中毒。③某些癌肿转移、脾切除术后等。

⊕ 三、血小板系统

1. 血小板计数（PLT） 血液血小板数量分析是血液常规检查项目之一，主要用于血栓性疾病或出血性疾病的筛查。健康人一日之内，PLT 中午最高。高山地区、剧烈运动、产后及使用药物（如雌激素、口服避孕药）可导致血小板升高。女性月经前血小板减少。正常情况下，血小板存活 8～10 天。手术前使用阿司匹林可影响血小板功能，引起手术出血过度，故手术前应停用影响血小板数量和功能的药物。当患者出现原因不明的皮肤瘀斑、口鼻黏膜及消化道黏膜出血、月经过多或经期延长、伤口难以止血均应筛查血小板计数。PLT 低于 20×10^9/L 时可出现自发性出血而危及生命。需要注意的是，某些遗传性疾病，如血管性血友病 PLT 可正常，但因缺乏血管性血友病因子而影响凝血功能检查。

【参考区间】（100～300）$\times 10^9$/L。

【临床意义】

（1）病理性减低：①骨髓疾病，如急性白血病、再生障碍性贫血。②长期慢性出血，如胃溃疡出血、败血症。③自身免疫性疾病，如系统性红斑狼疮、特发性血小板减少性紫癜。④使用某些药物，如对乙酰氨基酚、奎尼丁、磺胺类药物、地高辛、万古霉素、硝酸甘油、地西泮、放疗和化疗药物。⑤血小板消耗性疾病，如弥散性血管内凝血、血栓性血小板减少性紫癜。⑥脾功能亢进。⑦遗传性疾病，如血友病、血小板无力症等。

（2）病理性增高：①骨髓增生性疾病，如原发性血小板增多症、慢性粒细胞白血病、真性红细胞增多症。②血栓性疾病。③急性大出血、急性溶血。④恶性肿瘤、感染、缺氧、创伤、骨折等。

【病案举例】

老年女性，67 岁。发现乙型肝炎 30 余年，诊断乙型肝炎肝硬化失代偿期、轻度食管静脉曲张 2 年。患者近 2 年反复牙龈、口腔出血，口腔科检查后除外口腔问题。

实验室检查及其他检查：①血常规：WBC 3.9×10^9/L，RBC 3.14×10^{12}/L，PLT 78×10^9/L。②凝血功能检查：PT 15.1 秒，PT% 65.6%，INR 1.16。③腹部 CT 检查：肝硬化，脾大，侧支循环形成，腹腔积液。④胃镜检查：食管静脉曲张（轻度），门静脉高压性胃病。

思维提示：肝硬化患者血小板减少是由于门静脉高压引起充血性脾肿大，进一步引起脾功能亢进，导致血小板分布异常。

2. 平均血小板体积（MPV） 测定单个血小板的平均体积，有助于鉴别血小板减少的原因。

【参考区间】7～11fL。

【临床意义】一般来说，周围性血小板破坏增多可导致 PLT 减少，MPV 增高；骨髓病变使 PLT 减少，MPV 减低。在感染患者中，局部炎症时 MPV 正常或增高；败血症时有一半 MPV 减低。如果 MPV 随着 PLT 持续下降，为骨髓衰竭的征兆，MPV 越小，提示骨髓抑制越严重。

第二节 尿常规检查

尿液常规分析主要用于泌尿系统疾病、代谢性疾病的诊断及治疗监测。尿液常规分析包括尿液理学检查、尿干化学检查、尿有形成分检查（包括仪器筛查、显微镜确认等）。

一、一般性状检查

1. 颜色

（1）近无色透明（在除外饮食、药物等影响因素后）：见于过多饮水、糖尿病、尿崩症、多囊肾、慢性肾功能不全等。

（2）乳白色：见于泌尿系统化脓性感染、前列腺炎、丝虫病（乳糜尿，呈牛奶样）、肾病或挤压伤（脂肪尿）、尿液中含大量磷酸盐或磷酸盐结晶。

（3）黄色：见于服用药物，如呋喃妥因、小檗碱、维生素 B_2 等。

（4）深黄色：多见于发热性疾病及各种黄疸。

（5）红色：呈洗肉水样红色浑浊，见于急性肾小球肾炎及其他泌尿系炎症、结石、肿瘤性疾病。

（6）酱油色：阵发性血红蛋白尿、血型不合时输血、服用氨基比林等药物。

2. 尿量

【参考区间】$1 \sim 2L/d$。

【临床意义】

（1）多尿（$> 2.5L/24h$）：排除生理性饮水过多和使用利尿剂药物，见于糖尿病、慢性肾病、尿崩症、高血压肾病等。

（2）少尿（$< 400mL/24h$）和无尿（$< 100mL/24h$）：除外生理性饮水过少或出汗过多，见于高热、脱水、休克性疾病、各种肾性疾病及肾后性疾病。

3. 酸碱性（pH） 肾脏参与机体内酸碱平衡调节，这种调节能力可以通过尿液反映出来，但需要结合其他临床资料。影响尿液酸碱度的因素除肾小管病变本身外，还包括药物、饮食、尿路感染、发热和脱水等。

【参考区间】正常新鲜尿液呈弱酸性，pH 值波动于 $5.0 \sim 7.0$。

【临床意义】

（1）减低：见于糖尿病、痛风、酸中毒、慢性肾小球肾炎等。

（2）增高：见于频繁呕吐、泌尿系统感染、服用碳酸盐药、碱中毒。

4. 尿比密（SG） 尿比密测定有助于鉴别糖尿病肾病和尿崩症。尿崩症时尿量极大，尿比密很低，接近于 1。糖尿病肾病时，尿中含有大量葡萄糖，尿比密增高。

【参考区间】$1.015 \sim 1.025$。

【临床意义】

（1）增高：见于高热、大汗、呕吐、腹泻等导致的脱水少尿者，以及急性肾小球肾炎、饮水不足、心功能不全、周围循环衰竭、糖尿病等。

（2）减低：见于尿崩症等多尿者，以及大量饮水和补液、各种慢性肾病、肾功能不全等。

⊕ 二、化学检查

1. 尿蛋白（PRO） 正常情况下，少量蛋白从肾小球滤过，几乎在近端小管完全重吸收，因此蛋白尿的出现常提示肾小球滤过屏障受损或肾小管重吸收能力降低。

【参考区间】阴性。

【临床意义】阳性见于各种肾小球肾炎、肾病综合征、肾功能不全、多发性骨髓瘤、泌尿生殖道（如膀胱、前列腺或尿道）炎症、恶性肿瘤或损伤、阴道分泌物污染尿液。药物影响，如奎宁、磷酸盐、消毒剂，尿 pH > 8 时，尿蛋白检查可呈假阳性；使用大量青霉素，尿 pH < 4 时，则可假阴性。

2. 尿糖（GLU） 糖定性试验呈阳性的尿液称为糖尿，一般是指葡萄糖尿，偶见乳糖尿、半乳糖尿等。当血中葡萄糖浓度 > 8.8mmol/L，肾小球滤过的葡萄糖量超过肾小球重吸收量，或肾糖阈下降，即可出现糖尿。

【参考区间】阴性。

【临床意义】尿中葡萄糖阳性多见于肾前性因素如糖尿病，或肾性因素如肾小管重吸收能力下降；强氧化剂药物影响可呈假阳性；维生素 C 超过 500mg/L 可呈假阳性。

3. 酮体（KET） 酮体是 β-羟丁酸、乙酰乙酸和丙酮的总称。三者是体内脂肪代谢的中间产物，当体内糖分解代谢不足时，脂肪分解活跃但氧化不完全可产生大量酮体，从尿中排出形成酮尿。

【参考区间】阴性。

【临床意义】阳性可见于糖尿病酮症，常伴有酸中毒，非糖尿病性酮尿可见于高热、严重呕吐、腹泻、长期饥饿、怀孕剧吐、酒精性肝炎和肝硬化患者。

【病案举例】

患者，女性，45 岁。上腹隐痛伴恶心呕吐 1 个月。1 个月前患者出现上腹部隐痛不适，伴恶心呕吐，进食后加重，呕吐物为胃内容物，于当地医院查胃镜提示幽门溃疡，幽门梗阻，胃潴留。口服奥美拉唑、铝镁加混悬液等药物，效果不佳。1 个月来症状逐渐加重，上腹部胀痛，几乎无法进食，食入即吐。末次月经在 1 周前。既往体健。

实验室检查及其他检查：①血常规 +CRP：CRP 20.1mg/L，Hb 120g/L。②尿常规：酮体（+++）。③胃镜：幽门溃疡（A1 期），幽门狭窄，胃潴留。

思维提示：患者既往无糖尿病病史，随机血糖正常（5.6mmol/L），考虑为呕吐导致患者进食困难。糖分摄入不足时，脂肪分解活跃产生大量酮体，故为饥饿性酮症。

4. 尿胆红素（BIL） 非结合胆红素不能透过肾小球屏障，因此不能出现在尿中；而结合胆红素为水溶性，能够透过肾小球基底膜而出现在尿中。正常人尿中含有微量胆红素，大约为 3.4μmol/L，通常的检查方法不能被发现；当血中结合胆红素浓度超过肾阈（34mmol/L）时，结合胆红素可自尿中排出。

【参考区间】阴性。

【临床意义】阳性见于各种引起血中结合胆红素增加的疾病，如肝细胞性及梗阻性黄疸，而溶血性黄疸呈阴性。碱中毒时胆红素分泌增加，尿胆红素可为阳性。

5. 尿胆原（URO） 在胆红素肝肠循环中仅有极少量的尿胆原逸入血液循环中，从肾脏排出。尿胆原在生理情况下仅有微量，但受进食和尿液酸碱度的影响。若晨尿稀释 4 倍以上仍呈阳性，则为尿胆原增多。

【参考区间】阴性。

【临床意义】增多见于肝细胞性或溶血性黄疸，而梗阻性黄疸呈阴性。肠梗阻或顽固性便秘使肠道对尿胆原的回吸收增加。

【病案举例】

老年男性，71 岁。右上腹部疼痛伴皮肤巩膜黄染 6 天。6 天前患者进食油腻食物后出现右上腹部疼痛，无恶心呕吐，发热寒战，体温最高 38.6℃，皮肤、巩膜黄染，大便 1～2 日一行，质干，色浅。

实验室检查及其他检查：①血常规 +CRP：CRP 56mg/L，WBC 13.1×10^{12}/L，NEUT% 86.3%。②生化检查：AST 112U/L，AST 135U/L，γ–GT 369U/L，ALP 534U/L，TBil 111.3μmol/L。③尿常规：胆红素（+++），尿胆原（–）。④腹部 CT 检查：胆总管结石，肝外胆管扩张，胆囊结石。

初步诊断：胆总管结石伴急性胆管炎。

思维提示：梗阻性黄疸表现为转氨酶升高以 ALP、γ–GT 为主，胆红素升高以结合胆红素为主。结合胆红素通过肾小球，因此尿中胆红素升高。腹部 CT 检查明确胆总管结石，胆汁不能顺利进入肠道，因此大便色浅。肠道中无尿胆原可被吸收入血，尿中尿胆原呈阴性。

6. 亚硝酸盐（NIT）

【参考区间】阴性。

【临床意义】阳性见于大肠埃希菌引起的肾盂肾炎（其阳性率占到总数的 2/3 以上），以及由大肠埃希菌等肠杆菌科细菌引起的有症状或无症状的尿路感染、膀胱炎、菌尿症等。不是所有细菌均可使本试验阳性，故 NIT 阴性不能完全排除泌尿系感染。

7. 尿隐血（BLD） 尿隐血试验阳性应进一步行显微镜检查确认是否有红细胞。如果红细胞数为 0～3/HP，则提示正常。

【参考区间】阴性。

【临床意义】

（1）血尿：多见于肾小球肾炎、肾盂肾炎、肾囊肿、泌尿系统结石和肿瘤等。肾外疾病、外伤、剧烈运动和应用一些药物（如环磷酰胺）也可以引起血尿。

（2）血红蛋白尿：尿检时可见隐血阳性，但镜检无红细胞，严重时尿液呈酱色。常见于血管内凝血（如输血反应和溶血性贫血）、严重烧伤、剧烈运动（行军性血红蛋白尿）和某些感染。

（3）肌红蛋白尿：常见于肌肉损伤（如严重挤压伤、外科手术）、肌肉消耗性疾病、皮肌炎、过度运动等。

⊕ 三、显微镜检查

1. 红细胞（RBC） 尿隐血阳性是指尿中有血红蛋白和肌红蛋白，而非红细胞。而尿液中含有较多的红细胞，称为血尿。镜下血尿乃指尿液外观变化不明显，而离心沉淀后进行镜检时能看到超过正常数量的红细胞。

【参考区间】< 3/HP。

【临床意义】

（1）镜下血尿：常见于肾小球疾病及泌尿系统结石、感染、结核、肿瘤。

（2）肉眼血尿：除上述疾病以外，还见于血友病和特发性血小板减少性紫癜。

（3）肾小球性血尿：红细胞（多形性）多为肾小球排出，见于各种肾小球疾病。

（4）非肾小球性血尿：红细胞（均一性）多来自肾小球以外，如肾盂、输尿管、膀胱等处的血管破裂溢出的红细胞。

2. 白细胞（WBC）

【参考区间】< 5/HP。

【临床意义】增多见于泌尿系统感染，尤其是急性肾盂肾炎、尿道炎、肾结核、膀胱炎等；也可见于泌尿系统邻近器官疾病，如前列腺炎、阴道炎、盆腔炎等。

3. 上皮细胞（EC）

【参考区间】0 ～ 21.4/μL。

【临床意义】

（1）肾小管上皮细胞：多见于肾病综合征、肾小球肾炎伴大量蛋白尿、肾小管间质炎症、急性肾小管坏死。

（2）移行上皮细胞：多见于肾脏和尿路系统的炎症。如尿中出现成片的移行上皮细胞，应警惕肾盂以下尿路移行细胞肿瘤，需要行脱落细胞学检查。

（3）扁平上皮细胞：多来自尿道和阴道表层。正常情况下，尿中有少量扁平上皮细胞，炎症时可增多。如较多白细胞和扁平上皮细胞同时存在，应注意白带污染。

4. 管型（CAST） 正常情况下，可见无或少量透明管型。出现管型增多表示肾实质损害，如急、慢性肾小球肾炎、肾功能衰竭等。红细胞管型提示肾性出血；白细胞管型提示肾盂肾炎；颗粒管型、蜡样管型提示肾疾病恶化或进入晚期；脂肪管型多见于肾病综合征、慢性肾炎等。

第三节 便常规检查

便常规检验可以根据粪便的性质、粪便中有无有形成分（细胞、结晶、寄生虫等）、隐血试验（OBT），了解消化道有无细菌、病毒及寄生虫感染，发现胃肠炎、消化性溃疡及肝胆疾病，还可作为消化道肿瘤的筛查。

1. 粪便外观 粪便外观易受饮食和药物影响，应注意除外非疾病因素。粪便采集后应迅速送检，长时间放置会使颜色加深。

【参考区间】成人粪便呈黄色或棕黄色。

【临床意义】

（1）食糜样或稀汁样便：因肠蠕动亢进或水分吸收不充分所致。见于各种感染或非感染性腹泻，特别是急性胃肠炎、假膜性胃肠炎时可出现大量黄绿色稀汁便，并含有膜状物。艾滋病患者的肠道隐孢子虫感染可致大量稀水便。

（2）米泔样便：见于霍乱、副霍乱患者，由肠道受刺激后大量分泌液体所致。

（3）柏油样便：粪便呈有光泽的暗褐色或黑色，是由上消化道出血时红细胞被胃酸消化破坏形成硫化铁所致。

（4）黏液便：肠道黏液分泌过多，混于粪便之中多为小肠炎症。大肠炎症时则黏附于粪便表面。

（5）蛋花汤样便：为脂肪及酪蛋白消化不佳所致，多见于婴儿消化不良。

（5）脓血便：常见于溃疡性结肠炎、结肠或直肠癌、阿米巴痢疾（以血为主，血中带脓，果酱色）和细菌性痢疾（以黏液为主，可混有血液）。

（6）球状硬便：见于便秘。

（7）扁平细条状便：表明直肠存在狭窄，多见于直肠癌。

（8）绿色便：因肠蠕动过快，胆绿素尚未转变成粪胆素，多见于婴幼儿腹泻。

（9）白色陶土样便：胆管梗阻时，胆汁减少或缺如，导致粪胆素减少，见于各种病因所致的阻塞性黄疸。

（9）血便：大肠下部出血，多见于结肠或直肠癌、痔疮、肛裂、息肉等。

【病案举例】

中年男性，56岁。胃脘部胀痛2周，排柏油样黑便2天。既往冠心病病史10余年，平素规律口服阿司匹林肠溶片。2周前出现胃脘部胀痛，进食后加重，无肩背部放射，未予重视。2天前排黑色柏油样便，5～6次/日，头晕，乏力。

实验室检查及其他检查：①血常规：RBC 3.65×10^{12}/L，Hb 90g/L，HCT 28.9%。②便常规＋隐血：黑色稀便，便隐血（＋）。③贫血相关检查：血清铁 2.82μmol/L，铁蛋白 59.2ng/mL，总铁结合力 85.6μmol/L。④胃镜检查：胃窦部溃疡伴出血，内镜下止血处置术。

思维提示：非甾体抗炎药（NSAID）相关胃溃疡是消化性溃疡中非常多见的一种类型，其通过损伤胃黏膜导致溃疡形成。胃溃疡并发出血，红细胞被胃酸消化破坏形成硫化铁而成柏油样；同时因红细胞被破坏，因此便常规中未见红细胞而仅有隐血阳性。

2. 粪胆素　正常情况下，粪胆素由肠中尿胆原经氧化后形成，从粪便排出使粪便呈黄褐色，所以正常人粪胆素定性试验为阳性。病理情况下，粪胆素测定多用于黄疸的鉴别诊断。

【参考区间】阳性。

【临床意义】阴性见于胆总管因肿瘤或结石导致完全梗阻，粪便中无粪胆素而呈白陶土色。粪胆素含量增加见于溶血性黄疸，而粪胆原测定呈阳性反应。

【病案举例】

患者，男，63岁。主因"发现皮肤黄染10余天"入院，大便呈白陶土样。患者10年前因胆囊结石、胆总管结石于外院行 ERCP 取石术治疗。

实验室检查及其他检查：①肝功能检查：AST 175U/L，AST 68U/L，γ-GT 318U/L，ALP 662U/L，TBil 98.34μmol/L。②粪胆素阴性。③腹部 CT 检查：胆总管下段结石。

思维提示：本例患者胆红素升高，肝功能异常，以 γ-GT、ALP 升高为主，尿胆素阳性，粪胆素阴性，首先考虑梗阻性黄疸。结合腹部 CT 明确梗阻原因为胆总管结石，可予 ERCP 术治疗。

3. 粪显微镜检查　粪便显微镜检查是利用显微镜对粪便进行观察，检查粪便中有无各种有形成分，如细胞、寄生虫、结晶、细菌、真菌。

【临床意义】

（1）白细胞：增多见于肠道炎症，如细菌性痢疾以中性粒细胞增多为主，过敏性肠炎、溃疡性结肠炎、阿米巴痢疾、出血性肠炎和肠道反应性疾病还可伴有嗜酸性粒细胞和浆细胞增多。

（2）红细胞：见于肠道下段炎症出血、痢疾、溃疡性结肠炎、结肠癌、直肠息肉等。细菌性痢疾时红细胞少于白细胞，形态完整，散在；阿米巴痢疾时红细胞远多于白细胞，形态破坏，成堆。

（3）嗜酸性粒细胞：增多可见于过敏性肠炎、肠道寄生虫感染者。

（4）肠黏膜上皮细胞：如见到大量上皮细胞，是肠壁炎症的特征。

（5）结晶：正常粪便中含有磷酸钙、草酸钙、氧化镁、碳酸钙、胆固醇等少量结晶，一般无临床意义。特殊结晶如血红素结晶，常见于肠道出血后的粪便中；夏科-雷登结晶，见于过敏性肠炎、肠道溃疡、寄生虫感染、阿米巴痢疾等。

（6）真菌：见于容器污染或粪便采集后在室温下久置污染；或大量使用抗生素后引起的真菌感染。

（7）寄生虫卵及成虫：常见的寄生虫卵有蛔虫、钩虫、绦虫等。查到寄生虫卵、成虫即可确诊疾病。

（8）食物残渣：大量淀粉颗粒，见于慢性胰腺炎、胰腺功能不全、肠道功能不全、糖类消化不良等；肌肉纤维增多，可见于胰蛋白酶缺乏、肠蠕动亢进、腹泻或蛋白质消化不良；结缔组织如弹性纤维增多，可见于胃蛋白酶缺乏；脂肪增多，可见于胰腺分泌缺乏、梗阻性黄疸。

（9）病理性细胞：如癌细胞等。

4. 粪隐血试验　隐血是指消化道少量出血，血细胞被消化破坏，粪便外观无异常改变，肉眼和显微镜下均不能证实的出血。隐血试验对消化道出血的鉴别诊断有一定意义。粪便隐血试验并不准确，受很多因素影响。

【参考区间】阴性。

【临床意义】

（1）消化性溃疡：阳性率为 40% ～ 70%，呈间断阳性。

（2）消化道恶性肿瘤：胃癌、结肠癌，阳性率可达到 95%，呈持续阳性。

（3）其他引起消化道出血的疾病：急性胃黏膜病变、溃疡性结肠炎等。

【病案举例】

　　患者，女，39 岁。间断黏液血便 1 年余，再发 1 个月。现黏液血便 7 ～ 10 次 / 日，伴有里急后重和间断性下腹疼痛，无发热，否认慢性病、遗传病、饮酒、疫区疫水接触史。

　　实验室检查及其他检查：①便常规：WBC > 50/HP，红细胞 > 50/HP，隐血（+）。③血沉：53mm/h。③大便培养未见异常。④肠镜检查：溃疡性结肠炎（左半结肠，活动期，Mayo3 分）。

　　思维提示：本例患者肠镜检查提示溃疡性结肠炎活动期，粪便镜检可见大量红、白细胞，且便隐血试验阳性，完善轮状病毒、EB 病毒及其他肠道病毒、难辨梭菌、自身抗体谱、抗核抗体谱、血沉等检查，除外肠道感染及自身免疫性疾病，综合分析后临床诊断为溃疡性结肠炎（慢性复发型，重度，左半结肠，活动期）。

第四节　肠道菌群检查

　　肠道菌群的报告方式分为两种：比例法和分度报告法。比例法是以球菌与杆菌比例的方式报告，也可直接报告"革兰阳性杆菌：革兰阴性杆菌：革兰阳性球菌：革兰阴性球菌"。分度报告法是根据涂片中细菌的总数，菌群中细菌的比例，有无特殊形态细菌增多等情况，结合患者年龄、粪便性状、使用药物情况等综合分析，将失调程度分为三度。

【检查方法】

1. 比例法（表2-3）

表2-3　各年龄组细菌比例平均值的正常参考值（%）

	革兰阳性杆菌	革兰阴性杆菌	革兰阳性球菌	革兰阴性球菌
0d	胎粪一般无菌，偶可见革兰阳性杆菌或杂菌			
～1d	37.00～61.50	38.50～60.90	0～2.20	0～0.01
～2d	60.00～71.60	34.80～36.90	3.00～3.50	0～0.01
～3d	66.90～82.70	16.00～31.40	1.30～1.60	0～0.05
～4d	79.20～86.20	12.40～19.20	1.40～1.70	0～0.10
～5d	85.50～87.50	11.00～12.80	1.40～1.70	0.08～0.40
～7d	75.40～90.10	7.20～20.80	1.30～2.90	0.10～0.60
～15d	72.40～93.30	5.30～18.90	0.80～1.90	0.10～0.80
～1个月	76.10～95.20	3.30～21.80	0.90～2.60	0.20～1.10
～3个月	80.70～75.90	3.20～17.00	0.90～2.90	0.30～1.50
～6个月	82.10～96.40	2.30～15.80	0.50～2.60	0.20～1.10
～1岁	78.40～94.50	3.50～16.60	1.50～2.60	0.30～1.70
～2岁	68.30～90.60	7.50～26.60	1.80～12.30	0.20～2.10
～5岁	51.70～86.30	10.60～37.70	2.00～13.20	1.10～5.40
～10岁	56.70～88.50	7.60～30.70	2.50～12.20	2.00～6.70
18～25岁	54.30～78.30	12.20～35.20	2.30～10.50	2.40～9.00
～40岁	54.30～78.60	12.20～35.20	2.20～12.50	2.40～9.00
～55岁	39.40～59.30	37.30～49.60	2.40～5.90	3.40～6.70
～65岁	35.30～56.80	44.30～49.60	2.30～5.90	3.60～6.70
66岁以上	34.50～55.20	26.10～49.60	2.80～10.90	3.30～7.40

2. 分度报告法（表2-4）

表2-4　菌群失调分度报告的依据（参考标准）

	涂片结果	粪便外观	临床意义
I度菌群失调症	细菌总数在正常范围、正常低值或略有减少。革兰阳性杆菌在正常低值，革兰阴性杆菌多有增加，革兰阳性球菌在正常高值或略增多，类酵母菌、梭菌未见或极少量。总之，仅是数量和比例轻度改变	可以是正常成形软便，或不成形软便或稀便	为潜伏型。较轻的菌群失调，临床症状不明显，可逆，即只要去除病因，不经治疗也能恢复

	涂片结果	粪便外观	临床意义
Ⅱ度菌群失调症	细菌总数明显减少或无明显改变，偶见部分病例细菌显著减少，革兰阳性杆菌明显减少；革兰阴性细菌明显增多，有时达90%以上；有的病例革兰阳性球菌增多（常见的有葡萄球菌、链球菌），杆菌和球菌比例倒置（正常值约为75∶25），类酵母菌或梭菌明显增多。总之，粪便菌群已有明显改变	多为程度不等的稀便，也可为黏液便、水样便、脓血样便或柏油样便	为局限型。中度的菌群失调，不可逆，不经治疗难以自然恢复，临床有慢性病的表现，如慢性肠炎、慢性痢疾、溃疡性结肠炎、肾盂肾炎等。需要积极治疗，协助患者恢复菌群平衡状态
Ⅲ度菌群失调症	细菌总数呈明显减少。粪便中原来的菌群大部分被抑制，只有一种细菌或真菌占绝对优势，最常见的有葡萄球菌、白色念珠菌、致病性大肠埃希菌、艰难梭菌、铜绿假单胞菌和肺炎克雷伯菌等。总之，原菌群中的某一种少数菌成为菌群的绝对优势菌是Ⅲ度菌群失调症的主要特点，应同时做粪便细菌的分离和鉴定	多为程度不等的稀便，也可为黏液便，常呈黄绿色或黑色，有时可见膜状物	为弥漫型。严重的菌群失调，又称二重感染，主要表现为急性腹泻与肠功能紊乱。由葡萄球菌和艰难梭菌引起的假膜性肠真菌性肠炎可伴有电解质失衡、低蛋白血症，病情重或凶险。对于Ⅲ度菌群失调的患者必须及时积极治疗，挽救患者生命

粪便中革兰阳性球菌∶革兰阴性杆菌≈1∶10。粪便菌群失调，见于长期使用广谱抗生素、免疫抑制剂；球/杆比升高，革兰阴性杆菌严重减少，甚至消失，葡萄球菌或真菌增多，提示二重感染。

【临床意义】肠道内细菌总数为$10^{13} \sim 10^{14}$，有$400 \sim 500$个菌种，近200万个基因，是机体中细胞数量最多的独特组织器官。肠道原籍菌是肠道优势菌群，为专性厌氧菌，定植在肠道黏膜表面深部，是对宿主健康有益的细菌，具有低免疫原性，如拟杆菌、双歧杆菌、乳酸杆菌等。共生菌为肠道非优势菌群，与原籍菌有共生关系，与外籍菌有拮抗关系，一般无传染性，如消化链球菌、芽孢菌属等。外籍菌大多是病原菌，在肠腔表层可以游动的菌群，如大肠埃希菌、肠球菌等需氧菌或兼性厌氧菌，具有高度免疫原性，长期定植机会少。

肠道菌群可分为：革兰阳性厚壁菌门、放线菌门、革兰阴性拟杆菌门、变形菌门。其中厚壁菌门和拟杆菌门占90%以上。

细菌经过口腔进入人体，首先经过胃酸。胃液具有杀菌能力，进食时胃内细菌浓度约为10^4/mL。小肠液量大，含有胆汁酸、消化酶和氧气等，具有杀菌作用，因此小肠内细菌数量相对较少。在空肠及回肠中随着蠕动速度减慢，pH梯度上升，菌群数量和种类都开始发生变化，空肠细菌浓度为$10^3 \sim 10^5$/mL，以革兰阳性需氧菌为主；回肠细菌浓度为$10^5 \sim 10^7$/mL，革兰阴性菌群开始超过革兰阳性菌群。经过回盲部后，细菌浓度升高至$10^{10} \sim 10^{12}$/mL，其中98%为厌氧菌，主要为原籍菌。

【病案举例】

患者，男，79 岁。既往慢性支气管炎病史 10 余年，反复肺部感染，长期自行间断口服头孢类抗生素。半月前咳嗽咳痰加重，痰黄黏，胸部 CT 检查提示左下肺感染，痰培养提示肺炎克雷伯菌。根据药敏结果予莫西沙星注射液抗感染治疗，2 周后咳嗽咳痰明显好转。1 日前出现棕黄色稀便，4～5 次/日。

实验室检查及其他检查：①便常规＋隐血：未见明显异常，难辨梭菌检测阴性，便培养未见沙门菌及志贺菌等菌属。②肠道菌群检查：革兰阳性球菌：革兰阴性杆菌为 8∶1。

思维提示：本例患者腹泻前无明显饮食不洁诱因，且长期使用广谱抗生素，球杆比升高，提示肠道菌群失调，予地衣芽孢杆菌三联活菌、双歧杆菌三联活菌胶囊口服治疗。

第五节　钙卫蛋白

钙卫蛋白（Calprotectin，CALP）是一种能与钙结合的不均一的复合蛋白质，主要分布在炎性细胞中。随着炎症反应的发生，其含量也随之升高。

钙卫蛋白在不同部位的含量也有所区别，健康成人血浆中钙卫蛋白含量明显低于粪便。粪便钙卫蛋白具有良好的稳定性，室温条件下可存在 7 天，而在血浆中钙卫蛋白的半衰期仅为 5 小时。粪便钙卫蛋白主要存在于中性粒细胞中，少量存在于巨噬细胞及单核细胞中，能够抑制细菌和真菌活性，参与中性粒细胞防御过程。其浓度随着溃疡性结肠炎病情活动而显著升高，反映了炎性细胞向肠腔的迁移过称，因此，其可以作为判断肠道炎症活动情况的标志物。

【参考区间】 0～50μg/g。

【临床意义】 粪便钙卫蛋白是肠道炎症的一种标志物，是筛查炎症性肠病和癌症的重要指标。粪便钙卫蛋白大于 100μg/g，可判断肠道有炎症表现，还可鉴别肠易激综合征（IBS）和溃疡性结肠炎（UC）。粪便钙卫蛋白是一个理想的非侵入性、无痛苦、可反复检测、价格便宜、患者易接受的亚临床标志物，结合传统的血液学相关炎性指标，可对疑诊患者进行肠镜前的初筛及诊断。粪便钙卫蛋白还可用于与其他功能性肠道疾病相鉴别，其特异性和敏感性均高于传统血液学相关炎性指标。

大量的研究表明，在 UC 活动期粪便钙卫蛋白水平明显升高，且粪便钙卫蛋白水平与活动期 UC 镜下表现显著相关，而传统血液学相关炎性指标与 UC 镜下表现的相关性均低于粪便钙卫蛋白。因此，粪便钙卫蛋白可评估和监测炎症性肠病的活动性，且其较血清学指标如血沉、C 反应蛋白更敏感和特异。

粪便钙卫蛋白可对溃疡性结肠炎患者的黏膜愈合情况进行预测。钙卫蛋白浓度的正常化是炎症性肠病黏膜痊愈的一项重要指标。有研究发现，内镜下末段回肠及结肠黏膜正常的患者，粪便钙卫蛋白的平均值为 18μg/g，并指出粪便钙卫蛋白小于 50μg/g 可预测内镜下黏膜愈合。

【病案举例】

患者，男，34 岁。间断黏液脓血便 4 年，加重 1 周。患者身高 170cm，体重 50kg，大便 8 ～ 10 次 / 日，伴有脐周阵发性绞痛、里急后重，无皮疹、关节痛。否认慢性病、遗传病、特殊用药、饮酒史。

实验室检查：血沉 43mm/h，CRP 20.1mg/L，粪钙卫蛋白 176μg/g。

思维提示：本例患者有溃疡性结肠炎病史 4 年，1 周前大便次数增加。实验室检查示钙卫蛋白、血沉、C 反应蛋白均升高，血常规、肝肾功能等其他指标尚正常，提示存在肠道炎症，初步考虑为溃疡性结肠炎活动期。住院后完善肠镜、腹部 CT 等检查，综合分析临床诊断为溃疡性结肠炎（活动期，重度，左半结肠型）。

第六节　肝功能检查

肝脏生化试验（liver biochemical tests，LBT）也称肝功能试验，是通过检测经过肝脏代谢的血清生物化学成分的变化，判断有无肝损害、评估肝病严重程度、追踪肝病进展，以及判断治疗效果和预后的重要方法。常用的肝脏生化试验主要包括丙氨酸氨基转移酶（ALT）、天冬氨酸氨基转移酶（AST）、碱性磷酸酶（ALP）、γ–谷氨酰转肽酶（γ–GT）、胆红素（BIL）、白蛋白（ALB）和凝血酶原时间（PT）等检测项目。

➕ 一、肝功异常的病因分类及肝功能异常的特征

1. 肝细胞损伤　ALT、AST 升高伴或不伴 BIL、ALP 升高。

2. 胆汁淤积　TBil（DBil 为主）、γ–GT 和 ALP 升高伴或不伴 ALT、AST 升高。

3. 单纯黄疸　胆红素升高，其余肝酶正常或轻度升高。

4. 系统性疾病浸润肝脏　ALP/TBil（μmol/L）> 6。

➕ 二、肝功能指标临床解读

（一）血清氨基转移酶

1. 丙氨酸氨基转移酶（ALT）　ALT 广泛存在于组织细胞内，以肝细胞含量最多，其次为心肌、脑和肾组织中；组织中 ALT 位于胞质，其肝内浓度较血清高 3000 倍，血清半衰期为 47±10 小时，是肝细胞损害的敏感指标。

【参考区间】正常情况下 < 40U/L。一般男性正常值上限（ULN）为 40U/L，女性正常值上限（ULN）为 35U/L。

【临床意义】影响 ALT 活力的生理因素不多，饮酒和剧烈运动后 ALT 可轻度升高；妊娠后期长大的胎盘排泌转氨酶入血可使血清 ALT 升高，但很少超过 100U，分娩后该酶即恢复正常。

ALT 增高常在肝炎早期症状出现之前，经 4～8 周后多数降至正常。肝病引起的 ALT 升高，只表示肝细胞受损（＞300U/L 时，肝细胞或多或少有坏死性病变），而不能区别肝病性质。无论患甲型肝炎，或乙型肝炎，或胆汁淤积性肝炎，或中毒性肝炎，此酶都会升高，故应结合病史、体征进行全面分析。此外，肝脓肿、肝结核、肝硬化失代偿期、血吸虫病、肝癌，此酶亦可轻度或中度增高。ALT 的变化为非特异性，除肝病外尚见于心肌梗死、心肌炎、脑血管病、肾病、胰腺炎、慢性胆囊炎急性发作、胆石症、胆道疾病、溃疡病、肌病。各种感染如败血症、伤寒、钩端螺旋体病、传染性单核细胞增多症等，若导致肝损害时，亦可使 ALT 增高。

急性肝炎引起急性肝萎缩时，ALT 活性反而下降，说明肝脏极度衰竭，其制造 ALT 的功能丧失，故临床上出现总胆红素增高，而 ALT 活力下降的分离现象，表示预后不良。

某些药物（如阿司匹林、异烟肼、利福平、红霉素、某些避孕药或抗癌药等）引起的肝损害、高热等亦可导致 ALT 活性增高，故分析结果时，应予注意。

【病案举例】

患者为年轻男性，体检发现肝功能异常，ALT 轻度升高，身高 175cm，体重 90kg。否认慢性病、遗传病、特殊用药、饮酒史。肝功能检查：ALT 67U/L。

思维提示：本例患者 ALT 轻度升高，肝功能及其他检查指标尚正常，提示肝细胞存在损伤，遂予完善肝炎分型、心肌酶、腹部彩超等检查，综合分析临床诊断为脂肪性肝炎。

2. 天门冬氨酸氨基转移酶（AST） AST 主要分布于心肌，其次为肝脏、骨骼肌和肾脏等组织中，存在于胞质和线粒体两个部位，线粒体型 AST 活性占肝脏 AST 总活性的 80% 左右。

【参考区间】正常情况下 ＜40U/L。一般男性正常值上限（ULN）为 40U/L，女性正常值上限（ULN）为 35U/L。

【临床意义】明显升高常见于各种急、慢性肝病。急性病毒性肝炎时，AST 升高的敏感性不及 ALT，多为 AST ＜ ALT。随着病情好转，两者活性逐渐接近正常，恢复到 AST ＞ ALT 的正常比值。但当肝病比较严重损及线粒体时，AST 也明显增高，故测算 AST 与 ALT 的比值，有一定参考价值。例如，心肌梗死和慢性酒精性肝病等情况下以线粒体型 AST 活性升高为主，AST/ALT 比值升高大于 2。值得注意的是，临床中 AST 明显增高多见于急性心肌梗死，约 95% 患者的 AST 活性升高。而心绞痛患者 AST 正常，故可与心肌梗死鉴别。

ALT、AST 升高程度具有一定的临床意义。氨基转移酶水平高低与肝损害严重程度常常并不相关，但划分氨基转移酶升高程度有利于缩小鉴别诊断的范围。

轻中度升高（＜10 倍 ULN）最常见，病因多样，应结合其他生化、病原学指标和临床表现等进行综合分析。

显著升高（＞15 倍 ULN）仅见于少数疾病，最常见于急性病毒性肝炎、缺血性肝炎、急性药物或毒物性肝损害，少见于自身免疫性慢活动性肝炎的急性恶化、慢性乙型肝炎活动期、慢性乙型肝炎重叠丁型肝炎等其他病毒感染，以及 Budd-Chiari 综合征急性期（尤其是伴门静脉血栓者）、肝小静脉闭塞病、HELLP 综合征、妊娠期急性脂肪肝、肝梗死等。

【病案举例】

患者，男。长期饮酒，每日饮酒量 120g，发现 AST、ALT 增高。否认慢性病、遗传病、特殊用药、疫区疫水接触史。

肝功能检查：ALT 62U/L，AST 145U/L。

思维提示：本例患者 ALT 轻度升高，AST 升高明显，AST/ALT 比值大于 2，肝功能其他指标尚正常，予以查肝炎分型、心肌酶、腹部彩超、心电图等，未见异常。其肝功能检查结果提示存在肝细胞、肝线粒体损伤，结合其长期饮酒史，综合分析后临床诊断为酒精性肝炎。

3. 碱性磷酸酶（ALP） ALP 主要来自肝脏和骨骼，也可来源于胎盘、肠道或肾脏。妊娠 3 个月后，胎盘型 ALP 进入血液循环，可达到正常值的 2 ～ 3 倍，并在分娩后持续升高数周。满周岁儿童及 10 岁后青春期少年血清 ALP 水平高于成年人，青春发育长高时期的儿童血清 ALP 水平甚至可达成人的 3 倍。高脂饮食后可使血清 ALP 水平短暂升高。排除上述生理因素及骨骼疾病，ALP 明显升高提示肝胆疾病。

【参考区间】女性 50 ～ 135U/L；男性 45 ～ 125U/L。

【临床意义】① ALP 升高程度与肝胆疾病来源有一定相关性，约 75% 的长期胆汁淤积患者显著升高（≥ 4 倍 ULN）。轻度升高（≤ 3 倍 ULN）对于判断胆汁淤积缺乏特异性，可见于各种类型的肝病及心力衰竭。②动态观察 ALP 活性有助于病情判断，如持续低值则阻塞性黄疸的可能性很小；若 BIL 逐渐升高而 ALP 不断下降提示病情恶化。③导致单项 ALP 升高或以 ALP 升高为主的病因很多，可见于结石或肿瘤所致的胆管部分梗阻、PSC 早期、药物影响（如苯妥英钠）、肝脏浸润性疾病（如淀粉样变性、结节病、肝脓肿、肝结核、转移性肝癌）、肝外疾病（如骨髓纤维化、腹膜炎、糖尿病、亚急性甲状腺炎、胃溃疡）、肝外肿瘤（包括骨肉瘤，肺、胃、头颈部和肾细胞癌，卵巢癌，子宫癌和霍奇金淋巴瘤）。

【病案举例】

患者，女，35 岁。癫痫病史 10 余年，未曾服药。近半年发作频繁，就诊某神经专科医院，予苯妥英钠片口服，并建议其定期查肝功能。否认慢性病、遗传病、饮酒、疫区疫水接触史。

肝功能检查：ALP 215U/L。

思维提示：本例患者有特殊用药史，肝炎分型、自身抗体谱和抗核抗体谱、心肌酶、腹部彩超、心电图等检查未见异常。其肝功能损伤考虑与苯妥英钠有关，综合分析后临床诊断为药物性肝损害。

4. γ– 谷氨酰转移酶（γ–GT） γ–GT 分布在肾、胰、肝、脾、心、脑及生精管等组织的细胞膜上。γ–GT 在肝脏中广泛分布于毛细胆管一侧和整个胆管系统，因此当肝脏合成亢进或胆汁排出受阻时可升高。

【参考区间】0 ～ 40U/L。

【临床意义】① γ-GT 升高主要见于肝、胆、胰疾病；有助于判断高 ALP 的组织来源，因为 γ-GT 活性在骨病时并不升高。② γ-GT 升高也见于服用巴比妥类药物或苯妥英钠的患者，以及酗酒或酒精性肝病患者，亦见于慢性阻塞性肺疾病、肾功能不全、急性心肌梗死后等疾病状态。

【病案举例】

患者，女，56 岁。长期面色灰暗，精力不足。否认慢性病、遗传病、特殊用药、饮酒、疫区疫水接触史。

肝功能检查：γ-GT 234U/L，ALP 255U/L。

思维提示：结合患者肝功能检查结果提示胆管损害造成 ALP、γ-GT 升高，考虑胆管梗阻相关或者自身免疫相关性肝病，予以查肝炎分型、自身抗体谱、抗核抗体谱、心肌酶、腹部彩超、心电图等。其中自身抗体、抗核抗体谱有抗线粒体抗体强阳性，余结果未见异常。综合分析，临床考虑患者为原发胆汁淤积性肝病。

（二）合成指标

1. 白蛋白（ALB） 肝脏是 ALB 合成的唯一场所，每天合成大约 120mg/kg，半衰期约 20 天，每天约 4% 被降解。如血中的白蛋白、小部分 α 及 β 球蛋白、糖蛋白、脂蛋白、抗凝因子、凝血因子及各种转运蛋白等均由肝细胞合成。当肝功能受损时，这些蛋白合成减少。当肝实质受损时，间质细胞增生，球蛋白生成增加。

【参考区间】35 ～ 55g/L。

【临床意义】低白蛋白血症并非对肝病特异，尚见于蛋白质丢失（肾病综合征、烧伤、蛋白质丢失性肠病）、白蛋白转化增加（高分解代谢状态、应用糖皮质激素）和蛋白质摄入减少（营养不良、极低蛋白饮食），以及慢性感染和恶性肿瘤等。

【病案举例】

患者，男。酒精性肝硬化，腹腔积液，双下肢水肿。

肝功能检查：ALT 125U/L，AST 185U/L，γ-GT 234U/L，TBil 51μmmol/L，DBil 11μmmol/L，IBil 40μmmol/L，ALB 25g/L。

思维提示：患者肝硬化失代偿期，肝脏合成功能降低，合成白蛋白能力下降，故予以补充白蛋白增加渗透压，以减少腹腔积液。

2. 凝血酶原时间（PT） PT 是指在被检血浆中加入 Ca^{2+} 和组织因子或组织凝血活酶，观察血浆凝固的时间。PT 主要反映外源性凝血系统中凝血因子 [Ⅶ、Ⅹ、Ⅴ、Ⅱ、Ⅰ（纤维蛋白原）] 的活性，是出血性疾病重要的筛查试验之一。

【参考区间】12±1 秒。PT 是较正常对照值变化 3 秒以上有诊断意义。

【临床意义】反映血浆因子 Ⅱ、Ⅴ、Ⅶ、Ⅹ 含量。PT 延长是肝硬化失代偿的特征，也是诊断胆汁淤积时维生素 K 依赖因子是否减少的重要指标，同时也是重型肝炎或肝衰竭的判断指标之一。

另外，PT 主要用于监测口服抗凝剂的治疗强度，需结合 INR 报告；筛查 1 种或多种凝血因子（Ⅰ、Ⅱ、Ⅴ、Ⅶ、Ⅹ）的缺乏，如遗传性或获得性凝血因子缺乏症、维生素 K 缺乏症、肝病、特定凝血因子抑制物等；筛查凝血抑制物（循环抗凝物），如特定凝血因子抑制物、狼疮样抗凝抑制物（抗磷脂抗体）、非特异性凝血酶原抑制物（如单克隆免疫球蛋白、纤维蛋白降解产物增高）。

（1）延长：①Ⅱ、Ⅴ、Ⅶ、Ⅹ单独或联合缺乏。②纤维蛋白原减少（尤其低于 1g/L 以下时）。③血液循环中存在抗纤凝物质。④纤溶亢进。

（2）缩短：口服避孕药、血栓栓塞性疾病及高凝状态。

PT 检查结果以秒表示。通常将 PT 超过正常对照值 4 秒作为肝损害诊断和预后的截断值，用于评价急性肝损害的严重程度和预后。

（三）转运功能指标

1. 胆红素 胆红素绝大部分来自衰老死亡的红细胞，仅有 10%～20% 来自肌红蛋白、游离血红素等。当肝细胞损伤、胆管阻塞、红细胞破坏增加或寿命缩短时，胆红素代谢发生异常，临床上出现黄疸。由于肝脏具有较强的清除胆红素的储备能力，因此血清总胆红素不是评价肝功能异常的敏感指标。即使发生中度至重度的肝实质损害、部分或短暂的胆总管梗阻时，其血清胆红素浓度亦可正常。

【参考区间】1.7～17.1μmol/L。

【临床意义】总胆红素（TBil）升高程度几乎没有指导黄疸病因诊断的价值。其大致规律为：①一般程度的溶血很少能使血清胆红素值超过 5 倍 ULN。②肝实质疾病或胆管结石所致的不完全性肝外胆道梗阻较胆总管的恶性梗阻所致血清胆红素浓度要低。③结石导致的梗阻大多 TBil < 102.6μmol/L；除非梗阻时间较长、引起肝功能恶化，否则 TBil 很少超过 256.5μmol/L。④肿瘤如胰头癌导致的梗阻通常 TBil < 513μmol/L；肝内胆道梗阻 TBil 可超过 513μmol/L。⑤ TBil ≥ 1.5 倍 ULN，DBil/TBil < 20% 提示非结合型高胆红素血症（溶血、结合障碍，如甲亢、应用利福平、Gilbert 综合征等），20%～50% 常为肝细胞性黄疸，> 50% 考虑胆汁淤积。⑥ DBil 升高提示肝胆疾病，但难以准确分辨实质性（肝细胞性）和胆汁淤积性（梗阻性）黄疸。⑦在病毒性肝炎的患者中，血清胆红素浓度越高，经组织学证实的肝细胞损害越重，病程越长。在酒精性肝炎患者中，血清胆红素度超过 5 倍 ULN 是预后不良的表现。胆红素与黄疸密切相关，在临床的实际过程中，可以通过总胆红素、结合胆红素、非结合胆红素等相关指标判断是溶血性黄疸、肝细胞性黄疸还是胆汁淤积性黄疸。

【病案举例】

患者，男，67 岁。突发身黄、目黄、小便黄，予以查肝功能。否认慢性病、遗传病、特殊用药、饮酒、疫区疫水接触史。

肝功能检查：ALT 85U/L，AST 60U/L，γ-GT 78U/L，ALP 238U/L，TBil 136μmmol/L，DBil 103μmmol/L，IBil 33μmmol/L。

思维提示：患者胆红素明显增高，以直接胆红素升高为主，占总胆红素比例超过

50%，并且 γ-GT、ALP 明显增高，考虑患者为梗阻性黄疸。尿常规检查示尿胆红素（+++），腹部 B 超提示胆总管明显扩张（直径 1.5cm），胆管下段显示不清。进一步完善查肝 MRI+MRCP，考虑胰头癌。

第七节 肾功能检查

肾脏的主要功能是生成尿液，以维持体内水、电解质和酸碱等代谢平衡，同时也兼有内分泌功能。血肌酐、血尿素氮、血尿酸均是小分子物质，可经肾小球自由滤过，可以较好地反映肾小球滤过功能。但也受肾小球滤过功能之外的其他因素影响，所以评估滤过功能最准确的指标是肾小球滤过率（GFR）。但 GFR 不存在于血液中，不能直接测得，需要根据患者的年龄、性别、肌酐值等因素通过公式计算得来。

1. 血尿素氮（BUN） 尿素是蛋白质和氨基酸代谢的最终产物，主要经肾小球滤过而从尿液中排泄，是肾脏功能检测的常见项目之一。

血尿素氮生成受很多因素影响，如高蛋白饮食、消化道出血、感染、发热、营养不良及高分解代谢等情况，均可出现非肾性血尿素氮升高，故测定血尿素氮只能粗略估计肾功能的损害程度。若尿素与肌酐同时升高，则 60% 以上有效肾单位已受损害，因此尿素测定不宜作为早期测定指标；若仅有尿素升高，而血肌酐在正常范围内，则可能为肾外因素引起。

【参考区间】3.2 ～ 7.1mmol/L。

【临床意义】

（1）增高：①肾前性疾病，如剧烈呕吐、肠梗阻、长期腹泻等导致的失水。②肾性疾病，如急性肾小球肾炎、肾功能衰竭。③肾后性疾病，如尿路结石、尿道狭窄、膀胱肿瘤等。④体内蛋白代谢异常，如消化道出血、高蛋白饮食、大手术后、甲亢、长期发热、烧伤等。

（2）减低：见于重症肝病、怀孕后期、蛋白质摄入不足等。

【病案举例】

年轻男性患者，既往无慢性病史，空腹时胃区不适伴饥饿感 3 天，进食后稍缓解，大便成形，无黑便。就诊前 1 天呕吐一次，呕吐物为胃内容物，无鲜血及咖啡样物。当日晨起时出现面色苍白、冷汗，无意识障碍、抽搐等，静卧休息后好转，无活动障碍。

体格检查：P 86 次 / 分，BP 117/59mmHg，神清；皮肤黏膜略潮湿，皮肤黏膜无苍白及黄染；腹平软，无明显压痛点，移动性浊音（-），肠鸣音 8 次 / 分；神经系统检查未见异常。

实验室检查：Hb 134g/L，BUN 14.6mmol/L，Cr 57.6μmol/L，尿常规未见异常，血糖正常。

留院观察，生命体征平稳，予禁食水、补液、抑酸治疗；8 小时后复查 Hb 98g/L；12 小时后排黑便一次，约 50g，大便隐血（+++）。第 2 天胃镜检查见十二指肠球部有

$1.0cm \times 1.3cm$ 大小溃疡。

思维提示：血尿素氮的升高早于呕血、黑便等情况。本例患者通过血尿素氮检查，在便常规检查前 12 小时即做出上消化道出血疑诊并予以治疗。肠原性氮质血症见于大量上消化道出血后，由于血液蛋白消化产物在肠中吸收，以致血中氮质升高。肠道氨吸收的部位大部分在结肠，下消化道出血在肠道停留时间短，因此少见血尿素氮升高。通常情况下，上消化道大出血后数小时，血尿素氮增高，1～2 天达到高峰，3～4 天降至正常。如再次出血，尿素氮可再次增高。如果肌酐在 133μmol/L 以下，而尿素氮 > 14.28mmol/L，可以估计上消化道出血在 1000mL 以上。

2. 血肌酐（Cr） 肌酐是肌酸代谢的最终产物，是肾脏功能筛查试验的常见项目之一。血肌酐主要经肾小球滤过排出体外，肾小管重吸收和分泌均很少。在外源性肌酐摄入量稳定的情况下，血中肌酐浓度取决于肾小球滤过率，当肾小球滤过率下降到正常人的 1/2 时，血肌酐才明显上升。血肌酐与肌肉体积有关，每 20g 肌肉每天可产生 1mg 的血肌酐，因此肌肉特别发达者，血肌酐可达 130μmol/L，在评估肾功能时注意因人而异。

【参考区间】男性 62～115μmol/L；女性 53～97μmol/L。

【临床意义】

（1）增高：见于各种原发性、继发性肾病，急性或慢性肾衰竭，重度充血性心力衰竭，心肌炎，肌肉损伤等。

（2）减低：见于进行性肌肉萎缩、白血病、贫血、肝功能障碍及妊娠等。

【病案举例】

患者，男，69 岁。慢性乙型肝炎病史 20 余年，肝硬化病史 6 年余，曾反复因腹胀、腹水住院治疗。否认其他慢性病、遗传病、特殊用药、饮酒、疫区疫水接触史。此次因皮肤巩膜黄染、腹部胀大、尿量减少就诊。刻下皮肤巩膜黄染，腹部膨隆，无明显压痛及反跳痛，移动性浊音阳性。

实验室检查及其他检查：①腹部 CT 检查：肝硬化，脾大，腹腔积液。②生化检查：ALB 24g/L，TBil 171μmol/L，以直接胆红素升高为主，白球比倒置，ALT、AST、γ-GT、ALP 明显升高，Cr 180mmol/L。

入院后予补充白蛋白、利尿治疗，24 小时尿量小于 400mL。

思维提示：本例患者为慢性乙型肝炎肝硬化，TBil、ALT、AST、γ-GT、ALP 增高明显，肌酐升高，尿量减少。患者大量腹腔积液，动脉有效循环血容量不足，肾小球滤过率降低，从而造成继发性肾功能损害。综合分析后临床诊断为慢性乙型肝炎肝硬化失代偿期，肝肾综合征。

3. 尿酸（UA） 尿酸是体内嘌呤代谢的最终产物。血中尿酸除小部分被肝脏破坏外，大部分被肾小球滤过。

【参考区间】男性 150～440μmol/L；女性 95～360μmol/L。

【临床意义】

（1）增高：见于痛风、急性或慢性肾小球肾炎、肾结核、肾盂积水、痛风性肾病、子痫、慢性白血病、红细胞增多症、摄入过多含核蛋白的食物、尿毒症、肝脏疾患、氯仿或铅中毒、甲状腺功能减退症、多发性骨髓瘤、妊娠反应。

（2）减少：见于恶性贫血、使用阿司匹林等。

第八节　胰腺功能检查

淀粉酶（AMS）主要来源于胰腺、唾液腺等。另外，近端十二指肠、肺、肝、甲状腺、脂肪等器官和组织也含有此酶。此酶作用于多糖类化合物，对消化起重要作用。血清淀粉酶活性测定主要用于急性胰腺炎的诊断。

（一）淀粉酶

急性胰腺炎发病后 8～12 小时血清淀粉酶开始升高，12～24 小时达到高峰，2～5 天下降至正常，超过正常值 3 倍有诊断意义。流行性腮腺炎血清淀粉酶显著升高。其他急腹症，如急性阑尾炎、消化性溃疡穿孔、肠梗阻、胆石症等，淀粉酶轻度升高。

1. 血淀粉酶

【参考区间】0～110U/L。

【临床意义】急性胰腺炎和流行性腮腺炎时，血清淀粉酶显著升高。急性胰腺炎发病后 8～12 小时血清淀粉酶开始升高，12～24 小时达到高峰，2～5 天下降至正常，如超过正常值 3 倍即有诊断意义，达到 2 倍时应怀疑此病。其他消化系统疾病，如急性阑尾炎、消化性溃疡穿孔、肠梗阻、胆石症等，均可有轻度升高，其升高幅度没有胰腺炎明显，通常低于正常值 2 倍。

急性胰腺炎时血清淀粉酶升高，但血清淀粉酶活性高低与急性胰腺炎的病情严重程度无相关性；且在治疗过程中，急性胰腺炎患者是否恢复饮食或评判病情程度，不单纯依赖血淀粉酶是否降至正常，应综合判断。血清淀粉酶持续升高，应该注意是否有病情反复并发假性囊肿或脓肿，疑似有结石、肿瘤、肾功能不全、高淀粉酶血症等。血清淀粉酶增高不独见于急性胰腺炎，应注意鉴别其他急腹症。胆石症临床症状有腹痛、恶心呕吐、发热。通常情况下，胰液中胰蛋白酶在十二指肠中被胆汁中的肠激酶激活，才能够参与消化，胰腺炎又多由于胆石症引起，两者症状和体征多有相似，因此临床上需要重点关注。

某些药物（如口服避孕药、磺胺、噻嗪类利尿剂、可待因、吗啡、麻醉药、镇痛药等）可使测定结果偏高；唾液中含有高浓度的淀粉酶，须防止混入检测标本，故分析结果时，应予注意。

2. 尿淀粉酶　淀粉酶主要由胰腺和唾液腺分泌，可通过肾小球滤过。急性胰腺炎患者胰腺淀粉酶溢出，迅速吸收入血，由尿液排出，故尿淀粉酶会大大增加。

【参考区间】24 小时尿液淀粉酶＜1000U/L。

【临床意义】尿淀粉酶可通过肾小球滤除。急性胰腺炎时升高晚下降慢，一般于发病后 12～24 小时开始升高，维持 5～7 天，因此病程后期测定更有价值，对于不能及时就诊的患者的诊断更有意义。肾功能障碍时，血淀粉酶升高，尿淀粉酶降低。

（二）脂肪酶

脂肪酶（LPS）是一种能水解长链脂肪酸三酰甘油的酶，主要由胰腺分泌，胃和小肠也能少量产生。LPS 经肾小球滤过，被肾小管全部重吸收，因此尿液中无 LPS。

【参考区间】脂肪酶＜ 79U/L。

【临床意义】升高见于：①胰腺疾病：LPS 的活性升高常见于胰腺炎，特别是急性胰腺炎。急性胰腺炎发病后 4～8 小时，LPS 开始升高，24 小时达到峰值，可持续 10～15 天。②非胰腺疾病：如消化性溃疡、肠梗阻、急性胆囊炎等。

【病案举例】

患者，男，79 岁。2 天前进食油腻后突发上腹部疼痛，自行服用奥美拉唑、瑞巴派特等药物后缓解。昨日夜间患者上腹部疼痛加重，呈刀割样疼痛，向后背部放射，恶心呕吐，呕吐物为胃内容物，无寒战发热。

体格检查：T 36.8℃，P 89 次 / 分，BP 135/86mmHg；上腹部压痛，无反跳痛及肌紧张，肠鸣音 3～5 次 / 分，移动性浊音阴性，墨菲征阴性。

实验室检查及其他检查：①血淀粉酶 982U/L。②脂肪酶 7325U/L。③腹部 CT 检查：胰腺肿大、胰尾少量积液，胆囊结石，胆总管结石可能，肝外胆管扩张。

思维提示：本例患者上腹部疼痛，血淀粉酶、脂肪酶大于上限 3 倍，腹部 CT 检查提示胰腺肿大，符合急性胰腺炎诊断标准。结合 CT 结果考虑胆源性胰腺炎可能性大，立即予禁食水，大量补液，奥曲肽泵入，乌司他丁静脉滴注，尽快行内镜逆行胰胆管造影术（ERCP）取石。

第九节　降钙素原

降钙素原（PCT）是一种蛋白质，能够由多种细胞和器官在促炎症因子刺激下，尤其是细菌产物存在时产生。病毒性感染、变态反应性疾病、自身免疫性疾病和移植排斥通常不会引起降钙素原显著变化。

【参考区间】＜ 0.05ng/mL。

【适用范围】

（1）鉴别细菌感染与病毒感染。

（2）用于脓毒血症的早期诊断，评估疾病的严重程度及预后。

（3）评估抗生素的治疗效果，用于指导临床抗生素使用。

（4）监测手术和严重创伤者有无并发细菌感染。

（5）用于胰腺炎的鉴别诊断。

【临床意义】降钙素原在全身感染早期（2～3小时）即可升高，且有高度特异性，仅当细菌感染时显著升高；在非细菌性全身炎症反应的患者中，降钙素原水平通常处于较低范围。

降钙素原是诊断脓毒血症的有效指标，临床多用于鉴别是否伴有细菌感染或脓毒血症。例如鉴别胰腺炎感染坏死和无菌性坏死，免疫抑制或中性粒细胞低下的患者是否存在有生命危险的细菌感染等。然而，在多发性创伤或重大手术后早期阶段，以及重度烧伤或新生儿中，降钙素原水平可因非感染因素而升高，但通常能快速恢复到基线水平，在这些病例中降钙素原水平的第二次升高可认为有感染出现。

降钙素原的血浆浓度与感染的严重程度呈正相关。健康人群血浆降钙素原水平低于0.05ng/mL，但在少数脓毒症、严重脓毒症或脓毒症休克患者中能升高至1000ng/mL。老年人、慢性疾病患者，以及不足10%的健康人血浆PCT浓度高于0.05ng/mL，最高可达0.1ng/mL，但一般不超过0.3ng/mL。脓毒症的诊断界值为超过0.5ng/mL。高于2ng/mL的降钙素原水平高度提示感染过程存在全身性影响，高于10ng/mL的浓度几乎是重度脓毒症或脓毒症休克患者的特征性指标。

PCT对监测病情变化、评价治疗结果和判断预后具有价值。动态监测PCT水平可判断病情进展。PCT水平随着炎症的控制和病情的缓解而降低。治疗后PCT水平迅速下降表示预后良好。

【病案举例】

青年男性患者，上腹部疼痛1天，加重伴恶心呕吐8小时。患者昨日饮酒后出现上腹部疼痛，自行服用奥美拉唑等药物及休息后未见缓解。8小时前上腹部疼痛加重，呈持续刀割样疼痛，呕吐物为胃内容物，无鲜血及咖啡样物，呕吐后腹痛不缓解，持续腹胀、心悸、气促。2小时前出现发热，自测体温38.5℃。否认其他慢性病、遗传病、特殊用药史。大量饮酒史6年，每天大约饮白酒250mL。

实验室检查及其他检查：①血常规检查：WBC 25×10^9/L。②生化检查：ALT 89U/L，AST 210U/L，Cr 405μmol/L，BUN 12.2mmol/L，TBil 36μmol/L，DBil 20μmol/L。③血淀粉酶688IU/L。④CRP > 90mg/L，PCT 4.33ng/mL。⑤腹部CT检查：胰腺大部分液化破坏，胰周及腹腔积液，腹腔胀气。

思维提示：本例患者为急性重症胰腺炎，病因考虑酒精性为主，胆源性不除外，并发急性肾衰竭。收住重症监护室，关注腹部体征、出入量、血尿便常规、肝肾功能、血糖、血钙、血气分析、电解质。予胃肠减压、大量补液、奥曲肽及奥美拉唑持续泵入、抗感染、输注血浆及白蛋白、持续床旁血滤等治疗。急性重症胰腺炎因应激反应、坏死组织吸收，会出现白细胞计数升高、发热等表现，很难与并发感染性胰腺坏死鉴别。PCT是监测感染程度的一项重要指标。本例患者PCT及CRP明显升高，反应机体存在严重细菌感染，因此予美罗培南联合左奥硝唑抗感染治疗。持续监测PCT水平变化，可评价抗感染治疗效果及患者预后。

第十节 心脏病生物标志物检测

1. 肌钙蛋白 T 和 I 肌钙蛋白存在于骨骼肌和心肌胞浆中，分为 3 部分，分别为钙结合的肌钙蛋白 C（TnC）、含抑制因子的肌钙蛋白 I（TnI）与原肌球蛋白 T（TnT）。目前肌钙蛋白是用于急性冠脉综合征诊断最具特征的生化指标。其出现早（可在症状发作后 2 小时出现）、诊断窗宽、增高幅度较 CK-MB 高 5～10 倍。无心肌损伤时，肌钙蛋白在血液中含量最低，可用于微小心肌损伤的诊断。

【参考区间】20～190U/L。

【临床意义】升高：①心肌梗死（MI）：急性心肌梗死（AMI）发病后 4～6 小时开始升高，10～12 小时内检测敏感性达 100%，10～48 小时可达正常值的 30～40 倍，为最高峰，2～4 天恢复正常。对无 Q 波心肌梗死、亚急性心肌梗死或 CK-MB 无法判断预后的患者更有意义。此外，肌钙蛋白后期峰值与心肌梗死面积呈正相关，可用于估计梗死面积和心功能。②对不稳定型心绞痛的预后进行判断：不稳定型心绞痛患者常有微小心肌损伤，但又达不到 AMI 的诊断标准。这种心肌损伤可通过肌钙蛋白的升高得以发现。③溶栓治疗的疗效判断：肌钙蛋白在 90 分时冠脉再灌注平均指数显著大于 CK-MB，是判断 AMI 溶栓治疗是否出现再灌注的良好指标。④用于估计 AMI 面积：一般情况下，cTn 可反应心肌细胞坏死的数量，与 AMI 的严重程度呈正相关。⑤诊断其他心脏疾病：如病毒性心肌炎、心包炎、心肌外伤等。⑥心脏介入治疗和心脏外科手术的监测指标。

2. 肌酸激酶（CK） CK 主要存在于骨骼肌、心肌、脑组织中，还存在于一些含平滑肌的器官中，如胃肠道、子宫，而在肝、红细胞中的含量极微或者没有。CK 催化生成的磷酸肌酸含高能磷酸键，是肌肉收缩时能量的直接来源，在骨骼肌、心肌、平滑肌和脑组织中含量最高。

【参考区间】男性 38～174U/L；女性 26～140U/L。

【临床意义】

（1）生理性升高：①运动后 CK 明显升高。②妊娠 14～26 周 CK 降低，分娩时 CK 升高。

（2）病理性升高：①心肌梗死：CK 是目前临床上诊断 AMI 较好的指标。当发生 AMI 时，CK 活性在 3～8 小时升高，血中半衰期约为 15 小时，峰值在 10～36 小时，3～4 天后恢复正常水平。AMI 时 CK 升高一般为参考值的数倍，很少超过 30 倍。②判断溶栓治疗后是否出现再灌注：如峰值提前，发病 4 小时内 CK 达峰值，提示冠脉再通能力为 40%～60%。③施行心律转复、心导管术和无并发症的冠状动脉成形术等均可以使 CK 升高。④癫痫：CK 升高，结合病史，可诊断近期曾有癫痫发作。⑤各种肌肉损伤（如挫伤、手术）和肌肉疾病（如多发性肌炎、进行性肌营养不良、心肌炎）时 CK 升高。⑥有机磷农药中毒：血清 CK 值在急性有机磷农药中毒时随中毒程度加重而升高，CK-MB/CK 比值则随中毒程度加重而降低。⑦低钾性周期性麻痹：与血清 CK 值正常的患者相比，伴血清 CK 值升高的低钾性周期性麻痹患者多为首次发病，年龄低，病情初期的血钾更低。⑧神经系统疾病：脑外伤、脑膜炎、脑炎、脑肿瘤、肝豆状核变性等可使血清 CK 值升高。

（3）降低：①长期卧床患者。②甲状腺功能亢进症患者。③使用激素治疗时 CK 值可下降。

3. 肌酸激酶同工酶（CK-BB、CK-MB、CK-MM） CK 分子是由 B 和 M 两个亚单位组成的二聚体，故有 3 种同工酶，即 CK-BB 型、CK-MB 型、CK-MM 型。正常人血清中以 CK-MM 为主，无 CK-BB，CK-MB 含量甚微。CK-MM 主要存在于骨骼肌和心肌中。

【参考区间】CK-BB 无或微量；CK-MB 0～0.05（0%～5%）；CK-MM 0.95～1.0（95%～100%）。

【临床意义】

（1）升高

1）CK-BB：在急性心肌梗死时，发病 2 小时即可升高，早于 CK-MB。前列腺癌时 CK-BB 升高，可作为前列腺癌的标志物。乳腺癌、结肠癌、肺癌和胃癌时 CK-BB 亦升高，还可见于脑组织损伤及因肾衰竭而长期透析者。

2）CK-MB：对急性心肌梗死具有特异性，其升高是心肌损害的特异性指标，于发病 5～6 小时开始升高，12～24 小时达高峰，然后逐渐下降，4 天后降至正常。血清 CK-MB 活性与心肌梗死的程度呈正比。

3）CK-MM：是骨骼肌损伤的特异性指标。其升高见于各种肌肉损伤（如挫伤、手术）和肌肉疾病（如多发性肌炎、皮肌炎、病毒性心肌炎）等。

（2）减低：无明确临床意义。

4. 肌红蛋白（Mb） 人体心肌、骨骼肌内含有大量肌红蛋白。正常人的血液中的含量很少，当心肌或骨骼肌有损伤时，肌红蛋白便释放入血液，使血中肌红蛋白明显升高。

【参考区间】ELISA 法：血清 50～85μg/L。

【临床意义】

（1）生理性升高：见于剧烈活动。

（2）病理性升高：①急性心肌梗死：AMI 发病 1～3 小时血中肌红蛋白浓度迅速上升，6～7 小时达到峰值，12 小时几乎所有 AMI 患者 Mb 都升高，幅度大于各种心肌酶，且其半衰期短（15 分），发病 18～30 小时内可完全恢复到正常水平。Mb 可作为 AMI 早期诊断的标志物。胸痛发作后 6～12 小时肌红蛋白不升高是除外 AMI 的很好指标。Mb 频繁升高提示原有心肌梗死仍在延续。②肌肉损伤：肌内注射、骨骼肌疾病、进行性肌萎缩、肌创伤、肌炎等。③严重应激状态：高热、肾衰竭、癫痫、心导管术、外科手术、严重心衰、休克等。④其他：酒精中毒等。

（3）减低：无明确临床意义。

【病案举例】

患者，男，39 岁。上腹部阵发性疼痛 2 小时，冒冷汗，无恶心、呕吐、腹泻，无畏寒发热，无咳嗽、咳痰、胸闷、胸痛等。既往无特殊病史，发病前晚曾饮冰冻啤酒 1 瓶（330mL）。体格检查：急性病容，手捂上腹，步行入诊室。皮肤湿冷；两肺呼吸音清，未闻干湿性啰音；心律齐，无杂音。腹平软，剑突下压痛，无反跳痛；肝肾区无叩击痛，肠鸣音活跃。初步诊断为腹痛待查，急性胃炎（待确诊）。予硫糖铝 10mL，口服；盐酸消旋山莨菪碱（654-2）10mg，肌内注射；泮托拉唑 40mg，静脉滴注。

实验室检查：WBC 14.1×10^9/L；血淀粉酶（－）。

输液中患者突然出现心悸、胸闷，心电图提示急性下壁心梗，随即心跳、呼吸骤停。予胸外按压、气管插管，呼吸机辅助呼吸，心电监护。抽血查肌钙蛋白、心肌酶、肾功能。在呼吸机支持下送导管室行经皮腔内冠状动脉成形术（PTCA）提示左冠状动脉完全堵塞，后撤出继续抢救，抢救无效死亡。

思维提示：根据相关的临床资料显示，不典型急性心梗的发病率在临床中可以达到 20% ～ 30%，患者的误诊率最高为 25%。因此，对于以急性腹痛就诊的患者来讲，首要判断其是否患有急性心梗、主动脉夹层等急危重症。对于既往存在高血压、糖尿病等疾病的老年患者，以及既往并无消化系统疾病的患者，应当对其患有急性心梗的概率产生高度的怀疑。若是患者出现个人体征与临床症状分离的现象，需要及时让患者接受心电图检查，并对患者的心肌酶等进行严格监测。

第十一节　凝血功能检查

凝血，实质就是血浆中的可溶性纤维蛋白原变成不可溶的纤维蛋白的过程。生理情况下，血液在循环系统中流动，一方面，必须保持流体状态下不发生凝固；另一方面，一旦发生创伤，即可通过正常止血机制达到止血目的。正常止血机制包括血管收缩与血小板反应、凝血与抗凝系统、纤溶系统。正常情况下，凝血和抗凝系统保持动态平衡，平衡失调即导致异常的出血或血栓形成。凝血功能检查主要包括凝血酶原时间（PT）、活化部分凝血活酶时间（APTT）、凝血酶时间（TT）、纤维蛋白原（Fib）。

⊕ 一、凝血功能异常的病因分类及特征

1. 严重肝病。

2. 先天或后天的凝血因子缺乏。

3. 血友病。

4. 弥散性血管内凝血（DIC）。

⊕ 二、凝血功能指标的临床解读

1. 凝血酶原时间（PT） 在被检血浆中加入 Ca^{2+} 和组织因子或组织凝血活酶，观察

血浆凝固的时间。PT 主要反映外源性凝血系统凝血因子［Ⅰ、Ⅱ、Ⅴ、Ⅶ、Ⅹ（纤维蛋白原）］的活性，是出血性疾病重要的筛查试验之一。

【参考区间】12±1 秒。PT 较正常对照值变化 3 秒以上有诊断意义。

【临床意义】PT 主要用于：①监测口服抗凝剂治疗强度，需结合 INR 报告。②筛查 1 种或多种凝血因子（Ⅰ、Ⅱ、Ⅴ、Ⅶ、Ⅹ）的缺乏，如遗传性或获得性凝血因子缺乏症、维生素 K 缺乏症、肝病、特定凝血因子抑制物等。③筛查凝血抑制物（循环抗凝物），如特定凝血因子抑制物、狼疮样抗凝抑制物（抗磷脂抗体）、非特异性凝血酶原抑制物（如单克隆免疫球蛋白、纤维蛋白降解产物增高）。

（1）延长：①Ⅱ、Ⅴ、Ⅶ、Ⅹ单独或联合缺乏。②纤维蛋白原减少（尤其低于 1g/L 以下时）。③血液循环中存在抗纤凝物质。④纤溶亢进。

（2）缩短：口服避孕药、血栓栓塞性疾病及高凝状态。

2. 活化部分凝血活酶时间（APTT）　APTT 是指在受检血浆中加入活化的部分凝血活酶时间试剂和 Ca^{2+} 后，观察血浆凝血所需的时间。APTT 是内源性凝血系统较敏感的指标。

【参考区间】35～45 秒。APTT 较正常对照值延长 10 秒以上有诊断意义。

【临床意义】APTT 主要用于监测全肝素（普通肝素）治疗，筛查某些凝血因子缺乏，检测凝血抑制物（如狼疮抗凝物、特异性因子抑制物）和非特异性抑制物。

（1）延长：见于凝血因子Ⅷ、Ⅸ、Ⅺ缺乏症、血管性血友病（vWD）、严重的凝血因子Ⅱ、Ⅴ、Ⅹ和纤维蛋白原缺乏症、纤溶亢进、血液循环中有抗凝物质、应用肝素抗凝治疗、系统性红斑狼疮，以及维生素 K 缺乏症（吸收不良、长期使用抗生素）、严重肝病、白血病。

（2）缩短：见于高凝状态，如 DIC 高凝期、促凝物质进入血液，以及凝血因子活性增高等。还可见于血栓性疾病，如心肌梗死、不稳定型心绞痛、脑血管病变、糖尿病血管病变、肺梗死、深静脉血栓形成、妊娠高血压综合征和肾病综合征等。

3. PT、APTT 检测结果变化的临床意义（表 2-5）

表 2-5　PT、APTT 检测结果变化的临床意义

PT	APTT	常见疾病
延长	正常	肝病、维生素 K 缺乏症、凝血因子Ⅶ缺乏或缺陷
正常	延长	凝血因子Ⅷ、Ⅸ、Ⅺ缺乏或缺陷，血管性血友病，存在狼疮抗凝物
延长	延长	凝血因子Ⅰ、Ⅱ、Ⅴ、Ⅹ缺乏或缺陷，严重肝病，DIC
正常	正常或轻度延长	可反映正常止血的状态，然而轻度凝血因子缺乏、轻度血管性血友病，PT 和 APTT 均可正常，需进一步检查来判断此检测结果的意义

4. 凝血酶时间（TT）　TT 是指在受检血浆中加入"标准化"凝血酶溶液，测定开始出现纤维蛋白丝所需的时间。TT 主要反映共同途径是否存在异常的抗凝现象。

【参考区间】正常人为 16～18 秒，较正常对照组延长 3 秒以上有诊断意义。

【临床意义】延长见于血液循环中纤维蛋白降解产物（FDP）增多、血浆中肝素或类

肝素物质含量增高、纤维蛋白原含量减少等。若 TT 延长能被鱼精蛋白或甲苯胺蓝纠正，提示血浆中类肝素物质增多。

5. 血浆纤维蛋白原（Fib）测定　在受检血浆中加入一定量凝血酶，后者使血浆中的纤维蛋白原转变为纤维蛋白，通过比浊原理计算纤维蛋白原的含量。

【参考区间】2.0 ～ 4.0g/L。

【临床意义】

（1）降低：见于 DIC 消耗性低凝期及继发性纤溶亢进期、原发性纤维蛋白溶解症、重症肝病等。

（2）增高：见于血液高凝状态、恶性肿瘤等。

【病案举例】

患者，女，73 岁。乙肝肝硬化失代偿期，近期皮下有瘀斑。

实验室检查：凝血酶原时间 21.6 秒，凝血酶原活动度 32.5%，活化部分凝血酶原时间 49.5 秒，纤维蛋白含量 1.8g/L。

思维提示：患者凝血酶原时间（PT）延长，凝血酶原活动度降低，纤维蛋白原含量下降，都提示患者合成凝血酶的功能下降，存在出血风险，应尽快予以输注血浆改善凝血功能。

6. D- 二聚体（DD）　DD 是血液凝固后发生继发性纤维蛋白溶解的产物之一，能间接反映凝血酶和纤维蛋白溶酶的生成情况，大致说明血液促凝与纤溶机制的激活状态。

【参考区间】阴性或正常。

【临床意义】

（1）阴性 / 正常：一般可以排除急性血栓性疾病。反之，则必须在排除其他病因的基础上，才有助于诊断血栓性疾病。原发性纤溶亢进时，DD 无显著变化，纤维蛋白降解产物可呈阳性，故 DD 可作为原发性纤溶亢进和 DIC 的重要鉴别试验。DD 还可作为 DIC、静脉血栓性疾病治疗的监测指标。DD 阳性，需进一步做影像学检查以确诊血栓性疾病。但 DD 阳性不表示特定疾病状态，其增高程度并不一定与疾病严重程度相关联。假性增高，可见于类风湿关节炎、老年人、高脂血症、高胆红素血症、溶血标本，故对脂血标本结果的解释应谨慎。

（2）阳性 / 增高：见于继发性纤溶亢进如 DIC（DD > 10mg/L）、高凝状态、肾脏疾病、器官移植排斥反应、溶栓治疗、活动性或近期出血、血肿、外伤、妊娠、肝炎、恶性肿瘤。

第十二节　肿瘤标志物检测

肿瘤标志物（tumor marker，TM）是由肿瘤细胞本身合成、释放，或机体对肿瘤细胞发生反应时升高的一类物质，其成分主要包括蛋白质类和糖类。TM 存在于细胞、组织、血液或体液中，可通过生物化学、免疫学等方法进行检测。目前在临床中，TM 主要用于肿瘤患者的辅助诊断、预后判断、疗效观察，以及监测肿瘤有无复发、指导后续治疗等。

一、常见肿瘤标志物

1. 癌胚抗原（CEA） CEA 是首先在结肠恶性肿瘤患者的血清中发现的一种糖蛋白，在胎儿 3～6 个月的血清中也可以检测到，可用于监测结直肠癌及评估放疗或化疗的效果。

【参考区间】血清 CEA：非吸烟者 ≤ 3.0ng/mL；吸烟者 ≤ 5.0ng/mL。

【临床意义】原发性结肠癌患者出现 CEA 增高的比例达 45%～80%。除原发性结肠癌以外，胰腺癌、胆管癌、胃癌、食管癌、肺癌、乳腺癌和泌尿系统肿瘤的阳性率也很高，一般在 50%～70%。部分良性肿瘤、炎症和退行性疾病，如溃疡性结肠炎、结直肠息肉、萎缩性胃炎、消化道溃疡、胰腺炎和酒精性肝硬化患者的 CEA 也会轻度升高，一般小于 20ng/mL。此外，吸烟者中约有 39% 的人 CEA > 5ng/mL。

【病案举例】

患者，男，79 岁。间断黑便 3 个月。患者半年来一直乏力、头晕，3 个月前查体发现贫血，Hb 80g/L，未诊治。间断黑便 3 个月，为黑色成形或糊状便，大便与粪质混合，冲水后呈黑红色，每天 1～2 次，量约 200mL/d，排便前后无明显不适。既往排便 1 天 1 次，均为成形黄色便。近半年体重下降 6kg，纳差、乏力明显，无低热、盗汗。既往无特殊病史，不喝生牛奶。就诊前外院胃镜检查未见明显异常，结肠镜检查因肠道准备欠佳、患者不耐受，仅达到结肠脾曲，发现直肠亚蒂息肉 1 枚，直径约 1cm。曾多次查出便血（＋）。

体格检查：T 36.5℃，R 18 次/分，P 70/分，BP 110/60mmHg。消瘦，贫血貌，浅表淋巴结未触及肿大。心肺查体未见异常。腹部平软，全腹无包块，无压痛、反跳痛及肌紧张，肝脾肋下未触及，肠鸣音 6 次/分，无气过水声和高调肠鸣音，未闻及血管杂音。直肠指诊未见异常，指套退出无染血。

实验室检查及其他检查：①便常规＋便隐血：外观呈黑色糊状，无红细胞、白细胞，隐血（＋）×3 次。②血常规：WBC $6.99×10^9$/L，N 0.75，Hb 74g/L，PLT $144×10^9$/L。③肝肾功能和电解质正常，ALB 32.4g/L。④便培养（－）×3 次，便找阿米巴滋养体（－）×3 次。⑤ CEA 457ng/mL。

思维提示：尽管院外肠镜发现直肠息肉，但患者的黑便特点不能用直肠息肉出血解释，结合患者的病史及 CEA 结果，高度怀疑结肠肿瘤。患者再次行结肠镜检查，镜下可见升结肠近肝曲处有 1 枚巨大隆起病变，约 3cm×2cm 大小，占据管腔 1/3，无蒂，表面黏膜充血、糜烂，触之易出血，活体组织检查质脆。活体组织病理检查示绒毛状腺瘤，部分癌变。初步诊断为结肠息肉癌变。

2. 糖类抗原 19-9（CA19-9） CA19-9 是存在于某些癌细胞表面的蛋白质，又称胃肠道相关抗原，主要用于胰腺癌的疗效和复发的监测。

【参考区间】血清 < 55U/mL。

【临床意义】胰腺癌、胆囊癌患者中会发生明显升高，可作为其诊断和鉴别指标；

肝癌、胃癌、食管癌、部分胆管癌的患者亦可见增高。某些消化道炎症也可有不同程度的升高，如急性胰腺炎、胆囊炎、胆汁淤积性胆管炎、肝炎、肝硬化、胃炎、风湿病等，但一般升高程度在正常值的 2 倍以下。

【病案举例】

患者，男，65 岁。腹胀半年，皮肤、巩膜黄染 20 天。患者半年前因饮食不慎、饮酒后出现上腹腹胀，无发热，进食后症状明显。曾于 1 年前行胃镜检查示"非萎缩性胃炎"，未予诊治。半年来症状加重，伴纳呆、厌油腻，腹胀以夜间症状明显，大便不成形，1 ～ 2 次 / 日，不伴恶心、呕吐、反酸、嗳气。予促胃动力、解痉、调节肠道菌群等治疗，症状无明显缓解。20 天前出现皮肤、巩膜黄染，无皮肤瘙痒，大便呈陶土样，乏力，纳差，尿色加深，尿量无明显变化，大便如前述。近 3 个月体重下降 5kg。既往高血压病史 2 年，血压最高 150/110mmHg（具体诊疗过程不详）；糖尿病病史 1 年。吸烟 15 年，1 包 / 日，偶尔饮酒。余无特殊。

体格检查：T 35.5℃，P 78/ 分，R 19 次 / 分，BP 120/80mmHg。发育正常，体型中等，营养一般。心肺（－）。腹平软，中上腹及右上腹轻压痛，无反跳痛及肌紧张，肝脾肋下未及，Murphy 征（－），腹部未及包块，肝区、脾区无叩痛。移动性浊音（－），肠鸣音 3 ～ 5 次 / 分。

实验室检查及其他检查：①肝功能检查：ALT 25U/L，AST 75U/L，ALB 34g/L，TBil 174.5μmol/L，DBil 116.6μmol/L，ALP 243U/L，γ–GT 255U/L。②CA242 > 150U/mL，CA19–9 641.7U/mL。

思维提示：实验室检查中 CA19-9 和 CA242 明显升高，结合肝功能检查结果，高度怀疑胰胆管恶性肿瘤，应进一步进行影像学检查。经查 B 超和 CT 提示胰头区实性占位，胰管增宽。磁共振胰胆管成像（MRCP）检查示胰头占位，胆总管下段局限性狭窄，其上段扩张。超声内镜和细针穿刺检查示胰头占位，病变侵及门静脉，腹腔干、肠系膜上动脉起始段、肠系膜上静脉根部，周围可见多发肿大淋巴结。穿刺细胞学病理检查找到高度可疑异型细胞，初步诊断为胰腺癌。

3. 糖类抗原 125（CA125）　CA125 是一种糖蛋白，存在于大部分卵巢癌细胞表面，故是卵巢癌的特异性标志物。

【参考区间】血清 < 35U/mL。

【临床意义】增高见于卵巢期、乳腺癌、胰腺癌、胃癌，以及肝、肺、结肠、胆、子宫、输卵管、乳腺和子宫内膜癌等。良性疾病，如卵巢囊肿、盆腔炎、子宫内膜异位症、肝硬化、肝炎，以及妊娠早期、月经期间等也可见 CA125 增高。

【病案举例】

患者，女，65 岁。腹胀部大 1 年，加重 1 周。患者绝经 15 年，2020 年 5 月 20 日左右出现腹部胀大，伴腹痛等。5 月 25 日入普外科住院，影像检查提示大量腹水，左侧附件区占位；行腹腔置管腹水引流，淡黄色腹水，腹水中找到腺癌细胞。肿瘤标志物 CA125 值明显增高。

体格检查：T 36.5℃，P 78 次 / 分，R 18 次 / 分，BP 109/77mmHg，体重 50kg。心肺无异常，腹软，肝脾未触及，无移动性浊音，体表未触及肿大淋巴结。

妇科检查：外阴已产式，阴道畅，分泌物少，无异味。宫颈光滑、萎缩，无举痛。子宫萎缩，活动度好，无压痛。主骶韧带无明显增粗，子宫后方偏左侧触及一包块，约 5cm×4cm 大小，不规则，活动欠佳、轻压痛，余未见明显异常。

思维提示：患者大量腹水，且腹水中检出腺癌细胞，CA125 明显增高，结合妇科检查考虑卵巢癌。

4. 糖类抗原 15-3（CA15-3） CA15-3 是正常乳腺细胞所合成的一种蛋白质。乳腺癌时 CA15-3 明显升高，故测定 CA15-3 可用于监测侵袭性乳腺癌的疗效及复发情况。

【参考区间】血清 < 30U/mL。

【临床意义】增高见于乳腺癌、肺癌、肝癌、结肠癌、胰腺癌、卵巢癌、子宫癌、子宫内膜癌等。良性乳腺病、子宫内膜异位和卵巢囊肿、肝硬化及部分健康人也可见 CA15-3 增高。

5. 甲胎蛋白（AFP） AFP 是由胎儿肝脏和发育胚胎的卵黄囊所合成的一种蛋白质。它在胎儿的肝细胞内合成，而到了成人期，肝细胞就会失去这种合成能力。因此，AFP 在成人血清中的含量极微，但在肝细胞功能发生异常，特别在患有原发性肝细胞癌时，血清中又可出现 AFP 升高，所以临床上常常借助 AFP 的检查来作为原发性肝细胞癌的辅助诊断。

【参考区间】AFP < 20ng/mL；AFP-L3% < 10%。

【临床意义】增高最常见于肝癌、卵巢癌和睾丸生殖细胞癌，也见于胃癌、结肠癌、肺癌、乳腺癌和淋巴瘤等，以及病毒性肝炎、肝硬化和慢性肝病。胎儿出生时 AFP 水平增高，随之迅速减低。孕妇和新生儿通常 AFP 水平偏高。

【病案举例】

患者，男，40 岁。右上腹痛 4 个月，发热 1 周。4 个月前患者开始出现右上腹隐痛，后转为持续性钝痛，进行性加重，与呼吸无关。1 周前开始发热，最高体温 38℃，体温高峰多于下午出现，可自行降至正常，无畏寒、寒战。家属发现其巩膜黄染。无睡眠倒错、意识障碍，无恶心呕吐、腹泻便血等。自觉乏力明显，食欲减退，3 个月来体重下降 10kg。既往乙型肝炎病史 20 年，4 年前诊为"乙肝后肝硬化"，此后未再就诊。

体格检查：T 37.5℃，P 85 次 / 分，R 16 次 / 分，BP 120/70mmHg。神清，消瘦，全身浅表淋巴结未及。巩膜轻度黄染，肝病面容，可见肝掌、蜘蛛痣。心肺查体无异常。腹软，无压痛、反跳痛及肌紧张，肝脏肋下 5cm，边缘不光滑，质硬。脾肋下 2cm，质中。移动性浊音（−），肠鸣音 2～3 次 / 分，双下肢不肿。

实验室检查及其他检查：①血常规检查：WBC $2.19×10^9$/L，N 0.78，Hb 94g/L，PLT $110×10^9$/L。②便常规检查（−）。③肝功能 + 血糖检查：ALT 35U/L，AST 12U/L，TBil 68μmol/L，DBil 42μmol/L，ALB 27g/L，血糖 5.4mmol/L。④肾功能 + 电解质检查（−）。⑤凝血功能检查：PT 18.2 秒，PT% 45%，INR 1.56，APTT 48.2 秒。⑥ AFP > 40000μg/L。

⑦腹部超声和增强 CT 检查：肝右叶可见一 10cm 大小占位性病变，内有液化坏死，肿物包绕门静脉，肝门部及腹膜后多发肿大淋巴结。肝左叶增大，肝裂增宽，肝周少量积液；脾脏增大，肋下 2cm。影像特点符合肝硬化合并巨块型肝癌。

初步诊断：肝硬化合并原发性肝癌。

思维提示：肝癌的早期诊断至关重要，只有提高了早期诊断率，才能进行早期干预治疗，预后才能得到明显改善。就早期诊断而言，对于患者的慢性肝病背景应予充分重视。我国 PLC 的专家共识推荐，对下列危险人群应特别予以关注：中老年男性中 HBV 载量高者、HCV 感染者、HBV 和 HCV 重叠感染者、嗜酒者、合并糖尿病者及有肝癌家族史者。上述人群到 35～40 岁后，建议每 6 个月筛查一次（包括血清 AFP 检测和肝脏超声检查），若出现 AFP 升高或肝区"占位性病变"时，应立即进入诊断流程，严密观察。

⊕ 二、其他肿瘤标志物

1. 神经元特异性烯醇化酶（NSE） 神经元特异性烯醇化酶（NSE）是参与糖酵解途径的烯醇化酶中的一种，存在于神经组织和神经内分泌组织中。它被发现在与神经内分泌组织起源有关的肿瘤中，特别是小细胞肺癌（SCLC）中有过量的 NSE 表达，导致血清中 NSE 明显升高。

【参考区间】血清＜ 15μg/L。

【临床意义】

（1）NSE 被认为是检测小细胞肺癌的首选标志物。60%～80% 的小细胞肺癌患者 NSE 升高；在缓解期，80%～96% 的 SCLC 患者 NSE 含量正常；如 NSE 升高，提示复发。用 NSE 升高来监测复发要比临床确定复发早 4～12 周。

（2）可用于监测神经母细胞瘤的病情变化，评价疗效和预防复发。

（3）内分泌肿瘤，如嗜铬细胞瘤、胰岛细胞瘤、甲状腺髓样癌、黑色素瘤、视网膜母细胞瘤等的血清 NSE 也可增高。

2. 糖类抗原 242（CA242） CA242 是一种唾液酸化的鞘糖脂类抗原，几乎总是和 CA50 一起表达，在临床上均被用于消化道恶性肿瘤尤其是胰腺癌、结直肠癌的诊断。与 CA19-9、CA50 相比，新一代的 CA242 在胰腺癌、胆囊癌和消化道癌中的灵敏度、特异性更高（CA50、CA19-9 易受肝功能及胆汁淤积的影响，在良性阻塞性黄疸及肝实质性损害类疾病时常出现假阳性）。

【临床意义】CA242 是消化系统尤其是胰腺癌、结直肠癌的肿瘤标志物。胰腺癌、结直肠癌患者该指标明显升高。它的 cut-off 值一般在 20kU/L，恶性肿瘤时检出率可达 60～85%，且含量较高。另外，某些胃癌患者该指标也会升高。

3. 糖类抗原 72-4（CA72-4） 糖类抗原（CA72-4）是检测胃癌和各种消化道癌症的标志物，但它也是一个非特异性肿瘤标志物。

【参考区间】血清＜ 6U/mL

【临床意义】对胃癌、卵巢黏液性囊腺癌和非小细胞肺癌敏感度较高，对胆道系统肿瘤、结直肠癌、胰腺癌等亦有一定的敏感性。其对于胃癌的检测特异性较高，以 > 6U/mL 为临界值。良性胃病升高者 < 1%，而胃癌升高者比例可达 42.6%；如与 CA19-9 同时检测，阳性率可达 56%。

4. 细胞角蛋白 19 片段抗原 21-1（CYFRA21-1） CYFRA21-1 是一种主要用于检测肺癌的肿瘤标志物，尤其对非小细胞肺癌的诊断具有重要价值。

【参考区间】血清 < 3.3ng/mL。

【临床意义】

（1）如果肺部存在不清晰的环形阴影，同时血清中 CYFRA21-1 > 30ng/mL，原发性支气管肺癌的可能性非常高。

（2）CYFRA21-1 对各类非小细胞肺癌阳性检出率为 70% ~ 85%。

（3）CYFRA21-1 的血清浓度水平高低与肿瘤临床分期成正相关，也可作为肺癌手术和放化疗后追踪早期复发的有效指标。但是，CYFRA21-1 阴性也不能排除存在肺癌的可能。CYFRA21-1 对各型肺癌诊断的敏感性依次为：鳞癌 > 腺癌 > 大细胞癌 > 小细胞癌。

（4）CYFRA21-1 对其他肿瘤（如侵袭性膀胱癌，头颈部、乳腺、宫颈、消化道肿瘤）也有一定的阳性率。

5. 肿瘤特异性生长因子（TSGF） 肿瘤特异性生长因子是恶性肿瘤及其周边毛细血管大量扩增的结果，并随着肿瘤的形成和增长逐渐释放到外周血液。

【参考区间】< 64U/mL 为阴性，64 ~ 71U/mL 为可疑，> 71U/mL 为阳性。

【临床意义】适用于恶性肿瘤，如肝癌、肺癌、胃癌、结直肠癌、食管癌、鼻咽癌、胶质瘤、前列腺癌等的辅助诊断。

第十三节　24 小时尿钾、钠、氯检测

1. 钾离子（K⁺） 钾是维持细胞新陈代谢、调节体液渗透压、维持酸碱平衡和保持细胞应激功能的重要电解质之一，主要分布在细胞内。24 小时尿 K^+ 浓度是反映肾功能近期情况和体内酸碱平衡最常用的检测项目之一。

【参考区间】尿钾 25 ~ 100mmol/24h（2 ~ 4g/24h）。

【临床意义】

（1）增高：见于饥饿初期、库欣综合征、原发性或继发性醛固酮增多症、肾性高血压、糖尿病酮症酸中毒、原发性肾病，以及摄入促肾上腺皮质激素、两性霉素 B、庆大霉素、青霉素、利尿剂等药物。

（2）减低：见于艾迪生病、严重肾小球肾炎、肾盂肾炎、肾硬化、急性或明显肾功能衰竭，以及摄入麻醉剂、肾上腺素、丙氨酸、阿米洛利等。

2. 钠离子（Na⁺） 钠离子是体液中最多的阳离子，对调节酸碱平衡、维持正常渗透压和细胞功能有重要意义，参与维持神经和肌肉的正常应激。当血钠超过

110～130mmol/L 时，将从尿中排出多余的钠。24 小时尿钠也是反映肾功能近期情况和体内酸碱平衡最常用的检测项目之一。

【参考区间】尿钠 130～260mmol/24h（3～5g/24h）

【临床意义】

（1）增高：见于严重肾盂肾炎、急性肾小管坏死、肾病综合征、急性和慢性肾功能衰竭、碱中毒。

（2）减低：见于库欣综合征、原发性醛固酮增多症、慢性肾功能衰竭晚期、腹泻、吸收不良等。尿钠＜15mmol/L 见于肾前性酸中毒。

【病案举例】

患者，男，54 岁。间断腹胀大 6 年，加重伴身、目、小便黄 1 周。6 年前患者因腹胀、呕血考虑"肝硬化、食管 - 胃底静脉曲张、消化道出血"，住院治疗后症状好转，后间断服用保肝药物（具体不详），未再出血，病情相对平稳。1 个月余前患者无明显诱因腹胀大症状加重，伴身、目、小便黄，右上腹胀痛，胸闷憋气，无心慌胸痛，无恶心呕吐，无反酸、胃灼热，无发热，就诊于当地医院，考虑"肝硬化失代偿期（Child-Pugh C 级）、门静脉高压症、食管 - 胃底静脉曲张、脾大、脾功能亢进、腹腔积液、胆汁淤积性肝炎、低蛋白血症、营养性贫血"，现为求系统诊疗收入我科。

入院症见：腹胀大，全身皮肤、巩膜中度黄染，皮肤瘙痒，右上腹隐痛，无发热咳嗽，无反酸、胃灼热，无恶心呕吐，乏力，无心慌胸痛，纳呆，小便橘红色，尿量偏少，大便 4～5 次 / 日，不成形，寐差，易醒，畏寒肢冷。既往吸烟、饮酒史，现均已戒。

体格检查：T 36.3℃，P 88 次 / 分，R 20 次 / 分，BP 130/88mmHg。巩膜中度黄染，未见颈部血管异常搏动，颈部可见 2～3 枚蜘蛛痣，无肝掌，无乳房异常发育，腹部膨隆，可见脐疝；剑突下有压痛，余无压痛，无反跳痛及肌紧张，墨菲征（-），麦氏点无压痛，肝脾触诊不满意；肝脏叩诊浊音界不大，移动性浊音（+），液波震颤（+），肝脾区叩痛（-），双肾叩痛（-）；肠鸣音 2～3 次 / 分；扑翼样震颤（-），双下肢无水肿；右侧腹股沟处可见一大小约 10cm×5cm 包块，触之质软，活动可，立位明显，卧位可自行还纳。

实验室检查及其他检查：①血常规：LY% 12.6%，N% 76.8%，RBC 3.59×10¹²/L，HCT 37.6%，MCV 105fL，PLT 84×10⁹/L，LY 0.65×10⁹/L，PCT 0.08%。②尿常规：尿胆原（++），尿胆红素（+）。③便常规（-）。④凝血功能 +D- 二聚体：PT19.2 秒，FIB 1.17g/L，APTT 47 秒，凝血酶原比率 1.67，PT% 40.1%，INR 1.75，DD 4.7mg/L。⑤肿瘤标志物：CEA 9.64ng/mL，AFP 11.21ng/mL。⑥生化检查：AST 62.3U/L，ALB 31.5g/L，TBil 134.2μmol/L，DBil 64.6μmol/L，Cr 58μmol/L，LDL 1.96mmol/L，IBil 69.6μmol/L，GLO 45.2g/L，β_2-MG 3.94mg/L，PA 0.06g/L，Na^+ 126mmol/L。⑦24 小时尿电解质：尿钾 53.18mmol/24h，尿钠 120mmol/24h，尿氯 185mmol/24h。⑧血氨（-）。⑨胸部 CT 检查：右肺感染，右肺下叶、中叶实变、不张，右侧胸腔大量积液，右侧心膈角病变；肝硬化伴肝内低密度影；脾大，腹腔积液，胆囊结石，胆囊炎，腹腔脂肪间隙模糊。⑩腹部 B 超检查：肝弥漫性病变，门静脉增宽；脾大，脾静脉增宽；胆囊多发

结石，胆囊壁增厚。⑪心脏彩超检查：主动脉硬化，左室舒张功能减低，心包积液。

入院后以保肝、利胆、利尿、抑酸护胃、补充凝血因子等治疗为主，同时行腹腔穿刺置管术间断引流腹水。治疗期间，患者钠离子仍持续处于偏低水平，告知患者及家属，患者肝硬化失代偿期，食管-胃底静脉曲张，腹腔大量积液，病情较重。治疗2周后患者因个人原因要求出院。随访6个月，最终因肝硬化晚期导致多脏器衰竭于外院抢救无效去世。

思维提示：肝硬化（尤其在失代偿期）患者因体液稳态调节异常极易并发低钠血症，而后者是预测肝硬化预后的重要指标，特别是严重顽固性低钠血症患者的死亡率极高。

3. 氯离子（Cl^-）　Cl^-是人体细胞外液中主要的阴离子，在调节人体的酸碱平衡渗透压和水分布方面起重要作用。

【参考区间】尿氯 170～250mmol/24h（15g/24h）。

【临床意义】

（1）增高：见于服用某些药物，如氢氯噻嗪、呋塞米、依他尼酸钠（利尿酸钠）等利尿药物时。

（2）减低：见于肾上腺皮质功能减退症、慢性肾炎。

【病案举例】

患者，女，45岁。呕吐3周。3周前患者因进食海鲜后出现恶心呕吐，起初为胃内容物，随后出现黄绿色胆汁，伴上腹部隐痛不适，无反酸、胃灼热，无发热、黑便、腹胀。末次月经在1周前。既往体健。

体格检查：病态面容，略显烦躁，血压90/60mmHg，心率116次/分。

实验室检查：①动脉血气分析：pH 7.55，$PaCO_2$ 248mmHg，SB 39mmol/L。②生化检查：血Na^+ 142mmol/L，血K^+ 2.7mmol/L，血Cl^- 93mmol/L。③尿常规：比密1.026，尿Na^+ 6mmol/L，尿K^+ 45mmol/L。

初步诊断：代谢性的碱中毒、低钾低氯血症。

思维提示：呕吐直接导致Cl^-丢失，尿钠减少。

第十四节　难辨梭状芽孢杆菌检测

难辨梭状芽孢杆菌（clostridium difficile，CD）为革兰阳性粗大杆菌，是院内获得性肠道感染及抗生素相关腹泻的首要病原体。其对热力、干燥、消毒剂等理化因素均有强大的耐受性，在干燥、消毒剂环境中可存活数月，在衣服、家具和环境中广泛存在。

【检查方法】粪便难辨梭状芽孢杆菌毒素（CDA）检测是诊断难辨梭状芽孢杆菌感染（CDI）最重要的检查。由于难辨梭状芽孢杆菌培养费时费力，故在粪便中检测该菌特异性毒素相对简便。目前有多种实验方法，其中ELISA法经济简便，费时较少，应用最广泛，文献报告敏感性为70%～90%，连续两次阴性基本可以除外该病。

【临床意义】难辨梭状芽孢杆菌是人类肠道正常菌群成员，对氧极为敏感，故属厌氧性细菌。而人的肠道正好是一个相对无氧的环境，长期应用广谱抗生素破坏了结肠内细菌的微生态环境，对多种抗生素天然耐药的难辨梭状芽孢杆菌在数量上取得优势，影响了结肠对水和其他营养物质的吸收，从而引起渗透性腹泻。因此，对长期应用广谱抗生素的患者要警惕其发生 CDI，并及时干预。

需要注意的是，长期住院患者粪便中 CDA 阳性率高达 5% ～ 15%，大多数为带菌者，并无任何临床症状。因此，不能单凭粪便 CDA 阳性就诊断该病，必须要结合临床表现进行综合分析。因为对无症状患者进行治疗可能会潜在地破坏肠道菌群，如无明显收益，不建议对无症状患者进行治疗。另一方面，治疗后即使腹泻完全消失，短期内粪便 CDA 可能也无法转阴，因此粪便 CDA 检测也不作为评估疗效的标准。

【病案举例】

患者，男，76 岁。腹泻 4 天。患者 4 天前无明显诱因开始腹泻，为黄色稀水样便，6 ～ 7 次 / 日，便中可见膜状物，每次 500 ～ 600mL。无明显腹痛，无里急后重，无发热，无恶心呕吐。既往患慢性阻塞性肺疾病、冠心病、高血压。此次因肺部感染而入院，住院已有 1 月余，先后反复应用多种广谱抗生素。目前仍在应用替加环素。

体格检查：T 37.5℃，R 18 次 / 分，P 100/ 分，BP 130/60mmHg。急性病容，一般情况较差，皮肤黏膜干燥，皮温正常，口唇无发绀，颈静脉未见怒张。心脏未闻及明显病理性杂音。双肺呼吸音粗，双下肺可闻及湿啰音。腹部平软，未见肠型。全腹无明显压痛、反跳痛及肌紧张，肝脾肋下未及。移动性浊音（－），肠鸣音活跃，8 次 / 分，明显亢进。直肠指诊未见异常。双下肢不肿。

实验室检查及其他检查：①血常规：WBC 13.9×10^9/L，N 0.92，Hb 134g/L，PLT 334×10^9/L。②肝肾功能未见异常。③血 K^+ 3.1mmol/L，血 Na^+ 131mmol/L，血 HCO^{3-} 32mmol/L，血 Cl^- 92mmol/L。④动脉血气分析：pH 7.45，PaO_2 72mmHg，$PaCO_2$ 45mmHg，乳酸 1.2mmol/L。⑤便常规：未见红细胞、白细胞，便隐血（－）。⑥粪便悬滴试验（－）。⑦粪便细菌培养、镜检寄生虫（－）。⑧粪便 CDA 检测（＋）。

初步诊断：难辨梭状芽孢杆菌所致抗生素相关性腹泻。

思维提示：很多患者对抗生素的潜在副作用一无所知，误认为抗生素就是无害的"消炎药"，在完全不需要抗生素治疗的情况下，仍主动要求医师开具抗生素。抗生素使用不当不仅会造成耐药菌流行，治疗失败率明显增加，其本身也有很大的潜在风险，而抗生素相关性腹泻就是一个生动的例子。还有文献报道，曾有患者因此发展为中毒性巨结肠、感染性休克甚至死亡，应当引以为戒。

第十五节 巨细胞病毒抗体检测

巨细胞病毒（cytomegalovirus，CMV）是一种在自然界普遍存在的机会致病性病毒，普通人群感染相当普遍。人一旦感染巨细胞病毒将终生携带，当潜伏的病毒经某种诱因激活后，可引发明显的临床症状。一般用于 CMV 血清学检测的项目包括 IgG 及 IgM 抗体检测。

【参考区间】CMV IgM 和 IgG 抗体阴性。

【临床意义】人群感染巨细胞病毒十分普遍，但多呈亚临床隐性和潜伏感染，当被感染者免疫力低下或妊娠、接受免疫抑制剂治疗、器官移植、患肿瘤时，可激活病毒导致临床症状。巨细胞病毒感染可引起发热、肺炎、肝炎、脑炎、脊髓炎、肠炎、葡萄膜炎、视网膜炎、神经病变等，并可能与恶性肿瘤的发生有关。人巨细胞病毒感染孕妇后，病毒通过胎盘感染胎儿，引起宫内感染，是引起出生缺陷和各种不可逆损伤的重要因素。因此，CMV-IgM 抗体检测，对于了解育龄妇女人巨细胞病毒感染情况、早期诊断先天性人巨细胞病毒感染，以及预防先天性感染儿的出生有极其重要的意义。

IgM 检测是目前诊断 CMV 是否为活动性感染或近期感染的有效指标。IgM 阳性提示现症感染或处于病毒活跃期；IgG 阳性提示既往感染或潜伏感染；若双份血清效价增高 4 倍以上，则提示近期处于感染活动期。

【病案举例】

患者，女，17 岁。腹泻伴发热 2 周。2 周前患者出现腹泻症状，每日 2～3 次，就诊于当地医院，考虑"急性胃肠炎"，予对症治疗，症状无缓解。遂进一步行结肠镜检查，提示全结肠溃疡，加用美沙拉嗪（4g/d）后症状仍无明显改善。同时，患者开始出现发热症状，热峰值 38 ℃，随后出现便血，每日 2～3 次，量大。患病以来体重下降 4kg。既往体健，否认传染病史、慢性病史和手术史。

体格检查：T 38.1 ℃，P 134 次/分，R 15 次/分，BP 110/80mmHg。精神萎靡，体形消瘦，体重 46kg，BMI 17kg/m^2，营养风险筛查（NRS-2002）评分为 4 分，贫血貌，腹软，无压痛，肠鸣音 8 次/分。

实验室检查：①便常规：隐血（+），WBC（++）。②粪致病微生物筛查（-）。③血常规：WBC 11.43×10^9/L，N% 74%，Hb 89g/L，PLT 562×10^9/L。④肝肾功能检查：前白蛋白 136mg/L，ALB 31g/L，肌酐 42mmol/L，CRP 89mg/L。⑤ESR 60mm/小时。⑥巨细胞病毒检测：巨细胞病毒 IgM（+），巨细胞病毒 DNA（-）。⑦余免疫、肿瘤、结核指标均为阴性。

复查结肠镜：直肠未见异常，乙状结肠至升结肠可见多发圆形溃疡，大小为 0.3～1.0cm，形态相似，边界清晰，末端回肠多发溃疡似纵行分布。①内镜诊断：回结肠多发溃疡病变。②病理：（乙状结肠）黏膜急慢性炎症，末端回肠病理倾向克罗恩病。③免疫组织化学检查：巨细胞病毒阳性，过碘酸希夫反应、六胺银和抗酸染色均为阴性，原位杂交检测 EB 病毒编码的小 RNA 为阴性。

初步诊断：回肠克罗恩病（A1L1B1，活动期）、结肠巨细胞病毒感染。

思维提示：结肠 CMV 感染诊断的金标准为结肠黏膜组织 HE 染色见肯定的病毒包涵体或 CMV 抗体免疫组织化学染色阳性（灵敏度为 78%～93%，特异度为 92%～100%），和（或）结肠黏膜组织 CMV DNA 实时定量 PCR 检测阳性（灵敏度为 92% ～ 97%，特异度为 93% ～ 99%）。若结肠镜下见结肠黏膜广泛剥脱、不规则溃疡、深凿样溃疡等表现时，应考虑病毒性肠炎并行活组织检查明确诊断。外周血 CMV IgM 阳性与 CMV DNA 实时定量 PCR 阳性均提示存在 CMV 活动性感染，仅可作为结肠 CMV 感染的辅助诊断依据。本例患者结肠镜下可见多发大小不等的圆形溃疡，病理检查及免疫组织化学染色阳性，外周血 CMV IgM 亦为阳性，故结肠 CMV 感染诊断明确。

第十六节　快速尿素酶试验

快速尿素酶试验（rapid urease test，RUT）为一种侵入性有创检查手段，需在胃镜下取胃黏膜组织，检测是否存在幽门螺杆菌（helicobacter pylori，Hp）感染。

【检测方法】于胃镜下取活体组织标本一块，放入快速尿素酶检测试剂盒中，3 ～ 5 分钟后观察试剂盒中颜色变化。

【参考区间】若试剂仍为黄色则为快速尿素酶试验阴性；若试剂颜色由黄色转为红色则为快速尿素酶试验阳性。颜色越深，说明感染越严重。

【方法原理】Hp 产生大量的尿素酶，这种酶具有很高的活性，可以降解尿素生成氨和二氧化碳。氨可使周围培养递质 pH 值升高，使指示剂显色。颜色越深，提示幽门螺杆菌的数量越多。

【临床意义】RUT 是检测幽门螺杆菌感染的方法之一。用 RUT 诊断 Hp 感染简单、安全、费用低、诊断速度快，诊断敏感性及特异性高，但其检测结果受观察时间、细菌数量、胃内 pH 值、取材部位、取材大小，试剂质量等因素影响，容易造成假阳性或假阴性的结果。

第十七节　^{13}C-尿素呼气试验

^{13}C-尿素呼气试验（^{13}C-UBT）是一种非侵入性检测 Hp 的方法。

【检测方法】①口服一杯试验餐（约 12mL）。②收集零时的呼气。③口服尿素［^{13}C］，并开始计时。（剂量：成人为 75mg，12 岁以下儿童 50mg）。④收集第 10、20、30、40 和 50 分钟时的呼气。在采用简便方法时，仅收集第 30 分钟的呼气。

【参考区间】测定服药前后呼气样本中 $^{12}C/^{13}C$ 比值（δ 值），若呼气后 δ 值减去呼气前 δ 值之差＜ 4，则为 Hp 阴性。若呼气后 δ 值减去呼气前 δ 值之差＞ 4，则为 Hp 阳性，提示感染幽门螺杆菌。

【方法原理】将经过稳定核素 ^{13}C 标记的底物引进机体（主要方式为口服），利用同位素比值质谱仪检测底物的最终代谢产物 $^{13}CO_2$ 的变化来研究机体内代谢反应和生理过程。

【临床意义】^{13}C-UBT 是检测幽门螺杆菌感染的方法之一。由于 Hp 在胃内分布并不均匀，呈"灶性"分布，通常标本中有 10^4 以上的细菌时才能显示阳性。$^{13}C-$ 尿素呼气试验克服了 Hp 灶性分布的局限性及取材局限的缺点，具有高效、安全、迅速、简便等特点，具有很好的敏感性和特异性。但被试者如果在 1 个月内使用过抗生素、铋剂、质子泵抑制剂等 Hp 敏感药物可能影响诊断结果，因此检测前 1 个月内应停用此类药物。对于出现上消化道急性出血的患者，会出现 Hp 受抑制的情况，因此应在消化道出血停止 7 天后再进行检测。"Maastricht Ⅲ共识报告"推荐将 RUT 用于初治患者 Hp 感染的诊断，$^{13}C-$ 呼气试验用于感染是否根治的检测。

【病案举例】

患者，男，40 岁。间断上腹痛 3 年，加重 1 周。3 年前患者在进食辛辣食物后出现中上腹隐痛，伴嗳气、反酸、胃灼热，症状在餐后明显，服用胃药后症状可逐渐缓解。1 周前进食油腻食物后症状再发，性质同前。大便 1～2 次 / 日，黄色成形，无脓血，体重无明显下降。无长期服药史。

体格检查：T 36.5℃，R 18 次 / 分，P 78/ 分，BP 120/75mmHg。发育良好，营养中等。睑结膜不苍白。心肺查体无异常。腹部平软，中上腹轻压痛，无反跳痛及肌紧张，肝脾肋下未触及，肠鸣音 4 次 / 分，无气过水声和高调肠鸣音。

实验室检查及其他检查：①便常规：黄色糊状，余（－）。②血常规：无明显异常。肝肾功能、胰酶、电解质正常。③腹部 B 超检查：肝胆胰脾形态未见异常。④胃镜检查：食管黏膜形态大致正常；胃窦黏膜不平，呈弥漫细颗粒样改变；幽门圆，十二指肠球部及降结肠黏膜未见异常。④幽门螺杆菌快速尿素酶试验（＋）。

初步诊断：慢性浅表性胃炎，幽门螺杆菌感染。

治疗方案：①休息、规律饮食。②根除幽门螺杆菌治疗：选用质子泵抑制剂（PPI）＋克拉霉素＋阿莫西林＋胶体果胶铋四联方案（艾司奥美拉唑 20mg，每日 2 次＋阿莫西林 1000mg，每日 2 次＋克拉霉素 500mg，每日 2 次＋胶体果胶铋胶囊 200mg，每日 2 次），疗程 14 日。

经上述治疗后，患者腹痛明显改善。停用药物治疗后 1 个月行 $^{13}C-$ 尿素呼气试验，结果为阴性，考虑幽门螺杆菌得以根除。

思维提示：很多消化系统疾病，如慢性胃炎、胃溃疡、十二指肠溃疡，甚至胃癌均与幽门螺杆菌感染有关，所以当患者出现不典型消化道症状时，需要考虑幽门螺杆菌感染的可能。在停服杀菌药物 1 个月后应复查 $^{13}C-$ 尿素呼气试验，检查幽门螺杆菌是否根除。

第三章
消化系统疾病影像学报告解读

第一节　肝脏弹性检查

➕ 一、定义

瞬时弹性成像技术（TE）是瞬时弹性成像仪（Fibro Scan）通过探头发出剪切波及超声波对组织应变进行跟踪与采集，从而测量出肝脏硬度值（LSM）、脂肪衰减系数（CAP）以评估肝脏纤维化/肝硬化、脂肪肝严重程度的一种方法。该方法具有无创、安全、简便、易于操作、耐受性好、可部分取代肝穿刺活体组织检查等特点。

➕ 二、适宜人群

1. 一般人群筛查。

2. 各类肝病患者，如慢性乙型肝炎、慢性丙型肝炎、肝硬化、酒精性肝炎、酒精性肝病（ALD）、非酒精性脂肪性肝病（NAFLD）、药物性肝病等。

3. 抗病毒治疗过程中，定期随访观察肝脏弹性硬度的变化。

4. 监测肝硬化和肝癌的发生发展。

5. 肝移植适合者筛选。

➕ 三、操作方法及要求

1. 操作方法　测量时受试者取仰卧位，腹部放松，双腿自然伸直，双脚交叉叠放，右臂上举或放在脑后以尽量拉开肋间隙。探头定位在右侧腋前线至腋中线，根据患者的体型选择第7、第8或第9肋间。注意探头要与皮肤垂直，连续成功检测10次，取中位数作为最终结果。对于有效TE检测，要求操作成功率≥60%且四分位数间距/中位数即IQR/M≤0.3。但LSM小于7.1kPa时，即使IQR/M＞0.3，其结果也较为可靠。

2. 操作要求

（1）患者应当在检查前禁食2小时以上，以减少进食对检测结果的影响。

（2）孕妇、体内有植入起搏器的患者不宜进行此检查，也不建议在肝炎急性发作期或存在胆汁淤积、肝脏淤血等情况下实施此检查。

（3）应根据患者特征选择合适的探头。通常M型探头适用于大多数患者，但对BMI值高、儿童及肋间隙过窄的患者，可酌情选用XL型或S型探头，以增加检查的成功率。

⊕ 四、报告解读

1. 肝脏硬度值（LSM）（表3-1）

表3-1　肝脏硬度值（LSM）

肝病分类	≥ F1	≥ F2	≥ F3	F4	建议行肝活体组织检查
慢性 HBV 感染		7.5 ~ 8		11 ~ 14	6 ~ 9
慢性 HCV 感染		7.5 ~ 8		11 ~ 14	
NAFLD			7.9	10.3	7.9 ~ 9.8
ALD			8.0	12.5	
胆汁淤积性肝病	7.1 ~ 7.3	8.8	9.8 ~ 10.7	16.9 ~ 17.3	

（1）对于慢性 HBV 感染者：在慢性 HBV 感染者，肝纤维化程度的评估不仅是确定启动抗病毒治疗的重要依据，也是对抗病毒疗效评价的重要指标。

通常在 ALT 及 TBil 均正常的情况下，LSM 7.5 ~ 8kPa 可以确定显著肝纤维化（F2），排除及确诊肝硬化的界值为 11 ~ 14kPa。

对 TE 检测值所反映的肝纤维化程度进行分析时需充分考虑 ALT 及 TBil 的影响；异常 ALT 和（或）TBil 会使肝纤维化患者的 LSM 值升高，最好是在 ALT 及 TBil 正常时再行 TE 检查。但对于肝硬化患者，若肝病相对稳定，轻度 ALT 升高（＜3倍）对 LSM 检测值影响不大。

ALT 及 TBil 均正常者，若 LSM ＜ 5kPa 则需进行肝活体组织检查，但不需进行抗病毒治疗；LSM ＞ 9kPa，不需进行肝活体组织检查即可确定进行抗病毒治疗；当 LSM 值为 6 ~ 9kPa 时则需进行肝活体组织检查来进行肝纤维化及炎症的评价。当 ALT 升高时，LSM 为 7 ~ 12kPa 则需进行肝活体组织检查。

（2）对于慢性 HCV 感染者：显著肝纤维化（Metavir 评分 ≥ F2）的 LSM 临界值定为 7.5 ~ 8kPa，肝硬化（Metavir 评分为 F4）的 LSM 临界值为 11 ~ 14kPa；F3（桥接样纤维化）的 LSM 临界值分别 8.5 ~ 8.6kPa/9 ~ 10.8kPa（PPV 和 NPV 分别为 71% ~ 89% 和 78% ~ 95%）；当 LSM 为 7.1kPa 时，诊断 F2 的阳性预测值为 88%；LSM 为 12.5kPa 时，诊断肝硬化的阴性预测值为 98%。慢性 HCV 感染者最好间隔 1 年进行一次 TE 检查。

（3）对于非酒精性脂肪性肝病及脂肪性肝炎患者：LSM ≥ 9.8kPa 则考虑为进展性肝纤维化，应进行临床干预；LSM 在 7.9 ~ 9.8kPa 则应行肝组织活体组织检查以评价肝纤维化状态。肝纤维化诊断的 LSM 临界值，可参考 7.9kPa 则诊断为 F3 肝纤维化；10.3kPa 则诊断为肝硬化。肥胖患者应用 XL 探头可提高检测成功率，并应适当调低（低 1 ~ 2kPa）诊断的 LSM 临界值。

（5）对于酒精性肝病患者：酒精性肝病患者，尤其是早期患者，病理改变主要为肝窦纤维化、脂肪变及显著的肝脏炎症，可影响 LSM 值对肝纤维化的评价。戒酒可使 LSM 值下降，通常在戒酒 7 天时下降最明显，可能与肝脏炎症消退有关。TE 可用于酒精性肝病肝纤维化的评价，但要考虑活跃饮酒及肝脏炎症活动对检测结果的影响。TE 检测的临界值，LSM ≥ 8.0kPa 诊断为进展性肝纤维化（F3），LSM ≥ 12.5kPa 则诊断为肝硬化（F4）。

（6）对于胆汁淤积性肝病患者：肝外胆汁淤积会增加肝脏硬度。TE 可用于胆汁淤积性肝病患者肝纤维化的评价。胆汁淤积性肝病肝纤维化分别为≥ F1、≥ F2、≥ F3 及 F4 者，参考的 LSM 临界值分别为 7.1 ～ 7.3kPa、8.8kPa、9.8 ～ 10.7kPa 及 16.9 ～ 17.3kPa。（表 3-2）

表 3-2　肝纤维化的病理分期

病变	纤维化分期（F）
无纤维化	0
汇管区纤维性扩大，但无纤维间隔形成	1
汇管区纤维性扩大，但少数纤维间隔形成	2
多数纤维间隔形成，但无硬化结节	3
肝硬化	4

2. 脂肪衰减系数（CAP）　参照 Fibro Scan 厂家提供的临界值制定脂肪肝程度分级。（表 3-3）

表 3-3　脂肪肝程度分级

脂肪肝分级	CAP 值（dB/m）
＜ 11%	＜ 238
11% ～ 34%	239 ～ 259
34% ～ 67%	260 ～ 292
≥ 67%	≥ 293

（1）无脂肪肝：CAP 值＜ 238dB/m（提示脂肪变＜ 11%）。

（2）轻度脂肪肝：CAP 值 239 ～ 259dB/m（提示脂肪变 11% ～ 34%）。

（3）中度脂肪肝：CAP 值 260 ～ 292dB/m（提示脂肪变 34% ～ 67%）。

（4）重度脂肪肝：CAP 值≥ 293dB/m（提示脂肪变≥ 67%）。

值得注意的是影响因素，如患者合并腹水、肥胖或肋间隙过窄可能致操作失败率达到 2.4% ～ 9.4%。肝脏炎症、胆汁淤积、肝脏淤血、进食等均可影响肝脏硬度，进而影响对肝纤维化程度判断的准确性。肝脏炎症会增加肝脏硬度，在慢性肝炎急性发作期，当反映肝脏炎症的 ALT 升高时，可使 LSM 检测值升高；TBil 升高时，LSM 值会显著升高。进食会增加肝血流量而使 LSM 检测值增高，故检测前至少空腹 2 ～ 3 小时。

LSM 值会受多种因素影响，如肝脏炎症（ALT 升高）、肝内外胆汁淤积（TBil 升高）、肝脏水肿或淤血、肝淀粉样变性等。另外，TE 对于纤维化分期评价的准确性尚显不足，各期 LSM 临界值也有一定重叠，需要结合血常规、肝功能、B 超等检查来综合判断。

第二节　消化道造影检查

⊕ 一、定义

消化道包括食管、胃、小肠及大肠，其均由软组织构成，缺乏自然对比，故普通的 X 线检查效果不佳。造影检查能够显示消化道病变的形态及功能改变，同时也可反映消化道外某些病变的范围与性质，临床应用广泛。其常用于诊断各种消化道疾患，如先天畸形、炎症、肿瘤等。

消化道造影分为普通硫酸钡造影、双重气钡造影及气钡灌肠造影 3 种。临床上把食管、胃及十二指肠钡餐造影称为上消化道钡餐（即以 Treitz 韧带为界），食管、胃至全结肠的钡餐造影称为全消化道钡餐。

⊕ 二、适宜人群

1. 适应证　有上腹部疼痛或不适、饱胀、反酸、嗳气等症状，以及上消化道出血的症状和体征，如呕血、黑便等。

2. 禁忌证

（1）怀疑食管、胃穿孔者，如确有临床需要，可用水溶性造影剂。

（2）对老年人或长期卧床者，做双重对比造影很困难，可用传统单对比法检查。

（3）对怀疑高位胃入口梗阻者也可用单对比法检查。

⊕ 三、操作方法及要求

1. 操作方法　①注意：疑有胃肠道穿孔时，禁用硫酸钡，可改用有机碘水溶对比剂。②方法：食管、胃肠道造影可分为传统法钡剂造影和气钡双重造影。

（1）传统法钡剂造影：按检查部位和要求将硫酸钡加水调制成不同浓度的混悬液口服或肠道灌注。目前应用较少。

（2）气钡双重造影：又称双对比法造影，是指用钡液和气体共同在胃肠腔内形成影像。目前是胃肠道常用的检查。检查时序应包括：①黏膜相：显示黏膜皱襞轮廓、结构，以及黏膜面的细微结构和微小异常（如胃小区与小沟、结肠的无名区与无名沟，以及早期胃癌、胃炎的微小改变等）。②充盈相：显示受检器官的形态、轮廓、蠕动和龛影、充盈缺损等附壁性病变。此外，亦能观察胃肠道的排空功能和管壁的柔软度。③加压相：

显示胃腔内凹陷性病变和隆起性病变等。

静脉注入盐酸山莨菪碱（654-2）或胰高血糖素，可松弛平滑肌、降低肌壁张力、抑制胃肠道蠕动，能更清晰地显示胃肠道黏膜面的细微结构和微小病变，从而鉴别器官性与功能性狭窄。本方法称为低张双对比造影。肌内注射新斯的明或口服甲氧氯普胺（胃复安）可增加消化道张力，促进蠕动，加速钡剂在肠道内的运行，能在短时间内观察全部小肠。

2. 操作要求

（1）造影前患者应禁食 6 小时以上，造影前 3 天不服用含重金属元素的药物（如含有铁、铋、钙等的药物）。

（2）检查前 1～2 天停服不透 X 线或影响胃肠功能的药物，如碳酸铋、葡萄糖酸钙。

（3）检查前 1 天吃少渣易消化食物。

（4）胃潴留的患者检查前 1 晚洗胃，其目的是为了清除胃内容物，利于钡餐检查。

（5）行全消化道钡餐检查，于检查日凌晨 2 时服硫酸钡粉剂 100g，用温开水 200～300mL 调服。

（6）向患者解释吞食的钡剂对身体没有害处，不会被吸收，服后随大便排出体外。钡餐检查后 1～2 天会解白色粪便，不必紧张。

（7）妊娠 3 个月以内的孕妇禁做此项检查。

3. 检查范围

（1）食管吞钡造影：观察食管病变及不透 X 线的食管异物。双重对比检查有利于显示食管早期病变。

（2）上消化道钡剂造影：亦称为钡餐造影，可观察食管、胃、十二指肠和上段空肠。

（3）小肠钡剂造影：了解小肠排空情况，有无黏膜病变和占位性病变。有时为避免重叠和更清楚显示病变，可将导管从口插入小肠，分段注入气钡行小肠双重对比检查。此方法称为小肠灌肠双对比造影。

（4）气钡灌肠双重对比造影：用于发现结肠黏膜溃疡、息肉和恶性占位性病变。

⊕ 四、报告解读

（一）正常消化道造影

1. 食管

（1）吞钡后食管呈外壁完整的管状影：在黏膜相上食管黏膜皱襞表现为数条纵行、相互平行、连续的纤细条纹状影，且与胃小弯的黏膜皱襞相连续。右前斜位是观察食管的常用位置。

（2）食管的蠕动波：在透视下可观察，表现为不断向下推动的环形收缩波，其下方的食管舒张。食管的第一蠕动为原发性蠕动，由下咽动作激发，使食物迅速下行。第二蠕动为继发性蠕动，始于主动脉弓水平向下推进，由食管壁受食物内压引起。

（3）第三收缩：多见于老年人或食管贲门失弛缓症患者，是指食管环状肌出现不规则收缩，表现为食管下段波浪状或锯齿状边缘。

（4）膈壶腹：指深吸气时膈下降，食管裂孔收缩，常使钡剂于膈上方停顿，形成膈上 4～5cm 长的食管一过性扩张。呼气时消失，属正常表现。

（5）食管在影像解剖学上的 4 个生理性狭窄（图 3-1）：钡餐造影右前斜位上呈压迹表现，它们分别为：①食管入口处狭窄：下咽部两侧梨状窝在第 5 颈椎下缘处向中心汇合成约 1cm 长的狭窄，此部为食管开口，大口吞钡时可使该部扩张。②主动脉弓压迹：平第 4～5 胸椎高度，为一半月弧形压迹，正位位于食管左缘，侧位位于食管前缘，随年龄增加而压迹逐渐加深。③左主支气管压迹：为左主支气管斜行经过食管左前方而形成，在与主动脉弓压迹之间食管相对膨出，切勿误认为是食管憩室。④横膈裂孔部狭窄。

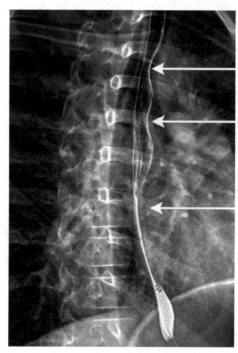

主动脉弓压迹

左主支气管压迹

左心房压迹

图 3-1　4 个生理性狭窄造影图

2. 胃（图 3-2）

（1）在充盈相上，胃大、小弯边缘呈现光滑、规则的连续性曲线。

（2）在黏膜相上，胃黏膜皱襞呈条纹状透亮影。其形态是可变的，胃的充盈状态、服钡多少、加压轻重等因素均可影响皱襞的粗细和走行。胃底部皱襞呈网状排列，不规则。小弯侧皱襞一般 4～5 条，平行整齐，向大弯处逐渐变粗而成横行或斜行。胃窦部皱襞走向与胃舒缩状态有关，收缩时为纵行，舒张时为横行。大弯侧皱襞较宽，为 1cm 左右，其余部位的宽度一般不超过 5mm。

（3）在胃气钡双对比造影片上，胃皱襞消失而显示出胃小沟和胃小区。正常胃小区呈大小为 1～3mm 的网格状结构；胃小沟呈粗细和密度均匀的细线。

（4）胃蠕动：为肌肉收缩运动，由胃体上部开始，有节律地向幽门推进，同时波形逐渐加深，一般同时可见到2～3个蠕动波。胃窦区无蠕动波，整体向心性收缩，使胃窦呈一细管状，将钡剂排入十二指肠。片刻后胃窦又整体舒张，恢复原来状态。但不是每一次胃窦收缩都有钡剂被排入十二指肠。胃蠕动波的多少和深浅与胃的张力有关。胃的排空一般为2～4小时，排空时间与胃张力、蠕动、幽门功能和精神因素等有关。

（5）胃的形状：与受检者体型、张力及神经系统的功能状态有关。在站立位时分型：①钩型胃：位置与张力中等，胃角明显，形如鱼钩，胃下极大致位于髂嵴水平。②牛角型胃：位置与张力高，呈横位，上宽下窄，胃角不明显，形如牛角，多见于肥胖体型者。③瀑布型胃：胃底宽大向后反折，胃体小、张力高，造影时钡剂由贲门进入后倾的胃底，充满后再溢入胃体，犹如瀑布。④长型胃：又称无力型胃，位置与张力低，胃腔上窄下宽如水袋状，胃小弯角切迹在髂嵴平面以下，多见于瘦长体型者。

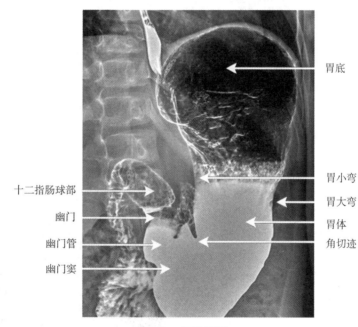

图3-2　胃造影图

3. 十二指肠（图3-3）

（1）十二指肠球部呈三角形，顶部指向右后上方，基底部两侧为对称的穹隆，轮廓光滑整齐，幽门开口于基底部中央。球部收缩时黏膜皱襞为纵行的平行条纹。约在第1腰椎水平，肠管在球后处急转向下成为降部，降部位于第1～3腰椎的右缘，在第3腰椎高度向左上形成十二指肠升部，降部与升部间有一小段肠管横行称为水平段。十二指肠球部以远肠管黏膜皱襞呈羽毛状，球部为整体性收缩，可一次性将钡剂排入降部；降部及升部蠕动，将钡剂呈波浪状推入空肠。十二指肠正常时可有逆蠕动。

（2）低张双对比造影时，球部边缘呈纤细白线，黏膜面呈毛玻璃状，穹隆圆钝。降部、水平部和升部的肠腔增宽，黏膜皱襞呈环状和龟背状花纹。降部中段内侧壁的局限性肩样突起，称为岬部。乳头位于其下方，表现为圆形或椭圆形，边缘光滑、直径 1.5cm 左右的隆起影，周围有横行及斜行皱襞。

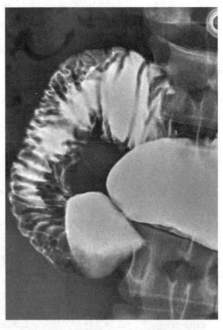

图 3-3　胃和十二指肠造影图

4. 小肠（图 3-4）

（1）空肠：充钡扩张时皱襞呈环形排列，蠕动活跃；当空肠腔钡剂排空后，黏膜皱襞呈羽毛状，钡涂布少时则呈雪花状。

（2）回肠：肠腔略小于空肠，蠕动慢而弱，有时可见分节现象。其皱襞少而浅，在肠腔扩张时无明显黏膜皱襞。末端回肠在右髂窝处与盲肠相连接，称为回盲部。

（3）充钡的小肠呈连续性排列，钡剂运行自然，各部分肠管粗细均匀，边缘光整，加压时肠管柔软且活动良好。小肠蠕动呈推进性运动，空肠蠕动迅速有力，回肠蠕动慢而弱。服钡后 2～6 小时钡剂前端可达盲肠，7～9小时小肠排空。

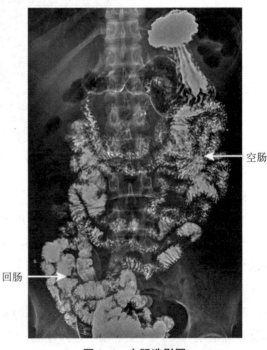

空肠

回肠

图 3-4　小肠造影图

5. 大肠（图3-5）

（1）回盲瓣：指回肠末端形成突入盲肠腔内的瓣状结构，通常位于盲肠的后内侧壁。回盲瓣的上下缘呈对称的唇状突起，在充盈相上呈透亮影。

（2）阑尾：在钡餐或钡灌肠时都可能显影，表现为位于盲肠内下方的长条状影，粗细均匀，边缘光滑，易于推动。

（3）结肠袋：指结肠充钡时大致对称的袋状突起，横结肠以近明显，降结肠以远逐渐变浅，至乙状结肠接近消失。结肠袋是结肠最主要的X线特征，其数目、大小、深浅可因人和结肠充盈状态而异。

（4）直肠通常可见上、中、下三个直肠横襞。

（5）结肠黏膜皱襞呈纵、横、斜三种方向交错的不规则纹理。盲肠、升结肠和横结肠明显，以横行及斜行为主。降结肠以下皱襞渐稀疏，以纵行为主。皱襞的形态可随蠕动而发生改变。

（6）结肠的无名沟和无名区，在低张双对比造影中表现为细小网络状的微皱襞影像。许多结肠病变在早期常造成微皱襞的异常。

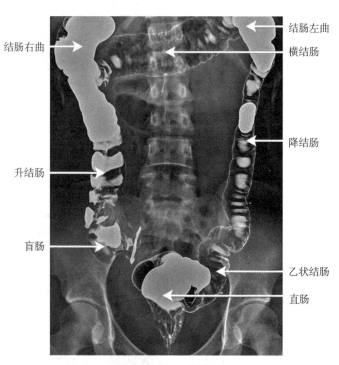

图3-5　大肠造影图

（二）常见消化道疾病造影

1. 急腹症

（1）肠梗阻：肠梗阻的造影检查可以明确肠梗阻的部位，但应遵循以下原则：①临床怀疑胃肠道穿孔时，不能口服硫酸钡造影剂检查，因钡剂外溢至腹腔会引起不良后果，给手术带来不便。当临床怀疑胃肠道穿孔而 X 线检查为阴性时，可给患者口服有机碘水溶液，右侧卧位约 5 分钟后，用透视或照片观察是否有造影剂外溢到胃肠腔外。②小肠或结肠梗阻时，若要了解阻塞部位并确定其性质时，可通过胃肠减压管注入低浓度硫酸钡，然后连续观察钡剂走向、停留部位及其变化，然后再将钡剂吸出，从而为临床治疗提供依据。

1）单纯性小肠梗阻（图 3-6）：造影检查适用于小肠梗阻在腹部平片上仍不能确诊，需明确有无小肠梗阻及其梗阻的部位者。一般在口服造影剂后 3 小时之内即可到达梗阻部位且不能通过梗阻点，梗阻上段肠曲扩张。如 6 小时以后造影剂仍未通过梗阻点，提示为完全性梗阻。如在梗阻以下肠曲见少量造影剂显影，提示为不完全性梗阻。

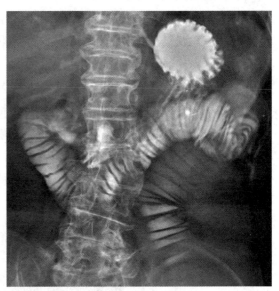

图 3-6　小肠梗阻造影图

2）绞窄性肠梗阻：采用碘水造影可发现闭袢，有助于诊断。一般给药 1～3 小时后可达近侧梗阻点，如果 6 小时后碘水仍不能进入蜷曲的闭袢肠曲，则可考虑为完全性绞窄性肠梗阻。

3）麻痹性肠梗阻：造影剂能够到达盲肠，但通过时间延迟。

4）结肠梗阻：钡剂灌肠可进一步了解结肠梗阻的部位、程度和原因。

（2）胃肠道穿孔：碘水胃肠道造影检查不作为常规检查。碘水剂量不宜过少（60% 泛影葡胺 60～100mL），最好是在电视监视下多体位连续观察并点片以确定穿孔部位。

（3）肠套叠（图 3-7）：钡剂灌肠主要用于诊断结肠套叠。当钡剂到达套叠头部时，钡柱即突然停止前进，在钡柱前端出现杯口状充盈缺损。在适当加压下，钡剂向前推进，杯口加深呈钳状。当钡剂进入套鞘部与套入部之间时，可见到袖套状、平行环状或弹簧状之特征性肠套叠表现。这种征象一般在排钡后摄片最为典型。

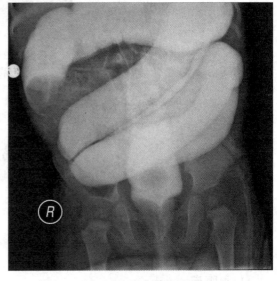

图 3-7　肠套叠造影图

小肠型肠套叠：①套叠部位钡剂通过受阻，小肠排空时间延长。②阻塞端肠腔呈"鸟嘴状"狭窄，并延长呈线条状，为钡剂进入狭窄的套入部肠腔所致。③远端肠腔扩张，可见平行环状或弹簧状表现，常围绕在狭窄的套入部肠腔周围。

肠套叠复位成功标准：①有大量钡剂或气体进入小肠。②盲肠充盈良好。③腹部包块消失。④患者腹痛减轻。⑤血便消失。

（4）肠扭转（图3-8）：钡剂通过受阻，梗阻端呈鸟嘴状；有时可见螺旋状黏膜皱襞，这是乙状结肠扭转的特征性表现。在灌肠检查时压力不宜过高，动作应轻柔。如为部分性梗阻，一旦见到造影剂通过梗阻区，应立即停止继续灌钡，以免加重梗阻或导致穿孔。

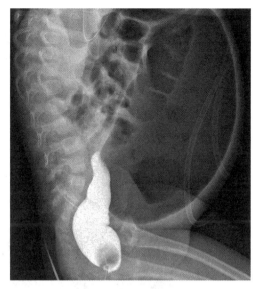

图3-8　肠扭转造影图

2. 食管疾病

（1）食管异物（图3-9）：①圆钝状异物：因异物表面涂抹钡剂而易于显示，有时见钡棉钩挂征象。较小异物可见钡剂或钡棉偏侧通过或绕流；较大嵌顿异物钡剂或钡棉通过受阻。②尖刺状或条状异物：常见钡棉钩挂征象，口服钡剂可见分流。若细小尖刺一端刺入食管壁，另一端斜行向下，口服钡剂或钡棉检查可无任何异常表现。

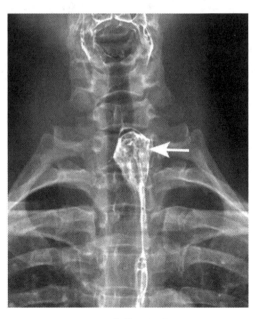

图3-9　食管异物造影图

（2）食管静脉曲张（图3-10）：①早期：食管下段黏膜皱襞增粗或稍显迂曲。管壁柔软，边缘不光整，略呈锯齿状或有小凹陷。②中期：随着曲张静脉数目的增加和程度加重，食管黏膜皱襞明显增粗、迂曲，呈串珠状或蚯蚓状充盈缺损，管壁边缘凹凸不平呈锯齿状，可波及食管中段。③晚期：严重的静脉曲张，透视下食管蠕动减弱，钡剂排空延迟，管径扩大，但管壁仍柔软，伸缩自如，无局部的狭窄和阻塞，一般累及食管上段。消化道造影检查可明确食管静脉曲张的有无及程度。注意呕血期间应禁止该项检查。

（3）贲门失弛缓症（图3-11）：①轻度者，贲门狭窄，食管稍扩张，钡剂滞留时间延长，管壁光整。②严重者，食管极度扩张，当食管内存留大量液体时，钡剂像雪花样分散于液体中，缓慢下沉至狭窄的食管下段。食管下段呈漏斗或鸟嘴状变细进入膈下胃腔内。狭窄段边缘可光滑或稍不规则，管壁尚柔软，黏膜仍存在。

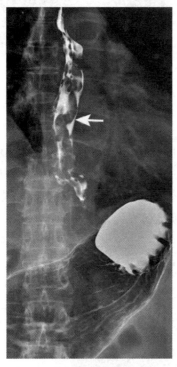 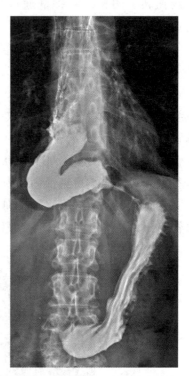

图3-10　食管静脉曲张造影图　　　　图3-11　贲门失弛缓症（食管贲门呈"鸟嘴样"狭窄）造影图

（4）食管癌

1）早期食管癌：①食管黏膜皱襞的改变：病变部位黏膜皱襞增粗迂曲，部分黏膜中断，边缘毛糙。②小溃疡：增粗的黏膜面上出现大小不等、多少不一的小龛影，一般直径小于0.5cm。局部管壁出现轻度痉挛。③小充盈缺损：向腔内隆起的小结节，直径为0.5～2.0cm。黏膜毛糙不规则，局部黏膜紊乱。④局部功能异常：局部管壁舒张度减低，偏侧性管壁僵硬，蠕动减慢，钡剂滞留等。

2）中晚期食管癌：典型表现为局部黏膜皱襞中断、破坏、消失，腔内锥形或半月形龛影和充盈缺损，病变管壁僵硬和蠕动消失。①髓质型：管腔内较大的充盈缺损，病变段管腔高度或中度狭窄，壁僵硬，上部食管明显扩张。癌肿向外生长，平片可显示局部纵隔增宽。②蕈伞型：管腔内较低平的充盈缺损，边缘不整，病变中部常显示表浅溃疡，晚期才出现管腔偏侧性狭窄。③溃疡型：显示为大小和形态不同的腔内龛影，边缘不光整，部分龛影底部超出食管轮廓。溃疡沿食管长轴破溃伴边缘隆起时，出现"半月征"，周围绕以不规则环堤。④缩窄型：病变食管呈环状对称性狭窄或漏斗状梗阻，病变长 2～3cm，管壁僵硬，边界多光整，上部食管显著扩张（图 3-12）。

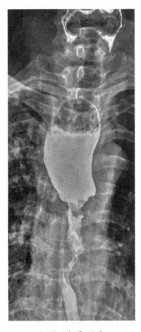

（1）髓质型癌

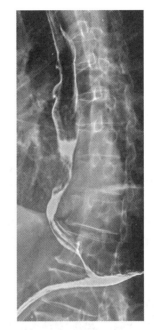

（2）蕈伞型癌

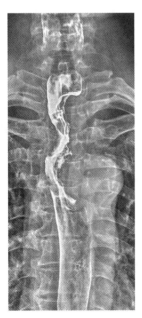

（3）溃疡型癌

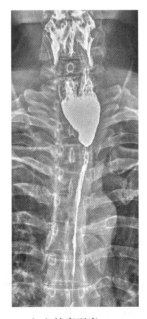

（4）缩窄型癌

图 3-12　中晚期食管癌造影图

3. 胃肠疾病

（1）消化性溃疡

1）胃溃疡：胃溃疡的直接征象是良性龛影。龛影口部一圈黏膜水肿造成的透明带，是良性溃疡的重要特征。胃溃疡有多种特殊的X线表现：①黏膜线：为龛影口部一条宽1～2mm的光滑透明线。②项圈征：为龛影口部宽0.5～1.0cm的透明带，因其形如一个项圈而得名。③狭颈征：为龛影口部上下端明显狭小、对称、光滑的透明影，形如颈状。④黏膜纠集，无中断。⑤其他间接征象：a.痉挛切迹为小弯溃疡在大弯壁上相对应处出现的一个光滑凹陷。b.胃液分泌增多致空腹大量潴留液，钡剂涂布差。c.胃蠕动增强或减弱致胃排空加快或减慢。d.胃变形和狭窄，因瘢痕收缩所致，表现为"蜗牛胃""葫芦胃"或"B型胃"，以及幽门狭窄、梗阻。

胃溃疡的直接征象是龛影，是胃壁溃疡性缺损内充盈钡剂的X线表现。如果溃疡内充满对比剂，在正位像龛影表现为圆形或类圆形的钡斑阴影（图3-13）。

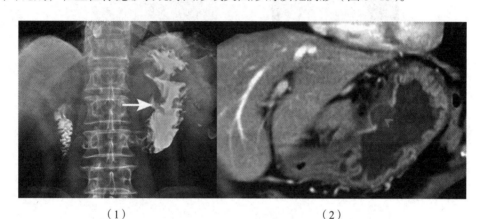

（1） （2）

图3-13 胃溃疡龛影，表现为圆形钡斑阴影图

2）胃特殊类型溃疡：①穿透性溃疡：龛影深而大，深度多超过1.0cm，口部有较宽大透亮带。②穿孔性溃疡：龛影大，如囊袋状，可见气钡两层或气、液、钡三层现象。③胼胝性溃疡：龛影大，但直径不超过2.0cm，而深度不超过1.0cm，有较宽透明带伴黏膜纠集。④多发性溃疡：指胃内发生两个以上的溃疡，可在同一部位或相距较远。⑤复合性溃疡：指胃及十二指肠同时发生溃疡。

3）胃溃疡恶变的X线征象：①龛影周围出现小结节状充盈缺损、"指压征"或"尖角征"。②龛影周围黏膜皱襞杵状增粗、中断、破坏。③治疗中龛影增大，变为不规则。④胃溃疡恶变的后期与溃疡型胃癌X线表现一样，难以鉴别时统称为恶性溃疡。

4）十二指肠溃疡（图3-14）：①良性龛影：是球部溃疡的直接征象，充盈加压像可见龛影周围有一圈光滑的透亮带，见放射状黏膜纠集。②球部变形：是诊断球部溃疡的重要征象，由瘢痕收缩、黏膜水肿、痉挛引起，表现为山字形、三叶草状、花瓣状、葫芦形或假性憩室形成，而且恒定存在。

5）十二指肠溃疡间接征象：①激惹征：为炎症刺激所引起，表现为钡剂迅速通过球部不易停留。②十二指肠球部有固定压痛。③胃液有无分泌增多，胃蠕动增加或减弱。

④并发症有出血、穿孔、梗阻及瘘管形成。

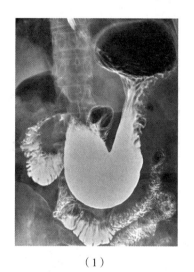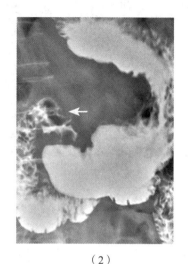

（1）　　　　　　　　　　　　　　　　　（2）

图 3-14　十二指肠溃疡钡餐造影图

（2）胃癌

1）早期胃癌

①隆起型（Ⅰ型）：表现为小而不规则的充盈缺损，高度超过 5mm，边界清楚。

②表浅型（Ⅱ型）：表现为胃小沟、胃小区破坏，呈不规则颗粒状、轻微凹陷的小龛影，僵硬，界限尚清楚。a. 表浅隆起/突起型（Ⅱa 型）：癌肿突出高度不超过 5mm；b. 表浅平坦型（Ⅱb 型）：病灶几乎无隆起和凹陷；c. 表浅凹陷型（Ⅱc 型）：病灶轻度凹陷不超过 5mm。

③凹陷型（Ⅲ型）：表现为形态不规整、边界明显的龛影，深度超过 5mm，可见黏膜皱襞中断，杵状或融合。但早期胃癌的诊断还有赖于胃镜活体组织检查。

2）中晚期胃癌（图 3-15）

①蕈伞型癌：多表现为腔内不规则分叶状的充盈缺损，与正常胃壁界限清楚，可表现为局部胃腔狭窄，胃壁僵硬。

②浸润型癌：多表现为胃腔狭窄，胃壁僵硬。胃壁广泛受累时形成"皮革样胃"。

③溃疡型癌：多表现为恶性龛影，常有下列征象。

a. 指压征：因黏膜及黏膜下层癌结节浸润使龛影口部有向龛影隆起的不规则的弧形压迹，如手指压迫样，加压后显示清晰。

b. 裂隙征：指在两指压征之间指向口部的尖角，为溃疡周围的破裂痕迹或两个癌结节间的凹陷。

c. 环堤征：指在正位上环绕龛影的宽窄不一的不规则透明带，切线位呈半弧形，为肿瘤破溃后留下的隆起边缘。

d. 半月征：为龛影位于轮廓内、龛影周围环堤及龛影大而浅的综合征象，呈半月形，切线位加压投照时显示清晰。黏膜皱襞破坏、中断、消失或黏膜皱襞结节状或杵状增粗，癌肿区胃蠕动消失。

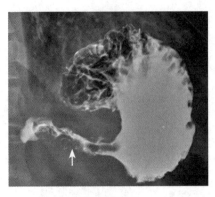
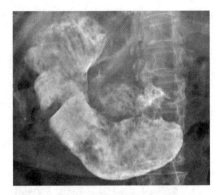

（1）蕈伞型胃癌　　　　　　　　　　（2）浸润型胃癌（皮革样胃）

图 3-15　胃癌造影图

3）特殊部位的胃癌

①贲门癌（图 3-16）：胃底贲门区肿块突入胃腔，食管下端不规则狭窄，钡剂入胃时绕肿块分流，黏膜破坏，局部胃壁僵硬。

②胃窦癌：胃窦区不规则狭窄，可见不规则腔内龛影，黏膜破坏，胃壁僵硬，蠕动消失，钡剂排空受阻。

（3）十二指肠憩室（图 3-17）：钡餐造影检查是其最主要的检查方法，尤其是低张双重对比造影有助于显示小憩室。

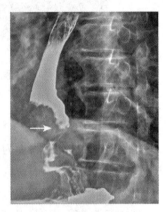

图 3-16　贲门癌造影图

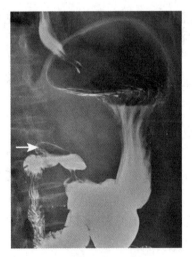
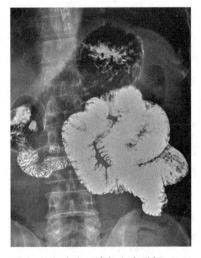

（1）单发，水平部　　　　　　　　　　（2）多发，降部和水平部

注：（1）图可见十二指肠内水平部龛影，内见黏膜进入；（2）图可见十二指肠曲处有 2 个向肠腔外突出的囊状影。

图 3-17　十二指肠憩室造影图

（4）肠结核：钡餐造影是其首选的检查方法。其征象为非特异性，但结合临床和实验室表现可作出较为可靠的诊断。钡剂双重对比灌肠检查可显示回盲瓣细微结构和变形，可作为与克罗恩病鉴别诊断的参考。

1）溃疡型肠结核：①跳跃征或激惹征象，因回盲部炎症溃疡形成，钡剂通过此段迅速，不能正常停留，致回肠末端、盲肠和升结肠充盈不良或少量钡剂充盈呈细线状，而上、下两端肠管则充钡正常。这是溃疡型肠结核的典型造影表现。②在充盈时小刺状龛影使管壁轮廓不规则，为小溃疡形成所致。③黏膜皱襞增粗、紊乱。④管腔狭窄中期为肠管痉挛收缩，晚期为瘢痕性狭窄。收缩可致回盲部缩短，狭窄以上肠管扩张。病变常累及回盲瓣。

2）增殖型肠结核：盲肠及升结肠管腔狭窄、缩短和僵直感，狭窄的回肠近段扩张致小肠排空延迟。黏膜皱襞增粗紊乱、消失，常见息肉样充盈缺损。钡剂灌肠显示上述表现恒定不变。

（5）克罗恩病（图3-18）：钡剂造影是克罗恩病最有价值的检查方法。

1）早期黏膜"口疮样"溃疡：表现为散在分布的直径2mm左右的类圆形钡点，周围为水肿所致的透亮晕影。病变进展则发展成横行或纵行溃疡，呈条纹状影，多出现在肠系膜附着侧。裂隙状溃疡为深在溃疡，其深度可超过3mm，在切线位肠壁上呈尖刺状突起。

2）"卵石"状或息肉样充盈缺损：因溃疡间黏膜肉芽组织增生，使黏膜隆起所致。一般认为是克罗恩病较特异性的改变。

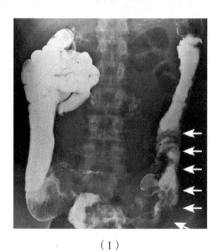 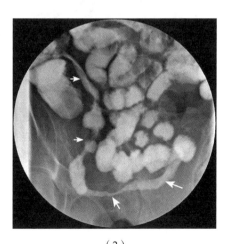

（1）　　　　　　　　　　　　　（2）

注：（1）图降结肠和乙状结肠的斑驳外观和不规则填充提示壁水肿和黏膜溃疡。（2）图末端回肠局限性及环形狭窄。

图3-18 克罗恩病造影图

3）局限性环状狭窄和管状狭窄：因肠壁的炎性增生和纤维化致肠壁增厚、管腔狭窄。末端回肠最易受累，狭窄多呈线状，是克罗恩病较经典的征象。

4）溃疡易发生穿孔，形成肠曲间瘘管，亦可形成脓肿。钡剂有时可进入脓肿。粘连可使肠曲形态僵硬、固定。

（6）结肠癌（图3-19）：钡剂灌肠可显示进展期结肠癌，发现早期病变欠佳。气钡双重造影易于发现1cm的肿瘤，但对小于1cm肿瘤及乙状结肠病变易发生漏诊。

1）隆起型：表现为肠腔内充盈缺损，缺损边界清楚，轮廓不规则，伴黏膜破坏，缺损多偏于管壁一侧或环绕整个肠壁，形成管腔狭窄。

2）浸润型：多表现为管腔环形狭窄，轮廓欠光滑，管壁僵硬，边界清楚，易造成肠梗阻。

3）溃疡型：表现为较大且不规整的龛影，沿结肠长轴发展，边缘有尖角及不规则的充盈缺损，肠壁僵硬，结肠袋消失。其典型X线表现为"苹果核征"。造成"苹果核征"狭窄段的两端是溃疡的环堤，中央的管腔狭窄段为癌性溃疡形成的癌性隧道。结肠气钡双重对比造影能更清楚地显示腔内不规则软组织肿块影。

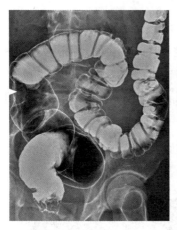 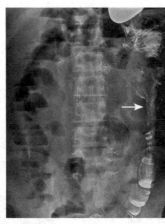 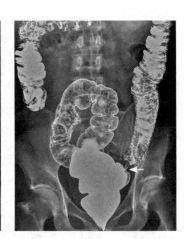

（1）隆起型结肠癌　　　　（2）浸润型结肠癌　　　　（3）溃疡型结肠癌

图3-19　结肠癌造影图

（7）结肠腺瘤：其影像检查首选气钡双重对比造影。表现为结肠腔内境界光滑锐利的圆形或椭圆形充盈缺损，有时可呈分叶状或绒毛状。双对比相呈表面涂有钡剂的环形软组织影，有时亦可见长短不一的蒂，长蒂者具有一定的活动性。恶变腺瘤体积短期内迅速增大，外形不光滑、不规整；带蒂者顶端增大并进入蒂内，至蒂变短形成一个广基肿块，基底部肠壁形成凹陷切迹。在检查时，需要多轴面观察与加压相结合方能显示，并注意与肠腔内气泡和粪块区别。

（8）胃肠道间质瘤：其气钡双重对比造影表现为胃肠道腔内见边界光滑的圆形、类圆形充盈缺损或半圆形充盈缺损，表面溃疡形成时可见浅龛影；当肿块主要向胃肠道腔外生长时可见胃肠道受压，形成局部肠管空白区域，并见肠黏膜紊乱。如果肿瘤破溃并与胃肠道相通，可见钡剂填充于肿瘤内。

第三节　腹部超声检查

⊕ 一、定义

　　腹部超声是通过各种类型的超声诊断仪，将超声声波发射到人体内，其在传播过程中遇到不同组织或器官的边界时，发生反射或散射形成回声。这些携带信息的回声信号经过接收、放大和处理后，以不同形式将图像显示于荧光屏上，形成声像图。医生根据声像图特征对疾病作出诊断。

⊕ 二、适宜人群

　　主要检查肝、胆、胰、脾等脏器，可诊断肝弥漫性病变，包括脂肪肝、肝硬化等；肝占位性病变，包括肝囊肿、肝血管瘤、原发性及转移性肝癌等；胆囊疾病，包括胆囊结石、胆囊息肉、急慢性胆囊炎等；急慢性胰腺炎、胰腺占位性病变；脾肿大、脾血管瘤及脾淋巴瘤等。

⊕ 三、操作方法及要求

1. 操作方法

（1）患者需要配合医生裸露腹部，先保持平卧位。

（2）检查医生需要在检查前及检查中在探头前涂抹适量耦合剂。

（3）医生将超声探头放置检查部位进行检查。

（4）患者需配合医生，必要时将体位调整为侧卧位、俯卧位等，以便清晰显示病变部位。

（5）检查完毕后给予患者纸巾擦拭干净，整理衣服后离开诊疗床。

2. 操作要求

（1）在做腹部（尤其是胆囊、胰腺）超声检查前应该禁食、禁水。前一天晚上尽量吃清淡少渣的食物，饭后禁食一夜。在检查的当天早晨，不能吃早餐和喝水，必须要在空腹的情况下检查。另外，有些患者可能即使在空腹的情况下，胃肠里面还是有大量的气体。对于这种情况的患者建议在检查前1～2天口服消胀药物，对消除肠道气体有一定的作用。

（2）在做超声检查的前两天，不能做胃肠道钡餐造影和胆道造影。

⊕ 四、报告解读

（一）肝脏

1. 肝脏解剖　　肝脏是人体中最大的实质脏器，呈楔形，主要位于右季肋部，部分位于上腹部及左季肋部。其上界在右锁骨中线第5前肋的上缘，下界与右季肋缘相齐。肝的上面与膈肌相附，称为膈面，下面为脏面。肝的膈面附有镰状韧带，将肝分成左、右两叶。肝脏下面凹陷不平，有左右纵沟和中间一条横沟，横沟为第一肝门，门静脉、肝动脉、肝管等由此出入；右纵沟前方为胆囊窝，内有胆囊；后方为静脉窝，内有下腔静脉通过，即为第二肝门所在。左纵沟由脐静脉窝和静脉韧带构成。肝脏内存在的裂隙，将其分为五个叶。

2. 正常肝脏的超声表现　正常肝脏呈楔形，表面光滑，包膜的薄厚均匀，连续性好，扫查声束为线样强回声。肝的右叶膈面呈现光滑的自然弧形，反馈为高回声，外下缘较圆钝，肝左叶边缘锐利。肝实质表现为点状中等均匀回声，回声大致等于或稍低于正常胰腺实质，高于肾脏皮质的回声。肥胖者肝实质回声会相对增强，远区出现衰减。肝动脉、门静脉、肝静脉、胆管等肝内管道呈树枝状分布，走行自然，管腔内无回声，门静脉及其分支管壁的回声较强。声像图可显示管壁，肝静脉管壁较薄不会清晰显示管壁回声，肝内胆管与门静脉分支伴行。正常情况下一般不显示二级以下胆管。门静脉血流方向为进肝血流，表现为无搏动性单相低速连续波。

3. 肝脏疾病的超声表现

（1）肝脏弥漫性病变

1）脂肪肝：脂肪肝是指肝细胞中的中性脂肪，脂质沉着堆积过多，超过生理含量。其常见的病因为中毒性、营养性与代谢性等。经治疗后，脂肪肝可逆转并恢复正常。

【超声表现】脂肪肝分为弥漫型和局限型。前者肝脏弥漫性增大，表面平整，边缘变钝。肝脏前段回声增高，实质回声细密、增强，深部回声减弱。脂肪浸润严重的患者，肝内管道显示模糊或不显示，血管纹理模糊。肝脏局限性脂肪变时，因脂肪浸润程度不同而表现差异较大，可呈相对高或高回声，边界清楚，边缘不规则，占据肝的一段或一叶。（图3-20）

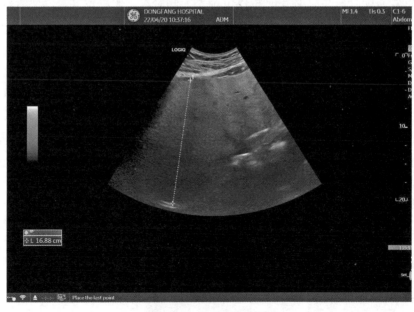

图 3-20　脂肪肝超声图

2）肝硬化：肝硬化是肝脏的常见疾病，以肝细胞变性、坏死、纤维组织增生和再生结节形成为主要病理过程。在我国乙型肝炎是其主要病因，临床主要表现为肝功能损害、门静脉高压和腹水。

【超声表现】①肝脏形态大小：早期肝脏增大，形态正常。②边缘轮廓包膜：早期表面尚光滑，后期表面凹凸不平，呈锯齿状或波浪状。③肝实质回声：早期肝实质回声改变不明显，中期肝实质回声弥漫性增强，分布不均匀，有结节感。④肝内血管回声：门静脉主干和左右支增粗/僵直，甚至闭塞消失。⑤门静脉高压征象：门静脉主干和属支管径增粗：门静脉主干内径＞1.4cm，脾门静脉内径＞1.0cm。（图3-21）

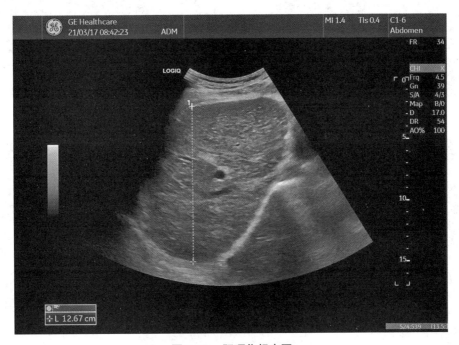

图3-21　肝硬化超声图

（2）肝脏局灶性或占位性病变

1）肝囊肿：肝囊肿是肝内非寄生虫性囊肿，是一种生长极慢的良性病变，可单发，也可多发。其大小不一，小者3mm左右，大者10cm以上。有属于先天性的疾病，也有的是老年人组织退行性的改变。临床多无症状。

【超声表现】5mm大小的肝囊肿即可被超声显示，呈圆形或椭圆形无回声区，囊壁回声菲薄而光滑，前壁和后壁显示为强回声，侧壁回声失落；囊肿后方回声显示为狭长带状强回声。当囊内有出血、感染、脱落的上皮细胞或胆固醇颗粒时，其内出现回声点。（图3-22、图3-23）

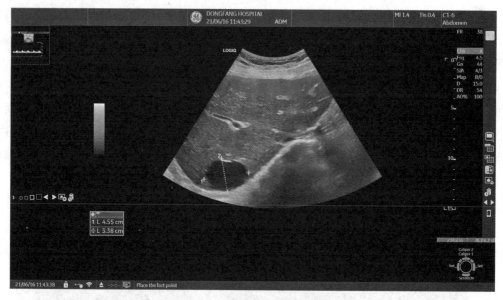

图 3-22　单纯性肝囊肿超声图

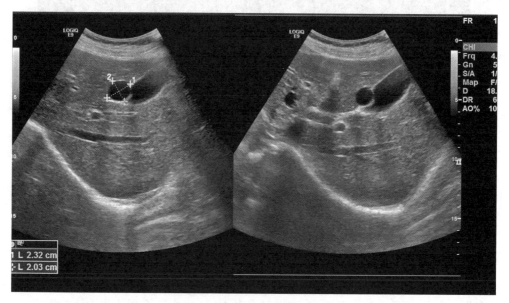

图 3-23　多发性肝囊肿超声图

2）肝血管瘤：肝血管瘤系肝内最常见的良性肿瘤，是肝内血管系统的集中过度生长形成缓慢流动的血管湖。组织学上根据瘤体内纤维组织的多少可将其分为 4 型，即海绵状血管瘤、硬化性血管瘤、血管内皮细胞瘤和毛细血管瘤，其中以海绵状血管瘤最多见。

【超声表现】肝内可见圆形或类圆形肿块，边界清晰，边缘不光滑，周边无回声晕。肿瘤内部回声：最常见的为强回声，也有一部分表现为低回声，体积大者表现为高低回声混杂的混合回声；小血管瘤周边或内部检测不到血流信号，较大的血管瘤可检测到通入瘤体内的静脉血流或瘤内点、条状静脉血流。（图 3-24、图 3-25）

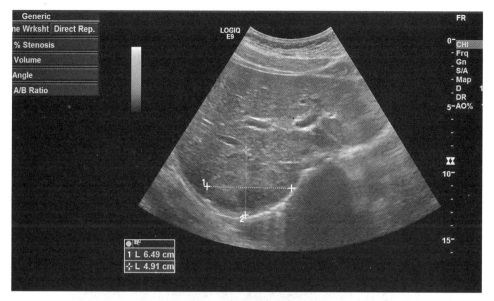

图 3-24　肝海绵状血管瘤超声图

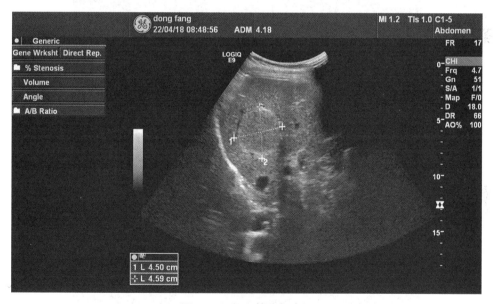

图 3-25　肝血管瘤超声图

3）原发性肝癌：原发性肝癌为我国常见恶性肿瘤之一，目前认为与肝硬化、慢性肝炎、黄曲霉素感染等有关。病理类型可分为三型：①巨块型：直径一般在 5cm 以上。②结节型：可有单个结节或多个结节。③弥漫型：许多小的癌结节弥散分布，多伴肝硬化。根据组织学类型可分为肝细胞型肝癌、胆管细胞型肝癌和混合型肝癌 3 类，其中 90% 为肝细胞型肝癌。

【超声表现】直接征象：①巨块型（图 3-26）：肝内巨大的实性肿块，呈圆形、椭圆形或分叶状，瘤体边缘多规则，外周常绕以称为声晕的弱回声暗带，与肝实质分界清楚。肿块多呈不均匀的强回声，中心可有坏死性液化腔，形状不规则，无回声。向外浸润时，周围的弱回声带变得模糊，甚至中断。②结节型（图 3-27）：一个或多个占位性病变，直径 2～5cm，轮廓线较整齐，多有边缘弱回声声晕，与肝实质分界清楚。多呈强回声，亦可呈等回声或不均匀回声，小于 3cm 的结节则以弱回声多见。肿块可见"镶嵌样"结构。③弥漫型（图 3-28）：肝脏变形，边缘呈结节状，肝内正常的纹理结构紊乱。肝区回声强弱不一，分布不均匀，有的呈斑块状不规则分布，常不易与结节型肝硬化图像鉴别。肝内门静脉支管壁线显示不清或管腔内实性癌栓充填是其重要特征。

原发性肝癌周围组织的继发声像图表现（间接征象）：①肝脏肿大，形态失常。②较大原发病灶周围的散在结节状回声。③肿块附近的血管绕行、抬高、受压和中断。④血管内出现癌栓声像图：门静脉癌栓、肝静脉癌栓、下腔静脉癌栓。⑤胆系受压声像图：位于肝门区的病变可压迫胆系，常可使受压处以上的肝内胆管扩张。

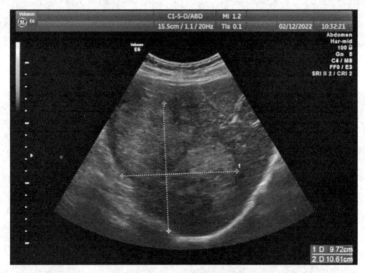

图 3-26　巨块型肝癌超声图

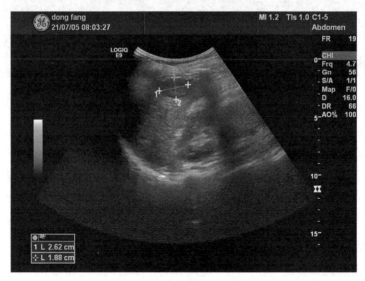

图 3-27　结节型肝癌超声图

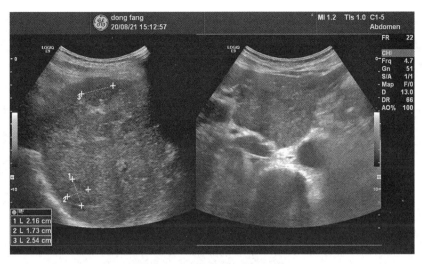

图 3-28 弥漫性肝癌超声图

4）肝脏转移性恶性肿瘤：转移性肝癌是由人体其他脏器的恶性肿瘤转移至肝脏而发生的癌肿。食管、胃肠、胆囊、胰腺等其他消化器官癌最容易转移至肝脏。其次是乳腺癌、肺癌、肾癌、子宫癌等。

【超声表现】转移癌有以下特征：①肝内多发实性结节，多个结节相互融合聚集时形似葡萄。②内部回声常表现为强回声、低回声、混合回声。③典型者可表现为结节象，中央强回声，周边有较宽的低回声声晕环绕，形似牛眼，常见于乳腺癌肝转移。④结肠癌肝转移灶钙化时表现为钙化强回声结节，后方伴有声影。⑤黑色素瘤肝转移灶表现为多发低回声结节，结节中心多个点状回声。（图 3-29、图 3-30）

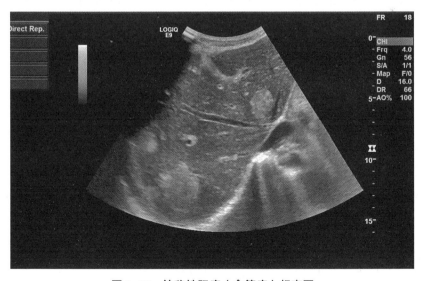

图 3-29 转移性肝癌（食管癌）超声图

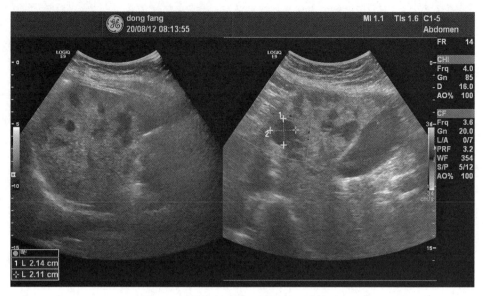

图 3-30　转移性肝癌（乳腺癌）超声图

（二）胆道系统

1. 胆道系统解剖　胆道可分为肝内及肝外两部分。肝内部分由毛细胆管、小叶间胆管及逐渐汇合而成的左右肝管组成；肝外部分由肝总管、胆囊管、胆总管及胆囊组成。

（1）肝外胆管：肝总管长 3～4cm，直径 0.4～0.6cm。肝总管在肝十二指肠韧带外缘走行，位于肝固有动脉的右侧和门静脉的右前方，下行与胆囊管汇合成胆总管。胆囊管是胆囊颈向左后下弯曲延伸形成，长 2～3cm，多数与肝总管平行下降一段后再汇合形成胆总管。胆总管长 4～8cm，直径 0.6～0.8cm。胆总管依行程可分为四段：十二指肠上段、十二指肠后段、胰腺段、肠壁内段。

（2）胆囊：胆囊位于胆囊窝内，呈梨形，长 7～9cm，前后径 2.5～3.5cm，为中空器官。胆囊分为胆囊底、体和颈三部分。胆囊颈膨出的后壁形成一个漏斗状的囊（Hartman 囊），是胆囊结石常见的嵌顿部位。胆囊颈下方与胆囊管相接。

2. 正常胆系的超声表现

（1）胆囊：纵切面呈梨形，但个体差异大，亦可呈圆形或椭圆形。胆囊轮廓清晰，壁厚薄一致，曲线自然光整。胆囊内为无回声暗区，后壁回声增强。正常胆囊长径一般不超过 9cm，前后径多数不超过 4cm，胆囊壁厚度不超过 3mm。

（2）肝内胆管：内径多在 2mm 以内，若有扩张则呈现平行管征。二级以上的肝胆管分支，一般尚难以清晰显示。

（3）肝外胆管：与门静脉形成双管结构，内径小于伴行门静脉的 1/3。肝外胆管的中下段不易全程显示，采用探头加压扫查和饮水法充盈胃窦和十二指肠，可显著提高其显示率，有时胆囊管扩张明显时，纵切也可呈"双筒猎枪征"，易导致误诊为肝外胆管扩张，所以应仔细观察并追踪向上、向下扫查，如为胆囊管向上扫查追踪可与胆囊腔相连通，避免误诊。

3. 胆系疾病的超声表现

（1）胆囊结石：胆囊结石系常见病，发病率仅次于胆总管结石，好发于 30 岁以上成年人，以胆固醇结石最常见，其次为混合结石。主要临床表现为右上腹不适和消化不良等胃肠道症状。急性期可发生胆绞痛、呕吐和轻度黄疸。

【超声表现】

1）典型表现：①胆囊腔内的强回声团。②伴有声影。③改变体位结石回声团依重力方向移动。（图 3-31）

2）非典型表现：①胆囊内充满结石，有一种特征性图像即增厚的胆囊壁的弱回声带包绕着结石强回声，其后方伴有声影，简称为"囊壁结石声影三联征（WES 征）"。②胆囊颈部结石。③泥沙样结石。④胆囊壁内结石，胆囊壁内可见单发或多发的数毫米长的强回声，其后方形成"彗星尾征"，改变体位时不移动。

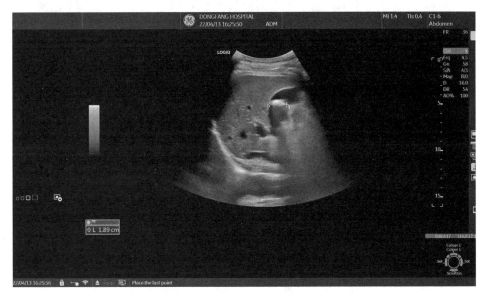

图 3-31　胆囊结石的典型表现超声图

（2）肝内外胆管结石：胆管结石系常见病，占胆石症的 55% ～ 86%，以原发者居多，主要是泥沙样胆色素类混合结石，多位于胆总管下端或法特壶腹部。结石长期滞留刺激胆总管下端和奥狄括约肌发生水肿、痉挛或纤维化，导致管腔部分或完全性梗阻。其主要临床症状是上腹或右上腹部疼痛、黄疸、寒战和发热，三者同时存在称夏科三联征。肝内胆管结石指发生在左右肝管汇合部以上的肝内胆管结石，部分患者可有轻微的肝区疼痛和不适。

【超声表现】

1）肝外胆管结石（图3-32）：胆管扩张，其近端胆管内径＞6mm，胆管壁增厚，回声增强。胆管腔内有形态稳定的强光团或成排光点，单个或多个伴声影，且在两个相互垂直的断面中均得到证实。强光团与胆管壁之间分界清楚。变换体位或脂餐后结石光团可发生位置移动。胆管内松散，较小结石和泥沙样结石淤积时，呈中等或较弱的回声团，后方声影浅或不明显。

2）肝内胆管结石：在肝内循胆管的走向出现强光团、强光带且后方伴声影，或可见其远端有扩张的肝内胆管；可合并肝脏肿大，肝内光点回声不均匀或多发性小囊肿。

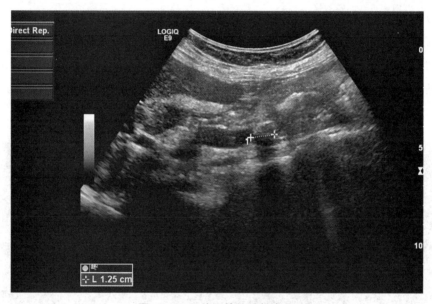

图3-32 肝外胆管结石超声图

（3）急性胆囊炎：由细菌侵袭或胆囊管阻塞而引起的炎症。其主要病因是胆汁滞留和细菌感染。发病开始胆囊黏膜呈轻度水肿和充血，继而波及胆囊壁各层，使胆囊壁增厚。因胆囊管阻塞胆囊体积增大，主要症状为右上腹疼痛，可伴有恶心、发热和呕吐。

【超声表现】初期单纯性胆囊炎超声显示胆囊大，囊壁轻度增厚，缺乏诊断性特征。在形成化脓性胆囊炎后声像图特征较明显，主要有：①胆囊体积肿大，轮廓线模糊，外壁线不规则。②胆囊壁弥漫增厚，形成胆囊壁的"双边影"表现。③胆囊内充盈着回声斑点，为胆囊蓄脓的表现。④多伴有胆囊结石，往往嵌顿于胆囊颈管部。⑤急性胆囊炎发生穿孔时，可显示胆囊壁的局部膨出或缺损，以及胆囊周围的局限性积液。⑥胆囊收缩功能差或丧失。⑦探头通过胆囊表面区域时有明显的触痛反应（超声墨菲征阳性）。（图3-33）

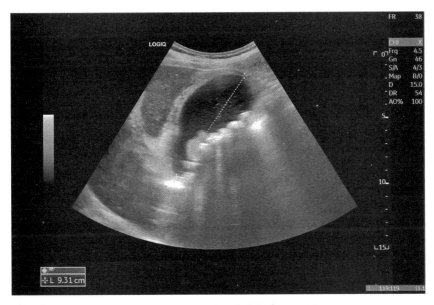

图 3-33　急性胆囊炎超声图

（4）慢性胆囊炎：慢性胆囊炎可为原发性慢性炎症或为急性胆囊炎的后遗症，多与胆囊结石并存。

【超声表现】胆囊炎的初期，胆囊的形状、大小和囊腔的表现无明显异常，或胆囊壁稍增厚，胆囊内有结石。第二阶段胆囊肿大，囊壁增厚，胆囊腔出现中等或较弱的沉积性回声团。第三阶段的表现差异较大，增殖型的胆囊壁显著增厚，黏膜腔显著缩小，黏膜表面较完整。萎缩型的显示胆囊缩小，囊腔变窄，其内可充满结石而表现为"WES 征"。偶见严重萎缩的胆囊，仅残留一块瘢痕组织，超声显像难以发现和识别。（图 3-34）

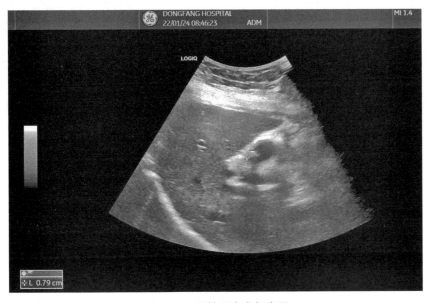

图 3-34　慢性胆囊炎超声图

（5）胆囊癌：胆囊癌为胆道系统最常见的恶性肿瘤。多发生在胆囊底部，其次为体部及颈部。组织学上以腺癌最常见，占80%～90%。大体形态分为乳头状型、肿块型和浸润型，亦可为混合型。早期浸润型多局限于颈部壁内，晚期导致囊壁弥漫性增厚。常直接侵犯肝脏。约70%同时合并胆囊结石。

【超声表现】①小结节型：病灶一般较小，大小为1～2.5cm。团块自囊壁突向腔内，基底较宽，表面不平整，好发于胆囊颈部。②蕈伞型：表现为基底宽而边缘不整齐的蕈伞状肿块突入胆囊腔，呈弱回声或中等回声，常多发，可连成一片。③厚壁型：胆囊壁呈现不均匀增厚，可以是局限型或弥漫型，后者往往以颈部、体部增厚显著，内壁线多不规则。④混合型：表现为胆囊壁的增厚伴有乳头状和蕈伞状肿块突入胆囊腔。⑤实块型：胆囊肿大，正常液性腔消失，呈现为一个弱回声或回声粗而不均的实性肿块。因癌肿浸润肝脏使得肝与胆囊之间的正常强回声带被破坏、中断，甚至消失。本型易被误诊为肝内肿瘤，若发现其中有结石强回声团则有助于鉴别。（图3-35）

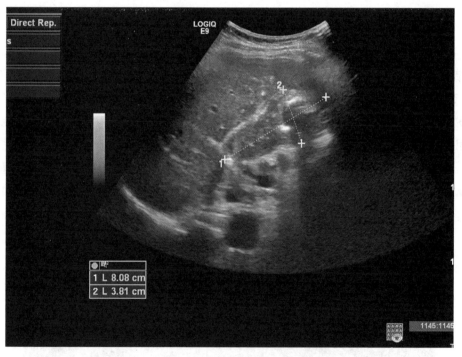

图3-35　胆囊癌超声图

（三）脾脏

1. 脾脏解剖　脾脏呈紫红色，质地柔软脆弱，呈三角锥体。其位于腹腔的左上腹部，在膈肌之下，胃的左后方，左肾的前上方，横结肠之下，被第九、十、十一肋骨掩盖。成人脾脏长11～12cm，宽约7cm，厚约4cm，重150～250g。整个脾脏除脾门外，几乎都被腹膜掩盖。脾门位于脾脏内侧凹面的中部，为脾动脉、脾静脉及淋巴管出入脾脏之处，包有腹膜的脾动脉、脾静脉即构成脾蒂，超声显像能清楚显示出脾门和脾门处血管的声像图。

2. 正常脾脏的超声表现　正常脾脏的位置在左上腹，在肾的上方。其声像图表现为回声强度稍低的均质性回声，比肝脏回声强度略低或相似。脾包膜线光整，除内脏下垂或严重肺气肿外，一般在左肋缘下不能探及正常脾脏。脾脏的外形像蚕豆，其上、下极圆钝，下极稍尖，上极稍方，外侧面（膈面）隆起，整齐而光滑，内侧面（脏面）则明显凹陷。有特征性的脾门切迹和脾血管回声，主要为脾静脉回声；脾动脉在脾门部的分支一般不易显示清楚。

3. 脾脏疾病的超声表现

（1）脾血管瘤：脾血管瘤系脾脏中常见的良性肿瘤，由毛细血管和血管海绵样扩张组合而成，无临床症状。

【超声表现】脾血管瘤和肝血管瘤类似，显示为边界清晰、边缘欠规则的增强回声区，其内回声分布稍欠均匀，病变区内可有圆点状、细短管状无回声；当有大血窦时，可呈相应的无回声区；有少数呈低回声区。彩色多普勒超声检查可见病变内点状静脉血流。（图3-36）

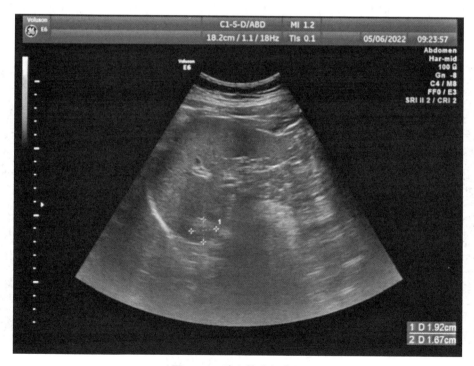

图3-36　脾血管瘤超声图

（2）脾恶性淋巴瘤：原发于脾的恶性淋巴瘤少见，常为全身性淋巴瘤的一种表现。根据其生长方式分为弥漫型和局限型。临床脾恶性淋巴瘤少见，但恶性淋巴瘤无论原发性或转移性部位中脾均居首位。

【超声表现】①脾常呈弥漫性肿大，其实质回声强度较正常脾低，呈分布较均匀的粗大点状回声。②当脾内出现局限性病灶，则可见单个或多个类圆形低回声或极低回声区，边界清楚，边缘整齐，后方回声无明显增强；如为多发性结节状病灶，则呈蜂窝状无回声或低回声，其间有多条线状回声间隔，边缘为分叶状；有的以囊性改变为主，内部为多发囊状无回声区，后方回声稍增强。

（3）脾损伤：脾包膜坚韧、实质脆弱，严重腹部外伤易发生脾破裂，其发病率仅次于肾破裂。脾破裂后形成包膜下血肿或脾内血肿。包膜下血肿张力较高，一旦包膜破裂则引起腹腔大出血，导致出血性休克、腹肌紧张、脾曲浊音界扩大等临床表现。脾包膜未破裂时仅可有左上腹疼痛及肿块。脾损伤在病理上分为三型：中央破裂、包膜下破裂和真性（完全性）破裂。

【超声表现】①中央破裂：脾实质回声异常。脾内可出现片状或团块状强光团，或其内强弱回声不均，代表新鲜出血或血肿。脾内有无回声区或低回声区，代表局限性血肿。脾内多发性小片状低回声区，代表多发性小血肿。②包膜下破裂（图3-37）：脾包膜下出现梭形或不规则条索状无回声区或低回声区。血肿内可有低回声光点或光团，代表血块或血细胞沉渣。有时可见机化的条索状光带，系陈旧性血肿。③真性脾破裂：脾周围出现低回声区或无回声区，代表脾周血肿。脾包膜的连续性中断或脾包膜回声明显不规则，代表脾包膜不完整。可见脾实质出现裂口、裂隙或断裂，脾脏可失去正常轮廓和形态。当出血量较大时，则可见腹腔游离液体。

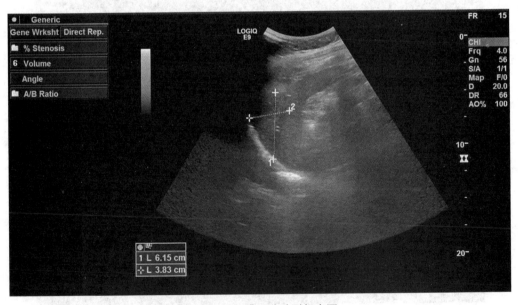

图3-37　包膜下脾破裂超声图

（四）胰腺

1.胰腺解剖　胰腺是人体最大的腺体，外形狭长，长12～16cm，宽3～4cm，厚1.5～2.5cm，重约80g，位于上腹区腹膜后，横跨第1～2腰椎，可分为头、颈、体和尾四部。头、颈部在腹中线右侧，居于十二指肠弯内。体、尾部则在腹中线左侧，毗邻胃大弯、脾门和左肾门。胰管位于胰腺实质内，分主胰管及副胰管。胰管由尾向头部右行并逐渐增粗，进入胰头后，与胆总管汇合，共同开口于十二指肠。

2. 正常胰腺的超声表现　患者空腹 4～6 小时以上，常规仰卧位扫查。胰腺头、颈、体、尾及胰管内径均在正常范围内，胰腺边界光滑整齐，内部回声均匀，较肝脏回声稍强，周围血管丰富，但内部血管较少。伴随着老龄化，胰腺体积逐渐缩小，整个胰腺的回声增强。

3. 胰腺疾病的超声表现

（1）急性胰腺炎：急性胰腺炎通常由于胆道疾病（结石、炎症或蛔虫）、酗酒或暴饮暴食等，造成胰管梗阻使管内压力增高，胰消化液外溢，对胰腺自身组织和血管等发生消化作用，并可迅速扩散侵蚀邻近组织，引起水肿、出血、坏死等病理性改变。急性胰腺炎在病理上分为水肿型和出血坏死型，主要临床表现为起病急、上腹痛、恶心呕吐，早期即可出现休克，淀粉酶升高等。

【超声表现】①水肿型（图 3-38）：胰腺多弥漫性肿大，其体积可为正常胰腺的 3～4 倍，轮廓线光整、清楚，偶见局部肿大。胰腺实质回声减低，后方回声增强。水肿严重者，胰腺可呈无回声表现。由于肿大胰腺的压迫和炎性浸润，使其后的脾静脉和门静脉常难以显示。②出血坏死型：胰腺肿大，边缘不规则，境界不清楚。胰腺及其周围组织呈不均质回声改变，可由强回声、弱回声及无回声混杂而成。环绕胰腺外周出现一层弱回声带，是重要的间接征象。

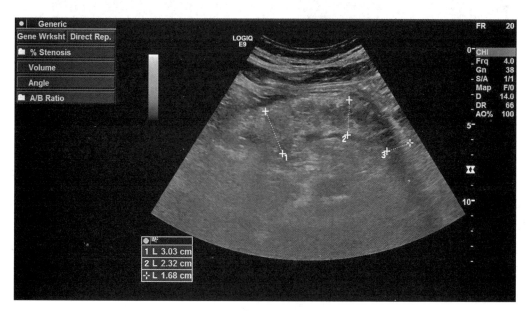

图 3-38　水肿型急性胰腺炎超声图

（2）慢性胰腺炎：慢性胰腺炎多为复发性急性胰腺炎的后遗症。其主要的病理改变为胰腺的全部或部分增厚变硬和纤维化，后期可萎缩，常有胰管扩张或胰腺钙化和胰管内结石及假囊肿形成等。

【超声表现】①约50%的慢性胰腺炎患者，胰腺大小仍在正常范围内，其余可表现为全胰腺肿大、局限肿大，以及胰腺缩小。②胰腺轮廓不清，边界形态不规整，与周围组织的分界不清。③由于胰腺纤维化引起胰腺实质回声增强，呈粗糙点状强回声。回声强度与纤维化病变过程一致。部分慢性胰腺炎因实质钙化产生粗大、致密的强回声，较大的钙化灶多伴有声影。但超声不能检出小钙化。在病变早期及炎性水肿时可出现低回声区。④25%的慢性胰腺炎合并囊肿形成。一类是假性囊肿，体积一般较大，位于胰浅表面。另一类是潴留性囊肿，一般较小，单发，位于胰管附近。⑤胰腺的主胰管不规则扩张，粗细不均，或囊性扩张，囊腔内可有结石，有的胰管与假性囊肿相通。⑥胰管内有时可见大的结石，可伴强回声，后方有声影。小结石可无声影。以上两种结石的超声表现可确诊慢性胰腺炎。但大部分结石无法与胰腺实质内小钙化灶区分。（图3-39）

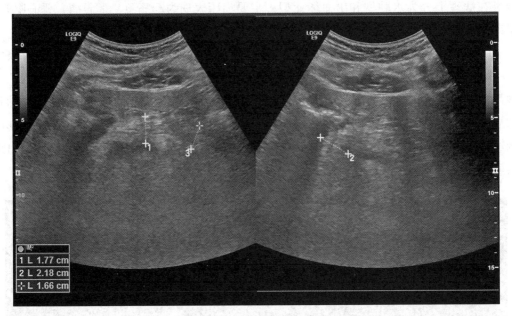

图3-39　慢性胰腺炎超声图

（3）胰腺囊肿：胰腺囊肿较为少见。根据囊肿壁有无上皮细胞分为真性囊肿和假性囊肿两类。真性囊肿仅占胰腺囊肿的15%，囊肿内壁由胰腺上皮细胞构成，有先天性囊肿和胰管被结石、炎症等阻塞后形成的潴留囊肿之分。假性囊肿多见，囊肿内壁无上皮细胞，常发生在外伤或急性胰腺炎之后，由聚集在小网膜囊内的血液、炎性分泌物、坏死组织或溢出的胰液构成，周围有结缔组织形成的假性包膜。假性囊肿约80%由炎症引起。

【超声表现】胰腺局部或附近见一无回声区，边界光滑、整齐，多呈圆形，亦可呈分叶状，后方回声增强，见侧方声影；囊肿单发多见；囊肿巨大时，可压迫周围器官、组织引起位移。（图3-40）

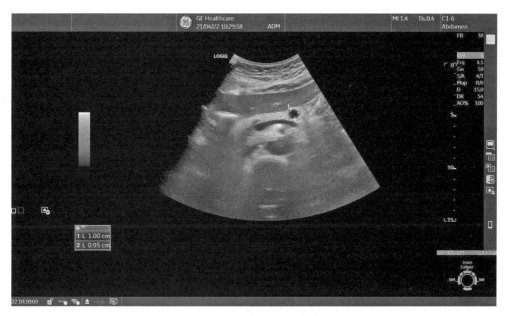

图 3-40　胰腺囊肿超声图

（4）胰腺癌：胰腺癌可发生在胰腺的各部，以胰头为多，占 2/3，体尾占 1/3，发病年龄多在 40～50 岁，男性多于女性。

【超声表现】①胰腺多呈局限性肿大，厚度增加；广泛浸润时，整个胰腺不规则肿大。②胰腺边缘轮廓不规则，可呈伪足状或花瓣状浸润。③内部回声：肿瘤大多呈低回声，中间夹杂有散在不均匀光点；癌瘤较大时，中心产生液化坏死，超声可显示不规则无回声区。④间接征象：胰腺癌压迫周围脏器，可出现挤压或位移现象，如胰头癌可使十二指肠弯扩大，肝脏受压迫移位；胰尾癌可引起胃、左肾及脾移位，并出现挤压现象。胰腺癌可挤压血管、胆管或胰管，引起梗阻，如胰头癌向后可压迫下腔静脉，使其变窄，远端出现扩张；压迫胆总管，可引起肝内胆管扩张，胆囊增大，胰管扩张。胰颈癌可使门脉、肠系膜上静脉受压移位。胰尾癌可使脾静脉及肠系膜上动脉受压移位。⑤癌晚期，常有肝、周围淋巴结转移及腹水。肝内转移灶常见多个低回声区，周围淋巴结可以肿大；血性转移可见癌栓，多见于下腔静脉；转移至腹腔可出现腹水，肿块周围及内部可以见到丰富的血流信号。

第四节　腹部 CT 检查

➕ 一、定义

CT 即电子计算机断层扫描，它是利用精确准直的 X 线束围绕人体的某一部位做一个接一个的断面扫描，具有扫描时间快、图像清晰等特点，可用于多种疾病的检查。

⊕ 二、适宜人群

目前，腹部 CT 在临床上的应用已经比较广泛。腹部的肿瘤、外伤，以及有无出血、穿孔、梗阻等疾病，都可适用于腹部 CT 检查。腹部通常分为上腹部、下腹部和盆腔三个部位，包含很多脏器，如肝脏、胆系、胰腺、脾脏、胃肠、肾上腺、肾脏、泌尿系等，女性还包括子宫、附件，男性还有前列腺、精囊腺等诸多器官。通过腹部 CT 检查可以判断器官的形态有无畸形、密度大小，有无外伤性损伤、出血、炎症、水肿，以及血管情况、肿瘤性病变的侵犯范围、与周围组织结构的关系等；还可以了解原发性肿瘤的形态学变化及其扩散、转移、浸润范围，确定肿瘤分期，为治疗方案的制定提供客观的依据；也可观察胃肠道结石、梗阻、穿孔，以及腹腔积液等疾病。

⊕ 三、操作方法及要求

患者检查前，应取下检查部位的高密度、金属及其他会影响检查结果的物品。检查前一般需要禁食 4 ～ 8 小时；1 周内不要服含重金属的药物或做胃肠钡剂造影检查，因该类药物和造影使用的硫酸钡等对比剂会在 X 线作用下产生伪影，影响检查结果。

检查前口服对比剂。由于腹部脏器基本上均为软组织密度，有时难与腹部软组织肿块鉴别，因此检查前应根据需要，口服水或者低浓度碘水溶液充盈肠腔，以区分正常胃肠道与腹部软组织密度病变，还可减少肠腔积气等在 X 线作用下所产生的伪影，提高诊断的准确率。

当临床考虑是胆囊结石、肾脏结石、急性胰腺炎、肠梗阻、肠穿孔时，患者不需要喝对比剂，以免对比剂掩盖病情或加重病情。

⊕ 四、报告解读

（一）食管与胃疾病

消化系统包括消化道和消化腺。食管和胃疾病大多数情况下使用钡餐造影即可发现病灶，例如，食管静脉曲张、胃溃疡。但是如果存在食管和胃肿瘤时，钡餐造影往往是一个大概的诊断，对于是否存在淋巴转移或更深层次浸润，则需要进行 CT 平扫，必要时可行增强扫描。确诊则依据活体组织检查。

1. 食管癌（图 3-41）

（1）定义：食管癌系指由食管鳞状上皮或腺上皮的异常增生所形成的恶性病变。

（2）CT 特点：主要表现为充盈缺损、食管不均匀增厚，或者明显增厚的情况，CT 值在 40 ～ 70Hu。进一步确诊都需要活体组织检查。

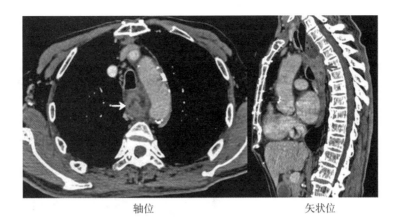

轴位　　　　　　　　　　　　　矢状位

图 3-41　食管癌 CT 图

2. 胃癌

（1）定义：胃癌是指胃黏膜上皮的恶性肿瘤，可分为早期胃癌和进展期胃癌。

（2）CT 特点：早期胃癌因为病变较小，CT 无法观察到，可用胃镜观察，进展期胃癌用 CT 就容易发现，当然，进一步确诊还得依靠活体组织检查。具体如下：进展期胃癌，癌肿侵犯到黏膜下，甚至于进入肌层，在 CT 上主要表现为局限性或者弥漫性凹凸不平的胃壁增厚，这种癌肿的局部呈僵硬表现；如果癌肿较大，已经超出胃壁而长到周围组织，比如侵犯到肝左叶或胰腺；如果有转移，能看到在腹腔、肝胃韧带之间有明显的淋巴结增大转移，或者腹膜后的淋巴结转移。中晚期患者常有远处转移，比如肝脏转移，也能看到在肝内有多发的低密度转移病灶。根据 CT 的不同表现，可将胃癌分为四期：①Ⅰ期：局限于胃腔内的肿块而没有转移，也没有邻近器官侵犯。②Ⅱ期：胃壁增厚≥1cm。③Ⅲ期：胃癌除局部表现之外，已经侵犯到邻近器官。④Ⅳ期：已经有远处转移。因此，根据 CT 表现，可以对胃癌进行分期诊断，进而使患者在临床上能得到最适合的治疗。（图 3-42）

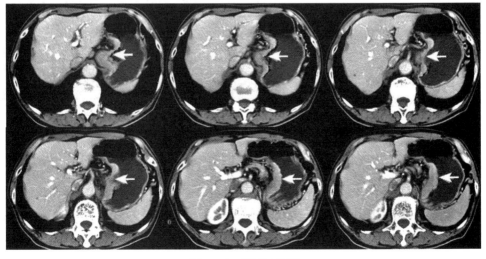

图 3-42　胃癌 CT 图

（二）肝脏疾病

对于肝脏来说，CT平扫运用相对较多，如肝硬化、肝癌、脂肪肝、肝囊肿、肝脓肿、多囊肝、肝内钙化灶等疾病均适用。CT平扫未查出疾病或者不确定时，可以选择增强CT检查；或者想看清肝内血管时，也可以选择增强CT。

正常肝脏CT表现（图3-43）：CT可显示肝脏轮廓、大小、密度和内部结构。正常肝脏密度均匀，CT值为40～70Hu，较脾脏高。不同层面

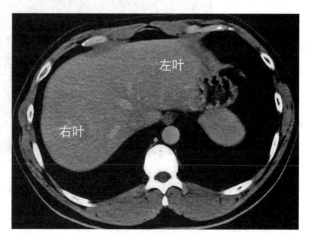

图3-43　肝左右叶CT图

上，所显示的肝脏各叶、段的大小、形状有所不同。如肝门一层，可显示"H"形低密度带状影。右纵裂为胆囊窝，左纵裂为肝镰状韧带，中间为肝门，内含肝动脉、门静脉和肝管。左纵裂左侧为左叶，右纵裂右侧为右叶，两裂之间肝门前方为方叶，肝门后方为尾叶。

1.肝硬化

（1）定义：肝硬化是以肝细胞变性、坏死、再生、纤维组织增生，肝结构和血液循环体系改建为特征的慢性肝病

（2）CT特点：CT扫描为肝硬化的首选检查方法，能充分反映肝硬化的大体病理形态改变。其CT表现为：①肝叶比例失调，左叶外侧段、尾叶多增大，右叶常萎缩，肝门、肝裂增宽；肝表面凹凸不平，呈波浪状或不规则结节状（图3-44）。②肝内密度不均，有部分脂肪变性时，肝脏密度呈不均匀或减低，肝硬化再生结节形成则显示为相对高密度。③脾脏增大，至少超过5个肋单元。④静脉曲

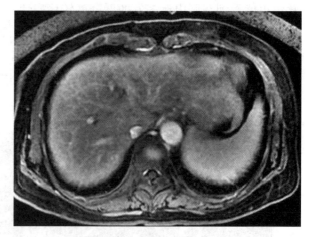

图3-44　肝硬化结节CT图

张，见于肝门、胃周及食管下段，呈簇状及条索状软组织密度影。⑤腹水形成，表现为脏器与脏器之间，脏器与腹壁之间带状水样密度影。

2.脂肪肝

（1）定义：脂肪肝系由过量脂肪，尤其是甘油三酯在肝细胞内的过度沉积，在肝细胞的胞质内形成大量脂肪滴所致。根据脂肪浸润的程度和范围，可将脂肪肝分为弥漫性和局灶性两类。

（2）CT 特点：CT 平扫显示肝脏的密度降低，弥漫性脂肪浸润表现为全肝密度降低，局灶性浸润则出现肝叶或肝段局部密度降低。正常人 CT 检查，肝脏密度总是高于脾脏的密度。脂肪肝患者则相反，无论是弥漫性还是局灶性，病变区域肝脏的密度总低于同层面的脾脏。由于肝脏的密度降低，衬托之下肝内血管的密度相对增高而显示清晰，但其走向、排列、大小、分支正常，没有受压移位或被侵犯的征象。对比增强扫

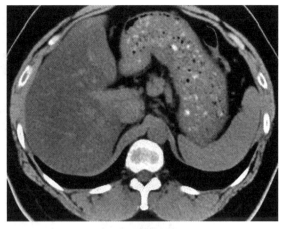

图 3-45　脂肪肝 CT 图

描，肝较脾的增强效果好，增强的肝内血管在肝实质内显示特别清晰。（图 3-45）

3. 肝癌

（1）定义：原发性肝脏恶性肿瘤起源于肝脏的上皮或间叶组织，前者称为原发性肝癌；后者称为肉瘤，其较原发性肝癌少见。继发性（或称转移性）肝癌系指全身多个器官起源的恶性肿瘤侵犯至肝脏。一般多见于胃、胆道、胰腺、结直肠、卵巢、子宫、肺、乳腺等器官的恶性肿瘤。

（2）CT 特点：肝癌临床常分为巨块型、结节型及弥漫型，在其影像学诊断方面，以 CT 平扫和增强 CT 为首选。主要表现为肝内单发或多发低密度灶，少数也可呈等或高密度灶。一般来说其边缘比较模糊，且可能会向四周弥漫性散播，增强条件下，肝癌病灶常呈现不均匀强化。（图 3-46、图 3-47）

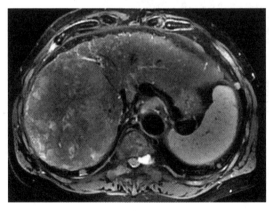

图 3-46　巨块型肝癌 CT 图

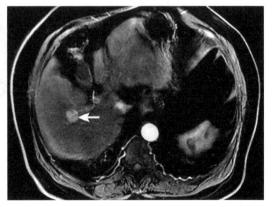

图 3-47　结节型肝癌 CT 图

4. 肝囊肿和多囊肝

（1）定义：在肝脏上的所有囊泡状病变统称为肝囊肿，其中多发者称作多囊肝。

（2）CT 特点：两者类似，都是在肝脏表现为单发或多发的类圆形囊性肿块。CT 平扫可表现为单发或多发圆形低密度区，边缘光滑，内部 CT 值与水相近。（图 3-48）

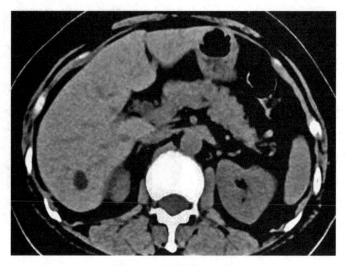

图 3-48　肝囊肿 CT 图

5. 肝脓肿

（1）定义：肝脓肿是致病微生物在肝脏内造成的局部化脓性炎症。

（2）CT 特点：囊腔内偶见气泡，边有密度稍高的环形带，需要与肝囊肿相鉴别。

（图 3-49）

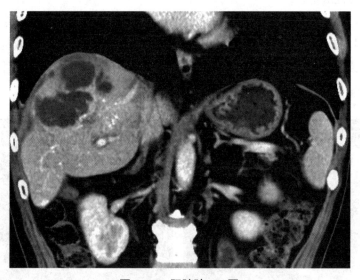

图 3-49　肝脓肿 CT 图

（三）胆囊疾病

对于胆石症、胆囊炎的诊断，CT 是首选检查，必要时可行 MRCP 进一步观察。正常胆囊 CT 平扫显示胆囊通常位于肝门下方，肝右叶前内侧；横断层表现为圆形或类圆形，呈均匀薄壁软组织密度。增强 CT 检查显示胆囊腔内无强化，胆囊壁表现为细线样环状强化。CT 平扫，正常肝内胆管不显示，肝外胆管尤其是胆总管通常可显示，薄层扫描和对比增强检查时，表现为小圆形或管状低密度影。

1. 胆石症

（1）定义：胆结石又称胆石症。胆囊和胆管统称为胆道系统。在胆道系统内形成的结石被称为胆结石。

（2）CT特点：在胆道或者胆管存在高亮区，即是结石。泥沙样结石可呈低密度影。（图3-50）

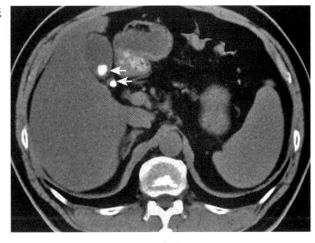

图3-50 胆囊结石CT图

（四）胰腺疾病

胰腺形状似弓，凸面向前，横跨腰椎第1、2椎体前方，多数由头向尾逐渐变细，正常胰头、体、尾与胰腺长轴垂直的径线与超声测量值相同。一般胰尾位置高，胰头位置低；钩突是胰头下方向内延伸的楔形突出，其前方为肠系膜上动静脉，外侧是十二指肠降段，下方为十二指肠水平段。CT可清楚显示胰腺的轮廓、密度、形状和大小。正常胰腺边缘光滑或呈小分叶状，密度均匀，低于肝实质；年长者的胰腺常存在萎缩和脂肪变性。脾静脉沿胰腺体尾部后缘走行，是识别胰腺的标志。胰管位于胰腺实质内，可不显示或表现为细线状低密度影。

1. 急性胰腺炎

（1）定义：急性胰腺炎是胰蛋白酶原溢出被激活成胰蛋白酶引发胰腺及其周围组织自身消化的一种急性炎症，可分为水肿型及出血坏死型。

（2）CT特点：胰腺弥漫性肿大，密度均匀，周围脂肪间隙模糊，可见条索影及包裹积液，未见明显坏死区。（图3-51）

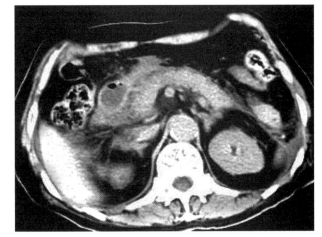

图3-51 急性胰腺炎CT图

2. 慢性胰腺炎

（1）定义：是由于各种原因导致的胰腺局部或弥漫性的慢性进展性炎症，伴随胰腺内外分泌功能的不可逆损害。胆汁逆流是主要原因。

（2）CT特点：可见胰腺萎缩，边缘不规整，密度不均匀，胰管扩张超过5mm，胰腺和胰管多见钙化。（图3-52）

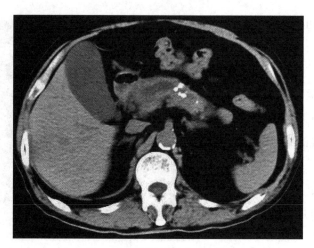

图 3-52　慢性胰腺炎 CT 图

（五）肠道疾病

肠道的疾病除肿瘤外，几乎较少应用 CT 检查，如常见的溃疡性结肠炎、克罗恩病，应用肠道造检查影即可诊断，或者应用肠镜也可诊断。

第五节　MRCP 检查

⊕ 一、定义

磁共振胰胆管成像（magnetic resonance cholanglopancreatography，MRCP）是一种胰胆管成像新技术，近年来已被广泛应用于胰胆管系统疾病的诊断。此方法无须使用造影剂，采用磁共振重 T2 加权技术使胆汁和胰液呈明亮的高信号，结合脂肪抑制技术，压制一般组织的信号，突出胰胆管内液体信号，达到类似直接法胰胆管造影的效果。MRCP 可无损伤性地全面显示胆管系统。据文献报道，其敏感性已达 91%，特异性 100%，准确性 94%，为胆管疾病的诊断提供了一条新的途径。

⊕ 二、适宜人群

MRCP 是观察胰胆管形态最好的可替代性方法，对梗阻性黄疸者有助于判定梗阻的部位、范围及病理性质，其敏感性为 91% ～ 100%。MRCP 不用造影剂即可显示胆道，操作简单、安全、无创伤、患者易接受且无并发症。尤其对肝门水平以上胆管阻塞，MRCP 一次能显示各段阻塞扩张的胆管及阻塞远段及近段管道，而 PTC、ERCP 却很难有这种能力。MRCP 的空间分辨力不及 ERCP，重建后的图像容易掩盖小病变，如根据信号无法辨别胆道内的气体、血块及结石，且对炎性病变诊断的特异性差。

⊕ 三、操作方法及要求

检查前患者一般应空腹 4 ～ 6 小时以上。检查前先检查患者生命体征是否平稳，并进行 MR Safety 筛查。

检查时，患者一般采用仰卧位，通常要求患者双手上举，部分患者也可以视情况而不需要双手上举。这不是必须的要求，如果是高龄的老年患者则尽量不上举双手。同时注意训练患者吸气 – 呼气 – 屏气等动作，以便配合检查时医生发出的指令。

放置好呼吸门控装置以监测患者呼吸情况。

另外，一般情况下扫描 MRCP 之前不做特殊用药处理；也有部分医院扫描 MRCP 之前，要注射 6–542（山莨菪碱），这样可以抑制胃肠道蠕动，有利于胆总管下段在核磁下的显影。

⊕ 四、报告解读

（一）胰胆管正常解剖

MRCP 可以显示正常的肝外胆管和肝实质外周 1/3 部分的非扩张性肝内胆管，以及主胰管和胰管侧支。正常肝内胆管呈树枝状。（图 3–53）

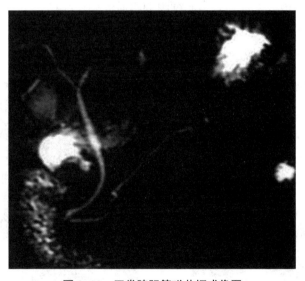

图 3–53　正常胰胆管磁共振成像图

（二）解剖变异

1. 迷走右肝管　右肝内胆管直接进入肝总管、胆总管或胆囊管。胆囊管与肝管异常的连接。

2. 胰腺分裂　背侧胰管直接与主胰管相延续并与之内径相等。背侧胰管内径较腹侧胰管粗，腹侧胰管萎缩或缺如。

3. 先天性胆管闭锁 可有肝内外胆管均闭锁或肝外胆管闭锁。肝外胆管闭锁显示为肝内胆管轻度扩张或不扩张，肝外胆管一段或全程闭锁，交接点呈圆钝形，闭锁部位低者可见胆囊显影。

4. 先天性胆管扩张 先天性胆管扩张又称先天性胆管囊肿，表现为肝内胆管多发囊状扩张，远端移行性、渐进性狭窄，呈锥形或漏斗状；可以合并结石，呈低信号的充盈缺损表现。如合并肝内胆管扩张，应诊断为 Caroli 病。MRCP 能提供与 ERCP 媲美的胆管图像，可多角度展示胆管系统。

5. 先天性肝脏纤维化 MRCP 可显示肝内胆管扩张、囊肿和多囊肾。

6. 胆道梗阻 胆管扩张的 MRCP 表现为胆总管最大径于未行胆囊切除术者＞7mm，已行胆囊切除术者＞10mm；主胰管内径≥3mm。MRCP 可以显示完整的胆树图。

（1）胆管结石（图 3-54）：表现为胆管腔内圆形或椭圆形无信号或低信号区，周围绕以高信号的胆汁。嵌顿性结石梗阻端呈边缘光滑的平直形或倒杯口状，但这并非特征性表现。血凝块、肿瘤、空气、流动效应均可表现为低信号，而且并非所有的结石都表现为低信号。MR 横断面图像更有利于显示结石的边缘。胆管内多发小结石表现为不均匀的信号，周围有高信号的细线影，呈"轨道"征。

（2）胆总管远端炎性狭窄：表现为胆总管扩张及近壶腹水平逐渐变细，呈现狭窄或梗阻，而其他影像学检查未证实有引起梗阻的实质性病灶存在。

（3）胆管癌（图 3-55）：表现为突然截断，狭窄段胆管不规则；腔内不规则充盈缺损，可呈偏心性；肝内外胆管成比例扩张。

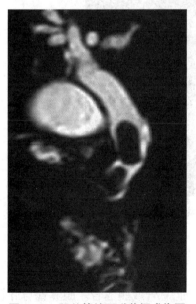 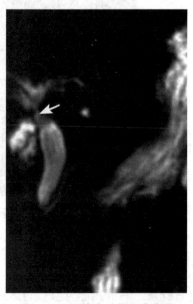

图 3-54 胆总管结石磁共振成像图   图 3-55 胆管癌磁共振成像图

（4）胰腺癌（图3-56）：胆管扩张、中断或远端梗阻，梗阻水平在胰头**梗阻端典型**表现为"鼠尾"状。肝内胆管扩张，呈软藤状。主胰管和／或胰管分支扩张，胰管不规则狭窄和梗阻，可出现"双管"征。常规 MR 横断面图像可显示胰头部肿块。

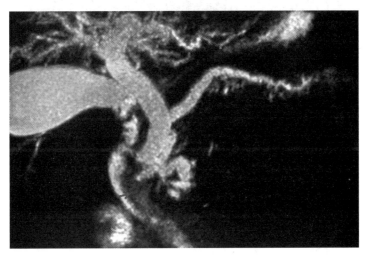

图 3-56 胰腺癌磁共振成像图

（5）壶腹周围癌（图3-57）：胆管呈重度扩张，梗阻端呈截断性、偏心性充盈缺损。胰管显示或全胰管扩张，基本形态保持。胰管梗阻端在壶腹部，呈截断状。

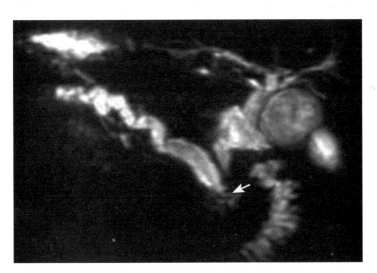

图 3-57 壶腹周围癌磁共振成像图

（6）转移性肿瘤：肝门部淋巴结可造成肝门部胆管梗阻，肝内胆管扩张，结合常规 MR 横断面图像即可诊断。

7. 胆道术后改变 MRCP 可用于评估术后吻合口位置、狭窄形态和范围。腹腔镜胆囊切除术后狭窄多位于肝总管中段，呈光滑的同轴性狭窄。典型者呈漏斗状或细线状，近端胆管扩张。胆道术后炎性狭窄范围较长，呈线状通道。

8. 胆囊疾病

（1）胆囊结石（图 3-58）：可见胆囊内大小不等、圆形或卵圆形的充盈缺损。

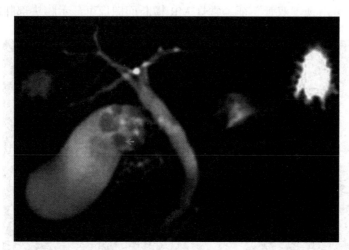

图 3-58　胆囊结石磁共振成像图

（2）胆囊癌：常伴有胆道梗阻，梗阻以上胆道扩张，梗阻下方胆管正常大小。常见的梗阻部位在胆囊管出口水平。有时可见胆囊内不规则充盈缺损伴中等信号软组织影。

9. 胰腺疾病　慢性胰腺炎胰管不规则扩张，呈"串珠"状，伴有胰管内结石可表现为充盈缺损，可有胰头旁假性囊肿（MRCP 呈圆形高亮信号，T1 加权图像呈中等信号）。胆总管可呈锥形狭窄，伴胆管轻度扩张。有时 MRCP 可以显示急性胰腺炎合并的胆道结石。

第六节　ERCP 检查

一、定义

内镜逆行性胰胆管造影（ERCP）是指经内镜导管插入十二指肠乳头，再注入对比剂以显示胰、胆管，主要用于诊断胰腺疾病和确定胆系梗阻的原因，进行病灶活体组织检查、胆总管取石和胆总管支架置入术等操作。

二、适宜人群

1. 原因不明的阻塞性黄疸疑有肝外胆道梗阻者。

2. 疑有各种胆道疾病如结石、肿瘤、硬化性胆管炎等诊断不明者。

3. 疑有先天性胆道异常或胆囊术后症状再发者。

4. 胰腺疾病，如胰腺肿瘤、慢性胰腺炎、胰腺囊肿等患者。

5. 急性胆源性胰腺炎早期干预治疗。

⊕ 三、操作方法及要求

（一）检查必备条件

ERCP 应在设有消化内科、普外科或肝胆外科、麻醉科、重症监护室、影像科和内镜中心的综合性医院开展，需要多学科协同合作来完成。实施 ERCP 的操作室应具有较大空间，面积不小于 $40m^2$，可以容纳专业设备以及相对较多的工作人员。具有性能良好的 X 线机：推荐 ERCP 专用的 X 线机，床头应可调整，旋转范围 +90°/-40°，C 臂开口径不小于 780mm、深度不小于 730mm，最大管电流 900mA。具备合乎要求的放射防护设施和心电、血压、脉搏、血氧饱和度监护设备，以及供氧、吸引装置，和由发电机或电池提供的不间断电力来源，同时备有规定的急救药品和除颤仪。控制室应有中控双开门，如为单独的 ERCP 中心，应配备复苏室。

ERCP 操作必须备齐以下器械：十二指肠镜、导丝、造影导管、乳头切开刀、取石器、碎石器、扩张探条、扩张气囊、引流管、支架、内镜专用的高频电发生器、注射针和止血夹等。所有的器械符合灭菌要求，一次性物品按有关规定处理，常用易损的器械均有备用品。

ERCP 由主要操作者、助手及护士协同完成。ERCP 项目负责人必须是副主任医师职称以上的医生担任；主要操作者须由主治医生职称以上且经过正规培训的医生担任。建议根据 ERCP 操作的难易程度实施医生分级操作。

ERCP 的主要操作者及其助手必须参加规范化的专业技术培训，并在指导下至少完成 100 例 ERCP 和 30 例内镜下乳头括约肌切开术（endoscopic sphincterotomy，EST），选择性插管成功率达 80% 以上者才可独立操作。

医院年平均完成 ERCP 的例数不宜少于 100 例。保持一定工作量有利于技术水平的提高和工作经验的积累，减少操作的风险。

（二）术前准备

1. 知情同意　实施 ERCP 操作前，术者或主要助手应与患者或家属沟通，告知其操作适应证、目的、替代方案（保守治疗）、可能存在的风险，详细表述 ERCP 术后可能出现的并发症，并由患者或患者指定的委托人签署书面知情同意书。

2. 凝血功能检查　拟行 EST 的患者需行血小板计数、凝血酶原时间或国际标准化比值检测，检查的有效时间不宜超过 72 小时，若指标异常可能增加 EST 术后出血风险，应予以纠正。长期抗凝治疗的患者，在行 EST 前应考虑调整有关药物，如服用阿司匹林、非甾体抗炎药（NSAID）、活血中药、抗抑郁药物等，应停药 5～7 天；服用其他抗血小板聚集药物（如氯吡格雷、噻氯匹定等），应停药 7～10 天；服用华法林者，可改用低分子肝素或普通肝素，内镜治疗后再酌情恢复使用。

3. 预防性抗菌药物应用　没有必要对所有拟行 ERCP 的患者术前使用抗菌药物，但是有以下情况之一者应考虑预防性应用：①已发生胆道感染的脓毒血症。②肝门部胆管狭窄。③胰腺假性囊肿的介入治疗。④器官移植 / 免疫抑制。⑤原发性硬化性胆管炎。⑥有中、高度风险的心脏疾病（心脏瓣膜疾病）。以上情况均建议使用广谱抗菌药物，抗菌谱需涵盖革兰阴性菌、肠球菌及厌氧菌。

4. 预防胰腺炎 有研究表明，直肠应用吲哚美辛和术中留置胰管支架均能显著降低术后胰腺炎的发生率。

5. 镇静与监护 术前应对患者病情及全身状况进行全面评估，并根据实际情况选择合适的镇静和麻醉方式。实施深度镇静或静脉麻醉时须有麻醉专业资质的医生在场，并负责操作过程中的麻醉管理与监护。操作过程中，应予患者心电、血压、脉搏及血氧饱和度等的实时监测。

6. 术前建立静脉通道 建立较粗的静脉通道，尽量选择右前臂静脉，以利于病情急危重患者的抢救及大手术中快速输血、输液。这是手术顺利进行的重要保证，也是手术成败的关键。

7. 术前讨论 ERCP 术前均应进行术前讨论，对于疑难病例建议多学科术前讨论，结合病史、实验室检查、影像学资料权衡 ERCP 的获益与风险，制定切实的诊疗方案，并详细书写讨论记录。

四、报告解读

（一）正常影像

1. 正常胆道影像及其亚型 ERCP 通常在俯卧位下进行，造影剂先进入胆总管、总肝管左侧肝管，再顺序流入其外区域支、内侧区域支、右肝管前区支、后区域支，经细丝状肝内胆管末梢流向肝门，管径逐渐增粗，肝外胆管口径几乎一致，近乳头部管径又缓慢缩小。肝外胆管略呈反 "C" 形，正常胆管轮廓平滑。总胆管径平均为 6mm，但由于注入造影剂的压力及 X 线放大作用，10mm 以上方可认为扩张异常。

胆囊管和胆总管汇合形态变异很大，一般从胆总管中段右侧汇合，长 0.6 ～ 6cm，也可从胆总管后方绕至左侧汇合，或在近乳头附近胆总管才汇合。胆囊管可在胆总管显影前即显示，也可在肝内胆管显影之后显示。若胆囊颈管不显影需排除胆囊管癌。胆囊走行异常占全胆系手术病例的 2%，胆囊管汇入右肝管型占 17%，因此在切除胆囊时要留意，切勿伤及肝管。胆总管末端常呈笔尖样光滑变细，与胰管形成共通管道。正常共通管道长度成年人为 0.2 ～ 1cm；也有形成管道分离的，在乳头形成双开口，胆总管末端由于 Oddi 括约肌包绕而形成一缩窄段，其上端犹如山间小路样变细，Oddi 括约肌收缩时甚至形如闭塞、狭窄，故应动态观察、拍片，以除外器质性狭窄或闭塞。

2. 正常胰管影像及其亚型 胰管造影应显示何种程度，依检查目的不同而异，一般主胰管至尾部显影，最多Ⅰ级分支显示即可，为检出微小病变也有将Ⅱ～Ⅲ级分支显示者，但无论如何不要将胰腺泡显示，以免发生胰腺炎。

正常胰管光滑，由头部至尾部逐渐变细。若主胰管头部＞5mm，体部＞4mm，尾部＞3mm，即可诊断为胰管扩张。若胰尾胰管＞头部胰管，宽度在正常宽度内也应考虑为异常。

主胰管随着年龄增长有变粗的倾向。主副胰管交通位于胰头、颈部间。副胰管开口于副乳头，若与主胰管不吻合而成盲端，则称为胰管汇合不全。汇合不全也可以是主胰管在胰颈部呈末端短树枝状，背侧胰管不显影，而经乳头造影不能显示全长胰管，胰液经副乳头排出，背侧胰管有代偿性增粗，占23%～34%。

（二）胆道疾病的 ERCP 诊断

1. 胆总管结石的诊断　典型的胆总管结石患者会有腹痛、寒战高热和黄疸（Charcot三联征），甚至合并血压下降及神经精神症状（Reynolds 五联征）。体检时可发现皮肤、巩膜黄染，右上腹压痛、反跳痛、肌紧张，Murphy 征（＋）。发作间期可能没有明显的症状或体征，甚至有少数患者始终没有明显症状。因此，对于临床表现不典型者，有必要进行全面的检查协助诊断。怀疑存在胆总管结石者，推荐首先进行肝脏生化检测及腹部超声检查，但结果正常者不可完全排除，如临床仍高度怀疑可行进一步检查。实验室检查对于胆总管结石的诊断具有参考价值，在急性发作期，患者可存在白细胞和中性粒细胞升高，肝功能检查可见胆红素、碱性磷酸酶、γ-谷氨酰转肽酶及转氨酶有不同程度的升高，重症患者亦可出现电解质及肾功能指标异常，而发作间期患者各项指标均可正常。

推荐将 MRCP 和 EUS 作为胆总管结石患者的精确检查方法，可结合患者具体情况及所在中心的检查条件具体选择。MRCP 和 EUS 是目前敏感性及特异性最好的检查手段，二者诊断敏感性及特异性相当，且安全性好。MRCP 具有非侵入性的特点，可直观清晰地显示胆、胰管的病变，对 ≥5mm 的结石具有较高的诊断率。其诊断敏感性为90%，特异性为95%，对 ERCP 前判断病情、掌握适应证与禁忌证具有较高的参考价值。EUS诊断胆总管结石的敏感性为75%～100%，特异性为85%～100%，对胆管内小结石诊断准确率依然较高，且相对安全。对于存在颅内金属夹、心脏起搏器、机械心脏瓣膜、幽闭恐惧症和病态肥胖患者，EUS 优于 MRCP。而相对于 EUS，MRCP 检查过程简单、对肝内胆管成像能力强、成本效益比好，且对于存在胃或十二指肠解剖学改变者 MRCP更加方便可行。通常情况下，MRCP 是患者最安全可行的检查手段，同时对于经验丰富的内镜医生可选择使用 EUS，少数患者可能需要进行两项检查以确保诊断正确。

ERCP 诊断胆管结石的敏感性为67%～94%，特异性为92%～100%。但由于ERCP 具有一定的创伤性和风险，患者往往需要住院，费用较高，术后可能发生急性胰腺炎、急性胆管炎、出血、穿孔等并发症，因此原则上不建议实施单纯诊断性 ERCP。

胆管腔内超声（IDUS）检查对 ERCP 阴性的可疑胆总管结石患者的诊断具有补充意义。对于 ERCP 阴性的可疑胆总管结石患者可行 IDUS 检查。与传统 ERCP 相比，其优势在于发现微小结石，避免了 X 射线下胆管造影可能导致的胆管炎或化学性胰腺炎，具有一定临床应用价值。

2. 胆总管结石的 ERCP 表现 透视影像可见胆总管内单发或多发透亮区及充盈缺损，形态可飘动似类圆形。

3. 胆总管结石的推荐诊断流程 有可疑症状、体征的患者，通过一线、二线检查逐步确立诊断，进而制定治疗方案；怀疑胆总管结石的患者建议采用创伤小且诊断率较高的影像检查，如 MRCP 或 EUS，不建议实施诊断性 ERCP；如条件许可，建议 ERCP 前接受常规 MRCP 检查。（图 3-59）

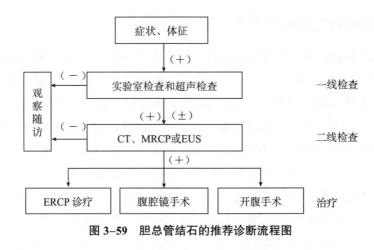

图 3-59 胆总管结石的推荐诊断流程图

（三）胆管良、恶性狭窄的 ERCP 诊治

1. 胆管狭窄的 ERCP 诊断

（1）良性和恶性胆管狭窄在临床上一般均以梗阻性黄疸和（或）胆管炎为主要表现，通过血液检验和一线的影像学检查（如腹部超声、CT、MRI 或 MRCP 等）通常可确立诊断。ERCP 作为二线的检查手段，在对于上述检查仍不能确诊或已确诊需要介入治疗时使用，不建议单纯实施 ERCP 诊断。

但 ERCP 具有较高的敏感性和特异性，绝大多数良、恶性狭窄通过其特征性表现均能获得诊断。ERCP 可以对胰胆管进行实时、动态的观察，是诊断胰胆管疾病的"金标准"。对于难以确定病因的胆管狭窄，ERCP 具有较高的诊断价值。MRCP 对于胆管狭窄的阴性预测值低。对于高度怀疑有胆道疾病而 MRCP 阴性的患者，仍建议行 ERCP 确诊。

（2）ERCP 可以获得组织 / 细胞学证据，对于恶性胆管狭窄的诊断很重要。胆管狭窄通过细胞刷检获得细胞学诊断的敏感性不足 30%；X 线引导下胆管活体组织检查的诊断敏感性约为 40%；细胞学检查联合组织活体组织检查的阳性率可提高到 40% ~ 70%，诊断特异性可高达 100%。X 线引导下胆管活体组织检查的缺点是操作不便、耗时，无法精准调控方向，只能获得狭窄下缘组织，需要特殊的活体组织检查钳，发生并发症的概率高于细胞刷检。新的检测手段如荧光原位杂交（fluorescence in situ hybridization，FISH）、流式细胞术，以及 DNA 检测等可提高细胞学检测的水平。在细胞刷检前后抽吸胆汁进行细胞学检查也能显著提高胆管恶性狭窄的诊断率。

（3）ERCP 下实施经口胆道镜检查有助于鉴别难以确诊的良、恶性胆道狭窄。ERCP 联合胆道镜在评估难以确诊的胆道狭窄时，较单纯的 ERCP 有优势。单人操作胆道镜（SpyGlass）在临床上应用越来越广泛，尤其是用于胆管不明原因狭窄的诊断和评估。通常恶性病变可出现扩张迂曲的"肿瘤血管"、附壁结节或肿物、浸润性或溃疡性狭窄、乳头状或颗粒状黏膜隆起等特征性表现。胆道镜下直视活体组织也可以提高诊断率，有报道称其对胆管癌的诊断率可达 90% 以上。

探头式共聚焦激光显微内镜（probe-based confocal laser endomicroscopy，pCLE）可以通过十二指肠镜对胰胆管系统进行观察，该过程需要 ERCP 导管或胆道镜进行引导。pCLE 可以观察到组织表面形态学结构和细胞甚至亚细胞水平，提高了普通白光内镜的病理诊断速度和准确性，达到了实时"光学活体组织检查"的目的。该技术对鉴别良、恶性胆道狭窄有潜在价值，但对于组织学改变与不同病因的胆道狭窄之间的关联仍需进一步研究明确。

2. 胆总管良、恶性狭窄的 ERCP 表现　可单发或多发，胆管显影边缘整齐或不整，一侧或双侧。一侧性边缘光滑的狭窄多见于淋巴结压迫或 Mirizz 综合征。肝右动脉压迫总肝管呈平滑性狭窄。单发边缘不整的狭窄，常见于胆管癌、胰腺癌、胆囊癌、胆囊管癌的癌细胞浸润。结节浸润性胆管癌多见双侧性胆总管狭窄。下部胆总管狭窄可见于慢性胰腺炎、自身免疫性胰腺炎等炎症性疾病所伴有的狭窄，但需与恶性疾病相鉴别。

胆总管良性狭窄的特点是呈光滑管状或沙钟状狭窄，狭窄多较长。多发性胆管狭窄见于原发性硬化性胆管炎（PSC）、自身免疫性胰腺炎（AIP）。PSC 常见短的（1～2mm）狭窄，呈串珠样、剪枝样或憩室样。

（四）胰腺疾病的 ERCP 诊治

1. 急性胆源性胰腺炎（acute biliary pancreatitis，ABP）　ABP 占所有急性胰腺炎病例的 40%，由胆石移位至胆总管堵塞或压迫十二指肠大乳头引起。由于大部分胆石可顺利排至十二指肠，因此大部分 ABP 是自限性的，可通过保守治疗缓解。然而，在 20%～30% 的 ABP 患者中，由于胆石不能自行排出壶腹，可出现大量液体丢失、代谢紊乱、低血压、败血症等严重后果。根据亚特兰大标准，急性胰腺炎的诊断应满足以下 3 条中的 2 条：①腹痛，且腹痛的性质符合急性胰腺炎（急性起病，严重上腹痛，常向后背部放射）表现。②血清脂肪酶（或淀粉酶）升高，且至少大于正常上限的 3 倍以上。③增强 CT 或 MRI 或腹部超声显示特征性改变。

急性胰腺炎预后不良的高危因素包括高龄（年龄大于 60 岁）、多种并发症（Charlson 合并症指数 ≥ 2 分）、肥胖（BMI > 30kg/m²）、长期大量饮酒等。怀疑 ABP 的病例，应首先进行肝功能、超声、CT、MRCP、EUS 等检查。有以下情况可确诊或高度怀疑 ABP：①胆红素、转氨酶、转肽酶升高。②影像学检查发现胆管结石或胆管扩张。建议选用非创伤性检查手段（如 MRCP、EUS）确立诊断。对轻型 ABP 患者，不推荐急诊 ERCP，应待病情稳定后行 MRCP 评估，决定是否需要行 ERCP。对于 ABP 合并急性胆管炎或胆道梗阻的患者，应行急诊 ERCP，并予 EST。然而，若预期患者病情较重，是否行 ERCP 尚存争议。重型胆源性胰腺炎患者早期进行 ERCP 联合或不联合 EST 与保守疗法相比，可显著降低并发症的发生率，但并不能显著降低病死率。胆源性胰腺炎在 ERCP 下可同时见结石嵌顿、胰管扩张等表现。

单次发作的轻型急性胰腺炎，普遍认为不推荐行 ERCP，除非存在胆道感染或梗阻。轻型 ABP 应先行保守治疗，不推荐行急诊 ERCP。当 ABP 恢复后，存在胆管结石的患者应行 ERCP 取石术，有胆囊结石者建议尽早行胆囊切除术。对于急性胰腺炎患者，若患者病情不恶化，并已怀疑 ABP，在第 2 周进行 MRCP 可提供更详细的结果，可以避免不必要的 ERCP 及其可能的并发症。对于不存在胆道梗阻的 ABP 患者，亦不应行急诊 ERCP。

Cavdar 等进行的一项队列研究纳入了 60 例 ABP 患者。这部分患者在发作后 1 ~ 4 天进行了 MRCP 检查，并在发作后第 7 天再次进行 MRCP 检查作为对照。结果显示，在 33.3% 的患者中，MRCP 检出了胆道结石；在对照 MRCP 中，胆道结石检出率为 80%。MRCP 的阳性预测值为 93.7%。

ABP 患者应根据入院时生化结果和超声结果进行风险分层，如有持续胆道梗阻风险，应进行 ERCP。2013 年，美国胃肠病学会（ACG）发布的"急性胰腺炎临床处理指南"，对实验室和临床证据均不支持胆道梗阻的患者，无须进行 ERCP；在没有胆管炎和（或）黄疸的情况下，应行 MRCP 或 EUS 而不是 ERCP 来筛查胆管炎。

2. 胰腺分裂症（pancreatic divisum，PD） PD 是指腹侧胰管和背侧胰管在发育过程中不融合或融合不完全而导致的一种先天性变异，发病率约为 7%。PD 可以没有明显临床症状，部分患者可出现胰腺炎发作或者胰型疼痛。PD 与急、慢性胰腺炎密切相关。根据 PD 患者临床症状的特点及胰管影像的特征，可将其分为急性复发性胰腺炎型、慢性胰腺炎型和单纯腹痛型 3 类。ERCP 是诊断胰腺分裂症的"金标准"，需要进行主、副乳头分别插管造影，然后根据背侧胰管与腹侧胰管是否完全分离，而分成完全型和不完全型两个亚型。高清晰的 MRCP 和 EUS 亦可用于 PD 的检查，还可了解胰腺实质的影像改变，有逐步替代 ERCP 进行诊断的趋势。

3. 胰管破裂与胰漏 胰管破裂、胰漏多为急、慢性胰腺炎的并发症，少数情况下，手术、创伤或胰腺肿瘤亦会导致。胰管破裂会引起胰周液体聚积或假性囊肿形成、胸腔积液、腹水、胰瘘、严重胰腺坏死等。胰管破裂的诊断可以结合临床表现和胸、腹腔积液淀粉酶测定，通过 MRCP、腹部超声、CT 或 EUS 等检查确定。

4. Oddi 括约肌功能障碍（sphincter of Oddi dysfunction，SOD） SOD 是急性复发性胰腺炎的重要原因。目前，SOD 的常用分型见表 3-4。

表 3-4 Oddi 括约肌功能障碍分类

分型	胆型	胰型
Ⅰ 型	疼痛 + 肝酶异常（＞ 2 次）+ 胆总管扩张	疼痛 + 胰酶异常（＞ 2 次）+ 胰管扩张
Ⅱ 型	疼痛 + 肝酶异常（＞ 2 次）或胆总管扩张	疼痛 + 胰酶异常（＞ 2 次）或胰管扩张
Ⅲ 型	仅有胆性腹痛	仅有胰性腹痛

其中，Ⅰ 型患者不必行 Oddi 括约肌测压（sphincter of oddi manometry，SOM），可直接接受 EST 治疗；Ⅱ 型患者在行 EST 前可考虑实施 SOM。对 Oddi 括约肌功能紊乱者，首先进行病史采集、生化及非侵入性的影像学检查，必要时行 ERCP 和 SOM。2015年 ASGE 指南中指出，对于存在 Oddi 括约肌功能障碍的患者，首先应进行病史采集，并通过生化、影像学检查等非侵入性检查以明确病情，必要时行 ERCP 和 SOM。Ⅲ 型 SOD 患者，不推荐行胆总管或胰管括约肌切开，无须 ERCP。

5. 慢性胰腺炎的治疗作用 慢性胰腺炎是以胰腺实质和胰腺导管结构破坏为特征的胰腺不可逆性纤维炎症病变，我国发病患者数呈逐年上升趋势，饮酒、胆道疾病和胰腺外伤为其主要病因。虽然 ERCP 可显示胰管改变，但由于技术原因，如果胰管充盈不佳，会影响 ERCP 诊断的敏感性，注射造影剂也会导致对胰管直径的高估（是 MRCP 测量值的 1.5 倍）；且 ERCP 为侵入性检查，存在术后出现胰腺炎风险，因此不建议作为一线的诊断方法，仅用作确诊病例的治疗手段。

慢性胰腺炎的 ERCP 表现为常见主胰管及分支胰管粗细不均，可能伴有胰实质钙化或胰管结石。可见局限性分支胰管扩张。

6. 自身免疫性胰腺炎 自身免疫性胰腺炎是由自身免疫介导，以胰腺肿大和主胰管不规则、贯通性狭窄为特征的特殊类型的慢性胰腺炎。其 CT 特点为胰腺弥漫性肿大，典型者呈"腊肠样"，胰周伴低密度"鞘样"结构，称"鞘膜征"。当 CT 表现不典型时，可结合临床表现、实验室检查及 ERCP 特征诊断自身免疫性胰腺炎。自身免疫性胰腺炎对糖皮质激素治疗反应较好。患者伴有 IgG4 疾病相关胆管梗阻症状 / 体征时，应行 ERCP 检查，并对病变部位进行活体组织检查及 IgG4 染色以除外恶性病变。壶腹活体组织检查可以显著提高自身免疫性胰腺炎的诊断率。ERCP 时行壶腹部活体组织检查并 IgG4 染色，对自身免疫性胰腺炎的诊断敏感性可达 52% ～ 80%，特异性达 89% ～ 100%，且不增加出血和胰腺炎的风险。

自身免疫性胰腺炎的 ERCP 表现包括长节段狭窄（大于胰管 1/3 长度）、狭窄段上游不扩张（＜ 5mm）、多发狭窄及从狭窄段发出侧支，可见主胰管弥漫性变细。

第七节　免疫组化检查

⊕ 一、食管炎

1.病理变化　肉眼观（可通过胃镜观察）大多仅表现为局部黏膜充血。光镜下，早期表现为上皮层内嗜酸性粒细胞浸润，以后出现基底细胞增生，固有膜乳头延长，可出现浅表性溃疡，上皮内见中性粒细胞浸润；炎症扩散到食管壁，可引起环状纤维化并可导致管腔狭窄。长期慢性炎症的病例可形成 Barrett 食管。

肉眼观，Barrett 食管黏膜呈不规则形状的橘红色天鹅绒样改变，在灰白色正常食管黏膜的背景上呈补丁状、岛状或环状分布。可继发糜烂、溃疡、食管狭窄和裂孔疝。光镜下，Barrett 食管黏膜由类似胃黏膜或小肠黏膜的上皮细胞和腺体所构成。Barrett 黏膜的柱状上皮细胞兼有鳞状上皮和柱状上皮细胞的超微结构和细胞化学特征。

2.内镜病理　鳞柱交界食管黏膜组织，腺体结构规则，上皮呈肠型上皮化生（彩图 1）。

⊕ 二、胃炎

（一）急性胃炎

急性胃炎（acute gastritis）发病急，病程短，炎症变化剧烈，基本病理变化以渗出为主。根据病变特点，可分为急性卡他性胃炎、出血性胃炎、纤维素性胃炎、化脓性胃炎。

1.急性卡他性胃炎

（1）眼观：胃黏膜，特别是胃底黏膜充血、潮红，被覆大量黏液，并有少量点状出血。

（2）镜检：黏膜上皮变性、坏死、脱落，固有层、黏膜下层毛细血管扩张、充血或出血，有浆液渗出及淋巴细胞浸润，杯状细胞增多并脱落。

2.出血性胃炎　以胃黏膜弥漫状或斑点状出血为特征。除了急性卡他性胃炎的变化外，出血变化更明显。

3.纤维素性胃炎　在病变程度上较卡他性胃炎重。

（1）眼观：以黏膜表面覆盖多量纤维素渗出物为特征。

（2）镜检：黏膜固有层和黏膜下层有大量纤维蛋白渗出。

4.化脓性胃炎

（1）眼观：以形成脓性渗出物为特征。

（2）镜检：主要是固有层和黏膜下层有大量嗜中性粒细胞浸润。

（二）慢性胃炎

慢性胃炎主要包括 5 项组织学变化，即 Hp、慢性炎症改变、炎症活动性、萎缩、肠化生。根据病理变化的不同，分为以下两类。

1. 慢性非萎缩性胃炎（chronic non-atrophic gastritis）　即慢性浅表性胃炎（chronic superficial gastritis），又称慢性单纯性胃炎。肉眼观察（胃镜检查），病变表现为胃黏膜充血、水肿，呈淡红色，可伴有点状出血和糜烂，表面可有灰黄或灰白色黏液性渗出物覆盖。镜下，病变主要表现为黏膜浅层固有膜内淋巴细胞、浆细胞等慢性炎症细胞浸润，但腺体保持完整，无萎缩性改变。严重者炎症可累及黏膜深层。（彩图 2、彩图 3）

2. 慢性萎缩性胃炎（chronic atrophic gastritis）　本病以胃黏膜萎缩变薄，黏膜腺体减少或消失并伴有肠上皮化生，固有层内多量淋巴细胞、浆细胞浸润为特点。根据发病是否与自身免疫有关，以及是否伴有恶性贫血，可将本型胃炎分为 A、B 两型（表 3-5）。我国患者多属于 B 型。两型胃黏膜病变基本类似。肉眼观察（胃镜检查），胃黏膜由正常的橘红色变为灰色或灰绿色，黏膜层变薄，皱襞变浅甚至消失，黏膜下血管清晰可见，偶有出血及糜烂。

表 3-5　慢性萎缩性胃炎的 A、B 型比较

	慢性萎缩性胃炎 A 型	慢性萎缩性胃炎 B 型
病因与发病机制	自身免疫	Hp 感染（60%～70%）
病变部位	胃体部或胃底部	胃窦部
抗壁细胞和内因子抗体	阳性	阴性
血清胃泌素水平	高	低
胃内 G 细胞的增生	有	无
血清中自身抗体	阳性（＞90%）	阴性
胃酸分泌	明显降低	中度降低或正常
血清维生素 B 水平	降低	正常
恶性贫血	常有	无
伴发消化性溃疡	无	高

（三）特殊类型胃炎

特殊类型胃炎由不同病因引起，种类很多，但临床较少见，此处仅介绍其中几种。

1. 慢性肥厚性胃炎（chronic hypertrophic gastritis）　又称巨大肥厚性胃炎（giant hypertrophic gastritis）、Menetrier 病。肉眼观察（胃镜检查）主要有以下特点：①黏膜皱襞粗大加深变宽，呈脑回状。②黏膜皱襞上可见横裂，有多数疣状隆起的小结。③黏膜隆起的顶端常伴有糜烂。镜下可见腺体肥大增生，腺管延长，有时增生的腺体可穿过黏膜肌层。黏膜表面黏液分泌细胞数量增多，分泌增多。黏膜固有层炎症细胞浸润不显著。

2. 化学性胃炎（chemical gastritis） 亦称为化学性胃病（chemical gastropathy）、反应性胃病（reactive gastropathy），其病理变化主要表现为胃小凹上皮细胞增生，炎症细胞浸润较少。

3. 疣状胃炎（gastritis verrucosa） 原因不明，是一种有特征性病理变化的胃炎。肉眼观察（胃镜检查）可见病变处胃黏膜出现许多中心凹陷的疣状突起病灶。镜下可见病灶中心凹陷部胃黏膜上皮变性坏死并脱落，伴有急性炎性渗出物覆盖。

第四章
消化系统疾病急危重症诊治

第一节　急危重症的快速识别与处理要点

急危重症通常指患者的脏器功能衰竭，包括心、脑、肝、肾等的衰竭及各种休克等，可严重危及患者的生命，因此在临床中需要快速识别及处理。

⊕ 一、急危重症的快速识别要点

1.体温　正常体温为 36 ～ 37℃，＞ 37℃称为发热，＜ 35℃称为低体温。

2.脉搏　正常脉搏为 60 ～ 100 次/分，＞ 100 次/分称为心动过速，＜ 60 次/分称为心动过缓。

3.呼吸频率　正常呼吸频率为 12 ～ 20 次/分，＞ 24 次/分称为呼吸过速，＜ 12 次/分称为呼吸过缓。

4.血压　正常血压为 100 ～ 120/60 ～ 90mmHg，收缩压 ≥ 140mmHg 或舒张压 ≥ 90mmHg 称为高血压，血压低于 90/60mmHg 称为低血压。

5.神志状况　正常人神志清楚、对答如流；若患者烦躁、紧张不安，往往提示休克早期；而神志模糊或嗜睡，说明即将发生昏迷。各种急危重症的晚期都会出现昏迷，包括浅昏迷、中度昏迷与深昏迷。

6.瞳孔　正常瞳孔直径为 3 ～ 5mm，双侧等大等圆，对光反应灵敏；瞳孔散大并固定提示心跳停止，瞳孔缩小提示有机磷或毒品中毒。

7.尿量　正常尿量＞ 30mL/h；如果小于 25mL/h，称为尿少；小于 5mL/h，称为尿闭，提示脱水、休克或急性肾功能衰竭。

8.皮肤黏膜　皮肤苍白、四肢湿冷提示休克；皮肤和口唇、甲床发绀提示缺氧；皮肤黏膜黄染提示肝细胞性、溶血性或者阻塞性黄疸；皮肤黏膜广泛出血提示 DIC。

⊕ 二、急危重症的处理要点

1.体位　仰卧位（濒死状态）、侧卧位（吐血）或端坐位（呼吸困难）。

2.开放气道　保持呼吸道畅通。

3.有效吸氧　鼻导管或面罩吸氧。

4.建立静脉通路　应通畅可靠。

5.纠正水、电解质及酸碱失衡　酌情静脉输液（多选平衡盐溶液和葡萄糖盐水）。

第二节　消化道出血

⊕ 一、快速识别要点

消化道出血是内科常见的急危重症之一，需要紧急处理。

1. 呕血提示急性上消化道出血，通常来源于动脉或静脉曲张。呕吐咖啡样物提示出血相对缓慢，血液在胃内潴留，血红蛋白受胃酸作用变为正铁血红素。

2. 便血多见于下消化道出血，亦可能因上消化道出血速度快、出血量大，经肠道迅速排出所致。

3. 黑便通常提示上消化道出血，但小肠或右半结肠出血也可有黑便。还需与摄入铁剂、铋剂或各种食物（动物内脏、动物血）所致黑便相鉴别。

4. 注意询问病史、用药史，尤其是抗凝药、抗血小板药物的用药史。

5. 少数急性上消化道出血患者早期并无呕血或黑便，仅表现为软弱、乏力、面色苍白、心悸、脉细数、大汗出、血压下降、休克等急性周围循环衰竭征象，需经一定时间才排出暗红色或柏油样便。

6. 排除口腔、牙龈、鼻咽等部位的出血。

7. 持续呕血或便血，积极补液输血后生命指征不稳定，Hb 继续下降，BUN 持续上升，肠鸣音亢进，表示存在活动性出血。

8. 意识丧失、大动脉搏动不能触及的患者，应立即进行心肺复苏。有晕厥、持续呕血或便血、四肢末梢湿冷、心率 > 100 次 / 分、收缩压 < 90mmHg 或基础收缩压降低 > 30mmHg、Hb < 70g/L 表现的患者，应立即收入急诊抢救室，开始复苏治疗。

⊕ 二、处理要点

1. 一般处理

（1）侧卧位，心电监护，吸氧。

（2）开通静脉通路。

（3）急诊检查：血常规 + 网织红细胞 + 血型、术前四项（乙肝病毒、人类免疫缺陷病毒、梅毒螺旋体、丙肝病毒）、凝血功能、肝肾功能 + 离子。

（4）必要时行急诊胃镜检查（发病 24 小时内行胃镜检查），同时行镜下治疗；若为活动性出血而内镜检查阴性者，行选择性血管造影。

（5）输血：血压 < 90mmHg，或较基础血压下降 > 30mmHg 者；Hb 低于 60g/L，同时血细胞比容 < 20% 者；快速出血者，无论血红蛋白多少。

2. 上消化道大出血的诊疗

（1）食管静脉曲张破裂出血：①药物：生理盐水 54mL+ 奥曲肽 0.6mg，2.5 ～ 5mL/

h（即 25 ～ 50μg/h），可持续泵入 3 ～ 5 天；生理盐水 50mL+ 奥美拉唑 40mg，10mL/h，可持续泵入 3 ～ 5 天。②生命体征平稳时可行急诊内镜下止血。③必要时使用三腔二囊管压迫止血。

（2）非食管静脉曲张破裂出血：①置入胃管，灌注止血药（冰盐水、凝血酶等）。②药物：首选质子泵抑制剂（PPI）20 ～ 40mg，口服；也可选择静脉泵入药物治疗，生理盐水 50mL+ 奥美拉唑 40mg，10mL/h，可持续泵入 3 ～ 5 天；生理盐水 54mL+ 奥曲肽 0.6mg，2.5 ～ 5mL/h（即 25 ～ 50μg/h）泵入，可持续泵入 3 ～ 5 天。③内镜下止血。④保守治疗无效者需急诊手术。

3. 下消化道出血的诊疗　首先要排除上消化道出血，行胃镜检查，再行肠镜检查，有活动性出血，出血量＞ 1.0mL/min，行血管造影加栓塞治疗，必要时手术探查加术中内镜检查。

第三节　肝衰竭

⊕ 一、快速识别要点

肝脏具有合成、代谢、分泌、生物转化以及免疫防御等功能。当多种因素（如病毒、酒精、药物等）造成肝细胞大量坏死时，上述功能发生严重障碍或失代偿，进而出现以凝血功能障碍、黄疸、肝性脑病、腹水等为主要表现的一组临床症状，称为肝衰竭。其临床主要表现为极度乏力、食欲下降、腹胀、恶心、呕吐、神志改变等。

1. 一般检查　血常规、CRP、肝肾功能、凝血功能、生化、自身免疫性肝病相关抗体、血氨、血气分析、离子、尿常规。

2. 影像学检查　腹部超声及 CT。

3. 心电图检查。

⊕ 二、处理要点

（一）一般支持治疗

1. 卧床休息，减少体力消耗，减轻肝脏负担。

2. 加强监护，评估神经状态，监测血压、心率、呼吸频率、血氧饱和度，记录体重、腹围变化，24 小时尿量，排便次数、性状等。

3. 推荐肠内营养，包括高碳水化合物、低脂、适量蛋白饮食。进食不足者，每日静脉补给热量、液体、维生素及微量元素，推荐夜间加餐补充能量。

4. 积极纠正低蛋白血症，补充白蛋白或新鲜血浆，并酌情补充凝血因子。

5. 进行血气监测，注意纠正水、电解质及酸碱平衡紊乱。

6.注意消毒隔离，加强口腔护理和肺部及肠道管理，预防院内感染的发生。

（二）对症治疗

1.护肝药物　应用抗炎护肝药物、肝细胞膜保护剂、解毒保肝药物，以及利胆药物。

2.微生态调节　应用肠道微生态调节剂、乳果糖或拉克替醇。

3.免疫调节剂　非病毒感染性肝衰竭，如自身免疫性肝炎及急性酒精中毒（重症酒精性肝炎）等，可考虑应用肾上腺皮质激素［甲强龙，$1.0 \sim 1.5mg/（kg \cdot d）$］治疗。

（三）病因治疗

1.去除诱因　如重叠感染、各种应激状态、饮酒、劳累、药物影响、出血等。

2.针对不同病因的治疗

（1）病毒感染：对 HBV–DNA 阳性的肝衰竭患者，立即使用核苷（酸）类药物抗病毒治疗。确诊或疑似疱疹病毒或水痘 – 带状疱疹病毒感染导致的急性肝衰竭患者，应使用阿昔洛韦（$5 \sim 10mg/kg$，1 次 /8 小时，静脉滴注）治疗，危重者可考虑进行肝移植。

（2）药物性肝损伤：因药物肝毒性所致急性肝衰竭，应停用所有可疑的药物。确诊或似毒蕈中毒的急性肝衰竭患者，考虑应用青霉素 G 和水飞蓟素。由对乙酰氨基酚过量引起的急性肝衰竭患者，如摄入对乙酰氨基酚在 4 小时内，在给予乙酰半胱氨酸补剂之前应先口服活性肽。必要时进行人工肝治疗。

（3）急性妊娠期脂肪肝 /HELLP 综合征导致的肝衰竭：建议立即终止妊娠。

（4）肝豆状核变性：采用血浆置换、白蛋白透析、血液滤过，以及各种血液净化方法组合的人工肝支持治疗。

（四）并发症的处理

1.脑水肿

（1）有颅内压增高者，给予甘露醇 $0.5 \sim 1.0g/kg$，或者高渗盐水治疗。

（2）应用袢利尿剂，一般选用呋塞米，可与渗透性脱水剂交替使用。

（3）给予人血白蛋白，特别是肝硬化白蛋白偏低的患者。

（4）人工肝支持治疗。

2.肝性脑病

（1）调整蛋白质摄入及营养支持。

（2）应用乳果糖，口服或高位灌肠。

（3）视患者电解质和酸碱平衡情况酌情选择精氨酸、门冬氨酸鸟氨酸等降血氨的药物。

（4）Ⅲ度以上的肝性脑病患者建议气管插管；抽搐患者可酌情使用半衰期短的苯妥英钠或苯二氮䓬类镇静药物。

3. 感染　应用广谱抗感染药物。联合应用多个抗感染药物，以及应用糖皮质激素类药物等治疗时，应注意防治继发真菌感染。

4. 低钠血症及顽固性腹水

（1）低钠血症：是常见并发症，可用托伐普坦治疗。

（2）顽固性腹水：①推荐螺内酯联合呋塞米起始联用，应答差者，可应用托伐普坦。②特利加压素，每次 1 ～ 2mg，1 次 /12 小时。③腹腔穿刺放腹水。④输注人血白蛋白。

第四节　输血反应

⊕ 一、快速识别要点

1. 发热反应　一般为畏寒或寒战，高热，体温达 39 ～ 41℃，出汗，可伴恶心、呕吐、皮肤潮红、心悸、头痛，持续 0.5 ～ 2 小时后可逐渐缓解。

2. 过敏反应　症状轻者，仅有皮肤局限性或全身性瘙痒、皮肤红斑、荨麻疹；严重者表现为咳嗽、喘鸣、呼吸困难，以及腹痛、腹泻、喉头水肿，甚至窒息、过敏性休克、昏迷、死亡。

3. 溶血反应　突然感到头痛、腰背痛、心前区紧迫感、呼吸急促、小便酱油色（血红蛋白尿），严重时伴寒战高热、黄疸、黏膜及皮下出血、少尿、休克等。

4. 循环超负荷　突发心率加快、呼吸急促、发绀或咳吐血性泡沫痰。

5. 细菌污染反应　轻者仅有发热；重者可致败血症和中毒性休克，如出现寒战高热、面红、结膜充血、呼吸困难、发绀、呕吐、脉搏细数、血压下降，甚至休克。

⊕ 二、处理要点

1. 发热反应　停止输血。保持静脉通路畅通。对症处理，保暖，给予退热剂、镇静剂。伴寒战可肌注异丙嗪 25mg 或哌替啶 25 ～ 50mg。高热者可予物理降温。

2. 过敏反应　轻症者，可用抗组胺药或糖皮质激素。重症者，立即停止输血，并皮下或肌内注射 1∶1000 肾上腺素 0.5 ～ 1mL，和（或）氢化可的松 100mg，加入 500mL 葡萄糖盐水中静脉滴注，酌情使用镇静剂及升压药。如喉头水肿严重，应行气管插管或切开。

3. 溶血反应　抗休克。保护肾功能。若 DIC 明显，则使用肝素。必要时进行血浆置换治疗。若血压低，可使用多巴胺、间羟胺升压。

4. 循环超负荷　立即停止输液、输血，取半卧位，吸氧，使用速效洋地黄制剂及利尿剂，四肢轮流上止血带以减少回心血量。

5. 细菌污染反应　采取有效的抗休克、抗感染治疗。

第五节 酒精戒断综合征

🔖 一、快速识别要点

酒精戒断综合征是指长期饮酒后已形成躯体依赖，一旦停止饮酒或减少饮酒量，可出现与酒精中毒相反的症状。其机制可能是戒酒使酒精抑制 GABA 的作用明显减弱，同时血浆中去甲肾上腺素浓度升高，出现交感神经兴奋症状。酒精戒断综合征患者在停止饮酒或骤然减少饮酒量后必然出现以下症状中的至少 2 项才可诊断：自主神经活性增强（焦虑、心动过速），手抖，失眠，恶心或呕吐，短暂的幻视、幻嗅、幻听或错觉，精神运动性激越，焦虑，强直 – 阵挛性惊厥发作。

1. 一般酒精戒断综合征 距末次饮酒 6～12 小时出现，可在 12～24 小时达到高峰，表现为失眠、震颤、轻度焦虑、胃肠不适、头痛、多汗、心悸、食欲不振（恶心）。

2. 酒精性幻觉症 距末次饮酒 12～24 小时出现，多在 48 小时内消退，但也可持续若干天，出现幻听、幻视及幻触等幻觉。

3. 酒精戒断性惊厥 距末次饮酒 12～48 小时出现，症状可以很早出现，甚至在末次饮酒后 2 小时内，且血中酒精浓度仍然很高时出现。一般表现为强直 – 阵挛性惊厥。

4. 酒精戒断性谵妄（震颤谵妄） 距末次饮酒 48～72 小时出现，症状在 4～5 天达到高峰，表现为定向障碍、幻视、心动过速、血压升高、低热、激越躁动、多汗等，病死率高，应积极救治。

🔖 二、处理要点

1. 苯二氮䓬类药物治疗 长效苯二氮䓬类药物（如地西泮、奥沙西泮等）可更有效地控制惊厥发作。

2. 其他药物治疗 可与苯二氮䓬类药物联合使用，或者当患者因某种原因不能使用苯二氮䓬类药物时使用。

（1）抗惊厥药物：卡马西平、丙戊酸钠。

（2）抗精神病药物：如喹硫平、奥氮平等。如果患者同时有幻觉症状，或出现明显的激越，则使用抗精神病药物比较恰当。应尽量与苯二氮䓬类药物联合使用。

（3）巴氯芬：可缓解酒精戒断症状，但对严重症状效果不佳。

（4）β 受体阻断剂：β 受体阻断剂可缓解部分酒精戒断症状，但无法预防戒断性谵妄及戒断性惊厥的发生。

3. 辅助治疗 纠正电解质紊乱，补充维生素 B_1。

第五章

消化系统疾病中西医结合诊疗思维示例

第一节　胃食管反流病

➕ 一、病例介绍

张某，男，39 岁。主因"胃灼热、反酸，伴胸骨后疼痛半年余"于 2020 年 3 月 18 日门诊就诊。

（一）现病史

患者半年前与朋友聚餐因大量饮酒及进食辛辣食物后出现胃灼热、反酸，时有胸骨后疼痛，伴有上腹部胀满，自行服用吗丁啉及奥美拉唑肠溶片等药物后，上述症状有所缓解，后胃灼热、反酸仍时有发作，尤以饮酒或进食油腻后为著，严重时伴有胸骨后疼痛，行心电图、胸部 CT 等检查未见异常，电子胃镜检查提示反流性食管炎（LA-B 级），体重较前增重 5kg。

刻下症状：胃灼热、反酸，多于饮酒或进食油腻后出现，严重时伴有胸骨后疼痛，上腹胀，无腹痛，无肩背放射痛，口苦，自觉口臭，纳食可，眠可，小便正常，大便日 2～3 次，不成形，大便黏滞不爽，余无特殊不适。

（二）既往史、个人史、家族史

既往脂肪肝病史，否认其他慢性病史。

（三）体格检查

T 36.6℃，P 82 次 / 分，Bp 130/80mmHg，R 18 次 / 分，身高 173cm，体重 82kg。

神志清楚，颈部及腋下未触及肿大浅表淋巴结；双肺呼吸音清，未闻及干湿性啰音，心律齐，未闻及杂音；腹部肥胖，腹软，未触及包块，全腹无压痛，肝脾肋下未触及，Murphy 征阴性；肝区及双肾区无叩痛，移动性浊音阴性，肠鸣音正常，双下肢无水肿。

（四）中医查体

双目有神，面色正常，形体偏胖，语声正常，舌红，边有齿痕，苔黄腻，脉滑。

（五）辅助检查

1. 心电图　窦性心律。
2. 胸部 CT　两肺及纵隔未见明显异常。
3. 电子胃镜检查　食管下段可见数条长 0.6 ～ 0.8cm 黏膜充血糜烂，病变间无融合。非萎缩性胃炎。

4. 血常规检查　未见异常。

5. ^{13}C- 尿素呼气试验　阴性。

二、诊断思维

（一）诊断思维路径

从患者典型表现胃灼热、反酸伴胸骨后疼痛着手，遵循思维路径建立初步诊断（图5-1）。

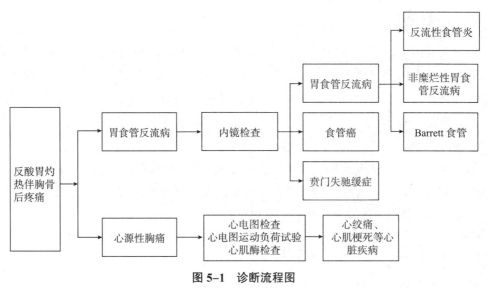

图 5-1　诊断流程图

（二）诊断

1. 初步诊断　该患者有典型的胃灼热、反酸症状，服用 PPI 类药物可缓解，结合胃镜下表现，诊断本病为胃食管反流病 – 反流性食管炎。

2. 定义　胃食管反流病（gastroesophageal reflux disease，GERD）是指胃及十二指肠内容物反流入食管、口腔（包括喉部）或肺部所引起不适症状和（或）并发症的一类疾病，包括反流性食管炎（reflux esophagitis，RE）、非糜烂性胃食管反流病（non-erosive reflux disease，NERD）和 Barrett 食管。临床表现为胃灼热、反流，或胸痛、上腹痛、腹胀及食管外的咽喉不适、咳嗽、哮喘等症状。

3. 反流性食管炎和胃食管反流病的关系　胃食管反流病是个较大的范畴。反流性食管炎是其中的一种，是指酸性胃液或酸性胃液加胆汁反流至食管所引起的食管黏膜的炎症、糜烂、溃疡和纤维化等病变。男性发病率高于女性。

4. 诊断要点

（1）反流症状：根据典型的胃灼热、反酸等反流症状可作出胃食管反流病的初步诊断。

（2）内镜检查：反流性食管炎内镜下可有食管黏膜破损的表现。

（3）食管反流监测：可检测食管腔内有无胃内容物反流，为胃食管反流病提供客观的诊断依据，包含单纯食管 pH 监测和食管阻抗 –pH 监测。单纯食管 pH 监测仅能检测酸反流；食管阻抗 –pH 监测可检测酸反流和非酸反流，还可区分反流内容物性质（液体、气体或混合反流），提高 GERD 的诊断率。

（4）质子泵抑制剂（PPI）试验治疗：如奥美拉唑 20mg，每日 2 次，口服，连续应用 7 ～ 14 日，若症状得到明显改善则支持 GERD 的诊断。

5. 胃食管反流病的发病机制　　胃食管反流病的发病机制考虑与胃食管交界处功能与结构障碍、食管清除功能障碍和上皮防御功能减弱、肥胖和饮食等生活相关因素削弱食管抗反流功能，以及食管敏感性增高等有关。免疫因素介导所致食管黏膜损伤和食管功能的改变也可能与 GERD 发病有关。

6. 反流性食管炎胃镜下分级（彩图 4）　目前反流性食管炎的胃镜下分级包括洛杉矶（Los Angeles，LA）分级、Muse 分级、Savary–Miller 分级及 Heztel–Dent 分级等。目前，我国大多采用洛杉矶分级标准对食管炎进行分级，共分为 4 级。

A 级：食管黏膜有 1 处或多处长度 < 5mm 的黏膜破损。

B 级：至少 1 处长度 > 5mm 的黏膜破损，但无融合。

C 级：至少 1 处两条黏膜破损融合，但未超过食管环周的 75%。

D 级：黏膜破损融合，达到或超过 75% 的食管环周范围。

洛杉矶分级与酸暴露、食管动力异常相关，可用于指示 GERD 的严重程度，且可预测治疗效果与临床预后。

（三）鉴别诊断

1. 胃食管反流病和食管癌的鉴别（表 5-1）　食管癌属于常见疾病，是我国发病率及死亡率均较高的消化道恶性肿瘤。是原发于食管的恶性肿瘤，以鳞状上皮癌多见。早期食管癌可无症状或症状不明显，多数患者主要表现为胸骨后不适、烧灼感或疼痛，进食时有停滞感或轻度梗阻感，并于进食干、硬、粗糙食物或刺激性食物时明显。中晚期食管癌以吞咽困难呈持续性和进行性加重为最主要特征。我国是食管癌的高发地区之一，每年平均病死约 15 万人，男性多于女性，发病年龄多在 40 岁以上。目前食管癌的确切病因不明，考虑其发病与亚硝胺类化合物、霉菌、不良饮食习惯及遗传等因素相关。应用抑酸药、促胃肠动力药不能缓解，手术、放疗、化疗等为其主要治疗手段。晚期患者预后差，生存期短。内镜检查与病理学检查可明确诊断。

表 5-1　胃食管反流病和食管癌的鉴别

鉴别要点	胃食管反流病	食管癌
典型症状	胃灼热、反流	进行性吞咽困难
体型	多正常或有腹型肥胖	形体消瘦
肿瘤标志物	阴性	可有 CEA 等肿瘤标志物升高

鉴别要点	胃食管反流病	食管癌
内镜及病理表现	食管远端齿状线上方可见纵行黏膜破损，或齿状线2cm以上可见岛状、舌状橘红色黏膜，或内镜下食管无异常表现	可见食管局部黏膜隆起、糜烂、溃疡形成，食管管腔狭窄，活体组织检查质脆或硬，易出血。病理提示癌
预后	病情易反复，预后好	病情进展快，预后差

2. 胃食管反流病和冠心病心绞痛的鉴别（表 5-2） 典型的心绞痛表现为胸骨后压榨性疼痛，多持续数分钟，常在体力活动或情绪激动时出现，可自行缓解或者服用硝酸甘油后可缓解，发作时心电图有明显的冠状动脉供血不足表现，24 小时动态心电图可见 ST-T 段有动态变化。

表 5-2 胃食管反流病和冠心病心绞痛的鉴别

鉴别要点	胃食管反流病	冠心病心绞痛
典型症状	胃灼热、反流	胸骨后压榨性疼痛
诱发因素	进食甜食、高脂食物、酒	体力活动、情绪激动
心电图	正常	可有 ST-T 段异常
药物	服用 PPI 类可缓解	服用硝酸甘油可缓解

3. 胃食管反流病和贲门失弛缓症的鉴别（表 5-3） 贲门失弛缓症是一种以食管下括约肌松弛障碍和食管体部无蠕动为主要特征的原发性食管动力紊乱性疾病，也被称为巨食管症或贲门痉挛。早期出现的症状是吞咽饮食困难，会逐渐加重。此外还有胸痛、呕吐、胃灼热和食物反流的症状。严重者会由于反流导致吸入性肺炎，由于吞咽困难影响食物摄取引发体重下降。X 线造影可见"鸟嘴征"、食管扩张。消化道内镜检查可见大量的食物和唾液残留于食管腔内，食管管壁蠕动减弱或消失，常可见多个痉挛性收缩环，贲门口紧闭，张力增高。

表 5-3 胃食管反流病和贲门失弛缓症的鉴别

鉴别要点	胃食管反流病	贲门失弛缓症
典型症状	胃灼热、反流	吞咽饮食困难
X 线造影	病变早期造影检查可能为阴性，或仅可见食管下段数厘米至十几厘米的轻微痉挛性改变，管壁光滑规则；炎症进展时可见管壁毛糙，管壁轻度变形而欠规则；病变晚期瘢痕形成，引起食管腔狭窄，其上段食管扩张，管壁偏移，毛糙，边缘呈毛刺状，狭窄与正常段分界不清，呈移行状。部分患者可显示滑动性食管裂孔疝，特征为横膈上方有疝囊，疝囊上方见狭窄之食管	"鸟嘴征"、食管扩张
药物	服用 PPI 类药物可缓解	服用 PPI 类药物不能缓解

（四）西医诊断要点

结合病情资料，综合以上诊断知识分析，本例患者的西医诊断思路：该患者有胃灼热、反酸、胸骨后疼痛的典型症状表现。其症状多于饮酒或进食油腻后出现，服用PPI类药物后多可缓解，有明显的诱发及缓解因素。胃镜明确提示食管下段可见数条长0.6～0.8cm黏膜充血糜烂，病变间无融合，洛杉矶分级为B级。综合其典型症状、诱发及缓解因素，结合其内镜下表现，西医诊断为反流性食管炎（LA-B级）。

（五）中医诊断要点

1. 定义　胃食管反流病是西医学病名，中医无相应的病名。根据其主要临床表现，如胃灼热、反酸、胸骨后疼痛、咽喉不适、口苦、嗳气、反胃等症状，应归属于"吐酸""呕苦""吞酸""嘈杂""食管瘅"等范畴。2017年《胃食管反流病中医诊疗专家共识意见》中，以"吐酸病""食管瘅"作为胃食管反流病的中医病名，认为其与胃食管反流病的解剖学概念、病理生理基础相近。

2. 病因病机　其病因有感受外邪，寒热客胃；情志不遂，思虑太过；饮食不节，烟酒无度；素罹胆病，胆邪犯胃；以及禀赋不足，脾胃虚弱。病机为胃失和降，胃气上逆。肝胆失于疏泄、脾失健运、胃失和降、胃气上逆，上犯食管，形成本病的一系列临床症状。禀赋不足，脾胃虚弱为胃食管反流病的发病基础，土虚木乘或木郁土壅，致木气恣横无制，肝木乘克脾土，胆木逆克胃土，导致肝胃、肝脾或胆胃不和；气郁日久，化火生酸，肝胆邪热犯及脾胃，脾气当升不升，胃气当降不降，肝不随脾升，胆不随胃降，以致胃气夹火热上逆；病程日久，气病及血，则因虚致瘀或气滞血瘀。本病病理因素有虚实两端，属实的病理因素有痰、热、湿、郁、气、瘀；属虚者责之于脾。本病病机特点：一为逆，二为热，三为郁。其病位在食管和胃，与肝、胆、脾等脏腑功能失调密切相关。

3. 中医辨病辨证　该患者平素饮食不节、喜好饮酒，损伤脾胃，导致脾胃虚弱，脾失健运，水湿内停，湿郁化热，加上酒肉易酿生湿热，导致湿热内蕴脾胃，胃失和降，胃气上逆，胃内容物上泛食管，故见胃灼热、反酸，严重时可见胸骨后疼痛。脾气亏虚，清气不升，浊气不降，清气在下故见大便不成形，浊气在上故见上腹胀满、自觉口臭。脾胃运化不足，湿热下迫大肠，故见大便黏滞不爽。其舌红边有齿痕、苔黄腻、脉滑亦为脾胃虚弱，湿热内蕴之见症。

综上所述，本例患者中医诊断为吐酸病（脾胃虚弱，湿热内蕴证）。

（六）中西医初步诊断总结

1. 西医诊断　反流性食管炎（LA-B级）。

2. 中医诊断　吐酸病（脾胃虚弱，湿热内蕴证）。

🔘 三、中西医诊疗过程

治法：健脾和胃，清热化湿。

中药处方：半夏9g，黄连6g，黄芩12g，干姜10g，炙甘草6g，枳壳10g，连翘6g，浙贝母10g，海螵蛸15g，瓜蒌10g，蒲公英30g。14剂，每日1剂，水煎分2次服。

方解：黄连、黄芩、连翘、蒲公英，苦寒清泄里热；半夏、干姜，辛开散结除痞；浙贝母、海螵蛸，和胃制酸止痛；枳壳、瓜蒌，宽胸行气除胀；炙甘草健脾益气。

西药处方：奥美拉唑肠溶片20mg，每日2次，早晚餐前服用。

预防调护：抬高床头，睡前3小时不再进食，避免高脂肪食物，戒酒，减肥。

二诊：患者胸痛缓解，胃灼热、反酸减轻，上腹胀，下午明显，口苦，口臭不明显，大便仍排时不畅，舌脉同前。守上方加木香10g，茯苓15g，理气除湿。再服14剂。奥美拉唑肠溶片服法同前。

三诊：患者无胸痛，胃灼热、反酸偶有发作，腹胀明显缓解，口微苦，大便通畅，仍不成形，舌淡红，边有齿痕，苔薄黄略腻，脉滑。西药奥美拉唑肠溶片20mg，每日1次，早餐前服用。

中药处方：半夏9g，黄连6g，黄芩12g，干姜10g，炙甘草6g，枳壳10g，浙贝母10g，海螵蛸10g，蒲公英15g，党参10g，神曲10g，茯苓15g。14剂，每日1剂，水煎分2次服。

四诊：患者进食不注意，偶有上腹略胀，嗳气后可缓解，余无特殊不适，大便日1～2次，软便，舌脉同前。继服上方2周后停药。

后随访，患者无不适，且生活方式调整，戒酒，控制高脂食物，减轻体重，反流症状未再发作。

💡 相关知识拓展

（一）什么是 NERD？什么是 Barrett 食管

（二）胃食管反流病的常见并发症有哪些

（三）胃食管反流病在日常生活中应注意哪些方面

（四）什么是夜间酸突破，该怎么处理

（扫一扫　看相关知识拓展）

（五）除了药物治疗、传统的手术治疗外，近年来发展的胃镜下微创治疗方法有哪些

（六）中医历代医家对胃食管反流病的寒热之争

（七）胃食管反流病常见的中医辨证分型及治疗

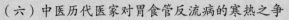

第二节 食管癌

⊕ 一、病例介绍

康某，男，79岁。主因"进食后胸骨剑突下疼痛4个月"于2017年6月2日以"食管占位性质待定"收入院。

（一）现病史

2017年2月，患者无明显诱因出现进食后胸骨剑突下疼痛，疼痛程度较轻，可自行缓解，余无特殊不适，患者未予重视及治疗。后患者胸骨剑突下疼痛不能缓解，每于进食时出现，进食粗糙及固体食物时明显，进食流质饮食时减轻。

2017年5月22日就诊于我院门诊，查心电图示下壁陈旧性心肌梗死；查腹部B超未见明显异常。进一步行电子胃镜检查示食管上段静脉瘤，食管下段新生物（考虑恶性），慢性萎缩性胃炎。病理活体组织检查未回报。

刻下症状：进食后胸骨剑突下偶有刺痛，进食粗糙及固体食物明显，进食流质饮食减轻，无恶心呕吐，无反酸胃灼热，乏力，偶有咳嗽咳痰，痰白质黏，口干口苦，无头晕头痛，无腹胀腹痛。进食量较前有所减少，睡眠可，大便干，1次/日。近期体重未明显下降。

（二）既往史、个人史、家族史

慢性支气管炎、脑海绵状血管瘤、2型糖尿病病史，对红霉素过敏。长期吸烟、饮酒史。

（三）体格检查

T 36℃，P 90次/分，Bp 160/92mmHg，R 18次/分。

神清，皮肤巩膜无黄染，浅表淋巴结未触及肿大，心肺（−），腹部平软，剑突下轻微压痛，未扪及包块，麦氏点轻度压痛，无反跳痛和肌紧张，移动性浊音（−），墨菲征（−），肝脾肋下未触及，肝脾区叩痛（−），双肾无叩痛。

（四）中医查体

面色少华，形体适中，体态自如，言语流利，语声适中，唇暗，舌淡暗，苔黄干，有裂纹，脉滑。

（五）辅助检查

1. **心电图** 下壁陈旧性心肌梗死。
2. **腹部B超检查** 肝、胆、胰、脾、双肾未见明显异常。
3. **电子胃镜检查** 食管上段静脉瘤，食管下段新生物（考虑恶性病变），慢性浅表－萎缩性胃炎。活体组织检查未回报。

⊕ 二、诊断思维

（一）诊断思维路径

从患者进食后胸骨剑突下疼痛等主要症状着手，遵循思维路径建立初步诊断（图5-2）。

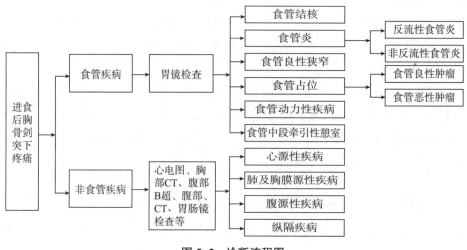

图 5-2 诊断流程图

（二）诊断

1. 初步诊断 结合本例的病史、病程、临床症状、胃镜检查等，考虑本例为食管恶性肿瘤的可能性大，待病理回报进一步明确诊断。

2. 定义 食管癌是指发生于食管全段（从下咽部到食管胃交界部之间食管）上皮来源的恶性肿瘤。主要症状为咽物梗塞感、胸骨后疼痛或食管内异物感等。随病情加重，可有不同程度的全身症状。

3. 特点

（1）早期可无任何典型症状。中晚期可出现进行性咽下困难、食物反流、咽下疼痛及其他症状，如长期摄食不足导致明显的慢性脱水、营养不良、消瘦与恶病质，左锁骨上淋巴结肿大；或因癌肿扩散转移引起的其他表现，如压迫喉返神经所致的声嘶、骨转移引起的疼痛、肝转移引起的黄疸等。当肿瘤侵及相邻器官并发生穿孔时，可发生食管支气管瘘、纵隔脓肿、肺炎、肺脓肿及主动脉穿破大出血，甚至导致死亡。

（2）早期体征可缺如。晚期则可出现消瘦、贫血、营养不良、脱水或恶病质等体征。当癌转移时，可触及肿大而坚硬的浅表淋巴结，或肿大而有结节的肝等。

（3）胃镜检查：对胃镜下可疑病灶，可通过黏膜染色，提高早期食管癌的检出率。如甲苯胺蓝染色，食管黏膜不着色，但癌组织可染成蓝色；碘液染色，正常鳞状细胞因含糖原而着棕褐色，病变黏膜则不着色。

（4）食管钡剂造影：当患者不适宜行胃镜检查时，可选用此方法。早期征象有：①黏膜皱襞增粗、迂曲及中断。②食管边缘毛刺状。③小充盈缺损与小龛影。④局限性管壁僵硬或有钡剂滞留。中晚期病例可见病变处管腔不规则狭窄、充盈缺损，管壁蠕动消失，黏膜紊乱，软组织影，以及腔内型的巨大充盈缺损。

4. 流行病学特点

（1）地区性分布，而且在同一省的不同地区存在迥然不同的发病情况，高发与低发区之间的发病率相差数十倍到二、三百倍。

（2）男性高于女性，其比例为 1.3～3∶1。

（3）中老年人易患，我国 80% 的患者发病年龄在 50 岁以后。高发地区人群发病和死亡年龄比低发地区提前 10 年。

5. 发病机制　食管癌的病因尚无明确的结论，与患者的生活条件、饮食习惯、食物中的致癌物及遗传易感性等有关。

（1）亚硝胺类化合物：亚硝胺类化合物能引起多种动物食管癌。高发区居民的胃液中含有亚硝胺，且饮水和食品中亚硝胺的含量显著高于低发区。

（2）真菌：某些真菌产生的毒素可诱发动物食管鳞癌，高发区居民食用发酵、霉变食物较普遍。镰刀菌、白地霉、黄曲霉和黑曲霉等真菌不但能还原硝酸盐为亚硝酸盐，并能促进亚硝胺的合成。霉菌常与亚硝胺协同致癌。

（3）微量元素：我国食管癌高发区环境中钼、硒、锌、镁、硼、铁等的含量较低。它们的缺乏影响组织修复。

（4）饮食及不良习惯：食物中维生素 A、B、C 缺乏，进食过快过烫或粗硬食物，长期饮酒和吸烟，咀嚼槟榔或烟丝等与食管癌有关。

（5）慢性刺激：贲门失弛缓症、食管裂孔疝、长期严重的反流性食管炎、Barrett 食管、腐蚀性食管灼伤和狭窄、食管憩室等长期刺激可发生食管癌。

（6）遗传因素：食管癌有家族聚集倾向。在我国高发地区，本病有阳性家族史者达 25%～50%，其中父系最高，母系次之，旁系最低。食管癌高发家族的外周血淋巴细胞染色体畸变率较高，可能是决定高发区食管癌易感性的遗传因素。

（7）人乳头瘤病毒：该病毒可能与鳞状细胞癌发生有关。

（8）癌基因：存在癌基因激活和抑癌基因失活的现象。Rb、p53 等抑癌基因失活及原癌基因 H-ras、c-Myc 等激活与食管癌发生有关。

6. 病理特点　食管癌的病变部位以中段居多，下段次之，上段最少。部分胃贲门癌延伸至食管下段，常与食管下段癌在临床上不易区分，故又称食管胃交界部癌。

（1）大体病理

1）浅表型食管癌的内镜学分型（中国）：隐伏型（充血型）、糜烂型、斑块型和乳头型。充血型是食管癌最早期的表现，多为原位癌；斑块型最多见，癌细胞分化较好；糜烂型次之，癌细胞分化较差；乳头型癌细胞分化一般较好。

2）早期食管癌的内镜学分型（巴黎分型）：隆起型病变（0-Ⅰ）、平坦型（表浅型）病变（0-Ⅱ）和凹陷型病变（0-Ⅲ）。0-Ⅰ型又分为有蒂型（0-Ⅰp）和无蒂型（0-Ⅰs）。0-Ⅱ型又分为表浅隆起型（0-Ⅱa）、表浅平坦型（0-Ⅱb）、表浅凹陷型（0-Ⅱc）。

3）中晚期食管癌分型：髓质型（病变以食管壁增厚为特点，边缘坡状隆起）、蕈伞型（肿瘤边缘隆起，唇状/蘑菇样外翻，表面可伴有浅溃疡）、溃疡型（病变中央有明显溃疡，通常伴有边缘隆起）、缩窄型（以管腔明显狭窄为特点，患者的吞咽困难症状明显）和腔内型（病变呈现蘑菇样或息肉样，伴有/无蒂）。

（2）WHO组织学分型：①鳞状细胞癌（非特殊型）、特殊亚型（疣状癌、梭形细胞鳞状细胞癌、基底细胞样鳞状细胞癌）。②腺癌（非特殊型）。③腺鳞癌。④腺样囊性癌黏液表皮样癌。⑤未分化癌（非特殊型）、淋巴上皮瘤样癌。⑥神经内分泌肿瘤（NET）（非特殊型）：NET G1、NET G2、NET G3。⑦神经内分泌癌（NEC）：小细胞癌、大细胞神经内分泌癌。⑧混合性神经内分泌-非神经内分泌癌：复合性小细胞-腺癌、复合性小细胞-鳞状细胞癌。其中以鳞状细胞癌最常见，在我国占90%以上；腺癌占3.8%～8.8%，西方较多见，多来自Barrett食管。鳞状细胞癌和腺癌根据分化程度分为高、中、低分化三种。

（3）扩散和转移方式：①直接蔓延：早中期食管癌主要为壁内扩散，因食管无浆膜层，容易直接侵犯其邻近器官。②淋巴转移：是食管癌转移的主要方式，沿黏膜下淋巴管到达食管周围淋巴结，进而向远处转移。③血行转移：晚期血行转移至肝、肺、骨、肾、肾上腺、脑等处。

7. 诊断要点

（1）年龄在40岁以上出现与进食有关的吞咽哽噎或吞咽困难、胸骨后疼痛均应考虑食管癌，进行内镜检查多可确诊。

（2）食管癌诊断的"金标准"是病理组织学检查结果。对于可疑病例均应取得病理组织学结果明确诊断。

（3）排除食管瘢痕性狭窄、反流性食管炎、贲门失弛缓症、食管裂孔疝、食管憩室、外压性食管梗阻、食管良性肿瘤、食管功能紊乱等食管疾病。

（4）排除心源性胸痛、肺源性胸痛、消化性溃疡、吞气症等非食管性疾病。

（三）鉴别诊断

1. 食管癌与食管结核的鉴别（表5-4） 食管结核是由结核分枝杆菌引起的较少见的食管慢性特异性感染，常由食管周围的纵隔淋巴结结核干酪性变侵蚀食管壁导致。

表 5-4　食管癌与食管结核的鉴别

鉴别要点	食管癌	食管结核
结核病史	一般无	一般有
结核菌素试验	阴性	阳性
发热	一般无	可有低热
食管钡剂造影	早期：①黏膜皱襞增粗、迂曲及中断；②食管边缘毛刺状；③小充盈缺损与小龛影；④局限性管壁僵硬或有钡剂滞留； 中晚期：可见病变处管腔不规则狭窄、充盈缺损，管壁蠕动消失，黏膜紊乱，软组织影，以及腔内型的巨大充盈缺损	病变部位稍窄发僵，有较大溃疡，周围的充盈缺损及黏膜破坏等不及食管癌明显
抗结核治疗	无明显改善	症状改善，食管病变好转
组织病理抗酸染色	无	可有
病理	表现为鳞状细胞癌、腺癌、腺鳞癌或未分化癌	表现为结核分枝杆菌感染特征，干酪样坏死性肉芽肿具有确诊意义

2. 食管癌与反流性食管炎的鉴别（表 5-5）　反流性食管炎是食管反流导致的食管炎性疾病，以食管黏膜炎性改变为主要病变。

表 5-5　食管癌与反流性食管炎的鉴别

鉴别要点	食管癌	反流性食管炎
反酸、胃灼热	可以有	一般都有
全身症状	早期可无，中晚期可出现营养不良、消瘦与恶病质	一般没有
胃镜	如甲苯胺蓝染色，食管黏膜不着色，但癌组织可染成蓝色；碘液染色，正常鳞状细胞因含糖原而着棕褐色，病变黏膜则不着色	可见糜烂及溃疡；甲苯胺蓝染色一般不着色
病理	表现为鳞状细胞癌、腺癌、腺鳞癌或未分化癌	①鳞状上皮细胞增生； ②固有层内中性粒细胞浸润； ③食管下段鳞状上皮被化生的柱状上皮替代，称为 Barrett 食管

3. 食管癌与贲门失弛缓症的鉴别（表 5-6）　贲门失弛缓症系因食管神经肌间神经丛病变，引起食管下括约肌（LES）松弛障碍所致的疾病。临床表现为间歇性咽下困难、食物反流和下端胸骨后不适或疼痛。

表5-6　食管癌与贲门失弛缓症的鉴别

鉴别要点	食管癌	贲门失弛缓症
全身症状	早期可无，中晚期可出现营养不良、消瘦与恶病质	一般没有
食管钡剂造影	早期：①黏膜皱襞增粗、迂曲及中断；②食管边缘毛刺状；③小充盈缺损与小龛影；④局限性管壁僵硬或有钡剂滞留；中晚期：可见病变处管腔不规则狭窄、充盈缺损，管壁蠕动消失，黏膜紊乱，软组织影，以及腔内型的巨大充盈缺损	贲门梗阻呈漏斗或鸟嘴状，边缘光滑，食管下段明显扩张
病理	表现为鳞状细胞癌、腺癌、腺鳞癌或未分化癌	黏膜一般无明显异常

4. 食管癌与食管良性狭窄的鉴别（表5-7）　食管良性狭窄一般由腐蚀性或反流性食管炎所致，也可因长期留置胃管、食管手术或食管胃手术引起。

表5-7　食管癌与食管良性狭窄的鉴别

鉴别要点	食管癌	食管良性狭窄
全身症状	早期可无，中晚期可出现营养不良、消瘦与恶病质	一般没有
食管钡剂造影	早期：①黏膜皱襞增粗、迂曲及中断；②食管边缘毛刺状；③小充盈缺损与小龛影；④局限性管壁僵硬或有钡剂滞留；中晚期：可见病变处管腔不规则狭窄、充盈缺损，管壁蠕动消失，黏膜紊乱，软组织影，以及腔内型的巨大充盈缺损	食管狭窄、黏膜消失、管壁僵硬，无钡影残缺征
病理	表现为鳞状细胞癌、腺癌、腺鳞癌或未分化癌	黏膜一般呈炎症性改变

5. 食管癌与食管平滑肌瘤鉴别（表5-8）　食管平滑肌瘤为常见的食管良性肿瘤。

表5-8　食管癌与食管平滑肌瘤的鉴别

鉴别要点	食管癌	食管平滑肌瘤
全身症状	早期可无，中晚期可出现营养不良、消瘦与恶病质	一般没有
食管钡剂造影	早期：①黏膜皱襞增粗、迂曲及中断；②食管边缘毛刺状；③小充盈缺损与小龛影；④局限性管壁僵硬或有钡剂滞留；中晚期：可见病变处管腔不规则狭窄、充盈缺损，管壁蠕动消失，黏膜紊乱，软组织影，以及腔内型的巨大充盈缺损	突向管腔的光滑圆形或"生姜"样壁性充盈缺损，表面黏膜展平呈"涂抹征"，但无溃疡。局部管腔扩张度正常
胃镜	如甲苯胺蓝染色，食管黏膜不着色，但癌组织可染成蓝色；碘液染色，正常鳞状细胞因含糖原而着棕褐色，病变黏膜则不着色	隆起于正常黏膜下的圆形肿物，在食管蠕动时可见在黏膜下"滑动"现象。黏膜染色一般无异常
病理	表现为鳞状细胞癌、腺癌、腺鳞癌或未分化癌	黏膜一般无明显改变

6. 食管癌与食管外压改变的鉴别（表 5-9）　食管外压改变是指某些疾病，如肺癌纵隔淋巴结转移、纵隔肿瘤、纵隔淋巴结炎症等可压迫食管造成部分或严重狭窄。

表 5-9　食管癌与食管外压改变的鉴别

鉴别要点	食管癌	食管外压改变
食管钡剂造影	早期：①黏膜皱襞增粗、迁曲及中断；②食管边缘毛刺状；③小充盈缺损与小龛影；④局限性管壁僵硬或有钡剂滞留； 中晚期：可见病变处管腔不规则狭窄、充盈缺损，管壁蠕动消失，黏膜紊乱，软组织影，以及腔内型的巨大充盈缺损	食管内充盈缺损
胃镜	如甲苯胺蓝染色，食管黏膜不着色，但癌组织可染成蓝色；碘液染色，正常鳞状细胞因含糖原而着棕褐色，病变黏膜则不着色	隆起于正常黏膜下的肿物；黏膜染色一般无异常
超声内镜	食管来源	食管外来源
病理	表现为鳞状细胞癌、腺癌、腺鳞癌或未分化癌	黏膜一般无明显改变

7. 食管癌与食管静脉曲张的鉴别（表 5-10）　食管静脉曲张是由各种原因造成的食管内静脉异常增粗，多见于门静脉高压。患者吞咽困难轻，X 线可见食管下段黏膜皱襞增粗、迁曲或呈串珠状充盈缺损；管壁柔软，管腔扩张度不受限。食管镜下可见典型的黏膜下迁曲血管。

表 5-10　食管癌与食管静脉曲张的鉴别

鉴别要点	食管癌	食管静脉曲张
食管钡剂造影	早期：①黏膜皱襞增粗、迁曲及中断；②食管边缘毛刺状；③小充盈缺损与小龛影；④局限性管壁僵硬或有钡剂滞留； 中晚期：可见病变处管腔不规则狭窄、充盈缺损，管壁蠕动消失，黏膜紊乱，软组织影，以及腔内型的巨大充盈缺损	食管下段黏膜皱襞增粗、迁曲或呈串珠状充盈缺损，管壁柔软，管腔扩张度不受限
胃镜	如甲苯胺蓝染色，食管黏膜不着色，但癌组织可染成蓝色；碘液染色，正常鳞状细胞因含糖原而着棕褐色，病变黏膜则不着色	典型的黏膜下迁曲血管
病理	表现为鳞状细胞癌、腺癌、腺鳞癌或未分化癌	黏膜一般无明显改变；为防止出血，一般不取活组织做病理检查

8. 食管癌与食管憩室的鉴别（表 5-11）　食管憩室是指食管局部呈囊样膨出。整个食管均可形成憩室。

表 5–11　食管癌与食管憩室的鉴别

鉴别要点	食管癌	食管憩室
食管钡剂造影	早期：①黏膜皱襞增粗、迂曲及中断；②食管边缘毛刺状；③小充盈缺损与小龛影；④局限性管壁僵硬或有钡剂滞留； 中晚期：病例可见病变处管腔不规则狭窄、充盈缺损，管壁蠕动消失，黏膜紊乱，软组织影，以及腔内型的巨大充盈缺损	食管龛影
胃镜	如甲苯胺蓝染色，食管黏膜不着色，但癌组织可染成蓝色；碘液染色，正常鳞状细胞因含糖原而着棕褐色，病变黏膜则不着色	可见单个或多个憩室
病理	表现为鳞状细胞癌、腺癌、腺鳞癌或未分化癌	黏膜一般无明显改变；有炎症时可有炎症性改变

（四）食管癌的分段和分期

1. 食管癌病变部位的分段标准

（1）食管癌的临床分段

①颈段食管：上自下咽，下达胸廓入口，即胸骨上切迹水平，周围毗邻气管、颈血管鞘和脊椎。内镜下通常距门齿 15～20cm。

②胸上段食管：上起胸廓入口，下至奇静脉弓下缘（即肺门水平之上）。其前面被气管、主动脉弓的 3 个分支及头臂静脉包围，后面毗邻脊椎。内镜下通常距门齿 20～25cm。

③胸中段食管：上起奇静脉弓下缘，下至下肺静脉下缘（即肺门水平之间）。其前方夹在两肺门之间，左侧与胸降主动脉为邻，后方毗邻脊椎，右侧游离直接与胸膜相贴。内镜下通常距门齿 25～30cm。

④胸下段食管：上起下肺静脉下缘，下至食管胃结合部（即肺门水平之下）。内镜下通常距门齿 30～40cm。

临床上需综合多种影像学与内镜学检查结果，以病变中心位置所处食管分段进行诊断。

（2）食管胃交界部：即食管末端和胃的起始，相当于贲门切迹或腹膜反折水平或食管括约肌下缘，与组织学上的鳞柱交界不一定一致。其解剖范围包括胸下段食管、食管胃交界线及胃近端 5cm 范围。临床诊疗常根据 Siewert 分型，根据病变中心位于食管胃交界线（又称鳞柱交界线、Z 线或 EGJ 线）上下各 5cm 范围内分为：① Siewert Ⅰ 型：肿瘤中心位于食管胃交界线以上 1～5cm 范围内。② Siewert Ⅱ 型：肿瘤中心位于食管胃交界线以上 1cm 至以下 2cm 范围内。③ Siewert Ⅲ 型：肿瘤中心位于食管胃交界线以下 2～5cm 范围内。

若肿瘤累及食管胃交界部，肿瘤中心在食管胃交界部食管侧者，或在胃侧 2cm 之内者（Siewert Ⅰ型和Ⅱ型），遵照食管癌分期原则；肿瘤中心在近端胃 2cm 之外（Siewert Ⅲ型），或肿瘤中心虽在近端胃 2cm 之内但未累及食管胃交界部者，遵循胃癌分期原则。

2. 食管癌的 TNM 分期

（1）食管癌的 T（原发肿瘤）分级标准

Tx：原发肿瘤不能测定。

T0：无原发肿瘤证据。

Tis：原位癌。

T1：肿瘤只侵及黏膜固有层或黏膜下层。

T1a：肿瘤侵及黏膜固有层或黏膜肌层。

T1b：肿瘤侵及黏膜下层。

T2：肿瘤侵及肌层，肿瘤长度＞ 5cm。肿瘤任何大小产生阻塞或侵及全周者。

T3：肿瘤侵及食管纤维膜。

T4：肿瘤侵及邻近器官。

T4a：肿瘤侵及胸膜、心包、奇静脉、膈肌或腹膜。

T4b：肿瘤侵及其他邻近结构如主动脉、椎体或气道。

（2）食管癌的 N（区域淋巴结）分级标准

Nx：区域淋巴结不能测定。

N0：无区域淋巴结转移。

N1：1 ～ 2 个区域淋巴结转移。

N2：3 ～ 6 个区域淋巴结转移。

N3：≥ 7 个区域淋巴结转移。

1）国际抗癌联盟（UICC）和美国癌症联合会（AJCC）联合发布的食管癌 TNM 分期（第 8 版）的区域淋巴结分站

1R：右侧颈部气管旁淋巴结，右侧锁骨上区气管周围至右肺尖部区域；

1L：左侧颈部气管旁淋巴结，左侧锁骨上区气管周围至左肺尖部区域；

2R：右侧上段气管旁淋巴结，头臂动脉下缘与气管交汇处至右肺尖部区域；

2L：左侧上段气管旁淋巴结，主动脉弓上缘至左肺尖部区域；

4R：右侧下段气管旁淋巴结，头臂动脉下缘与气管交汇处至奇静脉上缘区域；

4L：左侧下段气管旁淋巴结，主动脉弓上缘至隆突水平区域 7 隆突下，气管隆嵴下区域；

8U：胸上段食管旁淋巴结，肺尖部至气管分叉区域；

8M：胸中段食管旁淋巴结，气管分叉至下肺静脉下缘区域；

9R：右侧下肺韧带淋巴结，右侧下肺韧带内；

9L：左侧下肺韧带淋巴结，左侧下肺韧带内；

15：膈肌淋巴结，膈肌顶至膈肌脚区域；

16：贲门旁淋巴结，紧邻食管胃交界部区域；

17：胃左动脉淋巴结，沿胃左动脉走行区域；

18：肝总动脉淋巴结，紧邻肝总动脉近端区域；

19：脾动脉淋巴结，紧邻脾动脉近端区域；

20：腹腔干淋巴结，腹腔动脉根部区域；

颈部Ⅵ区及Ⅶ区淋巴结参照头颈部肿瘤区域淋巴结分站标准。

2）日本食道学会（JES）第 11 版食管癌的淋巴结分站

①颈部淋巴结：颈浅淋巴结（100）、颈部食管旁淋巴结（101）、颈深淋巴结（102）、上部的颈深淋巴结（102up）、中部的颈深淋巴结（102mid）、咽后淋巴结（103）、锁骨上淋巴结（104）。

②胸部淋巴结：胸上段食管旁淋巴结（105）、胸段气管旁淋巴结（106）、喉返神经淋巴结（106rec）、左喉返神经淋巴结（106recL）、右喉返神经淋巴结（106recR）、气管前淋巴结（106pre）、气管支气管淋巴结（106tb）、左侧气管支气管淋巴结（106tbL）、右侧气管支气管淋巴结（106tbR）、隆突下淋巴结（107）、胸中段食管旁淋巴结（108）、主支气管淋巴结（肺门淋巴结，109）、胸下段食管旁淋巴结（110）、膈上淋巴结（111）、后纵隔淋巴结（112）、胸主动脉前方淋巴结（112aoA）、胸主动脉后方淋巴结（112aoP）、下肺韧带淋巴结（112pul）、动脉韧带淋巴结（113）、前纵隔淋巴结（114）。

③腹部淋巴结：贲门右淋巴结（1）、贲门左淋巴结（2）、胃小弯淋巴结（3）、沿胃左动脉分支的胃小弯侧淋巴结（3a）、胃右动脉第二分支远端的胃小弯淋巴结（3b）、左侧胃大弯沿胃短动脉淋巴结（4sa）、左侧胃大弯沿胃网膜左动脉淋巴结（4sb）、右侧胃大弯沿胃网膜右动脉第二分支至远端淋巴结（4d）、幽门上淋巴结（5）、幽门下淋巴结（6）、胃左动脉淋巴结（7）、肝总动脉前上淋巴结（8a）、肝总动脉后淋巴结（8p）、腹腔干淋巴结（9）、脾门淋巴结（10）、脾动脉近端淋巴结（11p）、脾动脉远端淋巴结（11d）、肝十二指肠韧带内沿肝固有动脉淋巴结（12a）、肝十二指肠韧带内沿胆总管淋巴结（12b）、肝十二指肠韧带内沿门静脉淋巴结（12p）、胰头后淋巴结（13）、肠系膜上静脉淋巴结（14v）、结肠中动脉淋巴结（15）、腹主动脉裂孔淋巴结（16a1）、腹腔干上缘至左肾静脉下缘之间腹主动脉周围淋巴结（16a2）、左肾静脉下缘至肠系膜下动脉上缘之间腹主动脉周围淋巴结（16b1）、肠系膜下动脉上缘至腹主动脉分叉之间腹主动脉周围淋巴结（16b2）、胰头前淋巴结（17）、胰腺下缘淋巴结（18）、膈下淋巴结（19）、膈肌食管裂孔淋巴结（20）。

（3）食管癌的 M（区域以外的淋巴结或器官转移 – 远处转移）分级标准

Mx：远处转移不能评估。

M0：无远处转移。

M1：有远处转移。

（4）食管鳞状细胞癌病理 TNM（pTNM）预后分组（表 5-12）

表 5-12　食管鳞状细胞癌病理 TNM（pTNM）预后分组

分期	T	N	M	组织学分级	部位
0	Tis（HGD）	N0	M0		任何部位
ⅠA	T1a	N0	M0	高分化	任何部位
	T1a	N0	M0	分化程度不确定	任何部位
ⅠB	T1a	N0	M0	中或低分化	任何部位
	T1b	N0	M0	任何分化	任何部位
	T1b	N0	M0	分化程度不确定	任何部位
	T2	N0	M0	高分化	任何部位
ⅡA	T2	N0	M0	中或低分化	任何部位
	T2	N0	M0	分化程度不确定	任何部位
	T3	N0	M0	任何分化	下段食管
	T3	N0	M0	高分化	上或中段食管
ⅡB	T3	N0	M0	中或低分化	上或中段食管
	T3	N0	M0	分化程度不确定	任何部位
	T3	N0	M0	任何分化	部位不确定
	T1	N1	M0	任何分化	任何部位
ⅢA	T1	N2	M0	任何分化	任何部位
	T2	N1	M0	任何分化	任何部位
ⅢB	T2	N2	M0	任何分化	任何部位
	T3	N1～2	M0	任何分化	任何部位
	T4a	N0～1	M0	任何分化	任何部位
ⅣA	T4a	N2	M0	任何分化	任何部位
	T4b	N0～2	M0	任何分化	任何部位
	任何 T	N3	M0	任何分化	任何部位
ⅣB	任何 T	任何 N	M1	任何分化	任何部位

注：HGD 指高级别上皮内瘤变 / 异型增生。肿瘤部位按照肿瘤中心的位置分段（分上、中、下段，上段 = 颈段 + 胸上段，中段 = 胸中段；下段 = 胸下段 + 腹段）。

（5）食管腺癌 / 食管胃交界部腺癌病理 TNM（pTNM）预后分组（表 5-13）

表 5-13　食管腺癌 / 食管胃交界部腺癌病理 TNM（pTNM）预后分组

分期	T	N	M	组织学分级
0	Tis（HGD）	N0	M0	
ⅠA	T1a	N0	M0	高分化
	T1a	N0	M0	分化程度不确定
ⅠB	T1a	N0	M0	中分化
	T1b	N0	M0	高或中分化
	T1b	N0	M0	分化程度不确定
ⅠC	T1	N0	M0	低分化
	T2	N0	M0	高或中分化
ⅡA	T2	N0	M0	低分化
	T2	N0	M0	分化程度不确定
ⅡB	T3	N0	M0	任何分化
	T1	N1	M0	任何分化
ⅢA	T1	N2	M0	任何分化
	T2	N1	M0	任何分化
ⅢB	T2	N2	M0	任何分化
	T3	N1～2	M0	任何分化
	T4a	N0～1	M0	任何分化
ⅣA	T4a	N2	M0	任何分化
	T4b	N0～2	M0	任何分化
	任何 T	N3	M0	任何分化
ⅣB	任何 T	任何 N	M1	任何分化

注：HGD 指高级别上皮内瘤变 / 异型增生。

（6）食管鳞状细胞癌临床 TNM 分期（cTNM）预后分组（表 5-14）

表 5-14　食管鳞状细胞癌临床 TNM 分期（cTNM）预后分组

分期	T	N	M
0	Tis（HGD）	N0	M0
Ⅰ	T1	N0～1	M0
Ⅱ	T2	N0～1	M0
	T3	N0	M0
Ⅲ	T3	N1	M0
	T1～3	N2	M0

分期	T	N	M
ⅣA	T4	N0～2	M0
	任何 T	N3	M0
ⅣB	任何 T	任何 N	M1

注：HGD 指高级别上皮内瘤变 / 异型增生。

（7）食管腺癌 / 食管胃交界部腺癌临床 TNM 分期（cTNM）预后分组（表 5-15）

表 5-15　食管腺癌 / 食管胃交界部腺癌临床 TNM 分期（cTNM）预后分组

分期	T	N	M
0	Tis（HGD）	N0	M0
Ⅰ	T1	N0～1	M0
ⅡA	T1	N1	M0
ⅡB	T2	N0	M0
Ⅲ	T2	N1	M0
	T3	N0～1	M0
	T4a	N0～1	M0
ⅣA	T1～4a	N2	M0
	T4b	N0～2	M0
	任何 T	N3	M0
ⅣB	任何 T	任何 N	M1

注：HGD 指高级别上皮内瘤变 / 异型增生。

（五）西医诊断要点

结合病情资料，综合以上诊断知识分析，本例患者的病变部位（分段）、肿瘤分期及病理类型如下。

1. 辅助检查补充　癌胚抗原 10.07ng/mL。病理检查结果显示食管下段鳞状上皮见成团的癌细胞巢，考虑为低分化鳞癌（5/5）。胸部 CT（增强）检查示左肺下叶结节；两下肺支气管扩张并感染，范围较 2016 年 6 月 20 日片增大；右肺中叶及左肺舌叶结节，与前相仿；纵隔内增多、稍大淋巴结，双侧胸膜增厚，冠状动脉硬化，食管裂孔疝（待查）。

2. 分段　胸下段。

3. TNM 分期　cT2N3M0 ⅣA 期。

4. 病理类型　低分化鳞癌。

本例患者诊断总结：食管胸下段低分化鳞癌（cT2N3M0 ⅣA 期）。

（六）中医诊断要点

1. 定义 噎膈是由于食管干涩或食管狭窄导致吞咽食物哽噎不顺，饮食难下，或食而复出的疾患。噎即噎塞，指吞咽之时哽噎不顺；膈为格拒，指饮食不下。噎虽可单独出现，而又每为膈的前驱表现，故临床上往往以噎膈并称。病位在食管，属胃所主，与肝、脾、肾密切相关。其基本病机为气、痰、瘀交结，阻隔食管、胃脘所致。

2. 中医鉴别诊断 噎膈和梅核气二者都有哽噎不顺的感觉，且病因相似。但梅核气以自觉咽中有异物感，吐之不出，咽之不下，但饮食咽下顺利，无噎塞感为主症。噎膈则强调饮食难下，或食而复出。梅核气因气逆痰阻结于咽部，是无形之邪。如《证治汇补·噎膈》云："梅核气者，痰气窒塞于咽喉之间，咯之不出，咽之不下，状如梅核。"噎膈除可为无形邪气外，多为有形邪气结聚而成。

3. 中医辨病辨证 患者素嗜烟酒，损伤脾胃，日久聚湿生痰，阻滞气机，气滞血瘀，痰瘀互结，久则成积，阻于食道，而发噎膈。脾虚不运，水谷精微生化乏源，故见乏力；年老体虚，脾气虚弱，肾阴亏虚，气虚不能行血，瘀血内结，故见唇暗；阴虚内热，故出现口干口苦、舌淡暗、苔黄干有裂纹、脉滑。纵观舌脉，为虚实夹杂之证。病位在脾肾，证为气阴两虚，痰瘀互结，预后欠佳。

综上所述，本例患者中医诊断为噎膈（气阴两虚，痰瘀互结证）。

（七）中西医初步诊断总结

1. 西医诊断 食管胸下段低分化鳞癌（cT2N3M0 ⅣA 期）。

2. 中医诊断 噎膈（气阴两虚，痰瘀互结证）。

三、中西医诊疗过程

治法：益气养阴，化痰散结。

中药处方

内服方：麦冬 12g，姜半夏 9g，甘草 10g，党参 15g，大枣 10g，生薏苡仁 20g，旋覆花 9g，赭石 30g，半枝莲 20g，黄芪 30g，大黄炭 15g，焦栀子 15g，九香虫 9g，枇杷叶 10g，五味子 10g，天冬 12g，北沙参 12g，壁虎 4g，赤小豆 20g，南方红豆杉 6g。3 剂，每日 1 剂，水煎分 2 次服。

膏摩方：丁香 30g，香附 30g，肉桂 18g，半夏 27g，穿山甲 30g，枳壳 30g，薤白 45g，生何首乌 18g，全蝎 18g。5 剂，酒调外用膏摩。

保留灌肠方：大黄 10g，枳实 10g，厚朴 10g，木香 6g，陈皮 6g，肉桂 10g，桂枝 15g，地黄 10g。4 剂，每日 1 剂，保留灌肠。

内服方解析：党参、麦冬、生薏苡仁、大枣、黄芪、五味子、天冬、北沙参，益气养阴；旋覆花、赭石、姜半夏、枇杷叶，降逆止呕化痰；大黄炭、焦栀子，清热止血；九香虫、壁虎、南方红豆杉，理气散结止痛；赤小豆，解毒消肿；甘草，调和诸药。

膏摩方解析：丁香、香附、枳壳、薤白，行气止痛；肉桂，温阳行气；半夏、穿山甲、全蝎、生何首乌，散结止痛。

保留灌肠方解析：大黄、枳实、厚朴、木香、陈皮，行气通腑；肉桂、桂枝，温阳行气；地黄，滋阴润肠。

西药处方：盐酸羟考酮缓释片 10mg，口服，每 12 小时 1 次。

中成药处方：消癌平注射液、华蟾素注射液，静脉滴注，以清热解毒、消肿散结；西黄胶囊，口服，以清热解毒、消肿散结。

预防调护：禁食寒凉、辛辣刺激、油腻食物。

二诊：患者病情相对平稳。

三诊：患者剑突下疼痛加重，口服止痛药调整为盐酸羟考酮缓释片 20mg，口服，每 12 小时 1 次。仅能进流食，拒绝行食管支架植入。

四诊：患者营养状况差，长期卧床诱发肺部感染，基础肺病合并肺源性心脏病，病情加重。

10 个月后，患者多脏器衰竭死亡。

🔍 相关知识拓展

（一）食管癌手术治疗的适应证有哪些

（二）食管癌手术治疗的禁忌证有哪些

（三）食管癌的手术方法有哪些

（四）食管癌内镜下治疗的适应证有哪些

（五）食管癌内镜下治疗的禁忌证有哪些

（六）食管癌内镜下治疗的方法有哪些

（七）食管癌腔内放疗的适应证与禁忌证及方法有哪些

（八）食管癌腔外放疗是指什么

（扫一扫　看相关知识拓展）

（九）食管癌药物治疗的适应证有哪些

（十）食管癌药物治疗的禁忌证有哪些

（十一）食管癌常用的化疗方案有哪些

（十二）食管癌的其他药物治疗有哪些

（十三）食管癌的分期综合治疗模式是什么

（十四）历代医家的相关论述

第三节 消化性溃疡

✚ 一、病例介绍

李某，男，55岁。主因"反复上腹部疼痛2年余，加重1周"于2018年12月15日门诊就诊。

（一）现病史

患者平素饮食不规律，2年前出现上腹部疼痛，进食后症状缓解，未予重视。后每于秋冬季复发，于当地医院行胃镜检查示十二指肠球部溃疡，予抑酸、护胃等治疗后症状稍有缓解。1周前患者因劳累过度出现上腹部疼痛加重，放射到后背部，伴反酸、胃灼热，饮食后胀满不适，偶有恶心、呕吐少量清水，自服奥美拉唑治疗后症状未见明显好转，遂前来就诊。

刻下症状：上腹部疼痛，喜温喜按，头晕乏力，偶有反酸胃灼热，食少纳呆，睡眠欠佳，大便溏薄，2次/日，小便清长。近1年体重未见明显下降。

（二）既往史、个人史、家族史

既往体健，否认其他慢性病史，否认药物、食物过敏史。

（三）体格检查

T 36.5℃，P 75次/分，Bp 108/70mmHg，R 18次/分。

神志清，精神可，皮肤巩膜无黄染，浅表淋巴结未触及肿大，心肺（−），腹部平软，上腹部轻压痛，无反跳痛和肌紧张，墨菲征（−），移动性浊音（−），肝脾肾区叩痛（−），未扪及包块，肠鸣音3～4次/分。

（四）中医查体

形体偏胖，语声较低，无特殊气味，舌淡苔白，脉虚弱。

（五）实验室检查及其他辅助检查

1. 血常规检查   WBC 7.2×10^9/L，N% 59%，Hb 139g/L，PLT 203×10^9/L。
2. 生化检查（−）。
3. 尿、便常规（−）。
4. 肿瘤标志物（−）。

5.腹部B超 肝、胆、胰、脾形态未见异常。

6.心电图 未见异常。

7.胃镜检查 十二指肠球部溃疡（H1期）。

8.Hp（++）。

二、诊断思维

（一）诊断思维路径

从患者上腹疼痛着手，遵循思维路径建立初步诊断（图5-3）。

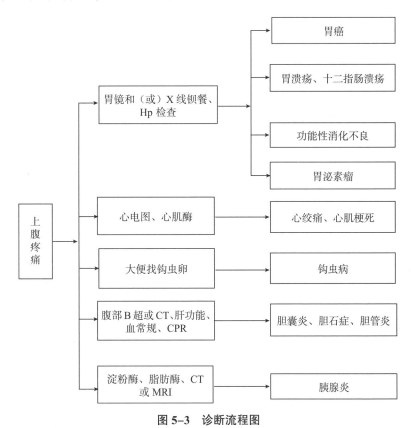

图5-3 诊断流程图

（二）诊断

1.初步诊断 结合本例患者的病史、病程、临床症状及胃镜等检查结果，考虑本病属于消化性溃疡之一的十二指肠球部溃疡。

2.定义 消化性溃疡是指胃肠道黏膜被胃酸和胃蛋白酶消化而形成的慢性溃疡。根据其发生部位主要分为胃溃疡（gastric ulcer，GU）和十二指肠溃疡（duodenal uleer，DU）两类，还包括食管-胃吻合口、胃-空肠吻合口或附近和含有异位胃黏膜的Meckel憩室的溃疡。

3. 特点

（1）慢性反复发作，呈周期性、季节性，多于冬春、秋冬之交发病。

（2）病程长，几年到几十年不等。

（3）上腹疼痛有节律性，多与进食有关。

4. 发病机制　消化性溃疡是多种病因所致疾病。其发病机制目前尚未完全明确，但皆与胃、十二指肠黏膜损伤因子与其自身防御因素失去平衡有关。其病因主要包括幽门螺杆菌感染、药物（非甾体抗炎药、糖皮质激素、化疗药物等）、胃酸和胃蛋白酶、遗传因素、胃和十二指肠运动异常、精神心理因素，以及吸烟、饮酒、咖啡、浓茶等其他因素。

5. 诊断要点　具备以下条件即可确诊。

（1）长期反复发生的周期性、节律性慢性上腹部疼痛，应用抑酸药物可缓解。

（2）上腹部可有局限性深压痛。

（3）X 线钡剂造影可见溃疡龛影。

（4）内镜检查可见活动期溃疡。

（三）鉴别诊断

1. 胃溃疡与十二指肠溃疡的鉴别（表 5-16）

表 5-16　胃溃疡与十二指肠溃疡的鉴别

鉴别要点	胃溃疡（GU）	十二指肠溃疡（DU）
年龄	中老年	青壮年
发病机制	防御因素减弱	侵袭因素增强
疼痛	餐后痛	空腹痛、饥饿痛或夜间痛，进餐可缓解
疼痛部位	上腹正中	上腹正中或偏右
好发部位	胃角、胃窦小弯	十二指肠球部
癌变	可能（1%）	一般不会

2. 胃溃疡与胃癌的鉴别（表 5-17）　胃癌是指起源于胃黏膜上皮的恶性肿瘤，在我国各种恶性肿瘤中发病率居首位。

表 5-17　胃溃疡与胃癌的鉴别

鉴别要点	胃癌	胃溃疡
年龄	中老年	青中年
病史	较短，进行性	较长，周期性
疼痛	无节律性	有节律性

续表

鉴别要点	胃癌	胃溃疡
全身状况	差	良好
粪便隐血	持续阳性	暂时阳性
抑酸治疗	效果不佳	效果好
X线钡餐	胃内龛影或充盈缺损；或黏膜皱襞破坏、消失或中断，临近胃黏膜僵直、蠕动消失	腔外龛影
胃镜检查	早期胃癌好发于胃窦部及胃体部，特别是小弯侧，可表现为小的息肉样隆起或凹陷，也可呈平坦样，但黏膜粗糙，触之易出血，可见斑片状充血及糜烂等。进展期胃癌肿瘤表面凹凸不平，糜烂，有污秽苔，活体组织检查时易出血；也可呈现深大溃疡，底部覆有污秽白苔	溃疡小，底部平整，边缘整齐
活体组织检查	可见癌细胞	无癌细胞
预后	不佳	良好

3. 消化性溃疡与胃泌素瘤的鉴别（表 5–18）　胃泌素瘤是一种胃肠胰神经内分泌肿瘤，以难治、反复发作或不典型部位的消化性溃疡、高胃酸分泌为特征，也称卓 – 艾综合征（Zollinger–Ellison 综合征）。其病因不明，可能与胰腺细胞有关。

表 5–18　消化性溃疡与胃泌素瘤的鉴别

鉴别要点	胃泌素瘤	消化性溃疡
腹泻	有	无
好发部位	不典型（十二指肠降部、横段，甚或空肠近端）	胃窦、胃角、十二指肠球部
胃酸	明显升高	可升高
胃泌素	> 150pg/mL	< 150pg/mL
抗溃疡治疗	疗效差	疗效好
X线钡餐	胃皱襞明显突起，胃内含有大量液体	腔外龛影
胃镜检查	多发溃疡	单个或复合性溃疡多见
促胰液素激发试验	（+）	（–）

4. 消化性溃疡与功能性消化不良的鉴别（表 5–19）　功能性消化不良是一组以胃及十二指肠功能紊乱引起上腹痛、上腹灼烧感、早饱、餐后饱胀不适、上腹部胀气、嗳气、食欲不振、恶心、呕吐等为主要症状的临床综合征，且经检查可除外引起上述症状的器质性疾病。

表 5-19　消化性溃疡与功能性消化不良的鉴别

鉴别要点	功能性消化不良	消化性溃疡
性别	女性多发	男性多发
周期性	无	有
节律性	无	有
抑酸治疗	效果一般	效果好
X 线钡餐	（－）	腔外龛影
胃镜检查	（－）	可见溃疡灶

5. 消化性溃疡与慢性胃炎的鉴别（表 5-20）　慢性胃炎是指不同病因引起的各种慢性胃黏膜炎性病变，是消化科常见疾病之一。

表 5-20　消化性溃疡与慢性胃炎的鉴别

鉴别要点	慢性胃炎	消化性溃疡
周期性	无	有
节律性	无	有
X 线钡餐	①萎缩性胃炎可见胃黏膜皱襞相对平坦、减少；②胃窦胃炎表现为胃窦黏膜呈钝锯齿状及胃窦部痉挛；或幽门前段持续性向心性狭窄，黏膜粗乱等；③疣状胃炎的特征性改变为胃窦部有结节状粗大皱襞，某些皱襞结节中央有钡斑	腔外龛影
胃镜检查	①浅表性胃炎常以胃窦部最为明显，多为弥漫性，胃黏膜表面黏液增多，有灰白色或黄白色渗出物，病变处黏膜红白相间，可有糜烂；②萎缩性胃炎黏膜多呈苍白或灰白色，亦可呈红白相间，白区凹陷，皱襞变细或平坦，可见黏膜下血管，病变可弥漫或主要分布于胃窦部	活动期可见溃疡呈圆形或椭圆形，中间覆苔，边缘或有充血、水肿；愈合期溃疡周边肿胀消失，溃疡变小；瘢痕期可见红/白色瘢痕

6. 消化性溃疡与慢性胆囊炎和胆石症的鉴别（表 5-21）　慢性胆囊炎是胆囊持续的、反复发作的慢性炎症过程，一般是由长期存在的胆囊结石所致。胆石症又称胆结石，是指胆道系统包括胆囊或胆管内发生结石的疾病。

表 5-21　消化性溃疡与慢性胆囊炎和胆石症的鉴别

鉴别要点	慢性胆囊炎和胆石症	消化性溃疡
性别	女性多发	男性多发
发热、黄疸	可有	无
疼痛部位	右上腹	上腹正中或偏右

鉴别要点	慢性胆囊炎和胆石症	消化性溃疡
Murphy 征	（+）	（－）
节律性	无	有
周期性	无	有
腹部超声	胆囊壁增厚（≥3mm）、毛糙；合并胆石症时，可见强回声及后方声影	胃溃疡：空腹时，溃疡处见局限性轻度管壁增厚，呈低回声状；急性较大溃疡则见局限性胃壁黏膜层缺损；胃充盈时，溃疡周围见黏膜层及黏膜下层局限性增厚，中央呈"小火山口"样征象； 十二指肠球部溃疡：可见局限性管壁增厚，球部变形，液体通过球部迅速；多数十二指肠溃疡面比较小，超声不太容易发现

7. 消化性溃疡与心绞痛的鉴别（表 5-22）　心绞痛是指冠状动脉供血不足，心肌急剧的暂时缺血、缺氧引起的以发作性胸痛或胸部不适为主要表现的临床综合征。心绞痛是心脏缺血反射到身体表面所感觉的疼痛，其特点为前胸阵发性、压榨性疼痛，可伴有其他症状，疼痛主要位于胸骨后部，可放射至心前区与左上肢，劳动或情绪激动时常发生，每次发作持续 3～5 分钟，休息或用硝酸酯类制剂后消失。

表 5-22　消化性溃疡与心绞痛的鉴别

鉴别要点	心绞痛	消化性溃疡
疼痛	阵发性、压榨性	周期性、节律性隐痛、胀痛、钝痛、饥饿痛或烧灼样疼痛
部位	胸骨后	上腹部正中或偏右
诱因	劳动或情绪激动	多与进食有关
抑酸治疗	无效	有效
休息	缓解	不能缓解
心电图	ST 段压低，T 波低平、双向或倒置（变异型心绞痛者则有关导联 ST 段抬高）	无异常
X 线钡餐	无异常	腔外龛影
胃镜检查	无异常	可见溃疡灶

8. 消化性溃疡与慢性胰腺炎的鉴别（表 5-23）　慢性胰腺炎是指各种病因引起胰腺组织和功能不可逆改变的慢性炎症性疾病。基本病理特征包括胰腺实质慢性炎症损害、间质纤维化、胰腺实质钙化、胰管扩张及胰管结石等改变。临床主要表现为反复发作的上腹部疼痛和胰腺内、外分泌功能不全。

表 5-23　消化性溃疡与慢性胰腺炎的鉴别

鉴别要点	慢性胰腺炎	消化性溃疡
疼痛	间歇性	周期性、节律性
脂肪泻	可有	无
淀粉酶、脂肪酶	可升高	正常
血糖	可升高	正常
糖耐量试验	异常	正常
腹部 X 线检查	可见胰腺钙化或胰管结石	腔外龛影
腹部 B 超、CT 检查	胰腺增大或缩小，部分可见钙化灶、结石或囊肿	无异常
胃镜、ERCP 检查	可见结石、囊肿，胰管管腔可因扩张和缩窄相交替而显示"串珠状"影像	可见溃疡灶

9. 消化性溃疡与钩虫病的鉴别（表 5-24）　钩虫病是指十二指肠钩虫或美洲钩虫寄生于人体小肠所致的疾病。临床上以贫血、营养不良、胃肠功能失调为主要表现，重者可致发育障碍及心功能不全。

表 5-24　消化性溃疡与钩虫病的鉴别

鉴别要点	钩虫病	消化性溃疡
贫血、营养不良	可有	一般无
发育障碍	可有	一般无
粪便找钩虫卵	有	无
驱虫治疗	有效	无效
胃镜检查	十二指肠可见钩虫和出血点	可见溃疡灶

（四）消化性溃疡的分期

根据溃疡发展过程及胃镜下表现，按照日本畸田隆夫的分期法可将溃疡分为活动期（A 期）、愈合期（H 期）及瘢痕期（S 期）三期。（表 5-25）

表 5-25　消化性溃疡的分期

活动期（A 期）	A1 期	溃疡呈圆形或椭圆形，中心覆盖厚白苔，可伴有渗血或血痂，周围潮红，充血水肿明显
	A2 期	溃疡覆盖黄色或白色苔，无出血，周围充血水肿减轻
愈合期（H 期）	H1 期	溃疡处于愈合中，其周围充血水肿消失，溃疡苔变薄、消退，伴有新生毛细血管
	H2 期	溃疡继续变浅、变小，周围黏膜皱襞向溃疡集中
瘢痕期（S 期）	S1 期	溃疡白苔消失，呈现红色新生黏膜，称红色瘢痕期
	S2 期	溃疡的新生黏膜由红色转为白色，称白色瘢痕期

（五）中医诊断要点

1. 定义　胃脘痛是以上腹胃脘部近心窝处疼痛为主要临床症状的病证。《黄帝内经·素问》曰："胃脘当心而痛。"本病病位在胃，与肝、脾、肾关系密切。多由外感寒邪、饮食不节、情志内伤或脾胃素虚等致气机不畅，不通则痛，或胃失所养，不荣则痛。

2. 中医鉴别诊断　胃脘痛和腹痛二者病位都在腹部，胃脘痛常伴随腹痛症状，腹痛亦常伴随胃脘痛症状。胃脘痛在上腹胃脘部近心窝处，位置相对较高；腹痛在胃脘以下，耻骨毛际以上部位，位置相对较低。胃脘痛常伴有嗳气、反酸、恶心、呕吐等胃失和降、胃气上逆之症；而腹痛常伴有腹胀、矢气、大便性状改变等腹疾症状。

3. 中医辨病辨证　患者饮食不节、劳倦过度，导致中焦脾胃受损，日久导致脾阳不足，阳虚阴盛，寒从中生，寒凝气滞，故症见胃痛喜温喜按；脾胃运化失司，则食少纳呆；脾胃虚弱，气血生化乏源，则头晕乏力；阴寒之气内盛，水湿不化，故见泛吐清水、大便溏薄、小便清长。

综上所述，结合舌脉，本例患者中医诊断为胃脘痛（脾胃虚寒证）。

（六）中西医初步诊断总结

1. 西医诊断　十二指肠球部溃疡（H1期），幽门螺杆菌感染。
2. 中医诊断　胃脘痛（脾胃虚寒证）。

三、中西医诊疗过程

治法：温中健脾，和胃止痛。

中药处方：黄芪30g，桂枝10g，芍药20g，炙甘草6g，生姜10g，大枣10g，饴糖20g，茯苓15g，白术12g，山药15g，荜澄茄3g，高良姜6g，川楝子9g，延胡索10g。14剂，每日1剂，水煎分2次服。

方解：黄芪、大枣、炙甘草、山药、饴糖，补脾益气；桂枝、生姜，温阳散寒；荜澄茄、高良姜，温中止痛；芍药、炙甘草、饴糖，缓急止痛；川楝子、延胡索，理气止痛；茯苓、白术，健脾化湿。

西药处方：行四联药物根除幽门螺杆菌治疗2周。

预防调护：注意精神与饮食调摄，避免情绪激动和过度劳累，保证充足睡眠与休息，生活规律，劳逸结合。按时进餐，少食烟熏、油炸、辛辣、酸甜、粗糙多渣、过冷、过热、过咸食物。

二诊：患者上腹部疼痛次数及程度均较前明显减轻，无恶心呕吐、反酸、胃灼热等其他不适，纳眠可，但大便仍溏薄，每日2～3次。西药继以规律服用奥美拉唑肠溶片20mg，每日2次，口服；吉法酯100mg，每日2次，口服，共6周。中药在前方基础上加薏苡仁30g，以加强利水渗湿之效。

中药处方：黄芪30g，桂枝10g，芍药20g，炙甘草6g，生姜10g，大枣10g，饴糖

20g，茯苓 15g，白术 12g，山药 15g，荜澄茄 3g，高良姜 6g，薏苡仁 30g，川楝子 9g，延胡索 10g。14 剂，每日 1 剂，水煎分 2 次服。

三诊：复查胃镜，胃黏膜愈合良好，未见其他异常及不适。

相关知识拓展

（一）有哪些特殊类型的消化性溃疡
（二）消化性溃疡有哪些常见并发症
（三）消化性溃疡的药物治疗方案及疗程
（四）消化性溃疡需要手术治疗吗
（五）消化性溃疡疗效的判定标准

（扫一扫　看相关知识拓展）

第四节　慢性萎缩性胃炎

一、病例介绍

王某，男，49 岁。主因"间断上腹不适 6 年，加重 10 天"于 2018 年 5 月 16 日门诊就诊。

（一）现病史

患者 2012 年 6 月因饮食不慎出现上腹疼痛不适，自行服用斯达舒胶囊后症状缓解，后间断出现上腹胀闷不适，时轻时重，自行服用胃黏膜保护剂、促胃肠动力剂后症状缓解。10 天前患者加班后出现上腹胀闷不适，伴反酸、食欲减退，遂来就诊。

刻下症状：上腹胀闷不适，餐后反酸嗳气，无腹痛，食欲不振，小便可，大便 1～2 日 1 次，平素偶有口干口苦，睡眠欠佳，余无其他不适。近 3 个月体重无明显下降。

（二）既往史、个人史、家族史

否认慢性病史，无烟酒嗜好，否认药物过敏史。

（三）体格检查

T 36.7℃，P 69 次 / 分，BP 121/73mmHg，R 17 次 / 分。

神清，皮肤巩膜无黄染，浅表淋巴结未触及肿大，心肺（－），腹部平软，墨菲征（－），麦氏点压痛（－），移动性浊音（－），肠鸣音 4 次 / 分。

（四）中医查体

面色正常，体态自如，语声正常，舌淡红，苔薄黄腻，脉弦细。

（五）实验室检查及其他辅助检查

1. 血常规　WBC 7.8×10^9/L，N 0.55，Hb 139g/L，PLT 243×10^9/L。

2. 生化检查　未见异常。

3. 尿常规　未见异常。

4. 便常规＋隐血试验　未见异常。

5. 肿瘤标志物　未见异常。

6. 腹部B超　肝、胆、胰、脾形态未见异常。

7. 心电图　未见异常。

8. 胃镜　食管黏膜光滑，血管纹理清晰，舒缩好，贲门距门齿40cm，齿状线清晰，贲门无狭窄。胃窦黏膜不平，呈弥漫性细颗粒样改变，黏膜红白相间，以白为主，皱襞变平，黏膜血管显露；幽门口圆，轮缩好。十二指肠球部及降部黏膜光滑，未见异常。

9. Hp（＋）。

二、诊断思维

（一）诊断思维路径

从患者反复上腹胀闷不适、餐后反酸嗳气、食欲不振等主要症状着手，遵循思维路径建立初步诊断（图5-4）。

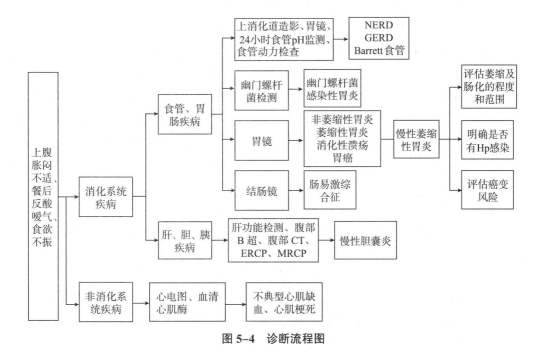

图5-4　诊断流程图

（二）诊断

1. 初步诊断　结合本例的病史、病程、临床症状、胃镜及病理检查、生化检查等结果，考虑本病为慢性萎缩性胃炎、幽门螺杆菌感染。

2. 定义　慢性萎缩性胃炎（chronic atrophic gastritis，CAG）是临床常见病。CAG 是慢性胃炎的一种类型，系指胃黏膜上皮遭受反复损害导致固有腺体的减少，伴或不伴肠腺化生和（或）假幽门腺化生的一种慢性胃部疾病。CAG 的临床表现无特异性，可无明显症状，有症状者主要表现为上腹部不适、饱胀、疼痛等非特异性消化不良症状，可伴有食欲不振、嘈杂、嗳气、反酸、恶心、口苦等消化道症状。其病理的严重程度与症状之间无相关性。

3. 特点

（1）胃镜检查：CAG 内镜下可见黏膜红白相间，以白相为主，皱襞变平甚至消失，部分黏膜血管显露，可伴有黏膜颗粒或结节状表现。早期或多灶性萎缩性胃炎的胃黏膜萎缩呈灶性分布。

（2）黏膜活体组织检查：CAG 早期或多灶性萎缩性胃炎的胃黏膜萎缩呈灶性分布。萎缩是指胃固有腺体的减少，分为两种情况：①化生性萎缩：胃固有腺体被肠化生或假幽门腺化生的腺体替代。②非化生性萎缩：胃固有腺体被纤维或纤维肌性组织替代，或炎性细胞浸润引起固有腺体数量减少。

萎缩程度以胃固有腺体减少各 1/3 来计算。

轻度：固有腺体数减少不超过原有腺体数的 1/3。

中度：固有腺体数减少介于原有腺体数的 1/3 ～ 2/3。

重度：固有腺体数减少超过原有腺体数的 2/3，仅残留少数腺体，甚至完全消失。

4. 发病机制　慢性萎缩性胃炎的发生是幽门螺杆菌（Helicobacter pylori，Hp）感染、环境因素和遗传因素共同作用的结果，尤其与 Hp 感染密切相关。Hp 感染后可出现慢性非萎缩性胃炎、萎缩性胃炎（萎缩、肠上皮化生）、异型增生及癌变。除 Hp 感染外，自身免疫性胃炎也可导致胃黏膜萎缩，约 20% 的 50 ～ 74 岁人群中抗胃壁细胞抗体阳性。此外，年龄与组织学的萎缩，甚至肠上皮化生的出现呈正相关。综合多种因素可以"胃龄"反映胃黏膜细胞的衰老状况。

5. 诊断要点

（1）慢性萎缩性胃炎无特异性临床表现，其诊断主要依靠胃镜和活体组织检查，后者对判断胃炎的程度和排除早期恶性病变有重要价值。

（2）对于怀疑 CAG 的患者，诊断应包括以下方面。

1）确定诊断：通过胃镜及病理检查。

2）评估萎缩及肠化的程度和范围：应用胃镜进行判断、多处活体组织病理检查，结合血清胃蛋白酶原（PG）和血清胃泌素 –17（G–17）测定。

3）明确是否有 Hp 感染。

4）评估癌变风险：可结合胃黏膜炎性反应和萎缩程度的分期标准（OLGA）、胃黏膜肠化的分期标准（OLGIM）、血清 PG、Hp 感染状况、危险因素、年龄、胃癌家族史等综合判断。

（三）鉴别诊断

1. 慢性萎缩性胃炎与消化性溃疡的鉴别（表 5-26）　消化性溃疡通常是指发生在胃及十二指肠的慢性溃疡。由于本病的发生与胃酸、胃蛋白酶有关，故称为消化性溃疡。

表 5-26　慢性萎缩性胃炎与消化性溃疡的鉴别

鉴别要点	消化性溃疡	慢性萎缩性胃炎
病变部位	主要是胃及十二指肠，也可累及食管下段、胃 - 空肠吻合口及其附近肠袢、含有异位胃黏膜的 Meckel 憩室	自身免疫性胃炎主要表现为以胃体为主的萎缩性胃炎；Hp 感染导致的慢性萎缩性胃炎主要发生在胃窦部
胃镜检查	活动期可见溃疡呈圆形或椭圆形，中间覆苔，边缘或有充血、水肿；愈合期溃疡周边肿胀消失，溃疡变小；瘢痕期可见红 / 白色瘢痕	黏膜红白相间，以白相为主，皱襞变平甚至消失，部分黏膜血管显露，可伴有黏膜颗粒或结节状表现
黏膜活体组织检查	黏膜肌层缺损，并与其下的纤维化黏膜下层融合	胃黏膜萎缩变薄，黏膜腺体减少；肠化时可见胃黏膜上皮被肠上皮取代，出现杯状细胞；上皮内瘤变可见细胞核增大、无极性，腺体结构紊乱
临床表现	上腹胀痛或隐痛，与进食有关，发作有节律性、季节性	上腹部不适、饱胀、疼痛等非特异性消化不良症状，可伴有食欲不振、嘈杂、嗳气、反酸、恶心、口苦等
抑酸治疗	有效	—

2. 慢性萎缩性胃炎与胃食管反流病的鉴别（表 5-27）　胃食管反流病是指胃、十二指肠内容物反流到食管引起反酸、胃灼痛等症状和食管黏膜的损害，以及口咽、喉、气管等食管以外组织的损害。

表 5-27　慢性萎缩性胃炎与胃食管反流病的鉴别

鉴别要点	胃食管反流病	慢性萎缩性胃炎
病变部位	食管	自身免疫性胃炎主要表现为以胃体为主的萎缩性胃炎；Hp 感染导致的慢性萎缩性胃炎主要发生在胃窦部
胃镜检查	食管可见条状糜烂、充血、渗出、糜烂愈合后瘢痕等，或可见 Barrett 食管	黏膜红白相间，以白相为主，皱襞变平甚至消失，部分黏膜血管显露，可伴有黏膜颗粒或结节状等表现

鉴别要点	胃食管反流病	慢性萎缩性胃炎
黏膜活体组织检查	黏膜肌层缺损，并与其下的纤维化黏膜下层融合	胃黏膜萎缩变薄，黏膜腺体减少；肠化时可见胃黏膜上皮被肠上皮取代，出现杯状细胞；上皮内瘤变可见细胞核增大、无极性，腺体结构紊乱
24 小时食管阻抗 -pH 监测	阳性	阴性
上消化道造影	可见下端黏膜皱襞增粗、不光滑，可见浅龛影或伴有狭窄，食管蠕动可减弱，或见食管裂孔疝	无明显异常
抑酸治疗	有效	—

3. 慢性萎缩性胃炎与急性胃炎的鉴别（表 5–28） 急性胃炎是由各种病因引起的急性胃黏膜炎症，常急性发病，有明显的上腹部症状。主要表现为黏膜充血、水肿、渗出、糜烂和出血等一过性的急性病变。

表 5–28 慢性萎缩性胃炎与急性胃炎的鉴别

鉴别要点	急性胃炎	慢性萎缩性胃炎
病程	急性发作，病程短	病程长，反复发作
病因	药物如 NSAIDs、乙醇和刺激性饮料、生物因子、机械 / 物理 / 化学损伤等	Hp 感染、自身免疫反应、年龄等
临床表现	上腹痛、胀满、恶心、呕吐、食欲不振等，重者可伴有呕血、发热、脱水、酸中毒，甚至休克	上腹部不适、饱胀、疼痛等非特异性消化不良症状，可伴有食欲不振、嘈杂、嗳气、反酸、恶心、口苦等
胃镜检查	胃黏膜充血、水肿，表面有片状渗出物和黏液覆盖；在黏膜皱襞上常有出血点和糜烂；病变可呈局限性或弥漫性	黏膜红白相间，以白相为主，皱襞变平甚至消失，部分黏膜血管显露，可伴有黏膜颗粒或结节状表现
黏膜活体组织检查	胃黏膜的炎症程度不一，黏膜固有层可见中性粒细胞、淋巴细胞、浆细胞和少量嗜酸性粒细胞浸润，并伴有水肿；表层上皮细胞和腺体细胞可见变性、坏死	胃黏膜萎缩变薄，黏膜腺体减少；肠化时可见胃黏膜上皮被肠上皮取代，出现杯状细胞；上皮内瘤变可见细胞核增大、无极性，腺体结构紊乱
理化检测	WBC ↑、CRP ↑、N ↑	阴性

4. 慢性萎缩性胃炎与胃癌的鉴别（表 5–29） 胃癌是指源于胃黏膜上皮细胞的恶性肿瘤，主要是胃腺癌。胃癌分为早期和进展期两种，早期胃癌指肿瘤浸润仅达黏膜层和黏膜下层；进展期胃癌指肿瘤浸润已达肌层或更深层。

表 5-29　慢性萎缩性胃炎与胃癌的鉴别

鉴别要点	胃癌	慢性萎缩性胃炎
发病年龄、性别	40～60岁多见，男女比例为2:1	一般发病随年龄增长而增加
症状	早期胃癌无特异性临床症状，进展期胃癌以体重下降、上腹部不适或疼痛最为常见，伴或不伴食欲不振、消化道出血、乏力、早饱	上腹部不适、饱胀、疼痛等非特异性消化不良症状，可伴有食欲不振、嘈杂、嗳气、反酸、恶心、口苦等
体征	早期胃癌无任何体征；中晚期胃癌以上腹部压痛最常见，部分患者可触及上腹部肿块，可伴有贫血、黑便、消瘦、肝大、黄疸、腹腔积液、左锁骨上淋巴结肿大等表现	体征多不明显，有时上腹轻压痛，胃体胃炎严重时可有舌炎和贫血
理化检查	早期胃癌无特殊表现；中晚期胃癌可出现RBC↓、Hb↓，便OB(+)等	未见特殊表现
肿瘤标志物	可见CA19-9、CEA、CA72-4↑	未见特殊表现
胃镜检查	早期胃癌好发于胃窦部及胃体部，特别是小弯侧，可表现为不规则隆起或凹陷，也可呈平坦样，但黏膜粗糙糜烂，触之易出血等。进展期胃癌肿瘤表面凹凸不平，糜烂，有污秽苔，活体组织检查时易出血；也可呈现深大溃疡，底部覆有污秽白苔	黏膜红白相间，以白相为主，皱襞变平甚至消失，部分黏膜血管显露，可伴有黏膜颗粒或结节状表现
X线钡餐	胃内龛影或充盈缺损；或黏膜皱襞破坏、消失或中断，临近胃黏膜僵直、蠕动消失	无特殊表现
黏膜活体组织检查	可见癌细胞	胃黏膜萎缩变薄，黏膜腺体减少；部分可见肠化、上皮内瘤变等

5. 慢性萎缩性胃炎与功能性消化不良的鉴别（表5-30）　功能性消化不良是指持续或反复发作的，包括上腹痛或不适、上腹饱胀、早饱、嗳气、恶心、呕吐等，并除外可引起这些症状的器质性疾病的一系列临床综合征。

表 5-30　慢性萎缩性胃炎与功能性消化不良的鉴别

鉴别要点	功能性消化不良	慢性萎缩性胃炎
胃镜检查	未见特异性异常表现	黏膜红白相间，以白相为主，皱襞变平甚至消失，部分黏膜血管显露，可伴有黏膜颗粒或结节状表现

6. 慢性萎缩性胃炎与慢性胆囊炎的鉴别（表5-31）　慢性胆囊炎是胆囊的慢性炎性病变，是急性胆囊炎反复发作的结果。胆囊结石是引起慢性胆囊炎的主要原因。由于胆囊结石引起胆囊长期反复发作炎症，导致胆囊功能减退，甚至完全丧失功能。

表 5-31　慢性萎缩性胃炎与慢性胆囊炎的鉴别

鉴别要点	慢性胆囊炎	慢性萎缩性胃炎
病变部位	胆囊	主要累及胃体、胃窦
症状	上腹部饱胀、嗳气、胃部灼热、厌油腻；部分患者表现为右上腹或右季肋处隐痛，可放射至右肩胛下、右腰部	上腹部不适、饱胀、疼痛等非特异性消化不良症状，可伴有食欲不振、嘈杂、嗳气、反酸、恶心、口苦等
体征	查体可无阳性体征；部分患者右上腹肋缘或剑突下有轻压痛，或压之不适感；有时可扪及肿大的胆囊	体征多不明显，有时上腹轻压痛，胃体胃炎严重时可有舌炎和贫血
腹部 B 超	若有胆囊结石，可见胆囊内实性强回声及后方声影，胆囊增大，胆囊壁毛糙增厚等	未见特殊表现

7. 慢性萎缩性胃炎与心绞痛的鉴别（表 5-32）　心绞痛是冠状动脉供血不足，心肌急剧的暂时缺血、缺氧引起的以发作性胸痛或胸部不适为主要表现的临床综合征。心绞痛是心脏缺血反射到身体表面所感觉的疼痛，特点为前胸阵发性、压榨性疼痛，可伴有其他症状，疼痛主要位于胸骨后部，可放射至心前区与左上肢，劳动或情绪激动时常发生，每次发作持续 3 ～ 5 分钟，休息或用硝酸酯类制剂后消失。

表 5-32　慢性萎缩性胃炎与心绞痛的鉴别

鉴别要点	心绞痛	慢性萎缩性胃炎
疼痛	阵发性、压榨性	胃脘部偶有绞痛或隐痛
部位	胸骨后	胃脘部
诱因	劳动或情绪激动	不明确
心电图	ST 段压低，T 波低平、双向或倒置（变异型心绞痛者则有关导联 ST 段抬高）	无异常
心肌酶	进行性升高	（-）
胃镜检查	无异常	可见慢性萎缩性胃炎表现

（四）慢性萎缩性胃炎病理诊断标准

采取 CAG 的病理诊断标准和直观模拟评级法（彩图 5）并用。

1. Hp　观察胃黏膜黏液层、表面上皮、小凹上皮和腺管上皮表面的 Hp。

无：特殊染色片上未见 Hp。

轻度：偶见或小于标本全长 1/3 有少数 Hp。

中度：Hp 分布超过标本全长 1/3 ～ 2/3，或连续性、薄而稀疏地存在于上皮表面。

重度：Hp 成堆存在，基本分布于标本全长。

肠化黏膜表面通常无 Hp 定植，宜在非肠化处寻找。对炎症明显而苏木精–伊红染色切片未见 Hp 的，要做特殊染色仔细寻找。推荐使用较简便的 Giemsa 染色，也可按各病理室惯用的染色方法。

2. 活动性 慢性炎症背景上有中性粒细胞浸润。

轻度：黏膜固有层有少数中性粒细胞浸润。

中度：中性粒细胞较多存在于黏膜层，可见于表面上皮细胞、小凹上皮细胞或腺管上皮内。

重度：中性粒细胞较密集，或除中度所见外，还可见小凹脓肿。

3. 慢性炎症 根据黏膜层慢性炎性细胞的密集程度和浸润深度分级，以前者为主。

正常：单个核细胞每高倍视野不超过 5 个。如个数虽略超过正常而内镜下无明显异常，病理诊断为基本正常。

轻度：慢性炎性细胞较少并局限于黏膜浅层，不超过黏膜层的 1/3。

中度：慢性炎性细胞较密集，不超过黏膜层的 2/3。

重度：慢性炎性细胞密集，占据黏膜全层。计算密度程度时要避开淋巴滤泡及其周围的小淋巴细胞区。

4. 萎缩 萎缩指胃固有腺减少，分为 2 种类型。

化生性萎缩：胃固有腺被肠化或假幽门化生腺体替代。

非化生性萎缩：胃固有腺被纤维或纤维肌性组织替代，或炎性细胞浸润引起固有腺数量减少。

萎缩程度以胃固有腺减少各 1/3 来计算。

轻度：固有腺体数减少不超过原有腺体数的 1/3。

中度：固有腺体数减少介于原有腺体数的 1/3 ～ 2/3。

重度：固有腺体数减少超过原有腺体数的 2/3，仅残留少数腺体，甚至完全消失。一切原因引起黏膜损伤的病理过程都可造成腺体数量减少，如取白溃疡边缘的活体组织检查，不一定就是 CAG。

5. 肠化

轻度：肠化区占腺体和表面上皮总面积 < 1/3。

中度：肠化区占腺体和表面上皮总面积 1/3 ～ 2/3。

重度：肠化区占腺体和表面上皮总面积 > 2/3。

AB–PAS 染色对不明显肠化的诊断很有帮助。

（五）慢性萎缩性胃炎的病变程度评估

1. 评估萎缩（及肠化）的程度和范围

（1）内镜下可采用 Kimura-Takemoto 分型：根据胃镜下萎缩的部位和范围，将 CAG 分为闭合型（C- I ～ C-III）和开放型（O- I ～ O-III）。（图 5-5）

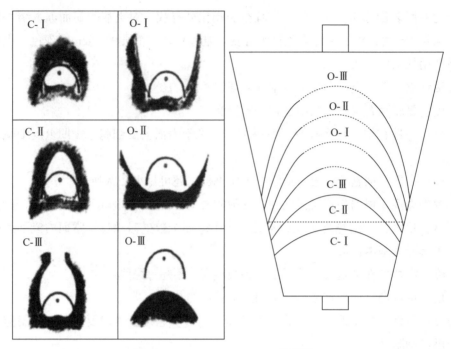

图 5-5　Kimura-Takemoto 分型图

（2）OLAG、OLGIM 分期（表 5-33、5-34）：胃镜下取胃窦、胃体黏膜标本，对萎缩 / 肠化进行部位和程度的病理评定。

表 55-33　OLGA 分期

萎缩评分		胃体萎缩			
		无（0）	轻度（1）	中度（2）	重度（3）
胃窦（包括胃角）萎缩	无（0）	0期	Ⅰ期	Ⅱ期	Ⅱ期
	轻度（1）	Ⅰ期	Ⅰ期	Ⅱ期	Ⅲ期
	中度（2）	Ⅱ期	Ⅱ期	Ⅲ期	Ⅳ期
	重度（3）	Ⅲ期	Ⅲ期	Ⅳ期	Ⅳ期

表 5-34　OLGIM 分期

肠化评分		胃体肠化			
		无（0）	轻度（1）	中度（2）	重度（3）
胃窦（包括胃角）肠化	无（0）	0期	Ⅰ期	Ⅱ期	Ⅱ期
	轻度（1）	Ⅰ期	Ⅰ期	Ⅱ期	Ⅲ期
	中度（2）	Ⅱ期	Ⅱ期	Ⅲ期	Ⅳ期
	重度（3）	Ⅲ期	Ⅲ期	Ⅳ期	Ⅳ期

（3）血清 PG 和 Gastrin-17 测定：胃黏膜萎缩时，血清 PG Ⅰ、PG Ⅰ / Ⅱ降低，结合血清 Gastrin-17 测定可以判断萎缩的部位。（表 5-35）

表 5-35　血清 PG 和 Gastrin-17 测定

	PG Ⅰ、PG Ⅰ / Ⅱ	Gastrin-17
胃体萎缩	降低	升高
胃窦萎缩	正常	降低
全胃萎缩	降低	降低

2. 评估是否感染 Hp　引起胃黏膜萎缩最重要的病因是 Hp 感染。Hp 感染几乎都会引起胃黏膜活动性炎症反应。胃黏膜活动性炎症反应的存在高度提示 Hp 感染。长期感染所致的炎症反应、免疫反应可使部分患者发生胃黏膜萎缩和肠化。宿主（如白细胞介素 -1β 等细胞因子基因多态性）、环境（吸烟、高盐饮食等）和 Hp 因素（毒力基因）的协同作用决定了 Hp 感染相关性胃炎的类型，以及萎缩和肠化的发生和发展。Hp 感染患者中 CAG、肠化的发生率明显高于阴性者，且 Hp 感染可使肠化发生提前 10 年左右。

3. 评估癌变风险　应对 CAG 患者进行癌变的风险评估，主要根据萎缩的范围、程度、Hp 感染状况，结合年龄、胃癌家族史等进行综合判断。

（1）萎缩的范围、程度与癌变风险：2005 年，国际萎缩研究小组提出了不同于新悉尼系统的 OLGA 分期评估系统。2010 年，又提出了 OLGIM 分级系统。OLGIM 与 OLGA 相比，病理医生之间判断的一致性更高。该类系统综合了萎缩 / 肠化的部位和程度进行分期，可以反映癌变的不同风险。研究表明，OLGA Ⅲ / Ⅳ 期与胃癌风险增高相关，主要是肠型胃癌。

（2）Hp 感染与癌变风险：Hp 感染与胃癌密切相关。1994 年，其被世界卫生组织列为胃癌的 Ⅰ 类致癌原。流行病学调查显示，Hp 感染率和胃癌发病率在很多地区存在正相关。早期胃癌内镜下治疗后行 Hp 根除治疗，可以显著降低异时性胃癌的发生。

（3）PG 和 Gastrin-17 与癌变风险：多项研究证明，血清 PG 检测有助于胃癌高危人群的风险分层。PG 检测诊断萎缩者，以及 PG 检测虽诊断萎缩阴性，但 PG Ⅰ / Ⅱ 比值较低者，有较高的胃癌风险，应进一步进行胃镜检查。

采用新型胃癌筛查评分系统可显著提高筛查效率，对胃癌发生风险最高的人群采取内镜精查策略，从而提高早期胃癌诊断率，同时可对相对低风险人群采取适合的随访策略，节约医疗资源。参考国内外既往胃癌筛查方法，结合国内最新的临床证据，推荐早期胃癌筛查流程如图 5-6。

4. 慢性萎缩性胃炎的随访　CAG 是重要的胃癌前疾病，定期随访监测可以明显提高早期胃癌的检出率，改善胃癌患者生存率。随访的主要监测手段是胃镜和病理。

萎缩或肠化的范围和严重程度可参考 OLGA 和 OLGIM 分期。对于不伴肠上皮化生和异型增生的 CAG 的患者可 1～2 年行胃镜和病理随访 1 次，有中、重度萎缩或伴有肠上皮化生的 CAG 患者应每 1 年左右随访 1 次。对伴有低级别上皮内瘤变，但没有可视性病变的，随访时间为 6～12 个月。有可视性病灶，并排除取于癌旁或局部病灶者，根据胃镜及临床情况应缩短至 6 个月随访 1 次，或直接行内镜下切除。高级别上皮内瘤变需立即复查胃镜和病理，必要时可行手术治疗或内镜下切除。

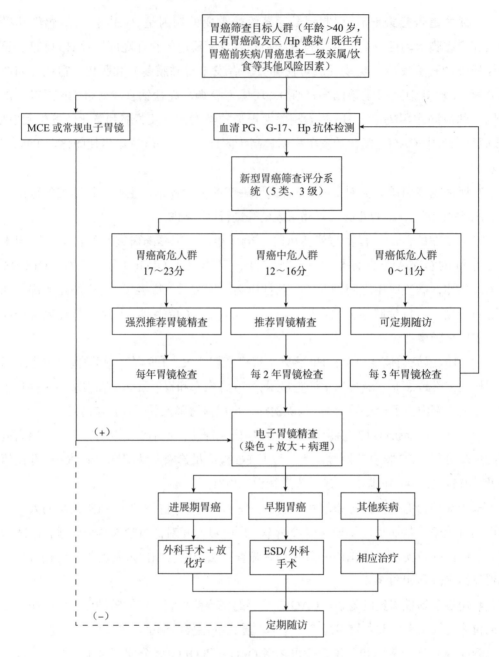

ESD指内镜下黏膜剥离术（endoscopic submucosal dissection）。

图 5-6　早期胃癌筛查流程图

（六）西医诊断要点

结合本例患者病情资料，综合以上诊断知识分析，关于本例患者所患疾病是急性还是慢性，是萎缩性胃炎还是非萎缩性胃炎，是否伴有 Hp 感染，是否伴有肠化、异型增生，病灶位于胃体还是胃窦，萎缩的程度和范围，以及是否具有癌变风险等问题分析如下：

1. 病程及分类　根据该患者病程及胃镜、病理检查结果，诊断为慢性萎缩性胃炎，伴幽门螺杆菌感染。

2. 病理检查　该患者病灶主要分布在胃窦，黏膜活体组织检查提示固有腺体萎缩，萎缩程度为轻度，未见肠化及异型增生。

3. 癌变风险　患者为男性，年龄＞40岁，目前感染幽门螺杆菌，有一定癌变风险，需根除幽门螺杆菌治疗，并定期随访。

本例患者诊断总结：慢性萎缩性胃炎，幽门螺杆菌感染。

（七）中医诊断要点

1. 定义　CAG主要归属于中医学的"胃脘痛""痞满""呃逆"等范畴。虽然病证不一，但究其病因，不外乎外感六淫、饮食不节、情志不畅、劳逸不调、素体脾虚等引起。其病变脏腑主要在胃，与肝、脾关系密切，由于胆附于肝，与肝同主疏泄，所以与胆也有联系。由于CAG病程较久、反复发作、久病多虚，往往表现为本虚标实、虚实夹杂证。本虚主要是脾胃虚弱、胃阴亏虚为主；邪实重在气滞血瘀、湿热、肝郁。在疾病的发展过程中，脾胃虚弱与气滞血瘀常常互为因果，交错出现，贯穿于整个疾病的始终。

2. 主要证型　CAG的主要证型有肝胃气滞证、肝胃郁热证、脾胃虚弱证（脾胃虚寒证）、脾胃湿热证、胃阴不足证、胃络瘀血证。其中以脾胃虚弱证、肝胃气滞证多见。

3. 中医辨病辨证　患者饮食不节，导致脾胃受伤，脾胃虚弱，病程日久，又因加班劳累后更伤脾胃，脾失健运，胃失和降，脾胃气机升降失常，故出现上腹胀闷不适；土虚木乘，导致肝胃气滞，胃气上逆，故反酸、嗳气；脾胃虚弱，运化失司，则食欲不佳；水液运化失常，津液不能上承口舌，则口干；肝胃气滞，郁而化热，则口苦；胃不和则卧不安，故眠差。胃镜是望诊的延伸，胃镜下见黏膜红白相间，以白相为主，皱襞变平，为脾胃气虚之征。肝胃郁热，则舌苔薄黄腻。脉弦细，为肝胃不和，脾胃虚弱之征。

综上所述，本例患者中医诊断为痞满（肝胃不和，脾胃虚弱证）。

（八）中西医初步诊断总结

1. 西医诊断　慢性萎缩性胃炎，幽门螺杆菌感染。

2. 中医诊断　痞满（肝胃不和，脾胃虚弱证）。

⊕ 三、中西医诊疗过程

治法：疏肝和胃，健脾益气。

中药处方：柴胡10g，白芍12g，川芎6g，枳壳12g，陈皮10g，炙甘草6g，苏梗10g，香附10g，煅瓦楞子10g，海螵蛸10g，炒白术10g，炒山药15g，生黄芪20g，茯苓15g，党参10g。14剂，每日1剂，水煎分2次服。

方解：柴胡、白芍、川芎、香附，疏肝和胃；煅瓦楞子、海螵蛸，制酸止痛；陈皮、苏梗、枳壳，调理气机；炒白术、炒山药、生黄芪、党参、茯苓，健脾益气；炙甘草，调和诸药。

西药处方：标准四联疗法根除幽门螺杆菌。艾司奥美拉唑20mg，餐前半小时口服，2次/天，共14天。枸橼酸铋钾220mg，餐前半小时口服，2次/天，共14天。阿莫西林1000mg，餐后半小时口服，2次/天，共14天。克拉霉素500mg，餐后半小时口服，2次/天，共14天。

预防调护：应规律饮食，多食新鲜蔬菜、水果等，优质蛋白质饮食，饮食清淡、低盐，少食或忌食腌制、熏烤和油炸等食物。保持规律的生活作息，避免过度劳累。

1周后：上腹胀闷不适明显减轻，反酸、嗳气减轻，食欲好转。

2周后：无明显上腹部不适，食欲正常，睡眠转佳。中药予四君子汤加减善后，西药予叶酸、维生素B族口服。

2个月后：复查 ^{13}C–尿素呼气试验（–）。

1年后：复查胃镜示胃窦黏膜不平，黏膜红白相间，以白相为主，萎缩病灶较前面积减少。十二指肠球部及降部黏膜光滑，未见异常。Hp（–）。病理检查示胃窦小弯黏膜腺体萎缩，未见肠化。

💡 相关知识拓展

（一）慢性萎缩性胃炎的常见致病因素有哪些

（二）针对萎缩病变，中医的治疗思路是什么

（三）如何将中医证型和胃黏膜病变相结合进行病证结
　　　合治疗

（扫一扫　看相关知识拓展）

第五节　幽门螺杆菌相关性胃炎

🔒 一、病例介绍

乔某，男，47岁。主因"上腹胀满20余年，加重1周"于2014年6月22日门诊就诊。

（一）现病史

上腹胀满20余年，不痛，时有嗳气，无反酸、胃灼热，平素纳食欠佳，食后胀满明显，胃脘怕凉，未予系统治疗。1周前，患者进食冷饮后出现上腹部胀满较前加重，无腹痛，嗳气频发，自行口服乳酸菌素片每次2.4g，每日3次，症状未见明显好转，遂来

就诊。

刻下症状：上腹部胀满，时有嗳气，无反酸、胃灼热，胃脘怕凉，纳食欠佳，食后胀满明显，无恶心呕吐，口干口苦，大便不成形，每日 2 次，小便可，舌淡苔黄，脉细。近期体重未见明显下降。

（二）既往史、个人史、家族史

否认高血压、冠心病、糖尿病等慢性病史，否认药物、食物过敏史。平素喜冷饮。父亲因胃癌去世。

（三）体格检查

T 36.6℃，P 71 次 / 分，R 18 次 / 分，Bp 118/72mmHg。

神清，皮肤巩膜无黄染，浅表淋巴结未触及肿大，心肺（－），腹部平软，上腹部轻压痛，无反跳痛及肌紧张，未触及异常肿块，肝脾区叩痛（－），肾区叩痛（－），墨菲征阴性，移动性浊音（－）。

（四）中医查体

面色红润，形体适中，体态自如，语声和缓，言语清晰流利，舌红苔黄，脉细。

（五）实验室检查及其他辅助检查

1. 血尿便常规、生化、胰淀粉酶、肿瘤标志物检测均未见明显异常。

2. 胃镜　胃窦黏膜不平，呈弥漫性细颗粒样改变。幽门、十二指肠球部及降部黏膜未见异常。

3. 幽门螺杆菌快速尿素酶试验（＋）。

4. 病理　胃黏膜呈急性及慢性炎症改变，有淋巴滤泡形成。未见萎缩、肠化及不典型增生。

5. ^{13}C-UBT 试验　DOB 值 36.7。

6. 腹部超声　肝、胆、胰、脾、肾未见明显异常。

二、诊断思维

（一）诊断思维路径

从患者上腹部胀满、嗳气、食后胀满明显、食欲减退等主要症状着手，遵循思维路径建立初步诊断（图 5-7）。

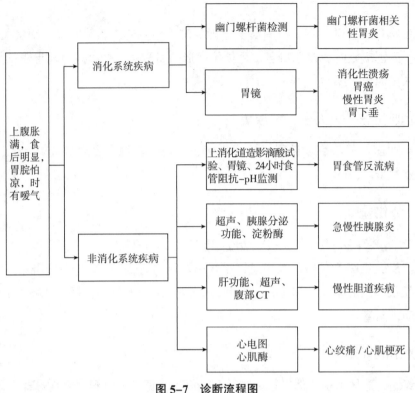

图 5-7　诊断流程图

（二）诊断

1.初步诊断　结合本例患者的病史、病程、临床症状、胃镜检查、生化检查、^{13}C-UBT 等结果，考虑其为幽门螺杆菌相关性胃炎。

2.定义　幽门螺杆菌相关性胃炎（HpAG）是一种幽门螺杆菌感染后导致胃黏膜发生炎性病变的感染性疾病。其主要症状为进食后上腹胃脘部饱胀或疼痛、嘈杂反酸、嗳气、口苦、口中异味等，且一般无明显规律性。部分患者无明显自觉症状；若病程日久，少数患者可伴乏力、体重减轻等全身症状。幽门螺杆菌相关性胃炎是胃炎的一种特殊类型。

3.特点

（1）幽门螺杆菌相关性急性胃炎通常是指感染后 7 天左右，细菌被清除，多形核细胞浸润消失，胃黏膜上皮恢复正常。但此种情况在临床实践中很少遇到，在此不做赘述。大部分患者感染幽门螺杆菌后，除非经过系统的治疗，否则自身不能将其清除。急性感染后 3～4 周，慢性炎症细胞逐渐聚集，并在组织学上渐变明显，此后的诊断应为幽门螺杆菌相关性慢性活动性胃炎。而进行幽门螺杆菌根除后，中性粒细胞浸润消失，活动性消失，单核细胞浸润减轻，但不会完全正常化。从病理学角度来说，除菌后的胃黏膜为慢性非活动性胃炎。

（2）胃镜检查：从形态学角度看，慢性胃炎分为慢性非萎缩性胃炎和慢性萎缩性胃炎两大基本类型。

（3）黏膜活体组织检查：慢性胃炎主要的病理学特征包括炎症、萎缩、肠化和异型增生。炎症主要表现为黏膜层以淋巴细胞、浆细胞为主的慢性炎症细胞的浸润，若出现中性粒细胞，则可诊断为慢性活动性胃炎，反之则为慢性非活动性胃炎。萎缩即胃固有腺体数量减少或者消失，组织上根据是否伴有肠化生，将其分为：①非化生性萎缩：固有腺体的数量减少后未被其他物质代替，或仅被增生的纤维组织或纤维肌性组织代替。②化生性萎缩：主要是固有腺体被肠腺样腺体（根据形态可分为小肠型和大肠型）或假幽门腺体代替。若在胃黏膜自我修复过程中，出现发育异常，则可出现异型增生，又叫上皮内瘤变，具体表现为细胞异型性及腺体结构的紊乱。

（4）几乎所有的幽门螺杆菌感染者均存在慢性活动性胃炎，即幽门螺杆菌相关性胃炎。幽门螺杆菌感染可在人 – 人之间传播，因此幽门螺杆菌相关性胃炎不管有无症状和（或）并发症，都是一种感染性疾病，根除治疗对象可扩展至无症状者。

4. 发病机制 幽门螺杆菌引起胃炎的致病机制尚不完全清楚。近年来有文献提示，其发病机制主要涉及细菌因素、宿主因素及宿主所处的环境、饮食因素等。根据对胃黏膜的损伤路径，可将其致病机理分为两类：一是直接损伤，即在胃黏膜内定植后，依靠自身产生的毒力因子对胃黏膜细胞造成损害；二是间接损伤，即能诱发一些组织损害因子，进而促进它们对胃黏膜产生炎症及免疫反应，造成胃黏膜的损伤。

5. 诊断要点

（1）幽门螺杆菌相关性胃炎无特异性临床表现，多数无任何症状，有症状者的表现与消化不良症状相似，如上腹痛、腹胀、餐后饱胀和早饱感等。体征多不明显，可有上腹部轻压痛等。

（2）明确是否存在幽门螺杆菌感染。幽门螺杆菌的诊断方法，根据2017年《第五次全国幽门螺杆菌感染处理共识报告》的检测方法，依据是否行内镜检查，分为非侵入性和侵入性两种。

1）非侵入性检测方法：主要包括：尿素呼气试验、单克隆粪便抗原试验和血清学试验。其中，尿素呼气试验是最受推荐的方法；单克隆粪便抗原试验可作为备选（在尿素呼气试验配合欠佳人员，如儿童等的检测中具有优势）；血清学试验限于一些特定情况（消化性溃疡出血、胃 MALT 淋巴瘤和严重的胃黏膜萎缩）。常规的血清学试验检测幽门螺杆菌抗体 IgG，其阳性不一定是现症感染，不能用于根除治疗后复查。

尿素呼气试验包括 $^{13}C-$ 尿素呼气试验和 $^{14}C-$ 尿素呼气试验，是临床最常应用的非侵入性试验，具有幽门螺杆菌检测准确性相对较高、操作方便和不受幽门螺杆菌在胃内灶性分布影响等优点。但当检测值接近临界值时，结果并不可靠，可间隔一段时间后再次检测或用其他方法检测。

2）侵入性检测方法：主要依靠内镜活体组织检查，包括快速尿素酶试验、胃黏膜直接涂片染色镜检、胃黏膜组织切片染色镜检（如染色、银染、改良染色等）、细菌培养、基因检测（如基因芯片检测）等。

常规内镜观察到的结节状胃炎被认为高度提示幽门螺杆菌感染；放大内镜和窄带成像技术可观察到一些幽门螺杆菌感染的特殊征象，包括胃小凹和（或）汇集小静脉、上皮下毛细血管网等改变，但这些方法的应用需要相应设备，判断需要经验，报道的敏感性和特异性也有较大差异，因此目前不推荐常规应用。

（3）诊断为慢性胃炎。根据2017《中国慢性胃炎共识意见》，目前诊断慢性胃炎的方法主要有两种：一是内镜诊断；二是病理诊断。后者被公认为慢性胃炎诊断和分级的"金标准"。

1）内镜诊断：①慢性非萎缩性胃炎内镜下可见黏膜红斑、黏膜出血点或斑块、黏膜粗糙伴或不伴水肿、充血渗出等基本表现。②慢性萎缩性胃炎内镜下可见黏膜红白相间，以白相为主，皱襞变平甚至消失，部分黏膜血管显露，可伴有黏膜颗粒或结节状等表现。③慢性胃炎也可同时存在糜烂、出血或胆汁反流等征象。

2）病理诊断：活体组织检查对慢性胃炎的诊断至关重要，应根据病变情况和需要进行活体组织检查（新悉尼系统5点取材，如图5-8所示）。标本应足够大，达到黏膜肌层。不同部位的标本需分开装瓶。内镜医师应向病理科提供取材部位、内镜所见和简要病史等临床资料。

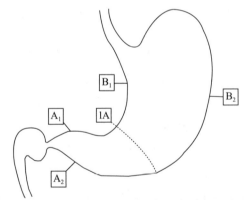

胃窦2块标本取自距幽门2~3cm处的大弯（A_2）和小弯（A_1）；胃体标本取自距贲门8cm处的大弯（胃体大弯中部，B_2）和距胃角近侧4cm处的小弯（B_1），以及胃角（lA）各1块

图5-8 新悉尼系统5点取材图

从组织学角度看，慢性胃炎观察内容包括5种组织学变化和4个分级。5种组织学变化要分级，即幽门螺杆菌、活动性、炎性反应、萎缩和肠化，分成无、轻度、中度和重度4级（0、+、++、+++）。（表5-36）

表 5-36　5 种组织学变化分级

	分级	镜下表现
幽门螺杆菌	0	特殊染色片上未见
	Ⅰ	偶见，或小于标本全长有少数
	++	分布达到或超过标本全长而未达，或连续性、薄而稀疏地存在于上皮表面
	+++	成堆存在，基本分布于标本全长
活动性	0	无中性粒细胞浸润
	+	黏膜固有层有少数中性粒细胞浸润
	++	中性粒细胞较多存在于黏膜层，可见于表面上皮细胞、小凹上皮细胞或腺管上皮内
	+++	中性粒细胞较密集，或除中度所见外，还可见小凹脓肿
慢性炎症	0	单个核细胞 ≤ 5 个 / 每高倍视野，如数量略超过正常而内镜下无明显异常，病理可诊断为基本正常
	+	慢性炎性细胞较少并局限于黏膜浅层，≤ 1/3 黏膜层
	++	慢性炎性细胞较密集，≤ 2/3 黏膜层
	+++	慢性炎性细胞密集，＞ 2/3 黏膜层
萎缩	0	固有腺体数无减少
	+	固有腺体数减少 ≤ 1/3 原有腺体数
	++	固有腺体数减少介于原有腺体数的 1/3 ～ 2/3
	+++	固有腺体数减少 ＞ 2/3 原有腺体数
肠化	0	无肠化
	+	肠化区占腺体和表面上皮总面积 ≤ 1/3
	++	肠化区占腺体和表面上皮总面积 1/3 ～ 2/3
	+++	肠化区占腺体和表面上皮总面积 ＞ 2/3

　　病理显微镜下可见幽门螺杆菌作为诊断的"金标准"。多数情况下，有经验的病理医师行胃黏膜常规染色（HE 染色）即可作出幽门螺杆菌感染的诊断。存在慢性活动性胃炎而组织学检查未发现幽门螺杆菌时，可行特殊染色检查。感染幽门螺杆菌在形态学上有2 种后果，即共生或者反应性病变［活动性炎、淋巴细胞灶性聚集（T 细胞为主）、嗜上皮现象］。

（4）排除其他消化系统疾病（消化性溃疡、胃食管反流病、慢性胰腺炎、胃癌等）及非消化系统疾病（心绞痛、心肌梗死等）。

（三）鉴别诊断

1. 幽门螺杆菌相关性胃炎与消化性溃疡的鉴别（表5-37） 消化性溃疡主要是指发生于胃和十二指肠的慢性溃疡。溃疡的形成有多种因素，其中酸性胃液对黏膜的消化作用是溃疡形成的基本因素。

表5-37 幽门螺杆菌相关性胃炎与消化性溃疡的鉴别

鉴别要点	幽门螺杆菌相关性胃炎	消化性溃疡
病史	幽门螺杆菌感染、十二指肠胃反流等病史	幽门螺杆菌感染、药物史（非甾体抗炎药、糖皮质激素、化疗药物等）
周期性及节律性	无	有
好发部位	胃窦、胃体	胃、十二指肠
病程	发病慢，不易觉察	病程长，反复发作
症状	上腹部不适、腹痛、食欲不振	上腹痛有规律性、周期性、季节性，反酸，嗳气，烧灼感；球部溃疡易于夜间发作，较频繁，晚期可有幽门梗阻
体征	上腹部轻压痛，固定或不固定	压痛位于剑突下，固定
幽门螺杆菌检测	阳性	阳性或阴性

2. 幽门螺杆菌相关性胃炎与功能性消化不良的鉴别（表5-38） 功能性消化不良属胃动力障碍性疾病，主要是由于胃排空障碍导致胃排空延迟而引起的一系列上消化道症状。

表5-38 幽门螺杆菌相关性胃炎与功能性消化不良的鉴别

鉴别要点	幽门螺杆菌相关性胃炎	功能性消化不良
发病是否与情绪相关	无明显相关性	往往与情绪有关
内镜检查	幽门螺杆菌相关性胃炎相关表现	正常
胃排空检查或胃电活动记录	无明显异常	呈胃排空异常表现
幽门螺杆菌检测	阳性	阴性

3. 幽门螺杆菌相关性胃炎与胃食管反流病的鉴别（表5-39） 胃食管反流病是指胃、十二指肠内容物反流入食管，引起远端食管发生炎症、糜烂甚至溃疡等病变。

表 5-39　幽门螺杆菌相关性胃炎与胃食管反流病的鉴别

鉴别要点	幽门螺杆菌相关性胃炎	胃食管反流病
诱因	无明显诱因	饱食
病变部位	胃窦、胃体	食管
内镜检查	幽门螺杆菌相关性胃炎相关表现	食管可见条状糜烂、充血、渗出、糜烂愈合后瘢痕等，或可见 Barrett 食管
上消化道造影	无明显异常	可见下端黏膜皱襞增粗、不光滑，浅龛影或伴有狭窄，或见食管裂孔疝
抑酸治疗	部分有效	有效
24 小时食管阻抗 –pH 监测	阴性	阳性
幽门螺杆菌检测	阳性	阴性

4. 幽门螺杆菌相关性胃炎与慢性胰腺炎的鉴别（表 5-40）　慢性胰腺炎是由于各种原因引起的胰腺局部或弥漫性的慢性进展性炎症，伴随胰腺内外分泌功能的不可逆性损害。

表 5-40　幽门螺杆菌相关性胃炎与慢性胰腺炎的鉴别

鉴别要点	幽门螺杆菌相关性胃炎	慢性胰腺炎
病史	幽门螺杆菌感染、十二指肠胃反流等病史	急性胰腺炎病史、反复发作
症状	上腹部不适、腹痛、食欲不振	腹泻或脂肪泻、黄疸、腹部包块、糖尿病
超声检查	未见明显异常	胰腺增大，或可伴有假性囊肿
胰腺分泌功能	正常	异常
幽门螺杆菌检测	阳性	阴性

5. 幽门螺杆菌相关性胃炎与胃癌的鉴别（表 5-41）　胃癌是指源于胃黏膜上皮细胞的恶性肿瘤，主要是胃腺癌。胃癌分为早期和进展期两种：早期胃癌指癌组织浸润仅达黏膜层和黏膜下层；进展期指癌组织浸润已达肌层或更深层。

表 5-41　幽门螺杆菌相关性胃炎与胃癌的鉴别

鉴别要点	幽门螺杆菌相关性胃炎	胃癌
发病年龄	一般发病随年龄增长而增加	40 岁以上多见
性别	无明显差异	男性多于女性
症状	上腹部不适、饱胀、疼痛等	早期无特异性临床症状；进展期出现消瘦、上腹部不适或疼痛

鉴别要点	幽门螺杆菌相关性胃炎	胃癌
体征	上腹轻压痛，固定或不固定	早期无任何体征；中晚期胃癌以上腹压痛最常见，部分患者可触及上腹肿块，可伴有贫血、肝大、黄疸、腹腔积液、左锁骨上淋巴结肿大等表现
常规及生化检查	未见特殊	早期胃癌无特殊表现；中晚期胃癌可出现 RBC↓、Hb↓、OB（+）等
肿瘤标志物	一般未见特殊	可见 CA19-9、CEA、CA72-4↑
胃镜检查	黏膜红白相间，以白相为主，皱襞变平甚至消失，部分黏膜血管显露；可伴有黏膜颗粒或结节状等表现	早期胃癌好发于胃窦部及胃体部，特别是小弯侧，可表现为小的息肉样隆起或凹陷，也可呈平坦样，但黏膜粗糙，触之易出血，斑片状充血及糜烂等。进展期胃癌肿瘤表面凹凸不平，糜烂，有污秽苔，活体组织检查时易出血；也可呈现深大溃疡，底部覆有污秽白苔
X线钡餐	无特殊表现	胃内龛影或充盈缺损；或黏膜皱襞破坏、消失或中断，临近胃黏膜僵直、蠕动消失

6. 幽门螺杆菌相关性胃炎与慢性胆道疾病的鉴别 慢性胆道疾病主要指慢性胆囊炎、胆石症。这些疾病有上腹部胀闷不舒、嗳气等症状，其症状的发生多与进食油腻食物有关，上腹疼痛往往较明显，可放射至胁肋部及背部，B超、CT等检查可确诊。

7. 幽门螺杆菌相关性胃炎与胃下垂的鉴别 胃下垂是由于膈肌悬力不足，支撑内脏器官的韧带松弛；或腹内压降低，腹肌松弛，导致站立时胃大弯抵达盆腔，胃小弯弧线最低点降到髂嵴连线以下。胃下垂与慢性胃炎在临床表现上多有相似之处，有时胃下垂可伴有慢性胃炎，应注意鉴别。胃下垂多见于瘦长型患者，以胃脘胀满、纳食减少为主要症状。胃下垂之胃胀、胃痛伴有坠胀感，站立时加重，卧位时减轻，X线钡餐检查示胃蠕动无力，胃小弯弧线最低点在髂嵴连线以下。胃镜检查可鉴别二者。

（四）西医诊断要点

结合本例患者病情资料，综合以上诊断知识分析，据本例患者上腹胀满诱因、性质、伴随症状，以及内镜、超声、病理检查结果和是否有幽门螺杆菌感染等情况分析如下：

1. 患者症状发作与进食生冷相关，根据不适部位及伴随症状，首先考虑消化系统疾病。

2. 结合相关检查提示，本病与幽门螺杆菌感染相关。

3. 本例患者年纪大，患病时间长，曾有直系亲属因胃癌去世，故罹患胃癌风险高，应当积极根除幽门螺杆菌。

本例患者诊断总结：幽门螺杆菌相关慢性（非萎缩性）胃炎，活动性。

（五）中医诊断要点

1. 定义　"幽门螺杆菌感染相关性胃炎"这一疾病是西医学针对该病的致病因素、发病机制及病理表现综合定义的。古代医学文献中并没有对幽门螺杆菌的认识，也没有该病的记载，但是依据其临床中出现的腹痛、腹胀、恶心、反酸、胃灼热、嗳气、口臭等表现可将该病归属于"胃脘痛""痞满""嘈杂""呃逆""反酸"等范畴。幽门螺杆菌从中医角度来讲属于"湿热""毒邪"范畴。西医学认为，当人体自身的免疫系统无法将幽门螺杆菌清除，同时其以独特的形态，产生适应胃酸环境的酶和蛋白，因此可以长时间在胃酸环境中生存。幽门螺杆菌在胃中产生多种对机体有毒害作用的物质，进而导致机体出现炎症反应，最终导致一系列疾病。这一论述实际上与中医学中的脾胃虚弱、感受外邪的观点不谋而合。

2. 治疗原则　"邪之所凑，其气必虚"。"正气存内，邪不可干"。扶正祛邪是幽门螺杆菌相关病证的基本治则。

3. 中医辨病辨证　患者平素脾胃虚弱，饮食不节，喜冷饮，导致脾胃纳运失职，升降失调，胃气壅塞，而生痞满。此正如《兰室秘藏·中满腹胀门》所论述的因虚生痞满："或多食寒凉，及脾胃久虚之人，胃中寒则胀满。或脏寒生满病。"患者本次进食生冷后，伤及脾胃，脾胃虚弱，脾虚失健，胃失和降，脾胃气机升降失司，故见上腹部胀满，食后明显；脾虚日久，气虚及阳，导致脾胃虚寒，故胃脘怕冷、大便不成形；寒郁日久化热，故见口干口苦；舌淡苔黄、脉细为寒热错杂之证。

综上所述，本例患者中医诊断为痞满（寒热错杂证）。

（六）中西医初步诊断总结

1. 西医诊断　幽门螺杆菌相关慢性（非萎缩性）胃炎，活动性。

2. 中医诊断　痞满（寒热错杂证）。

⊕ 三、中西医诊疗过程

治法：辛开苦降，和胃消痞。

中药处方：法半夏 9g，黄芩 10g，黄连 5g，干姜 10g，枳壳 10g，厚朴 10g，炒白术 10g，炒山药 15g，茯苓 15g，炙甘草 6g，党参 15g，大枣 6g。14 剂，每日 1 剂，水煎分 2 次服。

方解：法半夏，和胃降逆；干姜，温中散寒；黄芩、黄连，清热和胃；枳壳、厚朴，行气消痞；炒白术、炒山药、茯苓，健脾益气；炙甘草、党参、大枣，甘温调补。

西药处方：艾司奥美拉唑 20mg，餐前半小时口服，2 次 / 天，共 14 天。枸橼酸铋钾 220mg，餐前半小时口服，2 次 / 天，共 14 天。阿莫西林 1000mg，餐后半小时口服，2 次 / 天，共 14 天。克拉霉素 500mg，餐后半小时口服，2 次 / 天，共 14 天。

预防调护：避免吸烟、饮酒、饮浓茶。不吃辛辣、生冷等刺激性食物。保持规律的生活作息，避免过度劳累。

2周后：上腹胀消失，无腹痛、嗳气，口干、口苦较前减轻，大便成形，2次/日。

6周后：^{13}C- 尿素呼气试验阴性。

1年后：^{13}C- 尿素呼气试验阴性，胃镜检查示慢性非萎缩性胃炎。

✓ 相关知识拓展

（一）幽门螺杆菌的根除指征
（二）幽门螺杆菌感染一定会发展成胃癌吗
（三）根除幽门螺杆菌可以有效预防胃癌吗
（四）儿童、老人感染幽门螺杆菌了怎么办
（五）检查幽门螺杆菌前不能服用哪些药物

（扫一扫 看相关知识拓展）

第六节 胃息肉

➕ 一、病例介绍

王某，男，47岁。主因"上腹胀满半年余"于2017年7月31日门诊就诊。

（一）现病史

患者半年前生气后出现上腹胀满，偶伴上腹胀痛，多于饭后出现，无恶心呕吐等不适，于2017年2月8日就诊于我院门诊，行胃镜等相关检查后诊断为"胃息肉"，给予对症药物治疗，并嘱患者择日行息肉切除术。此次为行内镜下息肉切除术入院。患者自发病以来精神、食欲、睡眠尚可，大小便大致正常，体重减轻约4kg。

刻下症状：上腹胀满不适，饭后明显，偶伴上腹胀痛，无恶心呕吐，无反酸、胃灼热，口干苦，食欲不振，大便可，每日1次，成形，小便可，眠可。

（二）既往史、个人史、家族史

否认高血压、心脏病、糖尿病及脑血管病病史，否认手术史，否认输血史，否认食物、药物过敏史。吸烟史20余年，平均1包/日，无饮酒史。否认家族性遗传病及肿瘤病史。

（三）体格检查

T 36.2℃，P 71次/分，BP 106/65mmHg，R 19次/分。

神志清楚，言语流利，双肺呼吸音清，未闻及干湿啰音，心率71次/分，律齐，未闻及病理性杂音，腹软，无压痛、反跳痛及肌紧张，肠鸣音正常，双下肢无水肿。

（四）中医查体

神志清楚，双目有神，面色稍黄，形体适中，体态自如。言语清晰，声音正常，未闻及特殊气味。舌暗淡，苔白厚腻，脉弦滑。

（五）辅助检查

1. 胃镜　胃息肉，最大者约 6mm。
2. 胃镜活体组织检查　（胃窦）增生性息肉。
3. 腹部 + 泌尿系超声　脂肪肝，双肾、输尿管、膀胱、前列腺未见异常。
4. ^{13}C– 尿素呼气试验　阴性。

二、诊断思维

（一）诊断思维路径

患者以上腹胀满为主要症状，围绕主症进行思考，遵循思维路径建立初步诊断（图5-9）。

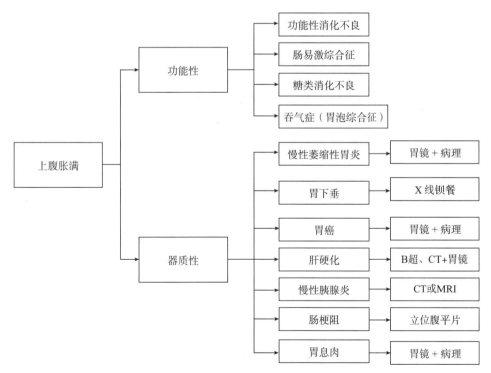

图 5-9　诊断流程图

（二）诊断

1. 初步诊断　结合患者的病史、病程、临床症状、胃镜检查及病理结果等，诊断为胃息肉。

2. 定义　胃息肉是起源于胃黏膜上皮的有蒂或无蒂病变，呈局限性并向胃腔内突出。一般都是在胃肠钡餐造影、胃镜检查或其他原因手术时偶然发现。"息肉"这一名称通常只表示肉眼所观察到的隆起物。

3. 特点　胃息肉患者无症状或仅有轻微消化系统症状。少数有症状的患者中最常见的是消化不良、腹胀、上腹部疼痛和贫血。但在某些情况下，胃息肉有时可伴有较为严重的症状及并发症，如消化道出血、幽门梗阻等。根据其部位，发生在贲门部时可见吞咽哽噎感；发生在幽门口时，容易出现幽门梗阻、腹痛腹胀加重伴呕吐。息肉伴溃疡或癌变时可出现黑便或呕血；出血者多有继发性贫血表现。

4. 发病机制

（1）幽门螺杆菌感染或机械因素导致黏膜损伤，随之炎症刺激、黏膜修复，致上皮细胞增生活跃，这个过程通常出现癌/抑癌基因的异常表达。Hp感染尤其与胃炎性息肉、增生性息肉相关。

（2）长期应用质子泵抑制剂导致低胃酸状态，易促息肉生长。

（3）腺瘤性息肉的形成是多基因改变的过程，而环境因素改变可致基因（表达）异常或基因突变。多发性腺瘤是基因突变的信号。

（4）不良的饮食习惯和生活习惯，比如饮食不规律、暴饮暴食、爱吃辛辣刺激性食物、喜欢生冷或油腻的食物、喜欢吃硬的或不好消化的食物、爱喝浓茶和咖啡、吸烟、饮酒、不喜活动等。

（5）糖尿病、甲亢、肝硬化等全身性疾病导致的慢性胃炎可进一步形成胃息肉。此外，胆汁反流等也可以导致息肉发生。

5. 诊断要点　因胃息肉患者临床大多无症状或症状不典型，多在体检时发现，因此胃镜及病理诊断为确诊胃息肉的主要方法，可排除其他器质性疾病及非器质性疾病导致的消化系统不典型及非特异性症状。

（三）鉴别诊断

胃息肉的临床症状不典型或无症状，其与胃癌、胃炎、肝硬化、功能性胃肠病、肠易激综合征、肠梗阻等疾病可通过胃镜、病理检查、立位腹平片或X线钡餐等鉴别。除此之外，需要根据胃息肉的病理类型及形态进行鉴别。

1. 形态学分类（山田分型）（表 5-42、图 5-10、彩图 6）

表 5-42　形态学分类

分型	形态学特点
Ⅰ型	无蒂半球形，好发于胃窦、胃体、胃底，息肉隆起与胃黏膜间角大于 90°，与周围黏膜色泽相似
Ⅱ型	无蒂半球形，见于胃底、胃窦及胃体交界处，与黏膜间角近 90°，表面发红，中央可见凹陷
Ⅲ型	亚蒂，多发于幽门及胃窦部，表面不规则，呈棒状或菜花状，与黏膜间角小于 90°
Ⅳ型	表面光滑，可伴糜烂及颗粒，有细蒂或粗蒂

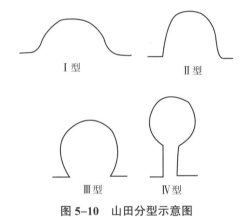

图 5-10　山田分型示意图

2. 病理分型（表 5-43、彩图 7）　主要分为胃底腺息肉、增生性息肉、腺瘤性息肉和炎性息肉

表 5-43　病理分型

类型	胃底腺息肉	增生性息肉	腺瘤性息肉	炎性息肉
频率	常见	常见		老年人常见
体积	< 1cm	通常体积较小（0.5～1.5cm），但也可有较大体积，呈分叶状和带蒂隆起，表面有糜烂	通常为单发，< 2cm	黄豆或绿豆大小，几厘米大者很多
好发部位	胃底、胃体	胃底、胃体、胃窦，以及溃疡、造口、胃切除吻合口部位	胃窦和角切迹	胃体、胃底

类型	胃底腺息肉	增生性息肉	腺瘤性息肉	炎性息肉
特点	苍白、光滑、玻璃状、透明或半透明外观，颜色与周围黏膜相同或较浅。透过半透明表面可以看到网状血管，表面有细小灰色圆点结构	呈光滑、红色、有白色的渗出物（纤维蛋白）的圆顶状外观	内镜下呈粉红色、绒毛样、分叶状外观，可以无蒂或有蒂。高达30%的腺瘤性息肉同时合并胃癌。>2cm的腺瘤性息肉约50%含有癌灶	多无蒂，体积小，表面光滑，部分可能伴溃疡、糜烂，质地较脆，组织学发现炎性息肉伴腺体密集增生。其腺上皮细胞增生旺盛，且排列异常拥挤，病理下表现为不同程度的炎性反应
治疗	大于20个，小于40岁的患者，伴有异型增生表现和十二指肠腺瘤者应排除家族性腺瘤性息肉病（FAP）。除非具有不典型的外观，否则不需要切除。大于1cm的胃窦息肉、溃疡或伴异常外观，应进一步明确诊断并切除	大于1cm的息肉、带蒂息肉或有症状息肉（梗阻、出血）应全部切除。伴Hp感染、大于3cm的息肉也应切除	大于1.5cm的无蒂型息肉，由于侵袭性癌变风险较高，建议ESD整块切除。内镜切除后6～12个月复查胃镜，并根据息肉数量、大小和异型增生程度，每年复查胃镜	无癌变潜能，抗炎治疗后大多可消失

3. 按息肉大小分类（表5-44）

表5-44　息肉大小分类

直径	类型
< 0.5cm	微型息肉
0.5～2.0cm	小型息肉
2.0～3.0cm	大型息肉
3.0～5.0cm	特大型息肉

（四）西医诊断要点

患者的病例资料中未记录胃息肉的山田分型。综合以上诊断知识，本例患者的诊断为胃息肉（增生性小型息肉）。

（五）中医诊断要点

依据患者"上腹胀满半年余"的主诉，认为其属于中医痞满的范畴。

患者情志不畅，导致肝气郁结，肝气犯脾，脾气虚弱，健运失职，胃失和降，胃气壅滞，故腹胀饭后明显、食欲下降；气机壅滞，不通则痛，故伴腹痛，时间达半年之久；脾失健运，水湿内停，日久湿浊内生，结合舌暗淡、苔白厚腻、脉弦滑，辨属肝郁脾虚，湿浊内阻证。

综上所述，本例患者中医诊断为痞满（肝郁脾虚，湿浊内阻证）。

（六）中西医初步诊断总结

西医诊断：胃息肉（增生性小型息肉）。

中医诊断：痞满（肝郁脾虚，湿浊内阻证）。

三、中西医诊疗过程

治法：健脾疏肝，化湿祛浊。

中药处方：柴胡 10g，陈皮 10g，半夏 9g，枳壳 10g，党参 10g，白术 10g，苍术 10g，香附 10g，郁金 10g，川芎 6g，藿香 10g（后下），茯苓 10g，焦山楂 10g，焦神曲 10g，焦麦芽 10g，白芍 10g，甘草 6g。6 剂，每日 1 剂，水煎分 2 次服。

方解：柴胡、白芍、枳壳，疏肝行气；党参、茯苓、白术、甘草，健脾益气；陈皮、半夏、茯苓、藿香、苍术，化湿祛浊。

西医治疗：择期行胃镜下息肉切除术。

预后调护：按消化内科一般护理常规，二级护理。术前一晚禁食，保证空腹。术前常规检查血常规、凝血功能、术前五项、心电图，必要时查血型及肝功能。术后禁食水 24 小时，抑酸、抗感染，避免剧烈活动以减少出血等并发症，逐渐恢复饮食。1 周内忌粗糙食物及富含纤维的食物，禁烟酒及辛辣刺激性食物。术后若有腹部胀满不适，待自然排气缓解即可，不要用力按压或揉搓腹部；观察大便性状、颜色、次数等，必要时可以监测便常规和隐血。1 年后复查胃镜。注意休息，不适随诊。

💡 相关知识拓展

（一）胃息肉是否癌变的影响因素

（二）胃息肉的治疗

（三）胃息肉的中医认识

（四）胃息肉的手术治疗和随访原则

（五）英国胃肠病学会对胃息肉的管理指南图

（扫一扫　看相关知识拓展）

第七节　胃　癌

一、病例介绍

赵某，男，88 岁。主因"呕血伴黑便 10 天"于 2016 年 10 月 12 日以"呕血待查"收入病房。

（一）现病史

2016 年 10 月 2 日，患者无明显诱因出现呕吐伴黑便，呕吐 2 次，非喷射状，呕吐物为黑色胃内容物，黑便 2 次，量不详，就诊于我院急诊。查腹部平片示：肠管积气。血常规：RBC 3.32×10^{12}/L，Hb 98g/L，考虑"贫血"，未予系统治疗。2016 年 10 月 4 日患者再次黑便 1 次，未予重视。2016 年 10 月 5 日患者突然出现右侧肢体活动不利，无口角歪斜，无言语不利，无一过性黑矇，次日就诊于我院急诊，头部 CT 示左侧额叶小梗死灶，脑白质病变，脑萎缩。血常规：Hb 66g/L。诊断为"消化道出血，贫血，急性脑梗死"，予血凝酶止血，泮托拉唑抑酸，依达拉奉联合天麻素改善脑循环，生脉注射液、参附注射液救逆，羟乙基淀粉等扩容补液后症状好转；并输入 A 型 RH 阳性悬浮红细胞 2U。2016 年 10 月 10 日患者排黑便 1 次，便隐血（−），至今未再排便。

入院症见：神清，精神可，计算力、听力下降，乏力，偶有反酸，时有眩晕，无恶心呕吐，无腹痛腹泻，无发热黄疸，无心慌胸闷，半流质饮食，纳少，眠可，大便 2 日未行，小便调。近期体重无明显下降。

（二）既往史、个人史、家族史

冠心病，支架置入术后，白内障术后，阑尾炎术后，左手食、中、无名指末节外伤截肢术后。

（三）体格检查

T 36℃，P 72 次 / 分，Bp 110/50mmHg，R 18 次 / 分。

神清，睑结膜苍白，唇甲色淡，皮肤巩膜无黄染。浅表淋巴结未触及肿大，心肺（−），腹部平软，剑突下轻微压痛，未扪及包块，麦氏点轻度压痛，无反跳痛和肌紧张，移动性浊音（−），墨菲征（−），肝脾肋下未及，肝脾区叩痛（−），双肾无叩痛。计算力下降，视野未见明显异常，四肢肌力、肌张力正常，生理反射存在，病理反射未引出。

（四）中医查体

面色苍白，形体适中，体态自如，言语流利，语声适中，舌红，苔白厚腻，脉弦细。

（五）实验室检查及其他辅助检查

1. 腹平片　肠管积气，必要时复查。

2. 头部 CT　左侧额叶小梗死灶，脑白质病变，脑萎缩。

3. 超声心动　EF65%，主动脉硬化，主动脉瓣纤维化、关闭不全，三尖瓣关闭不全，左室舒张功能减低。

4. 腹部 B 超　胆囊内泥沙样结石，左肾囊肿。

5. 血常规　WBC 4.24×10^9/L，RBC 2.25×10^{12}/L，Hb 67g/L，PLT 188×10^9/L。

6. 肝炎分型＋梅毒＋艾滋病　抗 –HBe（＋），抗 –HBc（＋）。

⊕ 二、诊断思维

（一）诊断思维路径

从患者呕血伴黑便等主要症状着手，遵循思维路径建立初步诊断（图 5–11）。

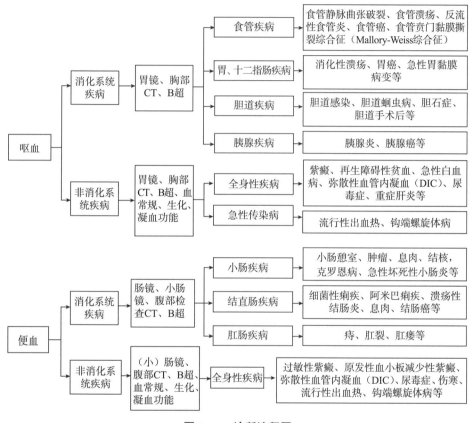

图 5–11　诊断流程图

（二）诊断

1. 初步诊断　结合患者的病史、病程、临床症状等结果，考虑本例为上消化道出血原因待查，待胃镜及腹部影像学回报进一步明确诊断。

2. 定义　胃癌是指原发于胃黏膜上皮组织的恶性肿瘤。主要症状为胃脘或上腹部不适、疼痛、恶心呕吐等，随病情加重，可有不同程度的全身症状。

3. 特点

（1）早期胃癌患者常无特异的症状，随着病情的进展可出现类似胃炎、胃溃疡的症状，主要有上腹饱胀不适或隐痛，以饭后为重，食欲减退，嗳气反酸，恶心呕吐，黑便等。进展期胃癌除上述症状外，还可见：①体重减轻、贫血、乏力。②胃部疼痛：如疼痛持续加重且向腰背部放射，则提示可能存在胰腺和腹腔神经丛受侵。胃癌一旦穿孔，可出现剧烈腹痛。③恶心、呕吐：常为肿瘤引起梗阻或胃功能紊乱所致。贲门部癌可出现进行性加重的吞咽困难及反流症状。胃窦部癌引起幽门梗阻时可呕吐宿食。④出血和黑便：肿瘤侵犯血管，可引起消化道出血。小量出血时仅有大便隐血阳性，当出血量较大时可表现为呕血及黑便。⑤其他症状：如腹泻（因胃酸缺乏、胃排空加快）、转移灶的症状等。晚期患者可出现严重消瘦、贫血、水肿、发热、黄疸和恶病质。

（2）一般胃癌尤其是早期胃癌，常无明显的体征，进展期乃至晚期胃癌患者可出现下列体征：①上腹部深压痛，有时伴有轻度肌抵抗感，常是体检可获得的唯一体征。②上腹部肿块，位于幽门窦或胃体的进展期胃癌，有时可扪及上腹部肿块；女性患者于下腹部扪及可推动的肿块，应考虑 Krukenberg 瘤的可能。③胃肠梗阻的表现：如幽门梗阻时可有胃型及振水音；小肠或系膜转移使肠腔狭窄可导致部分或完全性肠梗阻。④腹水征：有腹膜转移时可出现血性腹水。⑤锁骨上淋巴结肿大。⑥直肠前窝肿物。⑦脐部肿块等。其中，锁骨上窝淋巴结肿大、腹水征、下腹部盆腔包块、脐部肿物、直肠前窝种植结节、肠梗阻等表现均为提示胃癌晚期的重要体征。

（3）基本 X 线表现：充盈缺损，巨大龛影，黏膜皱襞破坏，胃轮廓变形或蠕动异常。

4. 流行病学

（1）地区性分布，发展中国家高于发达国家，以日本、中国等东亚国家高发。在我国则北方高于南方，农村高于城市。

（2）男性高于女性，其比例约为 2：1。

（3）胃癌在 35 岁以下少见，40 岁以后发病率迅速增加，40 ~ 60 岁患者占 70%，但年轻人胃癌恶性程度高于老年人。

（4）白种人发病率低于黑种人和黄种人。在我国回族人发病率最高，苗族人发病率最低。

5. 发病机制　胃癌的病因尚无明确的结论，与患者的生活环境、饮食习惯、食物中的致癌物及遗传易感性等有关。

（1）环境和饮食因素：火山岩地带、高泥炭土壤、水土含硝酸盐过多、微量元素比例失调或化学污染等可直接或间接经饮食途径参与胃癌的发生。多吃新鲜水果和蔬菜可降低胃癌发生的风险。经常食用咸菜、腌制烟熏食品及摄入过多食盐，可通过十二指肠渗透压感受器而延长胃排空，破坏胃黏膜而使局部病变，从而增加危险性。经常食用霉变食品、吸烟，也会增加胃癌风险。食用含硝酸盐较高的食物后，硝酸盐在胃内被细菌还原成亚硝酸盐，再与胺结合生成致癌物亚硝胺。此外，慢性胃炎及胃部分切除者胃酸分泌减少有利于胃内细菌繁殖。老年人因泌酸腺体萎缩常有胃酸分泌不足，有利于细菌生长。胃内增加的细菌可促进亚硝酸盐类致癌物质产生，长期作用于胃黏膜将导致癌变。油煎食物在加热过程中产生的某些多环碳氢化合物；熏烤食物产生的 3，4- 苯并芘、真菌霉素；日本大米的外面敷有葡萄糖和与石棉结构、性质类似的滑石，这些物质均有致癌作用。

（2）感染因素：Hp感染与胃癌有共同的流行病学特点。胃癌高发区人群Hp感染率高。Hp抗体阳性人群发生胃癌的危险性高于阴性人群。Hp感染是人类Ⅰ类（即肯定的）致癌原。此外，EB病毒和其他感染因素也可能参与胃癌的发生。

（3）遗传因素：胃癌有明显的家族聚集倾向，家族发病率高于人群2～3倍，这可能也反映了家庭成员共有的环境因素。少数胃癌属"遗传性胃癌"。浸润型胃癌有更高的家族发病倾向，提示该型胃癌与遗传因素有关。A型血人群更容易患胃癌。

（4）癌前状态：分为癌前疾病和癌前病变。前者是指与胃癌有关的胃良性疾病，有发生胃癌的危险性，包括萎缩性胃炎、胃息肉、胃溃疡和残胃炎等；后者是指较易转变为癌组织的病理学变化。

6. 病理特点　胃癌的好发部位依次为胃窦（58%）、贲门（20%）、胃体（15%）、全胃或大部分胃（7%）。

（1）胃镜下胃癌分类：

1）早期胃癌：指肿瘤仅限于黏膜层或黏膜下层，不论有无淋巴结转移，其肿瘤直径小于1cm者称小胃癌，小于0.5cm者称微小胃癌。内窥镜活体组织检查诊断为癌，经手术病理未发现癌者为超微癌。可单发或多发。

巴黎分型：①隆起型（0-Ⅰ型）：病变呈不规则隆起，也可呈息肉状，边界清楚可见，表面呈结节状，一般直径在2cm以上，隆起高度达到2.5mm（活检钳闭合厚度），又分为有蒂型（0-Ip型）和无蒂型（0-Is型）。②平坦型（0-Ⅱ型）：病变较平坦，可稍隆起或浅凹，但不明显，常为较平坦的斑块或糜烂，没有明显的色泽变化，境界常不清楚。按其病变的形态不同，又可分为稍隆起（未达到2.5mm）的0-Ⅱa型，以及浅凹的0-Ⅱc型及平坦的0-Ⅱb型。③凹陷型（Ⅲ型）：病变不规则，有明显的浅凹陷，其凹陷的深度达到1～2mm（活检钳张开单个钳厚度），常可见其边缘的黏膜皱襞中断，表面经常有出血和覆盖污秽渗出物。

2）进展期胃癌（Borrmann分型）：①Ⅰ型：也被称为节点或息肉型。肿瘤主要向胃腔隆起，成息肉状、伞状或节点状生长，常见表面坏死或浅表溃疡，基底较宽，浸润不明显，肿瘤的界限较清楚。此型胃癌，生长较缓慢，转移发生也较晚，组织学类型一般以分化较高的乳头状、乳头管状或管状腺癌常见。在X线和胃镜检查时，因有明显隆起型肿块而易被发现和作出诊断。②Ⅱ型：也被称为局限溃疡型。肿瘤表面有明显的溃疡形成，溃疡边缘隆起呈现堤坝状，癌肿界限较清楚、局限，向周围浸润不明显。组织学类型也多以分化型腺癌多见。③Ⅲ型：也被称为浸润溃疡型。肿瘤表面有明显的溃疡形成，但溃疡边缘呈坡状隆起，溃疡边缘和底部向深层及周围浸润性生长，肿瘤界限不清。组织学类型多为低分化腺癌和印戒细胞癌。④Ⅳ型：也被称为弥漫浸润型。肿瘤向胃壁各层弥漫性浸润生长，表面没有明显的肿块隆起或者深溃疡形成，胃壁增厚变硬，黏膜皱襞小或者变不规整，胃腔变狭小，失去弹性，状似皮革制成的囊，故称"革囊胃"。组织学类型也多分化较低的腺癌、富于纤维间质的癌（硬癌）和印戒细胞癌。

近年来，在Borrmann分型原四型的基础上又增添了两型，即浅表扩散倾向的进展期胃癌，称 Borrmann0 型（浅表扩散型胃癌）；不能归入以上四型者称 Borrmann Ⅴ型。

（2）组织学分类

1）胃癌 WHO 组织学类型：①腺癌：管状腺癌、壁细胞腺癌、混合型腺癌、乳头状腺癌、微乳头状腺癌、黏液表皮样癌、黏液腺癌、印戒细胞癌（低黏附性癌），伴有淋巴样间质的癌（髓样癌），肝样腺癌（潘氏细胞癌）。②腺鳞癌。③鳞状细胞癌。④未分化癌。⑤胃母细胞瘤。⑥神经内分泌肿瘤（NET）：NET G1、NET G2、肠嗜铬细胞类癌、胃泌素瘤、生长抑素瘤。⑦神经内分泌癌（NEC）：大细胞神经内分泌癌、小细胞神经内分泌癌。⑧混合性神经内分泌 – 非神经内分泌肿瘤。

2）Laurén 分型：肠型、弥漫型、混合型、不确定型。

（3）扩散和转移方式：①直接蔓延：侵袭至相邻器官——胃底贲门癌常侵犯食管、肝及大网膜；胃体癌则多侵犯大网膜、肝及胰腺。②淋巴结转移：一般先转移到局部淋巴结，再到远处淋巴结；转移到左锁骨上淋巴结时，称为 Virchow 淋巴结。③血行播散：晚期患者可占 60% 以上。最常转移到肝脏，其次是肺、腹膜及肾上腺，也可转移到肾、脑、骨髓等。④种植转移：癌细胞侵及浆膜层脱落入腹腔，种植于肠壁和盆腔，如种植于卵巢，称为 Krukenberg 瘤；也可在直肠周围形成结节状肿块。

7. 诊断要点 采用胃镜检查进行病变部位活体组织检查及病理检查等方法明确病变是否为癌、肿瘤的分化程度，以及特殊分子表达情况等与胃癌自身性质和生物行为学特点密切相关的属性与特征。除常规组织学类型外，还应该明确 Laurén 分型及 HER2 表达状态。

对有中上腹痛、消化不良、呕血或黑便者应及时行胃镜检查。符合下列①条和②～⑥条中任一条者均应列为胃癌高危人群，建议作为胃镜筛查对象：①年龄 > 40 岁，男女不限。②胃癌高发地区人群。③幽门螺杆菌感染者。④既往患有慢性萎缩性胃炎、胃溃疡、胃息肉、手术后残胃、肥厚性胃炎、恶性贫血等胃癌前疾病。⑤胃癌患者一级亲属。⑥存在胃癌其他高危因素（高盐、腌制饮食、吸烟、重度饮酒等）。

（三）鉴别诊断

1. 胃癌与胃良性溃疡的鉴别（表 5–45） 胃良性溃疡是指胃内黏膜发生的溃疡，多由自身消化而形成，即消化性溃疡。

表 5–45 胃癌与胃良性溃疡的鉴别

鉴别要点	胃癌	胃良性溃疡
症状	早期胃癌患者常无特异的症状，随着病情的进展可出现类似胃炎、溃疡的症状。进展期胃癌除上述症状外，常出现体重减轻、贫血、乏力、胃部疼痛、恶心、呕吐、出血和黑便、腹泻、转移灶的症状等。晚期患者可出现严重消瘦、贫血、水肿、发热、黄疸和恶病质	曾有典型溃疡疼痛反复发作史，多不伴有食欲减退

鉴别要点	胃癌	胃良性溃疡
体征	一般胃癌尤其是早期胃癌，常无明显的体征，进展期乃至晚期胃癌患者可出现下列体征：上腹部深压痛、轻度肌紧张、上腹部肿块、女性下腹部可推动的肿块、胃肠梗阻的表现、腹水征、锁骨上淋巴结肿大、直肠前窝肿物、脐部肿块等	除非合并出血、幽门梗阻等严重的并发症，多无明显体征
胃钡剂造影	充盈缺损，巨大龛影，黏膜皱襞破坏，胃轮廓变形或蠕动异常	良性溃疡直径常小于2.5cm，圆形或椭圆形龛影，边缘整齐，蠕动波可通过病灶
胃镜	典型胃癌溃疡形态多不规则，常＞2 cm，边缘呈结节状，底部凹凸不平，覆污秽状苔	黏膜基底平坦，有白色或黄白色苔覆盖，周围黏膜水肿、充血，黏膜皱襞向溃疡集中
抗酸剂治疗	不全有效	有效
病理	表现为胃上皮来源的恶性肿瘤细胞	典型的活动性慢性消化性溃疡有四层特殊结构：①表层为脓性渗出物、细菌和坏死碎屑。②纤维素样坏死组织。③炎性肉芽组织。④纤维化取代肌层并延伸至黏膜下层，在溃疡边缘，黏膜肌层似乎与固有肌层融合

2. 胃癌与胃淋巴瘤的鉴别（表 5-46）　胃淋巴瘤是发生于胃淋巴结或淋巴组织的恶性肿瘤。

表 5-46　胃癌与胃淋巴瘤的鉴别

鉴别要点	胃癌	胃淋巴瘤
好发部位	胃窦（58%）、贲门（20%）、胃体（15%）、全胃或大部分胃（7%）	胃窦、幽门前区及胃小弯
胃钡剂造影	充盈缺损，巨大龛影，黏膜皱襞破坏，胃轮廓变形或蠕动异常	弥漫性胃黏膜皱襞不规则增厚，有不规则地图形多发性溃疡，溃疡边缘黏膜隆起增厚形成大皱襞；单发或多发的圆形充盈缺损，呈"鹅卵石样"改变
胃镜	典型胃癌溃疡形态多不规则，常＞2cm，边缘呈结节状，底部凹凸不平，覆污秽状苔	①多发的形态各异的浅溃疡，可呈地图样分布，其周边浸润隆起。②黏膜皱襞粗大、扭曲，可呈脑回状。③扁平隆起，有些表现为黏膜下巨大隆起，表面黏膜多正常，或散在的表浅溃疡，活体组织检查质韧。④可沿消化道纵轴蔓延，尤其是跨幽门进入十二指肠的病变，而且可以多点起源，因此有时确定其边界很难
病理	表现为胃上皮来源的恶性肿瘤细胞	表现为胃黏膜下层淋巴组织来源的恶性肿瘤细胞，多为非霍奇金淋巴瘤

3. 胃癌与胃肠道间质瘤的鉴别（表 5-47） 胃肠道间质瘤是一种胃肠道间叶组织来源的肿瘤。

表 5-47　胃癌与胃肠道间质瘤的鉴别

鉴别要点	胃癌	胃肠道间质瘤
好发部位	胃窦（58%）、贲门（20%）、胃体（15%）、全胃或大部分胃（7%）。	胃体或胃底多见，胃窦少见
上消化道出血	可有	常有
胃钡剂造影	充盈缺损，巨大龛影，黏膜皱襞破坏，胃轮廓变形或蠕动异常	边缘整齐，圆形充盈缺损，中央可有"脐样"溃疡龛影，或表现为受压、移位
病理	表现为胃上皮来源的恶性肿瘤细胞	表现为间叶组织来源的肿瘤细胞

4. 胃癌与胃神经内分泌肿瘤的鉴别（表 5-48） 胃神经内分泌肿瘤是一组起源于肽能神经元和神经内分泌细胞的具有异质性的肿瘤。所有神经内分泌肿瘤均具有恶性潜能。这类肿瘤的特点是能储存和分泌不同的肽和神经胺。

表 5-48　胃癌与胃神经内分泌肿瘤的鉴别

鉴别要点	胃癌	胃神经内分泌肿瘤
激素相关症状	一般无	功能性胃神经内分泌肿瘤主要表现为肿瘤分泌有生物学活性的激素引起的相关临床症状，如皮肤潮红、出汗、哮喘、腹泻、低血糖、难治性消化道溃疡、糖尿病等
肿瘤标志物	CA72-4、CA19-9、CEA，特异性及敏感性一般	嗜铬素 A（CgA），特异性高
病理	表现为胃上皮来源的恶性肿瘤细胞	表现为肽能神经元和神经内分泌细胞来源的肿瘤细胞

5. 胃癌与胃息肉（胃腺瘤、腺瘤样息肉）的鉴别（表 5-49） 胃息肉是常见的胃良性病变。

表 5-49　胃癌与胃息肉（胃腺瘤、腺瘤样息肉）的鉴别

鉴别要点	胃癌	胃息肉（胃腺瘤、腺瘤样息肉）
全身症状	早期可无，中晚期可出现营养不良、消瘦与恶病质	一般没有
胃钡剂造影	充盈缺损，巨大龛影，黏膜皱襞破坏，胃轮廓变形或蠕动异常	可见充盈缺损，但边界清楚、边缘光整、周围黏膜及皱襞正常，无溃疡，胃蠕动较好
胃镜	典型胃癌隆起形态多不规则，呈菜花样	肿物孤立、边界清楚，黏膜基本正常
病理	表现为胃上皮来源的恶性肿瘤细胞	表现为胃上皮来源的良性肿瘤细胞

6. 胃癌与胃肉瘤的鉴别（表 5-50）　胃肉瘤是来源于胃间叶组织（包括结缔组织和肌肉）的恶性肿瘤，主要指胃平滑肌肉瘤。

表 5-50　胃癌与胃肉瘤的鉴别

鉴别要点	胃癌	胃肉瘤
好发部位	胃窦（58%）、贲门（20%）、胃体（15%）、全胃或大部分胃（7%）	胃体或胃底多见
好发年龄	35 岁以下少见，40 岁以后发病率迅速增加，40 ～ 60 岁患者占 70%	多见于老年人
胃钡剂造影	充盈缺损，巨大龛影，黏膜皱襞破坏，胃轮廓变形或蠕动异常	黏膜下型胃平滑肌肉瘤，于胃腔内可见边缘整齐的球形充盈缺损，其中央常有典型的"脐样"龛影；浆膜下型者则仅见胃壁受压及推移征象；胃底平滑肌肉瘤在胃泡内空气的对比下，可见半弧形状的组织块影
胃镜	典型胃癌溃疡形态多不规则，常 > 2cm，边缘呈结节状，底部凹凸不平，覆污秽状苔	黏膜下型平滑肌肉瘤的表面黏膜呈半透明状，其周围黏膜可呈"桥形"皱襞；肿瘤向胃壁浸润时，其边界不清，可见溃疡及粗大之黏膜皱襞，胃壁僵硬
病理	表现为胃上皮来源的恶性肿瘤细胞	表现为胃间叶组织来源的恶性肿瘤细胞

7. 胃癌与胃平滑肌瘤的鉴别（表 5-51）　胃平滑肌瘤是起源于平滑肌组织的良性肿瘤，是最常见的间质性良性胃部肿瘤。

表 5-51　胃癌与胃平滑肌瘤的鉴别

鉴别要点	胃癌	胃平滑肌瘤
好发部位	胃窦（58%）、贲门（20%）、胃体（15%）、全胃或大部分胃（7%）	胃窦及胃体部
好发年龄	35 岁以下少见，40 岁以后发病率迅速增加，40 ～ 60 岁患者占 70%	可发生于任何年龄，多见于 50 岁以下人群
胃钡剂造影	充盈缺损，巨大龛影，黏膜皱襞破坏，胃轮廓变形或蠕动异常	胃内圆形或椭圆形充盈缺损，外形整齐，边缘清楚，周围黏膜和胃壁正常，无蠕动功能障碍。肿瘤并发溃疡者于肿瘤形成的充盈缺损区，常可见一深在龛影，周围光滑，无黏膜聚集现象。浆膜下肿瘤或肿瘤向胃外突出时，由于肿瘤的牵拉和压迫，可使胃壁产生畸形，或呈外在压迹样缺损
胃镜	典型胃癌隆起形态多不规则，呈菜花样	可见半球形或球形隆起，表面黏膜紧张光滑，色泽与周围黏膜相同，顶部有时可出现缺血坏死性溃疡
病理	表现为胃上皮来源的恶性肿瘤细胞	表现为胃间叶组织来源的肿瘤细胞

8. 胃癌与慢性胃炎的鉴别（表 5–52） 慢性胃炎是指不同病因引起的各种慢性胃黏膜炎性病变，是一种常见病。其发病率在各种胃病中居首位。

表 5–52 胃癌与慢性胃炎的鉴别

鉴别要点	胃癌	慢性胃炎
胃钡剂造影	充盈缺损，巨大龛影，黏膜皱襞破坏，胃轮廓变形或蠕动异常	无肿物，无溃疡。肥厚性胃炎虽可引起胃窦部位狭窄，但无肿块影；疣状胃炎可有隆起样改变，但常是多发的
胃镜	典型胃癌溃疡形态多不规则，常＞2cm，边缘呈结节状，底部凹凸不平，覆污秽状苔	可见散在充血、糜烂，无肿物，无溃疡。肥厚性胃炎虽可引起胃窦部位狭窄，但无肿块；疣状胃炎可有隆起样改变，但常是多发的，且表面光滑
病理	表现为胃上皮来源的恶性肿瘤细胞	①炎症：胃黏膜细胞炎性改变，以淋巴细胞、浆细胞为主的慢性炎症细胞浸润。基于炎症细胞浸润的深度分为轻、中、重度。②萎缩：病变扩展至腺体深部。腺体破坏、数量减少，固有层纤维化。③化生：长期慢性炎症使胃黏膜表层上皮和腺体为杯状细胞和幽门腺细胞所取代。一般分为两种，即肠上皮化生和假幽门腺化生。④异型增生：又称不典型增生或上皮内瘤变，是细胞在增生过程中的过度增生和分化缺失，增生的上皮细胞拥挤、有分层现象，有丝分裂相增多，腺体结构紊乱

9. 胃癌的分期

（1）胃癌的 TNM 分期

1）原发肿瘤（T）

Tx：原发肿瘤无法评估。

T0：无原发肿瘤的证据。

Tis：原位癌（上皮内肿瘤，未侵及固有层，高度不典型增生）。

T1：肿瘤侵犯固有层、黏膜肌层或黏膜下层。

T1a：肿瘤侵犯固有层或黏膜肌层。

T1b：肿瘤侵犯黏膜下层。

T2：肿瘤侵犯固有肌层。

T3：肿瘤穿透浆膜下结缔组织，而尚未侵犯脏腹膜或邻近结构。

T4：肿瘤侵犯浆膜（脏腹膜）或邻近结构。

T4a：肿瘤侵犯浆膜（脏腹膜）。

T4b：肿瘤侵犯邻近结构。

肿瘤可以穿透固有肌层到达胃结肠韧带、肝胃韧带或大小网膜，但没有穿透覆盖这些结构的脏腹膜。在这种情况下，原发肿瘤的分期为T3。如果穿透覆盖胃韧带或网膜的脏腹膜，则应当被分为T4期。

胃的邻近结构包括脾、横结肠、肝脏、膈肌、胰腺、腹壁、肾上腺、肾脏、小肠，以及后腹膜。

经胃壁内扩展至十二指肠或食管的肿瘤不考虑为侵犯邻近结构，而是应用任何这些部位的最大浸润深度进行分期。

2）区域淋巴结（N）

Nx：区域淋巴结无法评估。

N0：区域淋巴结无转移。

N1：1～2个区域淋巴结有转移。

N2：3～6个区域淋巴结有转移。

N3：7个或7个以上区域淋巴结有转移。

N3a：7～15个区域淋巴结有转移。

N3b：16个或16个以上区域淋巴结有转移。

胃癌的淋巴结分组标准：

①区域淋巴结

第1组（No.1）贲门右淋巴结。

第2组（No.2）贲门左淋巴结。

第3组（No.3）小弯淋巴结。

第4sa组（No.4sa）大弯淋巴结左组（沿胃短动脉）。

第4sb组（No.4sb）大弯淋巴结左组（沿胃网膜左动脉）。

第4d组（No.4d）大弯淋巴结右组（沿胃网膜右动脉）。

第5组（No.5）幽门上淋巴结。

第6组（No.6）幽门下淋巴结。

第7组（No.7）胃左动脉淋巴结。

第8a组（No.8a）肝总动脉前上部淋巴结。

第8b组（No.8b）肝总动脉后部淋巴结。

第9组（No.9）腹腔动脉周围淋巴结。

第10组（No.10）脾门淋巴结。

第11p组（No.11p）脾动脉近端淋巴结。

第11d组（No.11d）脾动脉远端淋巴结。

第12a组（No.12a）肝十二指肠韧带淋巴结（沿肝动脉）。

第12b组（No.12b）肝十二指肠韧带淋巴结（沿胆管）。

第12p组（No.12p）肝十二指肠韧带淋巴结（沿门静脉）。

②远处（非区域）淋巴结

第13组（No.13）胰头后淋巴结。

第14v组（No.14v）沿肠系膜上静脉淋巴结。

第14a组（No.14a）沿肠系膜上动脉淋巴结。

第15组（No.15）结肠中动脉周围淋巴结。

第 16a1 组（No.16a1）腹主动脉周围淋巴结 a1。

第 16a2 组（No.16a2）腹主动脉周围淋巴结 a2。

第 16b1 组（No.16b1）腹主动脉周围淋巴结 b1。

第 16b2 组（No.16b2）腹主动脉周围淋巴结 b2。

第 17 组（No.17）胰头前淋巴结。

第 18 组（No.18）胰下淋巴结。

第 19 组（No.19）膈下淋巴结。

第 20 组（No.20）食管裂孔淋巴结。

第 110 组（No.110）胸部下食管旁淋巴结。

第 111 组（No.111）膈上淋巴结。

第 112 组（No.112）后纵隔淋巴结。

远处（非区域）淋巴结转移视为转移性疾病（M1）。

3）远处转移（M）

M0：无远处转移。

M1：有远处转移。

4）组织学分级（G）

Gx：分级无法评估。

G1：高分化。

G2：中分化。

G3：低分化、未分化。

（2）胃癌的临床分期（cTNM）（表 5-53）

表 5-53　胃癌临床分期（cTNM）

分期	T	N	M
0	Tis	N0	M0
I	T1	N0	M0
	T2	N0	M0
ⅡA	T1	N1～3	M0
	T2	N1～3	M0
ⅡB	T3	N0	M0
	T4a	N0	M0
Ⅲ	T3	N1～3	M0
	T4a	N1～3	M0
ⅣA	T4b	任何 N	M0
ⅣB	任何 T	任何 N	M1

（3）胃癌的病理分期（pTNM）（表 5-54）

表 5-54 胃癌的病理分期（pTNM）

分期	T	N	M
0	Tis	N0	M0
ⅠA	T1	N0	M0
ⅠB	T1	N1	M0
	T2	N0	M0
ⅡA	T1	N2	M0
	T2	N1	M0
	T3	N0	M0
ⅡB	T1	N3a	M0
	T2	N2	M0
	T3	N1	M0
	T4a	N0	M0
ⅢA	T2	N3a	M0
	T3	N2	M0
	T4a	N1～2	M0
	T4b	N0	M0
ⅢB	T1～2	N3b	M0
	T3～4a	N3a	M0
	T4b	N1～2	M0
ⅢC	T3～4a	N3b	M0
	T4b	N3a～3b	M0
Ⅳ	任何 T	任何 N	M1

（4）新辅助治疗后的分期（ypTNM）（表 5-55）

表 5-55 新辅助治疗后的分期（ypTNM）

分期	T	N	M
Ⅰ	T1	N0～1	M0
	T2	N0	M0
Ⅱ	T3～4a	N0	M0
	T2～3	N1	M0
	T2	N2	M0
	T1	N3	M0

分期	T	N	M
	T2	N3	M0
Ⅲ	T3	N2～3	M0
	T4a	N1～3	M0
	T4b	N1～3	M0
Ⅳ	任何 T	任何 N	M1

若肿瘤累及食管胃交界部，肿瘤中心在食管胃交界部食管侧者或在胃侧 2cm 之内者（Siewert 分型 Ⅰ 型和 Ⅱ 型），按食管癌分期；肿瘤中心在近端胃 2cm 之外（Siewert 分型 Ⅲ 型）按胃癌分期。肿瘤中心虽在近端胃 2cm 之内，但未累及食管胃交界部者，按胃癌分期。

（四）西医诊断要点

结合患者病情资料，综合以上诊断知识分析，本例患者的肿瘤分期及病理类型具体分析如下：

1. 辅助检查补充 胃镜下可见胃体中部前壁至小弯侧有一巨大溃疡，大小为 4.0×3.0cm，表面覆白苔及血痂。胃窦大弯侧见一处息肉样增生，表面充血粗糙，大小为 0.5×0.5cm。检查结论为胃体中上部巨大溃疡性病变（胃癌可能性大），胃窦息肉（山田分型 Ⅱ 型），Hp（+++）。病理检查示（胃体中部）胃腺癌（中低分化），建议做免疫组化；（胃窦大弯）胃黏膜组织慢性炎症，间质充血、出血、水肿、固有腺体灶状分布，上皮增生。超声内镜检查示（胃体中部）溃疡累及浆膜层。腹部增强 CT 检查示胃小弯壁增厚，部分强化；双肾囊肿；胆囊结石；腹主动脉瘤可能；双侧胸腔积液；贫血改变；右侧肾上腺结节，腺瘤可能；腹腔内多发淋巴结肿大。

2. cTNM 分期 cT4aN3M0 Ⅲ期。

3. 病理类型 中低分化腺癌。

综上所述，本例患者诊断总结：胃体中部中低分化腺癌（cT4aN3M0 Ⅲ期）。

（五）中医诊断要点

1. 定义 反胃是以饮食入胃，宿食不化，朝食暮吐，暮食朝吐为主要临床表现的一种病症。本病病位在胃。脾胃虚寒，不能腐熟水谷是导致本病的最主要因素，但同时与肝、脾、肾等脏腑密切相关。除气滞、气逆外，还有痰浊、水饮、积热、瘀血等病理因素共同参与本病的发病过程，而且各种病因病机之间往往相互转化。

2. 中医鉴别诊断

（1）反胃与呕吐：广义而言，呕吐可以包括反胃，而反胃也主要表现为呕吐。但一般呕吐多是食已即吐，或不食亦吐，呕吐物为食物、痰涎、酸水等，一般数量不多。反胃则主要是朝食暮吐，暮食朝吐，患者一般进食后不立即呕吐，但因进食后，食物停积于胃腑，不能下行，至一定时间，则尽吐而出，吐后始稍感舒畅。所吐出的多为未经消化的饮食，而且数量较多。

（2）反胃与噎膈：噎膈是指吞咽时哽噎不顺，饮食在胸膈部阻塞不下，与反胃不同。反胃一般多无吞咽哽噎，饮食不下是饮食不能下通幽门，在食管则无障碍。噎膈则主要表现为吞咽困难，饮食不能进入贲门。噎膈虽然也会出现呕吐，但都是食入即吐，呕吐物量不多，经常呕吐痰涎。据此亦不难作出鉴别。

3. 中医辨病辨证　老年患者，脾胃虚弱，运化失司，水液内聚为痰饮；脾胃虚弱，气血俱衰，气虚无力行血，瘀血内停，日久蕴结成毒，瘀毒、痰饮互阻于胃则成胃癌；痰瘀阻滞，胃失和降，胃气上逆，故偶有反酸；脾胃受伤，运化失司，故见纳少；脾虚不运，后天失养，气虚不荣四末，则见乏力；舌淡暗，苔白厚腻，脉弦细，为脾胃虚弱，痰瘀互阻之征。患者病位在脾胃，病性虚实夹杂，属脾胃虚弱，痰瘀互结证。

综上所述，本例患者中医诊断为胃癌（脾胃虚弱，痰瘀互结证）。

（六）中西医初步诊断总结

西医诊断：胃体中部中低分化腺癌（cT4aN3M0 Ⅲ 期）。

中医诊断：胃癌（脾胃虚弱，痰瘀互结证）。

三、中西医诊疗过程

治法：健脾益胃，活血化痰。

中药处方：人参 6g，黄芪 30g，太子参 20g，焦山楂 30g，白术 10g，茯苓 15g，当归 12g，焦神曲 30g，赤芍 12g，焦麦芽 30g，阿胶 9g，三七 3g，鸡血藤 15g。7 剂，每日 1 剂，水煎分 2 次服。

方解：人参、黄芪、太子参、白术、茯苓，健脾益胃，除湿化痰；焦山楂、焦神曲、焦麦芽，醒脾开胃；当归、赤芍、阿胶、三七、鸡血藤，活血养血。

中成药处方：静脉滴注康莱特注射液及消癌平注射液，益气养阴，解毒散结，进行抗癌治疗。

饮食禁忌：禁食寒凉、辛辣刺激、油腻食物。

1 个月后：患者病情相对平稳。

8 个月后：患者出现胃脘痛，开始口服盐酸羟考酮缓释片 10mg，每 12 小时 1 次，止痛治疗。

12 个月后：患者再次出现呕血，对症治疗后缓解。

15 个月后：患者多脏器功能衰竭死亡。

相关知识拓展

（一）胃癌的治疗原则是什么
（二）早期胃癌内镜治疗的术前评估有哪些
（三）早期胃癌内镜治疗的技术有哪些
（四）早期胃癌内镜治疗的适应证有哪些
（五）早期胃癌内镜治疗的禁忌证有哪些
（六）胃癌的手术治疗方法有哪些
（七）胃癌切除范围的选择是怎样的
（八）胃癌常用的系统化疗药物及联合用药方案有哪些
（九）胃癌常用的靶向药物及用法有哪些
（十）胃癌放射治疗的适应证有哪些
（十一）胃癌的免疫治疗有哪些
（十二）胃癌的介入治疗有哪些
（十三）历代中医的相关论述

（扫一扫　看相关知识拓展）

第八节　上消化道出血

一、病例介绍

患者，男，62岁。主因"间断胸闷憋气半个月，加重2天"入住心内科，后于2021年9月2日转入消化科。

（一）现病史

患者5天前因"间断胸闷憋气半个月，加重2天"入院，查心电图可见 $V_4 \sim V_6$ 导联 ST 段压低，考虑心肌缺血。详细追问病史，患者近1周排黑便，查便隐血阳性，血红蛋白下降，为求进一步系统诊治转入消化科。

刻下症状：神志清楚，精神不振，四末不温，头晕乏力，胸闷憋气，心悸，气短乏力，自汗出，面色苍白，偶有胃脘部隐痛，得温痛减，喜按，嗳气泛酸，入院后排柏油样便7次，量约600mL。

（二）既往史、个人史、家族史

否认其他慢性病史，对青霉素过敏。

（三）体格检查

T 36.7℃，P 104 次 / 分，BP 114/80mmHg，R 18 次 / 分。

发育正常，营养中等，神志清楚，精神欠佳，贫血貌，全身皮肤巩膜无黄染及出血点，未见肝掌及蜘蛛痣，睑结膜色淡，浅表淋巴结未触及肿大，心肺无明显异常，腹部平软，剑突下有压痛，余无压痛，无反跳痛，肝脾肋下未触及，移动性浊音（－），肠鸣音 6 ～ 7 次 / 分。

（四）中医查体

面色苍白，体态自如，语声较低，舌淡红，边有齿痕，苔薄白，脉沉细数。

（五）实验室检查及其他辅助检查

1. 入院常规检查（2021 年 8 月 31 日）　①血常规：WBC 10.44×10^9/L，L% 10.3%，N% 84.4%，RBC 2.26×10^{12}/L，Hb 72g/L，HCT 20.6%；②血气分析 + 离子：pH 7.466。③生化检查：ALB 33.5g/L，GLU 6.69mmol/L。④凝血功能 +D- 二聚体：FIB 1.29g/L，APTT 21.7 秒，DD 0.8μg/mL。⑤血铁三项：总铁结合力 43μmol/L。⑥贫血二项：叶酸 3.2ng/mL。⑦心梗三项 +N 末端脑利钠肽前体：N 末端脑利钠肽前体 839pg/mL，全血肌钙蛋白 I 2.09ng/mL，肌酸激酶同工酶 4.98ng/mL，肌红蛋白 77ng/mL。⑧便常规：隐血阳性（＋）。⑨心电图：窦性心律，心率 99 次 / 分，显著 ST 段压低。

2. 入院第二天检查（2021 年 9 月 1 日）　①血常规：WBC 10.23×10^9/L，RBC 1.87×10^{12}/L，Hb 59g/L，HCT 17.3%。②肿瘤标志物检查：未见明显异常。

⊕ 二、诊断思维

（一）诊断思维路径

从患者黑便、胃痛、面色苍白等主要症状着手，遵循思维路径建立初步诊断（图 5-12）。

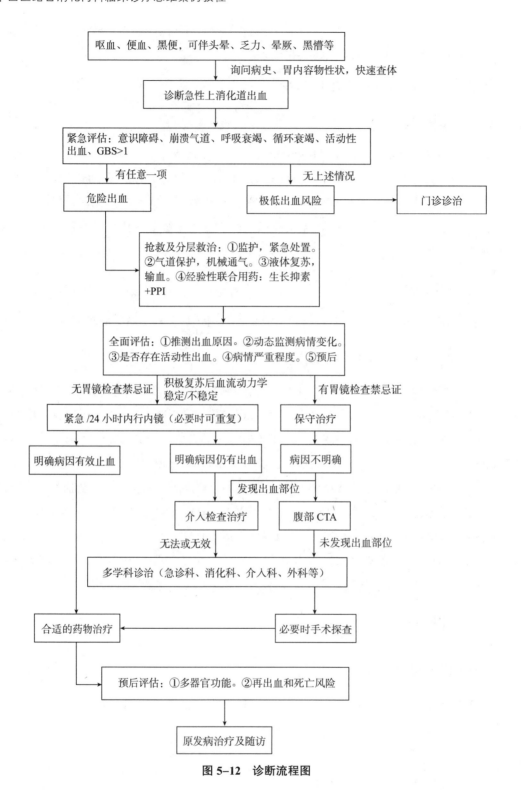

图 5-12 诊断流程图

（二）诊断

1. 初步诊断 结合患者的病史、病程、临床症状、生化检查等结果，考虑本例为急性上消化道出血。

2. 定义及分类

（1）定义：上消化道出血是指屈氏韧带以上的消化道，包括食管、胃、十二指肠、胃空肠吻合术后的空肠，以及胰腺、胆道的急性出血，是常见的急症。

（2）分类：从病因上，上消化道出血可分为急性非静脉曲张性出血和静脉曲张性出血两类。急性非静脉曲张性出血的病因包括胃及十二指肠消化性溃疡、上消化道肿瘤、应激性溃疡、急慢性上消化道黏膜炎症。其他原因有食管贲门黏膜撕裂综合征、上消化道动静脉畸形、Dieulafoy 病变等。静脉曲张性出血，大部分是由于肝硬化、门静脉高压所致，临床上往往出血量大，呕出鲜血伴血块，病情凶险，病死率高。

从症状和体征上，可分为慢性隐性出血、慢性显性出血和急性大量出血。其中慢性隐性出血是指肉眼不能观察到的便血，又无明显临床表现，仅化验方法证实粪便隐血阳性。慢性显性出血是指肉眼能观察到鲜红、咖啡色呕吐物或黑色的粪便，临床上无循环障碍史。急性大量出血则是肉眼观察到呕血、黑色粪便或暗红色血便，伴循环障碍和重度贫血，可出现低血压等休克症状。

3. 病因　临床上最常见的出血病因是消化性溃疡、食管 – 胃底静脉曲张破裂、急性糜烂出血性胃炎和胃癌。这些病因约占上消化道出血的 80% ～ 90%。

（1）食管疾病：主要见于食管 – 胃底静脉曲张破裂和其他食管疾病，如食管炎、食管憩室炎、食管消化性溃疡、食管癌、食管异物、食管贲门黏膜撕裂综合征等。

（2）胃、十二指肠疾病：胃及十二指肠溃疡（消化性溃疡）、急性胃黏膜损伤、胃癌、胃黏膜脱垂、十二指肠憩室、十二指肠恶性肿瘤、Dieulafoy 病等。

（3）胆道、胰腺疾病：胆道疾病、胰腺癌与壶腹周围癌、胰管出血、胰管结石出血、异位胰腺、急性胰腺炎等。

（4）全身性疾病：血液病、尿毒症、应激性溃疡、心血管疾病、钩端螺旋体病、结缔组织病、药物所致的上消化道损伤等。

4. 诊断要点

（1）急性上消化道出血的主要临床表现是呕血和黑便，以及由于大量失血而引起的一系列全身性症状。若出血量在 60mL 以上，则可出现柏油样黑便。呕出血液的性状主要决定于出血量及其在胃内停留的时间，如出血量较少或（和）血液在胃内停留时间较长，由于胃酸的作用，呕出的血液呈棕黑色咖啡渣样，反之则可呈鲜红或暗红色。上消化道出血时，粪便的颜色主要决定于出血量、出血速度及其在肠道停留的时间，其次是出血位置的高低。

（2）少数急性上消化道出血患者早期并无呕血或黑便，仅表现为软弱、乏力、面色苍白、心悸、脉细数、大汗出、血压下降、休克等急性周围循环衰竭的征象，需经一段时间才会排出暗红色或柏油样便。凡患者有急性周围循环衰竭，排除急性感染、过敏、中毒及心源性疾病等所致者，提示可能有内出血。

（3）排除口腔、牙龈、鼻咽等部位的出血。

（4）呕血还要与咯血相鉴别（表5-56）。

表5-56 呕血与咯血的鉴别

	咯血	呕血
病因	肺结核、支气管扩张症、肺炎、肺脓肿、肺癌、心脏病等	消化性性疡、肝硬化、急性糜烂性出血性胃炎、胆道出血等
出血前症状	喉部痒感、胸闷、咳嗽	上腹部不适、恶心、呕吐等
出血方式	咯出	呕出，可为喷射状
血色	鲜红	暗红、咖啡渣样
血中混合物	泡沫状痰	食物残渣、胃液
酸碱性	弱碱性	酸性
黑便	除非咽下，否则没有	有，可为柏油样便，呕血停止后仍持续数天
出血后痰的性状	常有血痰数天	无痰

（5）此外，由于进食大量动物血、活性炭、某些中草药或铁剂、铋剂等而出现黑色便时，须注意区别之。

5. 出血部位的判定

（1）病史：多年慢性上腹痛病史或溃疡病病史，提示出血最大可能源于胃、十二指肠溃疡。肝炎、黄疸、血吸虫病或慢性酒精中毒病史，有利于食管－胃底静脉曲张破裂出血的诊断。胆道蛔虫、胆石、胆道化脓性感染是胆道出血的主要原因。溃疡病出血大都发生于溃疡病活动期，故出血多见于症状发作或加重时，且多见于冬春季节。出血时上腹痛缓解，有利于溃疡病的诊断。在右上腹剧烈绞痛缓解之后出现呕血与便血，有利于胆道出血的诊断。出血后上腹痛仍无明显缓解，常见于胃癌。食管静脉曲张破裂出血往往突然发作，血色新鲜，涌吐而出，甚至呈喷射状。伴有吞咽困难的呕血多起源于食管癌与食管溃疡。某些药物，如肾上腺皮质激素、非甾体抗炎药、水杨酸制剂、萝芙木制剂治疗引起的上消化道出血，往往突然发生，通常见于剂量大、疗程长的服药史。

（2）体格检查：蜘蛛痣、肝掌、脾大、腹壁静脉怒张、腹水等体征有助于肝硬化并发食管－胃底静脉曲张破裂出血的诊断。如有左锁骨上淋巴结转移，则出血常见于胃癌。上消化道出血伴有可触及胀大的胆囊，常提示为胆道或壶腹周围癌出血。遗传性出血性毛细血管扩张症所致出血，往往可发现皮肤与口腔黏膜毛细血管扩张。

（3）实验室检查：各项肝功能检查（包括血氨测定）有助于食管－胃底静脉曲张破裂出血的病因诊断。血细胞比容、红细胞计数与血红蛋白测定可估计失血的程度。出血时间、全血凝血时间、凝血酶原时间、血小板计数等出血、凝血试验及血细胞学检查，有助于出血性疾病所致的上消化道出血的病因诊断。

（4）X线钡餐检查：诊断未明的急性上消化道出血，吞钡检查一般均在出血停止后一段时期进行，以免诱发再次出血。

（5）急诊内镜检查：对于有明确上消化道出血的患者，在积极补充血容量、生命体征稳定的基础上，应尽快行胃镜检查以明确病因。虽然95%的患者可以找到出血原因，但仍有约5%的患者经过各种手段检查仍无法明确出血病因，应注意较为隐蔽或细小的病灶，如Dieulafoy病、胃肠道血管发育不良、憩室、异位胰腺等，应采用各种检查手段，包括内镜、选择性腹腔动脉造影等手段尽量查明病因。对于出血量不大且病因未明的患者，可随访追踪观察，重复检查，直到找出病因。

（6）其他器械检查：超声检查有助于提示肝硬化、胆囊肿大与脾大。静脉注入放射性核素铬示踪红细胞，并结合腹部扫描显像，显示出血部位的放射性核素铬浓集区，有助于肠道活动性出血灶的定位诊断。选择性动脉造影用于诊断隐匿性急性上消化道出血，有较好的评价。原因未明的上消化道出血可做腹腔动脉造影，在静脉充盈期可使曲张的食管静脉显影。如怀疑出血部位较低，则做肠系膜上或下动脉造影，出血程度愈大，则诊断的成功率愈高。动脉造影的禁忌证是心、肺、肝、肾等重要器官严重衰竭及有严重凝血功能障碍者。动脉造影能直接显示出血的病灶（肿瘤、溃疡基底），以及由于造影剂向肠腔凝聚而提示出血的部位。

（三）鉴别诊断

急性上消化道出血是常见的急症，迅速确定出血部位、病因并及时处理，对预后有重要的的意义。

1. 食管疾病（表5-57）

表5-57 食管疾病

	出血的表现	病史及其他
食管－胃底静脉曲张破裂	主诉常为呕血，往往为鲜红色，量多，涌吐而出，或呈喷射状，可迅速发生休克。患者呕血前大多有上腹部饱胀感 体征：可有明显肝功能损害与门静脉高压体征，如巩膜黄染、蜘蛛痣、肝掌、脾大、腹壁静脉怒张、腹部移动性浊音等。肝硬化引起的食管静脉曲张破裂出血多伴有较明显的腹部膨隆、腹壁静脉怒张，甚至出现腹水。而胃及十二指肠溃疡出血时腹部多低平，甚少胀满	可有肝炎、黄疸、血吸虫病或慢性酒精中毒病史，对诊断肝硬化有一定的提示
反流性食管炎	以呕血为主，一般较慢而量少，但也有少数患者是大量而突然的出血	多由胃酸反流引起，其他如白塞综合征、克罗恩病、真菌感染等
剥脱性食管炎	一般均有不同程度的胸骨后闷痛、呕出食物和鲜血，在反复剧烈呕吐之后突然吐出完整的管形膜状物，往往一端尚与下咽部连接，也有完全吐出者，最长可超过20cm	少见的食管疾病，大多认为与吞咽粗糙过硬食物或鱼骨刺伤食管黏膜等有关
食管憩室炎	食管憩室并发炎症或溃疡时，可发生急性出血，以呕血为主	

	出血的表现	病史及其他
食管癌	一般为小量的持续性出血，以呕血为主，伴有吞咽困难、呛咳等，但少数病例也可发生急性大出血	出血往往发生在病程晚期
食管异物	大多为小量的出血，如损伤大血管则表现为食管大出血，为食管异物的严重并发症	发病前有吞咽异物史
食管贲门黏膜撕裂综合征	反复发作的剧烈呕吐或干呕之后出现呕血；胃镜检查可见胃与食管交界处有黏膜裂伤，与胃、食管的纵轴相平行	最多见的是由剧烈呕吐而诱发，间有因剧烈咳嗽、喷嚏等引起者

2. 胃及十二指肠疾病（表 5-58）

表 5-58　胃及十二指肠疾病

	出血的表现	病史及其他
胃、十二指肠溃疡（消化性溃疡）	①多数在出血前数天上腹痛加剧，碱性药物的止痛效果不佳，出血后疼痛方见减轻；②呕血时多有强烈的恶心感，食管静脉曲张破裂出血则无此前驱症状，呕血时通常也无恶心感；③急性胃溃疡患者有短促的胃痛史，疼痛在出血前达到最高峰，以便血兼呕血为最常见；十二指肠溃疡以单纯便血为多见；④临床上有些特殊类型的溃疡较一般溃疡病容易发生上消化道急性大出血，如巨大溃疡、复合性溃疡、十二指肠球后溃疡、吻合口溃疡等	出血多发生于冬春两季；大多数（可达 90%）患者有长期节律性胃痛史，如患者过去曾经 X 线或胃镜检查确定为溃疡病，对诊断意义尤大；溃疡病出血常在病情恶化时发生，许多患者在饮食失调、过度精神紧张、劳累、受寒或感染之后突然发生出血；非甾体抗炎药、肾上腺皮质激素、萝芙木制剂、磺胺类药物、抗凝剂等，均可为溃疡病出血的诱发因素
胃癌	①出血典型的呕吐物为咖啡渣样；呕血或（及）黑便可发生于任何时期，但也可为首发症状；②一般溃疡病在出血后疼痛即显著减轻或消失，而胃癌在出血后疼痛缓解往往不显著；③溃疡病出血经积极治疗 2～4 周后，大便隐血转为阴性，如大便隐血持续阳性也支持胃癌的诊断	胃癌多发病在 40 岁以上，尤其是胃病史较短者；出血量与贫血程度不相称时更支持胃癌
胃黏膜脱垂	凡急性上消化道出血患者，以往无胃病史或有不规则的胃痛史，无明显诱因与前驱症状而突然出血，或出血前几天有恶心呕吐、腹痛加剧等前驱症状，提示有胃黏膜脱垂出血的可能性	由于幽门前庭过于松弛，胃黏膜经幽门管脱入十二指肠所致
胃扭转	多有节律性胃部疼痛，于餐后 1～4 小时出现，伴恶心、呕吐、反酸，持续 2～3 小时后消失；慢性胃扭转发作时常有三大症状，即剧烈的呕吐、上腹部局限性疼痛、胃管不能放入胃内	临床上少见，多为慢性型，可能由于扭转部血管与黏膜损伤所致，X 线检查能明确诊断

	出血的表现	病史及其他
胃血吸虫病	①病变多位于幽门部，常引起幽门梗阻现象，或可触及上腹部包块；或因黏膜层的虫卵的机械作用和食物通过胃时的摩擦，致浅表性溃疡，并引起出血；②常表现为黑便或伴有呕血；出血可严重，甚至发生休克；③胃血吸虫病并非血吸虫病的晚期现象，此时尚无肝硬化征象，且X线钡餐检查常可证明幽门梗阻和龛影，术前最易被误诊为溃疡病合并幽门梗阻或胃癌	可见于血吸虫病流行区
胃嗜酸性肉芽肿	其临床症状、X线及内镜下表现，均与胃癌相似，故极易误诊	主张进行胃黏膜剥离活体组织检查或深取黏膜下组织做病理学检查，以确定诊断
十二指肠憩室	十二指肠憩室疼痛的发生虽与饮食有关，然无一定时间性与周期性，与溃疡病不同	诊断主要依靠X线钡餐检查。憩室常位于十二指肠降段
十二指肠恶性肿瘤	出血符合上消化道出血特点，出血量小多表现为黑便，出血量大则可表现为呕血或鲜血便。上消化道出血常为该病的首发症状之一	好发于50岁以上中老年人，男性略多于女性；好发于十二指肠第二段。其诊断以病理检查为"金标准"
Dieulafoy病	内镜直视下，出血点可呈一个帽针头大小，或为一个喷血的弯曲小血管	本病患者大多为中老年人，由于胃肠道黏膜下层曲张的小动脉瘤破裂所致，由此可引起不同程度的出血。动脉性出血可相当严重。其最多发生在胃，少数病例可见于空肠、十二指肠与结肠

3. 胆道、胰腺疾病（表5-59）

表5-59　胆道、胰腺疾病

	出血的表现	病史及其他
胆道疾病	急性胆道出血可误诊为溃疡病合并出血或胃癌合并出血。提示胆道出血的3个常见特点：①右上腹部或心窝处剧痛，类似胆绞痛，有时波及右侧胸部，呕出的血可混有细长条状小血块（胆道出血所具有的特征），大量呕血及便血常在腹痛减轻后出现（绞痛是由于血凝块堵塞胆道，引起胆道平滑肌痉挛所致，故血凝块一旦排出胆道，疼痛即缓解），并出现休克症状。②可触及胀大的胆囊（诊断胆道出血的重要体征），往往伴有感染征象如畏寒、高热，1/4～1/3患者有黄疸。③上述的症状常呈周期性发作与缓解，部分患者于数天或十几天之后再发。B超提示胀大的胆囊	多为肝内化脓性感染所致

	出血的表现	病史及其他
胰腺癌与壶腹周围癌	①二者多伴有慢性上腹痛、营养不良、阻塞性黄疸等征象。②胰腺癌引起出血者罕见，且发生出血时已属晚期，失去手术时机。③壶腹周围癌出血比较多见，且可发生于较早期，并可出现严重的症状，但非手术的禁忌证。出血多表现为黑便，但也可伴有呕血	纤维十二指肠镜检查，可直接观察到 Vater 乳头并采取活组织做病理学诊断。B 超与 CT 检查对胰腺癌诊断的帮助甚大
胰管出血、胰管结石出血	①病程迁延，多为上腹痛反复发作伴柏油样便，可呕吐咖啡样液体，发作时可持续数日。②胰管出血的病理基础为慢性胰腺炎，胰蛋白酶溶解破坏血管壁，出血流入胰管，排入肠道。如患者既往有胰腺炎病史，伴贫血、柏油样便，便前有腹痛，反复发作，若除外肠道其他出血性疾病，应考虑本病。③胰管结石是慢性胰腺炎的并发症，由结石引起的出血罕见，诊断方法与上述胰管出血的诊断方法相同	有诊断意义的检查为 B 超，可发现胰腺积血或积液的囊肿，也可发现胰腺搏动性包块。CT 扫描可得到一个完整胰腺及其周围组织的解剖图像。内镜检查可发现出血来自胆道口壶腹。ERCP 可发现胰管内血块充盈缺损，胰管中断。选择性腹腔动脉造影可发现假性动脉瘤改变
异位胰腺	异位胰腺通常为单个肿块，直径 1～6cm，但也可为多发性。异位胰腺有时可发生急性或慢性胰腺炎、囊样扩张、恶性或良性肿瘤而导致出血，临床上少见	异位胰腺可在胃肠钡餐检查时发现，但多被误诊为溃疡病、良性肿瘤或胃癌。超声内镜对诊断异位胰腺有价值
急性胰腺炎	急性重症胰腺炎可并发胃肠道黏膜出血与灶性坏死，主要发生于小肠以上的消化道，临床表现为呕血与便血	血、尿淀粉酶升高。CT 可明确诊断

4. 药物影响（表 5-60）

表 5-60　药物所致的上消化道损伤

药物	常见上消化道损伤药物的副作用
肾上腺皮质激素	肾上腺皮质激素可加重原有的胃、十二指肠溃疡的病情，甚至引起出血、穿孔等并发症。肾上腺皮质激素性溃疡发生于长期大剂量肾上腺皮质激素的疗程中，即所谓类固醇性溃疡，与阿司匹林并用时尤易发生。疼痛无明显的节律性，常为隐袭性发展，呈所谓"无症状性"，待病变已相当严重，甚至出血或穿孔时方被发现。出血常为临床唯一的症状，且常为大量，可威胁生命。胃镜检查可以检出溃疡
非甾体抗炎药	在出血前，患者可有烧灼感、反酸与腹部不适或疼痛等症状。阿司匹林对胃黏膜有刺激作用，病变局限于药物接触的胃黏膜及其周围。水杨酸制剂对出、凝血机制也有影响，故可引起相当严重的出血
萝芙木制剂	特别是利血平，长期口服或注射给药，均易激发上消化道溃疡
抗生素	某些抗生素特别是口服给药时可引起胃肠反应，严重者可引起出血
其他药物	国内外文献报道，辛可芬、组胺、咖啡因、抗癌药（如氟尿嘧啶）、甲状腺素、甲苯磺丁脲（D860）、呋喃妥因、吗啡、可待因、氨茶碱、洋地黄、抗凝剂、胰岛素、脱敏剂、白喉类毒素、雌激素，以及用于抗休克的血管收缩药如肾上腺素、去甲肾上腺素等，均可加重溃疡病或引起胃肠道黏膜损害，导致不同程度的出血

5. 全身性疾病（表 5-61）

表 5-61　全身性疾病所致的上消化道损伤

疾病分类	常见的引起上消化道出血的全身性疾病的病症和机理
血液病	各类型紫癜、白血病、再生障碍性贫血、血友病等，均可引起消化道出血
尿毒症	尿毒症晚期可由于胃肠分泌液中氮质代谢产物含量增加，其中尿素分解后所产生的氨与铵盐，对黏膜有刺激与腐蚀作用，导致消化道黏膜糜烂与溃疡形成，并引起急性出血。其造成的血小板减少也起一定的作用
应激性溃疡	应激性溃疡是急性浅表性溃疡，通常为多发性，最常发生于胃体与胃底部，在胃窦部与十二指肠通常少见。应激性溃疡大多发生于外伤后、败血症或低血压状态，往往合并黄疸、肾衰竭与呼吸衰竭。最常见的临床表现是无预兆的出血，但引起穿孔与梗阻者甚少。缺血与胃酸的存在是本病发病的先决条件。溃疡可发生在重度损伤或败血症发病几小时之内，但最常见的临床病征是大出血，常发生于第 2 ~ 12 天之内。应激性溃疡临床上主要见于急重症患者，因此是危险的并发症。由大面积烧伤后发生的溃疡（Curling 溃疡）曾常被认为是急性应激性溃疡的典型示例。脑出血并发消化道出血的发生率甚高，且预后严重。由乙型脑炎引起的急性上消化道出血比其他中枢神经系统疾病所致者为多，且出血与昏迷有密切关系
心血管疾病	曾有报告，充血性心力衰竭患者出现胃出血，常为急性或死亡前出血。 腹主动脉瘤向肠腔穿破可引起出血，出血可为小量或大量，常反复发作。 胃肠道血管瘤可分为四种类型：①多发性静脉扩张。②海绵状血管瘤（弥漫性浸润型、息肉型）。③毛细血管瘤。④广泛性胃肠道血管瘤（Osler-Rendu-Weber 病的一种类型）。反复的出血是胃肠道血管瘤最常见的症状，胃肠道血管瘤最常发生于小肠，但也可弥漫性分布于胃肠道或仅局限于结肠，可采用胃十二指肠镜或结肠镜观察之。 消化道出血是遗传性出血性毛细血管扩张症的严重症状，且常反复发作，有时可发生急性大出血，在颜面皮肤、口腔鼻咽部黏膜、上肢皮肤等处发现有多发性毛细血管扩张。家族中往往有同样病史。胃镜检查可发现高出黏膜表面、色鲜红或深红的毛细血管扩张与出血灶，需除外其他原因引起的胃与食管出血
钩端螺旋体病	钩端螺旋体病可引起胃肠道出血，但同时尚有其他器官的出血现象
结缔组织病	肠穿孔、梗死与出血，作为系统性红斑狼疮、皮肌炎与结节性多动脉炎的胃肠道并发症在国外文献中常有报告。这些并发症可于肾、心或肺的临床病征出现之前
弹性纤维假黄瘤	是一种罕见的有遗传倾向的全身结缔组织病。其主要病变为动脉中层弹性纤维变性及内膜代偿性增厚。患者多为女性。当胃肠道血管受累时可发生上消化道大出血，尤其在妊娠期间。大多数病例的出血部位不明，不少经反复剖腹探查也未能发现。此病的特点是皮肤病变、眼底血管样条纹和视网膜损害，以及内脏广泛性血管病变。皮肤松弛，隐约可见条纹皱起，其中可见淡黄色小点状隆起，沿皮纹排列

（四）分层救治

综合临床表现可将急性上消化出血患者的危险程度分为 5 层（表 5-62），分别为极高危、高危、中危、低危和极低危，并根据危险程度分级入相应区域诊治。危险性出血应在急诊诊治。意识丧失、大动脉搏动不能触及的患者，应立即进行心肺复苏。有晕厥、持续的呕血/便血、四肢末梢湿冷、心率＞100次/分、收缩压＜90mmHg或基础收缩压降低＞30mmHg、Hb＜70g/L表现的患者，应立即收入急诊抢救室开始复苏治疗。生命体征平稳的患者，可在急诊普通诊疗区进行治疗。GBS≤1提示极低风险出血，这类患者中仅有1.2%需要输血或进行急诊干预，可在门诊进一步诊治。

表5-62 急性上消化道出血的危险程度分层

分层	症状体征	休克指数	处置	医疗区域
极高危	心率＞120次/分，收缩压＜70mmHg或急性血压降低（基础收缩压降低30～60mmHg），心跳、呼吸停止或节律不稳定，通气、氧合不能维持	＞1.5	立即复苏	急诊抢救区
高危	心率100～120次/分，收缩压70～90mmHg，晕厥，少尿，意识模糊，四肢末梢湿冷，持续的呕血或便血	1.0～1.5	立即监护生命体征，10分钟内开始积极救治	急诊抢救区
中危	血压、心率、Hb基本正常，生命体征暂时稳定，高龄或伴严重基础疾病，存在潜在生命威胁	0.5～1.0	优先诊治，30分钟内接诊，候诊时间大于30分钟需再次评估	急诊普通诊疗区
低危	生命体征平稳	0.5	顺序就诊，60分钟内接诊，候诊时间大于60分钟需再次评估	急诊普通诊疗区
极低危	病情稳定，GBS≤1	0.5	随访	门诊

注：在保证医疗安全的前提下，根据本地区及医院医疗环境与资源进行适当调整；Hb为血红蛋白。GBS为格拉斯哥－布拉奇福德评分，即休克指数，休克指数＝心率/收缩压；0.5为血容量正常；0.5～1.0为轻度休克，失血量20%～30%；1.0～1.5为中度休克，失血量30%～40%；1.5～2.0为重度休克，失血量40%～50%；＞2.0为极重度休克，失血量＞50%。

（五）病情评估

1. Blatchford 评分 用于在内镜检查前预判哪些患者需要接受输血、内镜检查或手术等后续干预措施，其取值范围为0～23分。其中积分≥6分为中高危；＜6分为低危。（表5-63）

表 5-63 Blatchford 评分系统

项目		评分
收缩压（mmHg）	100～109	1
	90～99	2
	＜90	3
血尿素氮（mmol/L）	6.5～7.9	2
	8.0～9.9	3
	10.0～24.9	4
	≥25.0	6
血红蛋白（g/L）	男性 120～129	1
	男性 100～119	3
	男性 ＜100	4
	女性 100～119	1
	女性 ＜100	6
其他表现	脉搏≥100次/分	1
	黑便	1
	晕厥	2
	肝脏疾病	2
	心力衰竭	2

2. Rockall 评分 用于评估患者的病死率。该系统依据患者年龄、休克状况、伴发病、内镜诊断和内镜下出血征象 5 项指标，将患者分为高危、中危或低危人群，其取值范围为 0～11 分。（表 5-64）

（1）Rockall 评分系统将患者分为高危、中危和低危。

（2）积分≥5 分者高危，3～4 分为中危，0～2 分为低危。

（3）如出血患者，61 岁，收缩压为 105mmHg，心率为 110 次/分，胃镜下见一巨大溃疡，活体组织检查示胃腺癌，附血凝块，无伴发病。

Rockall 积分 = 年龄（1）+ 心动过速（1）+ 无伴发病（0）+ 胃癌（2）+ 近期出血征象（2）=6 分，为高危患者。

表 5-64 急性上消化道出血患者的 Rockall 再出血和死亡危险性评分系统

变量	评分			
	0	1	2	3
年龄	小于 60	60～79	大于 80	
休克	无休克[1]	心动过速[2]	低血压[3]	
伴发病	无		心力衰竭、缺血性心脏病和其他重要伴发病	肝衰竭、肾衰竭和癌肿播散

变量	评分			
	0	1	2	3
内镜诊断	无病变，Mallory–Weiss综合征	溃疡等其他病变	上消化道恶性疾病	
内镜下出血征象	无或有黑斑		上消化道血液潴留、黏附血凝块、血管显露或喷血	

注：1：收缩压＞100mmHg，心率＜100次/分；2：收缩压＞100mmHg，心率＞100次/分；3：收缩压＜100mmHg，心率＞100次/分。

（六）西医诊断要点

结合本例患者病情资料，综合以上诊断知识分析，考虑本例患者为上消化道出血。针对本病的严重程度（分级）、出血原因、非静脉曲张性还是静脉曲张性的分析如下：

1.严重程度分型　患者目前重度贫血，心率偏快，GBS评分为1.04，可以评估为高危。急予静脉补液，静脉用奥美拉唑抑酸护胃，矛头蝮蛇血凝酶口服止血，输入悬浮红细胞2U纠正重度贫血，预防急性左心衰等治疗。

2.明确出血原因　初始处置后应全面评估判断出血病因。

活动性出血或大出血危及生命的情况被暂时控制、液体复苏和药物治疗开始后，或病情较轻、生命体征稳定时，应开始进行全面评估并推测出血病因和部位。对于疑似静脉曲张出血要注意早期识别，可根据体征和门静脉高压风险因素进行评估。

综合患者症状、体征和化验结果，考虑消化道出血。患者因血容量下降导致心肌缺血缺氧引起心慌、胸闷憋气。详细追问病史，患者未口服抗凝药及抗血小板聚集药物，也无大量饮酒病史，目前考虑消化道溃疡引起出血的可能性大。经初步治疗后，患者生命体征平稳，血红蛋白含量为74g/L，遂行电子胃镜检查，提示：①反流性食管炎（LA–B）。②萎缩性胃炎（待查）。③十二指肠球部溃疡（A2期）。

本例患者诊断总结：十二指肠球部溃疡（A2期）。

（七）中医诊断要点

1.定义　上消化道出血临床上常见吐血和（或）黑便症状，可伴有胃痛、胃灼热、反酸、头晕、心悸等症，且以出血为特征性症状，属于中医"血证"范畴。根据出血部位及伴随症状的主次不同可分属"吐血""便血""胃痛""血厥"等范畴。其病机可大致归为外邪侵袭，损伤脉络；七情内伤、嗜食醇酒厚味等导致热盛于内，迫血妄行，血溢脉外；或劳累过度，久病不愈，正气亏虚，气虚不能统摄；或久病入络，血脉瘀阻，血行不畅，血不循经而致出血等。

2. 中医鉴别诊断

（1）吐血与咳血：二者血液均经口出，但咳血是血由肺来，经气道随咳嗽而出，血色多为鲜红，常混有痰液，咳血之前多有咳嗽、胸闷、喉痒等症状，大量咳血后，可见痰中带血数天，大便一般不呈黑色。吐血是血自胃而来，经呕吐而出，血色紫暗，常夹有食物残渣，吐血之前多有胃脘不适或胃痛、恶心等症状，吐血之后无痰中带血，但大便多呈黑色。

（2）便血与痢疾：痢疾初起有发热、恶寒等症，其便血为脓血相兼，且有腹痛、里急后重、肛门灼热等症。便血无里急后重，无脓血相兼，与痢疾不同。

3. 中医辨病辨证　患者目前表现为神倦懒言、面色无华、四末不温，故以虚为主。患者老年男性，平素脾胃虚寒，中气不足，统摄无力，血溢脉外，故排黑便；脾胃虚寒，胃失温养，不荣则痛，故胃脘隐痛，喜温喜按；脾胃虚寒，气血生化乏源，故神疲懒言、面色无华、四肢不温。舌质淡、苔白、脉虚数无力均为脾胃虚寒，气不摄血的临床表现。

综上所述，本例患者中医诊断为血证，呕血（脾胃虚弱，气不摄血证）。

（八）中西医初步诊断总结

西医诊断：上消化道出血。

中医诊断：血证，呕血（脾胃虚弱，气不摄血证）。

✚ 三、中西医诊疗过程

治法：健脾益气，养血止血。

中药处方：黄芪 10g，太子参 20g，炒白术 10g，茯苓 15g，当归 6g，炒酸枣仁 15g，枳壳 10g，艾叶炭 6g，白及 15g，白芍 15g，甘草 3g，山药 15g，海螵蛸 15g，浙贝母 15g，黄芩炭 15g。4 剂，每日 1 剂，水煎分 2 次服。同时予大黄、白及粉各 20g，用冰生理盐水调成稀糊状口服，每次 10g，每日 3 次。

方解：黄芪、太子参、炒白术、茯苓、当归（其中小剂量使用黄芪，以免益气太过，因"气有余便是火"）健脾益气，养血止血；枳壳，调理气机升降；白芍、甘草，缓急止痛；白及，敛疮生肌；艾叶炭、黄芩炭，止血；海螵蛸、浙贝母，制酸护胃。

西药处方：奥美拉唑钠 40mg，每日 2 次，静脉滴注；铝镁加混悬液 1 袋，每日 3 次，口服。

饮食禁忌：杜绝暴饮暴食，饮食清淡，多食易消化、富有营养的食物，尤其要戒除烟酒；对于吐血量大者，应禁食。

经治疗 48 小时后，头晕、乏力、心悸、气短减轻，面色转润，排出褐色软便 1 次，量中等。大便隐血试验于第 4 天转阴。继续服上药至第 6 天，多次复查便常规＋隐血未见异常，血红蛋白较前升高，考虑已无活动性出血，准予出院。出院后规律服用奥美拉唑 1 个月，注意观察大便颜色及性状，同时以香砂六君子汤调理善后。

相关知识拓展

- （一）内镜检查的时机
- （二）不明原因出血的检查
- （三）如何判断是否存在活动性出血
- （四）如何判断出血量
- （五）如何应用 PPI 治疗非静脉曲张性上消化道出血
- （六）如何应用生长抑素（如奥曲肽）
- （七）如何用去甲肾上腺素＋冰盐水治疗上消化道出血
- （八）中医治疗血证的大法
- （九）中医如何看待活血与止血

（扫一扫　看相关知识拓展）

第九节　十二指肠淤积症

一、病例介绍

刘某，女，45 岁。主因"腹痛间断发作 2 年，加重伴恶心、呕吐 5 天"于 2017 年 10 月 5 日就诊。

（一）现病史

患者 2 年前进食过量后出现上腹部疼痛间断发作，时轻时重。发作时腹痛剧烈，伴恶心呕吐，腹胀嗳气，时有肠鸣，平素纳差，大便秘结。病后求医多处，曾服用马来酸曲美布汀、雷尼替丁、奥美拉唑等无效。1 个月前于当地医院行胃镜检查提示慢性浅表性胃炎伴糜烂，上消化道钡剂造影提示十二指肠淤积症。5 天前患者无明显诱因腹痛症状加重，伴恶心、呕吐，无发热恶寒，服用枸橼酸莫沙必利后症状改善不明显，前来就诊。

刻下症状：身体消瘦，面色无华，精神萎靡，舌淡红，苔白微腻，脉细。

（二）既往史、个人史、家族史

否认其他慢性病史，否认过敏史。

（三）体格检查

T 36.5℃，P 89 次 / 分，Bp 130/75mmHg，R 18 次 / 分。

神清，皮肤巩膜无黄染，睑结膜色淡，浅表淋巴结未触及肿大，心肺（－），腹部平软，肝脾区叩痛（－），未扪及包块，左上腹轻压痛，无反跳痛及肌紧张，移动性浊音（－）。

（四）中医查体

面色萎黄，体态自如，语声低微，舌淡红，苔白微腻，脉细。

（五）实验室检查及其他辅助检查

1. 血常规　WBC 4.5×10^9/L，Hb 102g/L，RBC 4.61×10^{12}/L，PLT 156×10^9/L，N% 69%，CRP 10.15mg/L。

2. 生化　ALT 25U/L，AST 19U/L，γ-GT 23U/L，ALP 70.8U/L，ALB 35g/L；TBil 16.07μmol/L，PA 10.9mg/dL，K^+ 3.37mmol/L，Na^+ 135.1mmol/L，Cl^- 104.9mmol/L，Cr 86μmol/L，BUN 4.66mmol/L，GLU 4.86mmol/L。

3. 胃镜　提示慢性浅表性胃炎伴糜烂。

4. 上消化道钡剂造影　提示十二指肠淤积症。

二、诊断思维

（一）诊断思维路径

从患者腹痛伴恶心、呕吐等主要症状着手，遵循思维路径建立初步诊断（图5-13）。

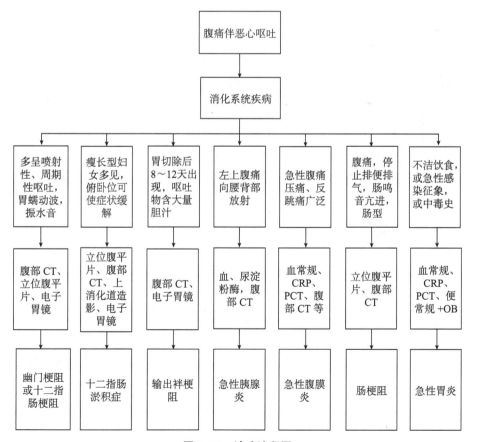

图5-13　诊疗流程图

（二）诊断

1.初步诊断 结合本例的病史、病程、临床症状、生化检查等结果，考虑本病为十二指肠淤积证。

2.定义 十二指肠淤积症又称十二指肠淤滞症，是由于肠系膜根部血管压迫十二指肠水平段，或者是由于十二指肠动力功能异常或迷走神经功能障碍等，引起近侧十二指肠不同程度扩张和梗阻的疾病。

3.特点 本病可发生于任何年龄，成人、儿童均可发病，多见于体型瘦长的中青年女性，也见于体重快速下降、长期卧床或有脊柱前突的患者。临床表现为反复发作性腹胀、恶心、呕吐，可伴有腹痛、消瘦，呕吐物通常含有胆汁及所进食物，呕吐后症状可减轻或消失。症状发作与体位有关，仰卧位时由于向后压迫可引起症状加重，而俯卧位、膝胸位、左侧卧位可使症状缓解。长期发作，可导致消瘦、脱水和全身营养不良。

4.发病机制 本病成因相对复杂，以肠系膜上动脉压迫十二指肠形成淤积者居多（约占50%），而十二指肠动力障碍、先天发育异常、肿瘤压迫等原因也是本病形成的重要因素。

5.诊断要点 本病主要通过典型的临床症状、消化道 X 线钡剂造影，以及腹部增强 CT、CTA 检查明确诊断。

6.辅助检查

（1）上消化道钡剂造影检查：①"笔杆征"或"刀切征"：十二指肠水平部见钡柱中断，类似笔杆压迫的斜形压迹。②"钟摆运动"：钡剂通过延迟甚至停止，近端肠管受阻形成强有力的顺向蠕动及逆向蠕动。

（2）腹部增强 CT 及 CTA 检查：可显示肠系膜上动脉与主动脉之间的角度，能明确肠系膜上动脉对于十二指肠的压迫，同时可排除其他病变。

必要时可行选择性肠系膜上动脉造影，通常肠系膜上动脉与主动脉之间的夹角小于15°

（三）鉴别诊断

1.十二指肠淤积症与十二指肠溃疡（表 5-65）

表5-65 十二指肠淤积症与十二指肠溃疡的鉴别

鉴别要点	十二指肠溃疡	十二指肠淤积症
病因	多与口服 NSAID、幽门螺杆菌感染、饮食不节、压力等因素有关	多由十二指肠水平段或升段在肠系膜上动脉和腹膜后固定组织的前后夹持下招致压迫所致

续表

鉴别要点	十二指肠溃疡	十二指肠淤积症
症状	以上腹部反复发作性、节律性疼痛为特征。典型的疼痛多为空腹痛和夜间痛，疼痛发生于进食后2～3小时，持续进食或服制酸剂后缓解	反复发作性腹胀、恶心、呕吐，可伴有腹痛、消瘦
辅助检查	胃镜检查可作为诊断本病的"金标准"	胃镜检查无法对十二指肠功能及形态全面观察，故常造成漏诊或误诊。上消化道造影检查可诊断本病
临床治疗	以抑酸治疗为主，防治并发症	急性发作期应休息、禁食、胃肠减压，给予静脉营养支持治疗，纠正水、电解质及酸碱平衡紊乱。症状缓解后先进流食，少量多餐。内科治疗无效患者可考虑手术疗法

2.十二指肠淤积症与幽门梗阻（表5-66）

表5-66 十二指肠淤积证与幽门梗阻的鉴别

鉴别要点	幽门梗阻	十二指肠淤积症
病因	多由消化性溃疡、恶性肿瘤等疾病引起	多由十二指肠水平段或升段在肠系膜上动脉和腹膜后固定组织的前后夹持下招致压迫所致
症状	以进行性吞咽困难，时有恶心呕吐，甚则逐渐出现全身乏力、日益消瘦、体重下降、尿少、便秘，有时出现精神症状及手足搐搦等	反复发作性腹胀、恶心、呕吐，可伴有腹痛、消瘦
辅助检查	腹部CT及胃镜检查可作为诊断本病的重要手段	胃镜检查无法对十二指肠功能及形态全面观察，故常造成漏诊或误诊。上消化道造影检查可诊断本病
临床治疗	早期可行胃肠减压，如减压无效则说明瘢痕性狭窄的可能性大，必须采取手术治疗。如有恶性肿瘤的证据，更须积极采取手术措施	急性发作期应休息、禁食、胃肠减压，给予静脉营养支持治疗，纠正水、电解质及酸碱平衡紊乱。症状缓解后先进流食，少量多餐。内科治疗无效患者可考虑手术疗法

（四）严重程度评价

消化道造影检查提示十二指肠淤积轻者，十二指肠宽度超过其肠腔横径，蠕动亢进，可见逆蠕动；重者表现为：①十二指肠扩张明显，立位观察可见液平面影，仰卧位观察，蠕动和逆蠕动发作频繁，十二指肠内可见造影剂呈钟摆样摆动，并可见造影剂逆流入胃内。②在十二指肠水平段横跨脊柱的部位可见一条与肠腔垂直的线状透亮影压迫其上，十二指肠黏膜皱襞受压变平，但黏膜皱襞完整无破坏。③患者改变体位，取左侧卧位、胸膝位或加压下腹部时十二指肠水平部梗阻缓解。

（五）西医诊断要点

结合本例患者病情资料，综合以上诊断知识分析，本例患者明确诊断为十二指肠淤积症。

（六）中医诊断要点

本病可归属于中医"腹痛""痞满""呕吐"等范畴，结合本例患者临床表现，当属于中医"腹痛"范畴。腹痛是指以胃脘以下，耻骨毛际以上部位发生疼痛为主要表现的一种消化系统疾病。各种原因导致的脏腑气机不利，经脉气血阻滞，脏腑经络失养，皆可引起腹痛。而腹痛的病因病机，不外寒、热、虚、实、气滞、血瘀六个方面，但其间常常相互联系，相互影响，相因为病，或相兼为病，病变复杂。如寒邪客久，郁而化热，可致热邪内结腹痛；气滞日久，可成血瘀腹痛等。腹痛的部位在腹部，脏腑病位或在脾，或在肠，或在气在血，或在经脉，需视具体病情而定，所在不一。形成本病的基本病机是脏腑气机不利，经脉气血阻滞，脏腑经络失养，不通则痛。

结合本案，患者饮食不节，损伤脾胃，导致脾胃受伤，脾失健运，胃失和降，脾胃气机升降失常，气机阻滞，不通则痛，故腹痛；胃气上逆，故见恶心呕吐；日久脾胃虚弱，运化失司，气血生化乏源，无以滋养周身，可见身体消瘦、面色无华、精神萎靡。

综上所述，本例患者中医诊断为腹痛（气血两虚，脾胃气滞证）。

（七）中西医初步诊断总结

西医诊断：十二指肠淤积症。

中医诊断：腹痛（气血两虚，脾胃气滞证）。

三、中西医诊疗过程

治法：益气养血，健脾和胃。

中药处方：陈皮 10g，苍术 9g，厚朴 10g，茯苓 15g，鸡内金 10g，煅牡蛎 30g，酒大黄 9g，生黄芪 30g，姜半夏 9g，延胡索 10g，莱菔子 12g，当归 12g。14 剂，每日 1 剂，水煎分 2 次服。

方解：生黄芪、当归，补气养血；陈皮、苍术、厚朴、茯苓、延胡索，健脾理气止痛；鸡内金、莱菔子，消食化积；煅牡蛎、酒大黄，软坚散结；姜半夏，降逆止呕。

西药处方：继续予马来酸曲美布汀胶囊 2 粒，每日 3 次，餐前口服。

饮食宜忌：以流食、半流食为主，少食多餐，禁食辛辣油腻、生冷等刺激性食物。

服药 4 周后复诊：自述腹痛、腹胀减轻，未再呕吐，食欲增加，仍嗳气。原方加沉香 6g，丹参 15g，党参 15g，减莱菔子。

继续服药 4 周：腹痛消失，嗳气基本消失，效不更方。

继续服药 8 周：痊愈。

随访 3 年未再复发。

💡 相关知识拓展

（一）十二指肠淤积症的历史沿革及发病率

（二）十二指肠淤积症发病的解剖学基础

（三）十二指肠淤积症的手术治疗时机

（四）十二指肠淤积症的中医外治法

（扫一扫　看相关知识拓展）

第十节　肠易激综合征

⊕ 一、病例介绍

刘某，女，60 岁。主因"腹泻反复发作 3 年，加重 1 周"于 2018 年 3 月 10 日门诊就诊。

（一）现病史

患者 3 年来无明显诱因反复出现腹泻，大便每日 3～4 次，不成形，泻前腹痛，泻后缓解，间断发作，服用培菲康、整肠生，稍有改善，停药后复发。

1 周前，患者腹泻次数较前增加，腹痛明显，生气后则腹痛即泻，泻后腹痛缓解，腹部胀满，肠鸣辘辘作响，嗳气食少，大便无黏液脓血，肛门无下坠。患者服培菲康、整肠生后不能缓解，故来消化科门诊就诊。

刻下症状：腹泻，大便每日 3～4 次，质多溏薄，泻前腹痛明显，泻后痛减，生气或精神紧张时加重，时有肠鸣，嗳气食少，两胁胀满，无泛酸、胃灼热，大便无黏液脓血，肛门无下坠，纳眠尚可，小便平，平素情绪急躁，易紧张激动，余无其他不适，舌质红，苔薄白腻，脉弦细。

（二）既往史、个人史、家族史

否认炎症性肠病、乳糜泻及其他慢性病史，无药物、食物过敏史，无食物不耐受史。

（三）体格检查

T 36.3℃，P 72 次 / 分，BP 120/70mmHg，R 16 次 / 分。

神清，皮肤巩膜无黄染，睑结膜色淡，浅表淋巴结未触及肿大，心肺（－），腹部平软，肝脾区叩痛（－），未扪及包块，脐周轻压痛，无反跳痛及肌紧张，移动性浊音（－）。

（四）中医查体

面色稍白，体态自如，语声较低，舌质红，苔薄白腻，脉弦细。

（五）实验室检查及其他辅助检查

1. 血常规　WBC 7.0×10^9/L，N% 63%；Hb 125g/L，RBC 4.5×10^{12}/L，PLT 153×10^9/L。

2. 便常规　WBC 0/HP，RBC 0/HP，OB 阴性，CRP 3mg/L；粪便钙卫蛋白 30μg/g。

3. 肠道菌群　革兰阴性杆菌 70%，阳性杆菌 21%，阳性球菌 9%；艰难梭菌谷氨酸脱氢酶抗原测定阴性；艰难梭菌毒素测定阴性。

4. 电子结肠镜　全结肠未见异常改变。

🔧 二、诊断思维

（一）诊断思维路径

从患者腹痛腹泻、泻后痛减等主要症状着手，遵循思维路径建立初步诊断（图5-14）。

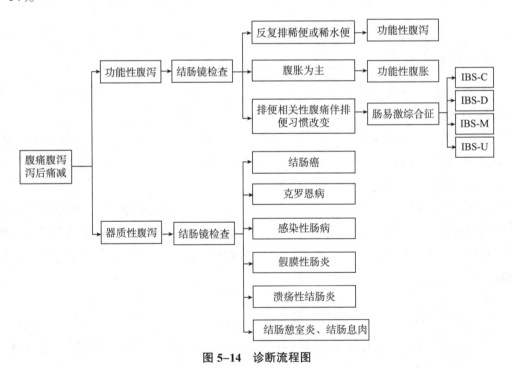

图 5-14　诊断流程图

（二）诊断

1. 初步诊断　结合患者的病史、病程、临床症状，以及电子结肠镜、生化等检查结果，考虑本病为腹泻型肠易激综合征。

2. 定义 肠易激综合征（irritable bowel syndrome，IBS）是一种常见的肠道功能紊乱性疾病。其临床特征为反复发作的腹痛或腹部不适，伴有排便习惯改变或排便性状改变，常规检查缺乏可解释症状的形态学和生化指标的异常。

3. 特点

（1）慢性、反复发作的腹痛或腹部不适，同时伴有排便频率和（或）粪便性状的改变。其病程至少在 6 个月以上，可长达数年至数十年。常伴有焦虑、抑郁、疑病、睡眠障碍等精神心理异常表现。

（2）体征：多无明显的阳性体征，部分患者可能有腹部轻压痛，但绝无反跳痛及肌紧张。部分患者可触及腊肠样肠管。肛门直肠指诊时存在肛门痉挛、直肠触痛，但肠黏膜光滑，指套无血迹。听诊无特殊发现，腹痛、腹泻时可闻及肠鸣音亢进。

（3）肠镜检查：无明显异常改变。

4. 发病机制 肠易激综合征的病因及发病机制尚不十分明确，目前认为其发病是多因素共同作用的结果，主要与遗传易感性、心理社会因素、饮食因素、肠道菌群紊乱、感染及环境等相关。虽然肠易激综合征的发病与多种因素相关，但各种因素引起"脑 – 肠轴"功能失调是其发病的关键环节。

5. 诊断标准 目前国际公认的诊断标准是罗马Ⅳ标准，即反复发作的腹痛，近 3 个月内平均每周至少发作 1 天，伴有以下 2 项或 2 项以上：

（1）排便相关。

（2）伴有排便频率的改变。

（3）伴有粪便性状（外观）的改变。

诊断前症状出现至少 6 个月，近 3 个月符合标准。

（三）鉴别诊断

1. 肠易激综合征与消化道器质性疾病（表 5-67） 消化道器质性疾病产生的各种症状常与肠易激综合征相混淆。便秘型肠易激综合征（IBS-C）常需与结肠憩室、结肠腺癌、阑尾炎、消化性溃疡、胆囊炎等鉴别。腹泻型肠易激综合征（IBS-D）常需与溃疡性结肠炎、克罗恩病、假膜性肠炎等鉴别。

表 5-67　肠易激综合征与消化道器质性疾病的鉴别

鉴别要点	消化道器质性疾病	肠易激综合征
易发人群	各年龄段均有，老年人多见	多见于中青年女性
症状	大便带脓血或脂肪泻，明显消瘦，影响睡眠	腹泻或便秘，粪量少，不带血，睡眠中不出现，一般情况较好
病情进展	病情进行性加重	慢性经过，每次表现类同
腹痛与排便的关系	腹痛和排便关系不定	腹痛进食后加重，排便后缓解

鉴别要点	消化道器质性疾病	肠易激综合征
体征	可有发热、肌紧张、压痛、反跳痛、高调肠鸣音，结肠镜检查可有阳性发现	无发热，结肠镜检查无特殊改变
实验室检查	粪便检查可见红、白细胞、虫卵，血沉加快，血白细胞增加，可伴有贫血等	一般无异常

2. 肠易激综合征与感染性腹泻（表 5-68） 感染性腹泻是指由各种病原体引起的肠道感染性疾病，包括细菌感染、肠结核、阿米巴肠病和血吸虫病等。患者常有感染史或疫水疫区接触史，抗感染治疗有效。

表 5-68 肠易激综合征与感染性腹泻的鉴别

鉴别要点	感染性肠病	腹泻型肠易激综合征
接触史	常有不洁饮食、疫水、结核患者接触史	无明确接触史
症状	常有发热、腹泻、腹痛、恶心呕吐、腹胀及全身不适症状	腹痛即泻，泻后痛减
粪便性状	大便性状多样，可见稀便、果酱样便、水样便、黏液便及脓血便等	仅见便质稀薄或大便成形
病原体检测	可见白细胞、血吸虫卵、溶组织内阿米巴滋养体或者包囊等	无异常发现
抗原、抗体检测	血吸虫病与阿米巴肠病常呈阳性	阴性
抗感染治疗	有效	无效

3. 腹泻型肠易激综合征与乳糜泻（表 5-69） 乳糜泻又称麸质敏感性肠病，目前认为是一种遗传性的自身免疫性疾病，是由于麸质蛋白不耐受导致肠道黏膜炎症和绒毛萎缩，最终引起吸收不良的综合征。临床主要表现为腹泻和腹部不适。诊断依靠小肠活体组织检查，典型病理改变为小肠绒毛萎缩，但这一改变并无特异性。通过绝对无麸质饮食可改善病情。

表 5-69 腹泻型肠易激综合征与乳糜泻的鉴别

鉴别要点	乳糜泻	腹泻型肠易激综合征
病因	麸质饮食触发	病因不明，为多因素引起
症状	腹泻、消瘦、乏力，无明显腹痛及便秘表现，可见贫血、紫斑及骨质减少性骨病等肠外症状	腹痛即泻，泻后痛减
粪便性状	大便呈浅黄色或白色，稀水便或糊状便，量多，有酸臭味，表面常漂浮油脂层	仅见便质稀薄或大便成形

鉴别要点	乳糜泻	腹泻型肠易激综合征
小肠活体组织检查	绒毛缺失或缩短（绒毛萎缩），上皮细胞增多，隐窝增生等	无特殊病理改变
血清特异性抗体	血清抗肌内膜抗体 IgA 阳性	无
无麸质饮食	1～2 周后，症状可明显好转	症状不变

4. 腹泻型肠易激综合征与乳糖酶缺乏症（表 5-70）　乳糖酶缺乏症是由于乳糖酶分泌少，不能完全消化分解母乳或牛乳中的乳糖所引起的非感染性腹泻，又称乳糖不耐受，可分为先天性和后天性。小肠尤其是空肠黏膜表面绒毛的顶端乳糖酶的分泌量减少或活性不高，不能完全消化和分解乳汁中乳糖，部分乳糖被结肠菌群酵解成乳酸、氢气、甲烷和二氧化碳。乳酸刺激肠壁会增加肠蠕动而出现腹泻。

表 5-70　腹泻型肠易激综合征与乳糖酶缺乏症的鉴别

鉴别要点	乳糖酶缺乏症	腹泻型肠易激综合征
症状特点	进食乳制品后腹泻、腹痛	腹痛即泻，泻后痛减
粪便性状	便质稀，常伴有大量泡沫和乳糖、乳酸	仅见便质稀薄或大便成形
乳糖耐量试验和氢呼气试验	阳性	阴性

5. 腹泻型肠易激综合征与溃疡性结肠炎（表 5-71）　溃疡性结肠炎是一种病因机制尚不十分清楚的结肠和直肠慢性非特异性炎症性疾病，病变局限于大肠黏膜及黏膜下层。病变多位于乙状结肠和直肠，也可延伸至降结肠，甚至整个结肠。病程漫长，常反复发作。临床表现为腹泻、黏液脓血便，伴腹痛、里急后重和发热等全身表现。本病可见于任何年龄，但以 20～30 岁最多见。

表 5-71　腹泻型肠易激综合征与溃疡性结肠炎的鉴别

鉴别要点	溃疡性结肠炎	腹泻型肠易激综合征
症状	腹泻、脓血便多见，可伴有腹痛、里急后重和发热等全身表现	腹痛即泻，泻后痛减
肠镜下表现	肠镜下可见溃疡，多从直肠开始，呈连续性、弥漫性分布	肠镜下未见异常表现
病理变化	固有膜内有弥漫性炎症细胞浸润，可见隐窝脓肿，黏膜表面糜烂、浅溃疡形成和肉芽组织增生	无明显变化
合并疾病	可合并感染，伴有关节炎等肠外表现	无明显并发症

6. 肠易激综合征与克罗恩病（表 5-72）　克罗恩病是炎症性肠病的主要类型之一，是慢性肉芽肿性炎症性疾病，多见于末端回肠和邻近结肠，但从口腔至肛门各段消化道

均可受累，呈节段性或跳跃性分布。发病高峰年龄为 18 ～ 35 岁。

表 5-72　肠易激综合征与克罗恩病的鉴别

鉴别要点	克罗恩病	肠易激综合征
症状	腹痛，脓血便	腹痛，无脓血便
病位	多见于末端回肠和邻近结肠	无确切病位
结肠镜	纵行溃疡，黏膜呈鹅卵石样，病变间的黏膜正常	无阳性改变
病理变化	裂隙状溃疡，非干酪性肉芽肿，黏膜下层淋巴细胞聚集	基本正常

7. 肠易激综合征与结直肠癌（表 5-73）　结直肠癌，包括结肠癌和直肠癌，是常见的恶性肿瘤，我国结肠癌发病率近年来有所升高。以 50 岁以上的患者发病率和患病率较高，75 ～ 80 岁为高峰期。

表 5-73　肠易激综合征与结直肠癌的鉴别

鉴别要点	结直肠癌	肠易激综合征
症状	血便，便隐血阳性，大便形状变细	腹痛，伴有腹泻或便秘等排便习惯改变
发病人群	中老年人群，50 岁以上最常见	中青年女性
肿瘤标志物	癌胚抗原（CEA）等肿瘤标志物升高	阴性
结肠镜	早期：结直肠癌内镜表现为隆起型、平坦型。 进展期：隆起型可见结节、息肉样或菜花样隆起；溃疡型溃疡较深，可达肌层；胶样型癌体较大，呈胶冻状	镜下一般无异常发现
病理变化	分为腺癌、鳞癌、未分化癌、腺鳞癌、鳞状细胞癌、小细胞癌和类癌	无异常改变

8. 便秘型肠易激综合征与功能性便秘（表 5-74）　功能性便秘是指缺乏器质性病因，没有结构异常或代谢障碍，又除外肠易激综合征的慢性便秘。功能性便秘患者可以有粪便坚硬、排便困难、便不尽感和便次减少等表现。因为便秘型肠易激综合征与功能性便秘极其相似，都没有器质性改变，常根据症状进行鉴别。

表 5-74　便秘型肠易激综合征与功能性便秘的鉴别

鉴别要点	功能性便秘	便秘型肠易激综合征
症状	慢性便秘，排便次数减少、粪便干硬、排便费力，常无腹痛	腹痛或腹部不适发作或持续时患者出现排便次数减少或粪便干硬

（四）临床分型

1. 肠易激综合征分型 肠易激综合征按患者大便性状的不同可分为四型（表 5-75）。

表 5-75 肠易激综合征分型表

分型	粪便性状
便秘型 IBS（IBS-C）	粪便性状 1 型或 2 型＞ 25%，且 6 型或 7 型＜ 25%
腹泻型 IBS（IBS-D）	粪便性状 6 型或 7 型＞ 25%，且 1 型或 2 型＜ 25%
混合型 IBS（IBS-M）	粪便性状 1 型或 2 型＞ 25%，且 6 型或 7 型＞ 25%
不定型 IBS（IBS-U）	排便习惯无法准确归入以上 3 型中的任何一型

2. 粪便性状分型 粪便分型依据的是 Bristol 粪便性状量表。

1 型：分散的干球状便，如坚果，很难排出。

2 型：腊肠状，很硬。

3 型：腊肠状，表面有裂缝。

4 型：腊肠状或蛇状，光滑而柔软。

5 型：柔软团块，边缘清楚（容易排出）。

6 型：软片状，边缘毛糙，或糊状便。

7 型：水样便，无固形成分。

其中，1 ～ 2 型为便秘，6 ～ 7 型为腹泻。

（五）西医诊断要点

结合本例患者病情资料，综合以上诊断知识，本例患者肠易激综合征的分型分析如下：

本例患者每日排便 3 ～ 4 次，大部分时间粪便溏薄，不成形，属于腹泻型肠易激综合征（IBS-D）。

故本例患者诊断：肠易激综合征（腹泻型）。

（六）中医诊断要点

1. 定义 泄泻是以排便次数增多，粪质稀溏或完谷不化，甚至泻出如水样为主要症状的病症。泄是指大便溏薄，时作时止，病势较缓；泻是指大便直下，如水倾注，清稀如水而势急。临床上二者难以截然分开，故常合而论之。本病病位在脾、胃和大肠，与肝、肾有密切关系。病机为脾虚湿盛，脾胃受损，湿困脾土，肠道传导功能失常，而成泄泻。

2. 中医鉴别诊断 泄泻日久当与久痢相鉴别，两者病位都在胃肠，病因亦有相似之处，症状都有腹痛、大便次数增多。泄泻是以大便溏薄，粪便清稀或如水，或完谷不化为特征；痢疾大便次数虽多而量少，排赤白脓血便，腹痛伴里急后重感明显。泄泻无赤白脓血便，腹痛多伴肠鸣，少有里急后重感。

3. 中医辨病辨证 患者平素情绪急躁，易紧张焦虑，肝失疏泄，气机不畅，不通则痛，故见腹痛、两胁胀满；肝气犯胃，胃气上逆，故出现嗳气食少；肝旺日久，肝气乘脾，脾失健运，运化失司，水湿内停，水湿下注大肠，致大肠传导失司，故见腹泻、粪质稀溏、肠鸣辘辘；舌质红、苔薄白腻、脉弦细，均是脾虚肝旺之象。

综上所述，本例患者中医诊断为泄泻（脾虚肝旺证）。

（七）中西医初步诊断总结

西医诊断：肠易激综合征（腹泻型）。

中医诊断：泄泻（脾虚肝旺证）。

⊕ 三、中西医诊疗过程

治法：抑肝解郁，扶脾止泻。

中药处方：炒白术 30g，炮姜 10g，黄连 6g，陈皮 10g，防风 10g，炒白芍 30g，蝉蜕 3g，木香 6g，砂仁 6g，炒扁豆 10g，炙甘草 6g。14 剂，每日 1 剂，水煎分 2 次服。

方解：炒白术、炒扁豆，健脾燥湿止泻；陈皮、木香、蝉蜕、砂仁、炒白芍，理气柔肝止痛；炮姜、防风，温脾化湿；黄连，清热燥湿止泻；炙甘草，调和诸药。

西药处方：双歧杆菌三联活菌散 2 包，每日 3 次，口服；匹维溴铵片 3～4 片／日，口服。

饮食禁忌：禁食寒凉、辛辣刺激食物，禁食高脂肪、高膳食纤维食物。

2 周后：患者便次逐渐减少，大便逐渐成形，继续予上方服用 1 个月。

6 周后：患者腹痛腹泻明显缓解，每日 1～2 次，大便成形，腹胀肠鸣较前减轻，仍易烦躁发怒，纳食尚可，舌质淡，苔白腻。停用匹维溴铵；中药在原方基础上加牡丹皮、栀子。

中药处方：炒白术 30g，炮姜 10g，黄连 6g，陈皮 10g，防风 10g，炒白芍 30g，蝉蜕 3g，木香 6g，砂仁 6g，炒扁豆 10g，炙甘草 6g，牡丹皮 10g，栀子 6g。14 剂，每日 1 剂，水煎分 2 次服。

2 个月后：经上述药物加减治疗 2 个月后，患者病情稳定，继续予中药配方颗粒，每次 1 袋，隔日 1 次，治疗至今未再复发。

相关知识拓展

（一）排便习惯异常，出现哪些报警信号时，需要排除
　　　结直肠癌
（二）肠易激综合征的西医治疗方式主要有哪几类
（三）何为李中梓治泻九法
（四）肠易激综合征患者在饮食方面应该注意什么
（五）肠易激综合征患者的中医外治法有哪些

（扫一扫　看相关知识拓展）

第十一节　抗生素相关性肠炎

一、病例介绍

孙某，女，55 岁。主因"反复腹泻 10 天"于 2018 年 4 月 16 日门诊就诊。

（一）现病史

患者 2018 年 4 月 6 日因上呼吸道感染自行服用头孢地尼 5 天后出现腹泻，否认使用、接触化学毒物、重金属、毒蕈、海鲜等，大便日 3～4 次，色黄不成形，时有水样便，无黏液脓血黑便，无发热呕吐，无里急后重，自行服用蒙脱石散未见明显缓解。2018 年 4 月 16 日就诊，查血常规、便常规 +OB 均为阴性，肠道菌群检测示革兰阳性杆菌 < 10%。

刻下症状：腹泻日 3～4 次，色黄不成形，时有水样便，肠鸣腹痛，无黏液脓血黑便，无发热呕吐腹痛，无里急后重，无不消化食物、油状物，纳差，眠可，小便调，余无其他不适。

（二）既往史、个人史、家族史

既往体健，否认慢性病史，否认长期用药史，否认药物过敏史。

（三）体格检查

T 36.5℃，P 68 次 / 分，Bp 110/65mmHg，R 18 次 / 分。

神清，皮肤巩膜无黄染，睑结膜色淡红，浅表淋巴结未触及肿大，心肺（－），腹部平软，无压痛、反跳痛及腹肌紧张，肝脾区叩痛（－），未扪及包块，移动性浊音（－），肠鸣音 6 次 / 分。

（四）中医查体

面色略晦暗，体态自如，语声如常，舌淡红，苔白腻，脉濡缓。

（五）实验室检查及其他辅助检查

血常规、大便常规 +OB、大便培养均为阴性；肠道菌群检测示革兰阳性杆菌 > 10%。

二、诊断思维

（一）诊断思维路径

从患者反复腹泻的主要症状着手，遵循思维路径建立初步诊断（图 5-15）。

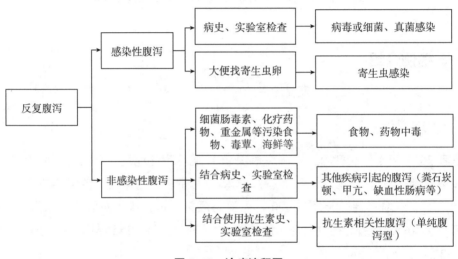

图 5-15 诊疗流程图

（二）诊断

1. 初步诊断 结合患者的病史、病程、临床症状，考虑本例为抗生素相关性腹泻（单纯腹泻型）。

2. 定义 抗生素相关性腹泻（antibiotic-associated diarrhea，AAD）是与使用抗生素有关的无法用其他原因解释的腹泻，包括使用抗生素后 8 周内出现的腹泻，是药源性腹泻的常见类型。AAD 临床分为 5 型：单纯腹泻型及结肠炎型（较为常见）、伪膜性肠炎型、出血性结肠炎型及暴发性结肠炎型。抗生素相关性腹泻是指使用抗生素后导致肠道菌群失调、干扰肠道正常消化吸收功能而出现的腹泻。

3. 病因和病机

（1）感染临床中难以有效辨认的梭状芽孢杆菌是导致机体发生 AAD 的主要病因。其他病原体主要包括念珠菌、沙门菌、产酸克雷伯菌、金黄色葡萄球菌及产气荚膜梭菌等。

（2）抗生素明显减少肠道内的生理性细菌，从而使多糖发酵成短链脂肪酸进一步减少。除此之外，未经发酵的多糖不容易被吸收，便会滞留在肠道内从而引起渗透性腹泻。

（3）抗生素的作用是直接引起肠黏膜损害，降低细胞内酶的活性，使肠上皮纤毛萎缩，与患者肠道内胆汁结合，进而减少脂肪吸收，最终引起吸收障碍性腹泻。

4.诊断要点　出现持续性腹泻，并且近期有使用过抗生素或者8周内住院的人群，应怀疑AAD。诊断AAD前应认真查找和排除其他病因，如肠道病原菌（鞭毛虫、弧菌、葡萄球菌）所致的急性或慢性腹泻、慢性胃肠道疾病（缺血性肠炎、结肠癌、克罗恩病）、非抗生素药物的副作用（泻药、抗病毒药、非甾体抗炎药）。重症AAD患者内镜检查可能提示充血、水肿等，并有黄白色伪膜附着在黏膜上。

出现以下情况时可确诊为艰难梭状芽孢杆菌感染（CDI）：

（1）实验室检查周围血白细胞增多，以中性粒细胞为主。大便常规检查仅有白细胞，肉眼血便少见。细胞毒性中和试验是检测CDI的"金指标"。

（2）内镜检查，轻者仅可见黏膜充血水肿，血管纹理不清；稍重者可见黏膜散在浅表糜烂，伪膜呈斑点样分布，周边充血；重者可见伪膜成斑片状或地图状，伪膜不易脱落，部分脱落区可见溃疡形成。

（三）鉴别诊断

1.AAD与肠道病原菌（鞭毛虫、弧菌、葡萄球菌）所致的急性或慢性腹泻（表5-76）

表5-76　AAD与肠道病原菌（鞭毛虫、弧菌、葡萄球菌）所致的急性或慢性腹泻的鉴别

鉴别要点	抗生素相关性腹泻	肠道病原菌（鞭毛虫、弧菌、葡萄球菌）所致的急性或慢性腹泻
病史	近期有使用过抗生素或者8周内住过院	进食被肠道病原菌污染的食物或水
粪便性状	稀便，重者水样便，少数可见脓血、斑片样伪膜	稀便或稀水样便
细胞毒性中和试验	阳性（伪膜性肠炎）	阴性
便培养	艰难梭状芽孢杆菌阳性（伪膜性肠炎）	阴性

2.AAD与缺血性肠炎（表5-77）

表5-77　AAD与缺血性肠炎的鉴别

鉴别要点	抗生素相关性腹泻	缺血性肠炎
病史	近期有使用过抗生素或者8周内住过院	多数在50岁以上，既往有心肌梗死、长期充血性心衰、心律失常、长期血压过低、其他动脉硬化病史等

鉴别要点	抗生素相关性腹泻	缺血性肠炎
粪便性状	稀便，重者水样便，少数可见脓血、斑片样伪膜	鲜血便或大便隐血阳性
体征	下腹部压痛	腹痛与体征不符
细胞毒性中和试验	阳性（伪膜性肠炎）	阴性
便培养	艰难梭状芽孢杆菌阳性（伪膜性肠炎）	阴性

3. AAD 与结肠癌（表 5-78）

表 5-78　AAD 与结肠癌的鉴别

鉴别要点	抗生素相关性腹泻	结肠癌
病史	近期有使用过抗生素或者 8 周内住过院	生活方式、遗传因素、结肠腺瘤等
临床表现	稀便，重者水样便，少数可见脓血、斑片样伪膜；腹痛；部分可见菌血症及中毒性巨结肠、肠梗阻等并发症	大便性状、次数改变，腹痛，腹部包块，肠梗阻，以及肿瘤外侵、转移表现的其他症状
体征	下腹部压痛	腹痛与体征不符
细胞毒性中和试验	阳性（伪膜性肠炎）	阴性
便培养	艰难梭状芽孢杆菌阳性（伪膜性肠炎）	阴性
结肠镜	轻者黏膜充血水肿，或散在浅表溃疡；重者可见伪膜成斑片状，部分脱落可见溃疡	可见占位、溃疡等病变，发现可疑病灶经组织学检查可见癌细胞

4. AAD 与克罗恩病（表 5-79）

表 5-79　AAD 与克罗恩病的鉴别

鉴别要点	抗生素相关性腹泻	克罗恩病
病史	近期有使用过抗生素或者 8 周内住过院	无特殊
症状	稀便，重者水样便，少数可见脓血、斑片样伪膜	脓血便较少见
细胞毒性中和试验	阳性（伪膜性肠炎）	阴性
便培养	艰难梭状芽孢杆菌阳性（伪膜性肠炎）	阴性
结肠镜	轻者黏膜充血水肿，或散在浅表溃疡；重者可见伪膜成斑片状，部分脱落可见溃疡	纵行溃疡，黏膜呈鹅卵石样，病变间的黏膜正常

（四）西医诊断要点

本例患者腹泻 1 周，需考虑是感染性腹泻还是非感染性腹泻，或是肠道菌群相关性腹泻。需除外外来致病菌引起的腹泻或旅行者腹泻。患者有明确使用抗生素史，血常规、便常规 +OB 未见异常，大便未见虫卵，提示肠道菌群失调，考虑为口服抗生素引起的抗生素相关性腹泻。患者腹泻症状较轻，大便无黏液脓血，考虑抗生素相关性腹泻（单纯腹泻型）。

综合分析，本例患者诊断为抗生素相关性腹泻（单纯腹泻型）。临床予益生菌治疗，症状若无明显好转，需行大便艰难梭菌毒素 A 和 B 检查以除外伪膜性肠炎。

（五）中医诊断要点

中医学无"抗生素相关性腹泻"这一病名，但根据其常见消化道症状，如腹泻、腹痛、脓血便等，可将其归于"泄泻""腹痛""痢疾"等范畴。其中泄泻者较常见。《黄帝内经素问》有"阴平阳秘，精神乃治""阴阳匀平，以充其形，九候若一，命曰平人""正气存内，邪不可干""邪之所凑，其气必虚"之谓。肠道微环境的动态平衡可看作阴阳学说、正邪系统的平衡。运用中医的整体观念纠正肠道菌群失调已在临床中获得认可。本例患者应该诊断为泄泻。

1.定义　泄泻以排便次数增多、粪便稀溏，甚至泻出如水样为主症。泄者，泄露之意，大便稀溏，时作时止，病势较缓；泻者，倾泻之意，大便如水，倾注而直下，病势较急。

2.中医鉴别诊断　泄泻当与痢疾相鉴别，二者病变部位都在肠间。泄泻以排便次数增多，粪便稀溏，甚至如水样为主要表现；痢疾以腹痛，里急后重，痢下赤白黏液为主要表现。两者均有腹痛症状，泄泻者，泻后痛减；痢疾之腹痛与痢疾厚重同时出现，便后腹痛不减。

3.中医辨病辨证　患者所服抗生素为寒凉之物，久用易伤脾胃，导致脾胃虚弱，脾失健运，不能运化水谷精微，大肠传导失司，清浊不分，混杂而下，可见稀水样便；寒湿内盛，阻滞气机，气机不畅，可见腹痛、肠鸣；寒湿困脾，脾失健运，胃纳受阻，则见纳差；苔白腻，脉濡缓，为寒湿内阻之象。故诊断为寒湿泄泻。

（六）中西医初步诊断总结

西医诊断：抗生素相关性腹泻。

中医诊断：泄泻（寒湿泄泻）。

三、中西医诊疗过程

治法：芳香化湿，解表散寒。

中药处方：藿香 10g，白术 10g，茯苓 10g，陈皮 6g，清半夏 9g，厚朴 6g，大腹皮

6g，紫苏 6g，白芷 6g，桔梗 6g，炙甘草 6g，砂仁 6g（后下），豆蔻 6g。7 剂，每日 1 剂，水煎分 2 次服。

方解：藿香、豆蔻、砂仁、清半夏，散寒化湿；白术、茯苓、炙甘草，健脾除湿；厚朴、大腹皮、陈皮、桔梗，理气除满；紫苏、白芷，解表化湿。

西药处方：双歧杆菌三联活菌胶囊 0.84g，每日 2 次，连用 1 周。

饮食调护：注意休息，清淡饮食，避免生冷、辛辣刺激性食物。

1 周后：患者腹泻症状消失，血常规、大便常规 +OB、肠道菌群均为阴性。

相关知识拓展

（一）伪膜性肠炎的治疗
（二）AAD 能否使用止泻药
（三）中医历代医家的相关论述

（扫一扫 看相关知识拓展）

第十二节 急性胃炎

一、病例介绍

李某，男，25 岁。主因"上腹痛、呕吐 2 天"于 2019 年 7 月 11 日门诊就诊。

（一）现病史

患者 2 天前进食冰凉食物后出现上腹痛、恶心呕吐，上腹阵发性绞痛。其间恶心呕吐 3 次，呕吐物为胃内容物，无咖啡色物。自发病以来体温最高 37.2℃，二便调，未予系统诊疗。

刻下症状：恶心，无呕吐，上腹阵发性绞痛，无转移性右下腹痛，无肩背放射痛，无厌食油腻，上腹胀满，食欲不振，纳差，嗳气，眠可，二便调。

（二）既往史、个人史、家族史

既往体健，否认慢性病史，否认长期用药史，否认药物过敏史。

（三）体格检查

T 37.0℃，P 76 次 / 分，Bp 110/70mmHg，R 18 次 / 分。

神清，皮肤巩膜无黄染，睑结膜色淡红，浅表淋巴结未触及肿大，心肺（－），腹部平软，剑突下轻压痛，墨菲征（－），麦氏点无压痛及反跳痛，肝脾区叩痛（－），未扪及包块，移动性浊音（－），肠鸣音 4 次/分。

（四）中医查体

面色略暗，体态自如，语声如常，舌淡红，苔白，脉弦紧。

（五）实验室检查及其他辅助检查

1. 血常规　WBC 5.0×10^9/L，N% 74%，Hb 151g/L，PLT 215×10^9/L。
2. 大便常规 +OB　均为阴性。
3. 心电图　未见明显异常。

🕀 二、诊断思维

（一）诊断思维路径

从患者上腹痛、呕吐等主要症状着手，遵循思维路径建立初步诊断（图 5-16）。

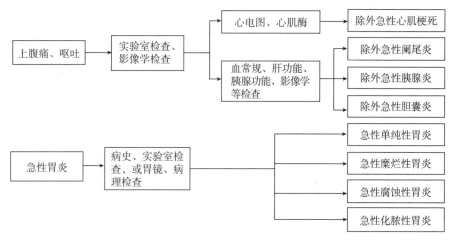

图 5-16　诊疗流程图

（二）诊断

1. 初步诊断　结合患者的病史、病程、临床症状，考虑本例为急性胃炎。

2. 定义　急性胃炎是指各种外因、内因引起的急性广泛性或局限性的胃黏膜急性炎症。临床将急性胃炎主要分为 4 类，即急性单纯性胃炎、急性糜烂性胃炎、急性腐蚀性胃炎、急性化脓性胃炎，其中前两种较常见。急性胃炎若合并肠道炎症，称为急性胃肠炎。

3. 发病机制　急性胃炎的病因可分为内因和外因。凡致病因子经口进入胃内引起的胃炎称为急性外因性胃炎；有害因子通过血液循环到达胃黏膜而引起的胃炎称为急性内因性胃炎。

（1）急性单纯性胃炎：微生物感染（沙门菌、嗜盐杆菌、致病性大肠杆菌、幽门螺杆菌）、细菌毒素（金黄色葡萄球菌及肉毒杆菌毒素等）；理化因素，如过冷、过热、粗糙食物，刺激性饮料（浓茶、咖啡、酒等）；胃内冷冻、放射治疗等，刺激胃黏膜，破坏胃黏膜屏障，导致胃黏膜损伤和炎症。

（2）急性糜烂性胃炎：某些药物（非甾体抗炎药、肾上腺皮质激素、某些抗生素等）、酒精等外源性因素；应激状态（包括全身感染、严重创伤、颅内病变、大面积烧伤、大手术、休克及重要器官的功能衰竭等），均可破坏胃黏膜屏障而导致胃黏膜急性糜烂。

（3）急性腐蚀性胃炎：强酸、强碱或其他腐蚀剂引起胃黏膜损伤、炎症。

（4）急性化脓性胃炎：由化脓菌通过血液或淋巴循环播散到胃壁所致。最常见的致病菌为甲型溶血性链球菌，也可由金黄色葡萄球菌、肺炎链球菌或大肠杆菌等引起。常继发于身体其他部位的感染病灶。

4. 诊断要点

（1）急性单纯性胃炎：根据病史、临床症状、体征一般可作诊断。通过实验室检查、影像学检查可将其与急性心肌梗死、急性胆囊炎、急性胰腺炎、急性阑尾炎等鉴别。

（2）急性糜烂性胃炎：根据病史（重点询问用药、饮酒史及有无应激状态等）、临床表现、急诊内镜检查明确诊断。发病24～48小时内行急诊内镜检查可见局限性或弥漫性胃黏膜糜烂、出血或浅表溃疡。

（3）急性腐蚀性胃炎：根据病史和临床表现，诊断并不困难。询问病史，了解腐蚀剂的性质、吞服的时间、吞服的量，结合临床症状及体征，判断腐蚀的程度。急性期内不宜行消化道钡餐检查及胃镜检查。

（4）急性化脓性胃炎：又称急性蜂窝织炎性胃炎。发病突然、凶险，多为突发性上腹部剧痛，也可为全腹痛，坐位时疼痛有所缓解，卧位时加重（本病特征），伴寒战、高热。查体上腹部明显压痛，有反跳痛和肌紧张等腹膜炎征象。可并发胃穿孔、腹膜炎、血栓性门静脉炎及肝脓肿等。

各类急性胃炎的诊断要点见表5-80。

表5-80　各类急性胃炎的诊断要点

诊断要点	急性单纯性胃炎	急性糜烂性胃炎	急性腐蚀性胃炎	急性化脓性胃炎
临床表现	上腹痛，恶心呕吐，或伴腹泻、发热。重者脱水、酸中毒、休克	常以上消化道出血为首发症状，出血前胃肠道可无明显症状，或因原发病症状较重而被忽视	口腔、咽部、上腹部剧痛，吞咽困难，恶心呕吐，呕吐物常见血性黏液。唇、口腔、咽喉黏膜与不同腐蚀剂接触后会产生不同颜色的灼痂	发病突然、凶险，以全身菌血症和急性腹膜炎症为主要临床表现
内镜表现	黏膜充血、水肿，可见糜烂及出血点，黏膜表面可见炎性渗出（不作为常规检查）	出血后24～48小时内急诊胃镜示胃黏膜局限性或弥漫性糜烂、出血、浅溃疡（有确诊价值）	禁行胃镜检查，充气和操作不慎可能诱发食管、胃穿孔	禁行胃镜检查，充气和操作不慎可能诱发食管、胃穿孔

诊断要点	急性单纯性胃炎	急性糜烂性胃炎	急性腐蚀性胃炎	急性化脓性胃炎
辅助检查	外周血白细胞计数增加、中性粒细胞百分比增多	如出血量较大，血常规可见血红蛋白下降，大便隐血可呈阳性	大便隐血可呈阳性。严重时，一些腐蚀剂可引起肾功能衰竭、酸中毒等	白细胞增多，以中性粒细胞为主，大便隐血可呈阳性
病理特点	弥漫性病变多见，也可为局限性（常见于胃窦部）。胃黏膜充血、水肿，表面常有渗出物及黏液覆盖。可有散在点状出血及轻度糜烂	多见于胃底、胃体，也可累及胃窦。多发性糜烂和浅表性溃疡。常有簇状出血灶	黏膜充血、水肿和黏液增多。严重者可见糜烂、溃疡、坏死，甚至穿孔，晚期可引起消化道狭窄	黏膜下层大量中性粒细胞浸润，黏膜坏死、血栓形成和出血。胃壁可见弥漫性脓性蜂窝织炎或局限的胃壁脓肿，甚至胃壁坏死、穿孔

（三）鉴别诊断

一般急性单纯性胃炎因上腹痛的症状，需与急性心肌梗死、急性阑尾炎、急性胆囊炎、急性胰腺炎、脏器穿孔、肠梗阻等鉴别；急性糜烂性胃炎需与消化性溃疡、食管－胃底静脉曲张破裂出血等引起上消化道出血的疾病鉴别；急性化脓性胃炎需与溃疡病穿孔、急性胰腺炎、急性胆囊炎鉴别。

急性胃炎的主要鉴别诊断见表 5-81。

表 5-81　急性胃炎主要鉴别诊断表

鉴别要点	急性胃炎	急性心肌梗死	急性阑尾炎	急性胆囊炎	急性胰腺炎
病史	不洁饮食，进过冷、过热及粗糙食物，饮酒，某些药物，应激状态，服腐蚀剂，菌血症等	中老年患者，有冠心病、高脂血症、高血压等病史，或有过劳、激动、暴饮暴食、寒冷刺激、便秘、吸烟饮酒等	细菌、病毒感染，胃肠功能障碍，肠梗阻，暴饮暴食等	常见于胆囊结石病史的患者，或有不规律饮食、暴饮暴食、进食油腻、肠道寄生虫等	常有暴饮暴食史、饮酒史或胆道结石病史
临床表现	上腹胀痛，恶心呕吐，或伴腹泻、发热	突然发作剧烈而持久的胸骨后或心前区压榨性疼痛，部分患者疼痛位于上腹部，可有恶心、呕吐、腹胀等胃肠道症状	转移性右下腹痛，可伴有恶心呕吐、发热。查体麦氏点压痛、反跳痛	右上腹痛，阵发性加重，可放射至右肩部，恶心呕吐，发热。查体墨菲征阳性	突发性上腹部疼痛，重者呈刀割样疼痛，伴持续性腹胀和恶心、呕吐等

鉴别要点	急性胃炎	急性心肌梗死	急性阑尾炎	急性胆囊炎	急性胰腺炎
实验室检查	外周血白细胞计数增加、中性粒细胞百分比增多	心电图异常；肌酸激酶同工酶（CK-MB）及肌钙蛋白（T或I）升高	外周血白细胞计数增多（约占患者的90%），中性粒细胞数也有增高。二者往往同时出现	白细胞计数及中性粒细胞计数增多。部分患者伴肝脏酶学、胆红素升高	血尿淀粉酶升高，血清淀粉酶超过正常值3倍。多有白细胞计数增多及中性粒细胞核左移
辅助检查	一般通过病史、临床表现、实验室检查可明确诊断	冠状动脉造影可明确诊断	腹部B超、CT或MRI等影像学检查可明确诊断	腹部B超、CT或MRI等影像学检查可明确诊断	腹部CT结合腹痛、血淀粉酶水平可明确诊断

（四）西医诊断要点

患者为年轻男性，心率、血压正常，心脏查体（-），暂不考虑急性心血管病。患者无转移性右下腹痛，查体麦氏点（-），可除外急性阑尾炎。患者因进冷饮引起上腹痛、呕吐，无厌食油腻，上腹痛无右肩背部放射，查体墨菲征（-），不考虑急性胆囊炎。患者无暴饮暴食、饮食诱因，上腹痛阵发性、不剧烈，呕吐第二天减轻，查体剑突下轻压痛，肠鸣音正常，不考虑急性胰腺炎。患者上腹痛、呕吐，就诊时血常规可见白细胞、中性粒细胞轻度升高，考虑急性胃炎。

（五）中医诊断要点

1. 定义及病因病机 胃痛，是由于脾胃受损，气血不调所引起的胃脘部疼痛，又称胃脘痛。胃脘部一般是指上、中、下三脘部位，或指两侧肋骨下缘连线以上至鸠尾的梯形部位。胃痛发病常与外邪犯胃、饮食不节、情志不畅、脾胃虚弱等因素有关。胃痛初发多属实证，病位在胃，间可及肝；久病常见虚证，病位主要在脾、胃；亦有虚实夹杂者，或脾胃同病，或肝脾胃同病。

2. 中医鉴别诊断 胃痛诊断的关键是疼痛的部位，以此与真心痛、胁痛、腹痛相鉴别。真心痛是心经病变所引起的心痛证。《灵枢·厥论》曰："真心痛手足清至节，心痛甚，旦发夕死，夕发旦死。"心居胸中，其疼痛程度、特征及预后等方面，与胃痛有明显区别。胁痛是以两胁肋部疼痛为主。腹痛是指胃脘以下，耻骨毛际以上部位发生的疼痛。

3. 中医辨病辨证 该患者夏季进食生冷，感受寒邪，内客于胃，寒主收引，致胃气不和，气机阻滞，不通则痛。气机阻滞，胃气上逆，而见恶心呕吐、嗳气。寒夹食滞，可见上腹胀满、食欲不振、纳差。寒邪主苔为白苔，寒邪主脉可见弦紧。

（六）中西医初步诊断总结

西医诊断：急性单纯性胃炎。

中医诊断：胃痛（寒邪客胃证）。

⊕ 三、中西医诊疗过程

治法：散寒止痛。

中药处方：高良姜 10g，制香附 10g，姜半夏 9g，焦神曲 10g，旋覆花 10g，广郁金 10g，威灵仙 10g，枳壳 10g，陈皮 10g，茯苓 15g。3 剂，每日 1 剂，水煎分 2 次服。

方解：高良姜、姜半夏，温胃散寒；制香附、枳壳、陈皮，理气止痛；旋覆花、广郁金、威灵仙、茯苓、焦神曲，散寒降气消食。

西药处方：吉法酯片 100mg，每日 3 次，口服以保护胃黏膜；必要时可予颠茄片每次 10mg，对症解痉。

饮食调护：注意休息，清淡饮食，避免生冷、辛辣、酒等刺激性食物。

3 日后：患者所述症状消失，腹部查体未见明显异常，复查血常规未见明显异常。

急性单纯性胃炎是自限性病理过程，病程短，去除致病因素后可自愈，预后良好。

✓ 相关知识拓展

（一）急性单纯性胃炎可见白细胞、中性粒细胞升高，所以必须使用抗生素吗

（二）中医历代医家的相关论述

（扫一扫　看相关知识拓展）

第十三节　功能性腹泻

⊕ 一、病例介绍

李某，男，63 岁。主因"腹泻反复发作 5 年，加重 1 周"于 2019 年 3 月 17 日门诊就诊。

（一）现病史

患者反复腹泻 5 年余，每日排便 5 ～ 7 次，无腹痛，大便稀溏，时有肠鸣，无明显加重因素。2019 年 2 月 10 日于外院行肠镜检查，未见明显异常。5 年来断续口服整肠生

及蒙脱石散等药，症状时好时坏。近 1 周症状加重，遂于我院门诊就诊。

刻下症状：每日排稀溏大便 5 ～ 7 次，无腹痛，无明显加重因素，形体偏瘦，神疲乏力，少气懒言，头晕眼花，活动后明显，脘腹坠胀感明显，时有肠鸣，偶见胃脘部胀闷不适，进食后明显，纳差。

（二）既往史、个人史、家族史

否认炎症性肠病、感染性腹泻及其他慢性病史，否认近期抗生素等特殊药物应用史。无药物、食物过敏史，无食物不耐受史。

（三）体格检查

T 36.7℃，P 80 次 / 分，Bp 125/87mmHg，R 18 次 / 分。

神清，皮肤巩膜无黄染，睑结膜色淡红，浅表淋巴结未触及肿大，心肺检查未见明显异常，腹部平软，肝脾区叩痛（－），未扪及包块，脐周轻压痛，无反跳痛及肌紧张，移动性浊音（－），肠鸣音 3 ～ 5 次 / 分。

（四）中医查体

面色稍白，体态自如，语声较低，平素嗜食生冷食物，舌淡红，苔白腻，边有齿痕，脉细弱。

（五）实验室检查及其他辅助检查

1. 血常规　WBC 7.0×10^9/L，Hb 120g/L。

2. 便常规＋肠道菌群＋粪便培养　WBC 0/HP，RBC 0/HP，OB 阴性，CRP 5mg/L。肠道菌群检查（－）。粪便培养（－），艰难梭状芽孢杆菌毒素 A 和 B（－）；巨细胞病毒 CMV-IgM 抗体和 CMV-IgG 抗体（－）。大便找虫卵（－）。

3. 甲状腺功能　正常范围。

4. 空腹血糖　5.6mmol/L。

5. 电子肠镜　全结肠未见异常改变。

⊕ 二、诊断思维

（一）诊断思维路径

从患者腹泻等主要症状着手，遵循思维路径建立初步诊断（图 5-17）

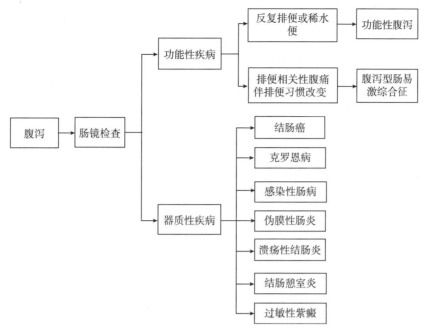

图 5-17　诊疗流程图

（二）诊断

1. 初步诊断　结合患者的病史、病程、临床症状、肠镜检查、生化检查等结果，考虑本例为功能性腹泻。

2. 定义　功能性腹泻指经过电子结肠镜等检查，排除结直肠器质性病变、全身器质性疾病及抗生素等药物因素引起的肠道症状。

3. 特点

（1）症状：以腹泻为主要表现，通常以排松散粪或水样便为主要特点，且腹痛或腹胀症状不明显。

（2）体征：多无明显的阳性体征。患者无腹部压痛、反跳痛及腹部包块，但可有肠鸣音活跃。

（3）粪便：外观为水样、糊状、稀烂便，符合 Bristol 粪便分型中的 6 型或 7 型；且 3 次以上便常规均为阴性；至少 3 次粪便培养为阴性；肠镜检查未见明显异常。

（4）进行血常规、肝肾功能、便常规、粪便培养、腹部影像学、肠镜检查后，可排除感染性腹泻、肠道器质性病变、其他脏器病变、内分泌疾病等。

4. 发病机制　功能性腹泻的病因与发病机制尚未十分明确，目前认为主要与肠道菌群失调、胃肠动力、脑 – 肠轴作用及内脏高敏感性、精神心理因素及食物因素相关。

5. 诊断标准　目前国际公认的诊断标准是罗马Ⅳ标准：25% 的排便为松散粪或水样粪，且不伴有明显的腹痛或腹胀不适。诊断前症状出现至少 6 个月，近 3 个月符合以上标准。应排除符合腹泻型肠易激综合征（IBS-D）诊断标准的患者。

（三）鉴别诊断

1. 功能性腹泻与消化道器质性疾病（表5-82） 消化道器质性疾病产生的各种症状常易与功能性腹泻相混淆。功能性腹泻常需与结肠憩室、结肠腺癌、阑尾炎、消化性溃疡、胆囊炎、溃疡性结肠炎、克罗恩病、伪膜性肠炎等相鉴别。

表5-82 功能性腹泻与消化道器质性疾病的鉴别

鉴别要点	器质性疾病	功能性腹泻
症状	大便带脓血或脂肪泻，明显消瘦，影响睡眠	以腹泻为主要表现，通常以排松散粪或水样便为主要特点，且腹痛或腹胀症状不明显
病情进展	病情进行性加重	慢性经过，每次表现类同
腹痛与排便的关系	关系不定，腹痛常与进食、排便、体位等相关	无明显腹痛症状
体征	可有发热、肌紧张、压痛、反跳痛、高调肠鸣音，结肠镜检查可有阳性发现	无发热，肠镜检查无特殊改变
实验室检查	粪便检查可见红白细胞、虫卵，血沉加快，血白细胞增加，可伴有贫血、甲亢等	一般无异常

2. 功能性腹泻与感染性腹泻（表5-83） 感染性腹泻是指由各种病原体引起的肠道感染性疾病，包括细菌感染、肠结核、阿米巴病和血吸虫病等，常常有感染史或疫水疫区接触史，抗感染治疗有效。

表5-83 功能性腹泻与感染性腹泻的鉴别

鉴别要点	感染性腹泻	功能性腹泻
接触史	常有不洁食物、疫水、结核患者接触史	无明确接触史
症状	常有发热、腹泻、腹痛、恶心呕吐、腹胀及全身不适症状	以腹泻为主要表现，且腹痛或腹胀症状不明显
粪便性状	大便性状多样，可见稀便、果酱样便、水样便、黏液便及脓血便等	排松散粪或水样便
病原体检测	可见白细胞、血吸虫卵、溶组织阿米巴滋养体或者包囊	大便镜检无异常发现
抗原、抗体检测	血吸虫病与阿米巴肠病常呈阳性	阴性
抗感染治疗	有效	无效

3. 功能性腹泻与乳糜泻（表5-84） 乳糜泻又称麦胶性肠病，目前认为是一种遗传性的自身免疫性疾病。其是由于麸质蛋白不耐受，导致肠道黏膜炎症和绒毛萎缩，最终引起吸收不良综合征。临床症状主要表现为腹泻和腹部不适。诊断依靠小肠活体组织检

查。典型病理改变为小肠绒毛萎缩，但这一改变并无特异性。通过绝对无麸质饮食可改善病情。

表 5-84　功能性腹泻与乳糜泻的鉴别

鉴别要点	乳糜泻	功能性腹泻
病因	麸质饮食触发	目前认为主要与肠道菌群失调、胃肠动力、脑-肠轴作用及内脏高敏感性、精神心理因素及饮食因素相关
症状	腹泻、消瘦、乏力，无明显腹痛及便秘表现，可见贫血、紫斑及骨质减少性骨病等肠外症状	以腹泻为主要表现，且腹痛或腹胀症状不明显
粪便性状	大便呈浅黄色或白色，稀水便或糊状便，量多，有酸臭味，表面常漂浮油脂层	排松散粪或水样便
小肠活体组织检查	显示绒毛缺失或缩短（绒毛萎缩），上皮细胞增多，隐窝增生等变化	无特殊病理改变
血清特异性抗体	血清抗肌内膜 IgA 抗体阳性	无
无麸质饮食	无麸质饮食 1～2 周后，症状可明显好转	症状不变

4. 功能性腹泻与乳糖酶缺乏症（表 5-85）　乳糖酶缺乏症是由于乳糖酶分泌少，不能完全消化分解母乳或牛乳中的乳糖所引起的非感染性腹泻，又称乳糖不耐受，常分为先天性和后天性。小肠尤其是空肠黏膜表面绒毛的顶端乳糖酶的分泌量减少或活性不高，不能完全消化和分解乳汁中的乳糖，部分乳糖被结肠菌群酵解成乳酸、氢气、甲烷和二氧化碳，而乳酸刺激肠壁会增加肠蠕动而出现腹泻。

表 5-85　功能性腹泻与乳糖酶缺乏症的鉴别

鉴别要点	乳糖酶缺乏症	功能性腹泻
症状特点	进食乳制品后腹泻、腹痛	以腹泻为主要表现，且腹痛或腹胀症状不明显
粪便性状	便质稀，常伴有大量泡沫和乳糖、乳酸	通常以排松散粪或水样便为主要特点
乳糖耐量试验和氢呼气试验	阳性	阴性

5. 功能性腹泻与溃疡性结肠炎（表 5-86）　溃疡性结肠炎（UC）是一种慢性非特异性肠道炎症性疾病，多发于青壮年，临床表现为持续或反复发作的腹泻、黏液脓血便，伴腹痛、里急后重和不同程度的全身症状，病程多在 4～6 周，可有皮肤、黏膜、关节、眼和肝胆等的肠外表现。结肠镜检查并活体组织检查是溃疡性结肠炎诊断的主要依据。

表 5-86 功能性腹泻与溃疡性结肠炎的鉴别

鉴别要点	溃疡性结肠炎	功能性腹泻
症状	持续或反复发作的腹泻、黏液脓血便，伴腹痛、里急后重和不同程度的全身症状，病程多在 4～6 周，可有皮肤、黏膜、关节、眼和肝胆等的肠外表现	以腹泻为主要表现，通常以排松散粪或水样便为主要特点，且腹痛或腹胀症状不明显，无黏液脓血便
肠镜下表现	肠镜下可见溃疡，多从直肠开始，呈连续性、弥漫性分布	肠镜下未见异常表现
病理变化	固有膜内有弥漫性炎症细胞浸润，可见隐窝脓肿，黏膜表面糜烂、浅溃疡形成和肉芽组织增生	无明显变化
合并疾病	可合并感染，如关节炎等	无明显并发症

6. 功能性腹泻与克罗恩病（表 5-87） 克罗恩病是炎症性肠病的主要类型之一，是慢性炎症性肉芽肿性疾病，多见于末端回肠和邻近结肠，但从口腔至肛门各段消化道均可受累，呈节段性或跳跃性分布。其发病高峰年龄为 18～35 岁。

表 5-87 功能性腹泻与克罗恩病的鉴别

鉴别要点	克罗恩病	功能性腹泻
症状	腹痛、脓血便、发热、营养障碍等	以腹泻为主要表现，通常以排松散粪或水样便为主要特点，且腹痛或腹胀症状不明显
病位	多见于末端回肠和邻近结肠	无确切病位
结肠镜	纵行溃疡，黏膜呈鹅卵石样，病变间的黏膜正常	无阳性改变
组织病理	裂隙状溃疡，非干酪性肉芽肿，黏膜下层淋巴细胞聚集	基本正常

7. 功能性腹泻与结直肠癌（表 5-88） 结直肠癌，包括结肠癌和直肠癌，是常见的恶性肿瘤。我国结直肠癌发病率近年来有所升高，以 50 岁以上的患者发病率和患病率较高，75～80 岁为高峰期。

表 5-88 功能性腹泻与结直肠癌的鉴别

鉴别要点	结直肠癌	功能性腹泻
症状	血便、便隐血阳性、大便形状变细	以腹泻为主要表现，通常以排松散粪或水便为主要特点，且腹痛或腹胀症状不明显
肿瘤标志物	癌胚抗原（CEA）等肿瘤标志物升高	阴性
结肠镜	早期：结直肠癌内镜表现为隆起性、平坦型。进展期：隆起型可见结节、息肉样或者菜花样隆起；溃疡性溃疡较深可达肌层；胶样型癌体较大呈胶冻状	一般无异常发现
组织病理	分为腺癌、鳞癌、未分化癌、腺鳞癌、鳞状细胞癌、小细胞癌和类癌	无异常改变

8. 功能性腹泻与腹泻型肠易激综合征（表 5-89） 腹泻型肠易激综合征（IBS-D）是肠易激综合征的一个亚型，是一种表现为反复发作的腹痛并伴随腹泻的功能性肠病。

表 5-89 功能性腹泻与腹泻型肠易激综合征的鉴别

鉴别要点	腹泻型肠易激综合征	功能性腹泻
症状	反复发作的腹痛并伴随腹泻	以腹泻为主要表现，通常以排松散粪或水样便为主要特点，且腹痛或腹胀症状不明显

（四）西医诊断要点

根据患者反复腹泻 5 年余，每日解溏稀大便 5 ~ 7 次，无腹痛，肠镜及生化等检查未见明显异常，除外相关疾病后诊断为功能性腹泻。

（五）中医诊断要点

1. 定义 泄泻是以排便次数增多，粪质稀溏或完谷不化，甚至泻出如水样为主要症状的病症。泄是指大便溏薄，时作时止，病势较缓；泻是指大便直下，如水倾注，清稀如水而势急，临床上二者难以截然分开，故常合而论之。泄泻病位在脾、胃和大肠，与肝、肾有密切关系。病机为脾虚湿盛，脾胃受损，湿困脾土，肠道功能失常，而成泄泻。

2. 中医鉴别诊断 泄泻与久痢鉴别，两者病位都在胃肠，病因亦有相似之处，症状都有大便次数增多。泄泻是以大便溏薄，粪便清稀或如水，或完谷不化为特征。而久痢大便次数虽多而量少，排赤白脓血便，腹痛伴里急后重感明显。泄泻无赤白脓血便，无明显腹痛，少有里急后重感。

3. 中医辨病辨证 患者年高体弱，加之平素嗜食生冷食物，而致脾气渐虚，不能受纳水谷和运化精微，水谷停滞，清浊不分，混杂而下则成泄泻；脾气不足，则运化失司、清阳不升，水谷精微不得吸收濡养周身，故见少气懒言、纳差、头晕眼花、脘腹坠胀等；脾胃升降功能失司，脾不升清，影响胃的通降功能，胃失和降，故见胃脘部胀闷不适；舌淡红，苔白腻，边有齿痕，脉细弱均是脾虚湿盛之象。

（六）中西医初步诊断总结

西医诊断：功能性腹泻。

中医诊断：泄泻（脾虚湿盛证）。

⊕ 三、中西医诊疗过程

治法：健脾益气，和胃渗湿。

中药处方：党参 20g，炒白术 15g，茯苓 15g，炒白扁豆 12g，莲子 12g，炙甘草 6g，山药 15g，薏苡仁 15g，砂仁 6g，桔梗 9g，黄芪 20g，升麻 6g，柴胡 10g，陈皮 10g，车前子 15g。7 剂，每日 1 剂，水煎分 2 次服。

方解：黄芪、党参、白术、茯苓、炙甘草，健脾益气；炒白扁豆、莲子、山药、薏苡仁、车前子，健脾渗湿止泻；砂仁、陈皮，行气和中，醒脾和胃；桔梗，宣肺利气，通调水道；黄芪、升麻、柴胡，升阳举陷；炙甘草，调和诸药。

西药处方：蒙脱石散，每次 1 袋，每日 3 次，口服。

饮食禁忌：禁食寒凉、辛辣刺激、油腻食物，禁食高脂肪食物。

1 周后：大便软，次数减少至每日 2～4 次，腹部坠胀感减轻，无脱肛现象，胃脘部仍偶见有胀闷不适，纳可，眠可，舌淡红，苔薄白，脉弱。中药在原方的基础上加炒枳壳 15g，厚朴 9g，麦芽 20g，以增强行气健脾除满之效。

3 周后：患者腹泻改善，每日 1～2 次，基本成形，乏力症状明显好转，胃脘部胀闷感明显减轻，胃口渐佳。中药在前方的基础上去升麻、柴胡，继续巩固治疗 1 个月。

中药处方：党参 20g，炒白术 15g，茯苓 15g，炒白扁豆 12g，莲子 12g，炙甘草 6g，山药 15g，薏苡仁 15g，砂仁 6g，桔梗 9g，黄芪 20g，陈皮 10g，炒枳壳 15g，厚朴 9g，麦芽 20g，车前子 15g。30 剂，每日 1 剂，水煎分 2 次服。

2 个月后：经上述药物加减治疗后患者病情稳定，遂停药，嘱注意饮食，加强锻炼，调畅情志，防寒保暖，不适随诊。

相关知识拓展

（一）什么是脑 – 肠轴

（二）西医是如何治疗功能性腹泻的

（扫一扫　看相关知识拓展）

第十四节　嗜酸细胞性胃肠炎

一、病例介绍

刘某，男，29 岁。主因"腹痛伴黏液脓血便 1 个月余"于 2019 年 6 月 12 日入院。

（一）现病史

患者 1 个月前进食火锅，接触鱼虾、羊肉等物，出现腹痛伴黏液脓血便，量多，每日 6～7 次，痛时欲便，便后痛减，里急后重明显，无发热。自诉既往亦有相同食物进食史，但未发病。遂于当地诊所行左氧氟沙星联合替硝唑静脉滴注（具体剂量不详）抗感染治疗，症状缓解不明显。于外院行电子肠镜检查示溃疡性结肠炎（急性期）；结肠多发息肉（山田Ⅱ型）。予美沙拉嗪肠溶片 1g，每日 2 次，口服，症状无缓解，为求进一步治疗转诊我院。

刻下症状：腹痛伴黏液脓血便，量多，每日 6～7 次，痛时欲便，便后痛减，里急后重明显，进食后大便次数增加，纳少，眠可，小便可，无发热，无恶心呕吐，无咳嗽咳痰，无腹胀肠鸣，无反复口腔溃疡，无皮疹，无关节症状。

（二）既往史、个人史、家族史

既往体健。否认其他慢性病史、手术史及传染病史等，否认药物及食物过敏史，否认疫区疫水接触史。

（三）体格检查

T 36.7℃，P 70 次／分，Bp 120/75mmHg，R 18 次／分。

神清，精神可，全身皮肤黏膜无黄染，浅表淋巴结未触及肿大，心肺查体未见特殊异常，腹软，肝脾区叩痛（－），未扪及包块，全腹无压痛，无反跳痛及肌紧张，双下肢无水肿。

（四）中医查体

面色正常，体态自如，语声清晰流利，舌红，苔黄腻，脉弦滑。

（五）实验室检查及其他辅助检查

1. 血常规　白细胞计数 $8.51×10^9$/L，中性粒细胞百分数 46.7%，嗜酸性粒细胞百分数 20.3%，嗜酸性粒细胞绝对值 $1.73×10^9$/L。

2. 粪便相关检查　外观血性黏液便，白细胞大于 50/HP，红细胞 2～4/HP，隐血阳性。艰难梭状芽孢杆菌毒素 A 和毒素 B 阴性；巨细胞病毒 CMV-IgM 抗体和 CMV-IgG 抗体阴性。大便找虫卵阴性。便培养阴性。

3. 血生化、血沉、CRP、自身抗体及抗核抗体谱　未见异常。

4. 免疫球蛋白　IgE 311IU/mL，余免疫球蛋白正常。

5. 腹部超声、胸片、心电图　未见异常。

6. 过敏原检测　对狗、啤酒花、羊肉敏感。

7. 电子肠镜　降结肠、乙状结肠、直肠黏膜可见广泛的充血水肿，散在点片状脓苔，以近直肠病变尤甚。乙状结肠距肛门 25cm 可见一枚大小约 0.5cm×0.8cm 亚蒂息肉，表面光滑。分别于升结肠中段、结肠肝曲、横结肠肝曲、横结肠中段、横结肠近脾曲、降结肠、乙状结肠距肛门 25cm 处息肉、直肠距肛门 15cm 处取活体组织检查。病理结果（升结肠、结肠肝曲、横结肠肝曲、横结肠中段、横结肠近脾曲、降结肠、直肠）符合结肠黏膜组织急性及慢性炎，间质较多嗜酸性粒细胞浸润（大于 50/HP），部分上皮有增生；（乙状结肠）符合结肠绒毛管状腺瘤。

⊕ 二、诊断思维

（一）诊断思维路径

从患者腹痛、腹泻，伴黏液脓血便等主要症状着手，遵循思维路径建立初步诊断（图 5-18）。

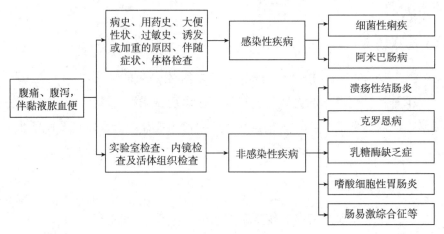

图 5-18　诊疗流程图

（二）诊断

1. 初步诊断　结合患者的病史、病程、临床症状、肠镜检查、生化检查等结果，其 IgE 增高、肠镜病理提示存在嗜酸性粒细胞增高、服用美沙拉嗪肠溶片治疗效果不佳等，综合考虑本例为嗜酸细胞性结肠炎的可能性大。

2. 定义　嗜酸细胞性结肠炎属于原发性嗜酸细胞性胃肠炎（eosinophilic gastrointestinal disorder, EGID）的一种。EGID 是以消化道嗜酸性粒细胞异常浸润为特征的炎症性疾病，可以累积消化道全长或某一部分，包括嗜酸性粒细胞性食管炎、胃炎、胃肠炎、小肠炎、结肠炎和直肠炎。本病是一种自限性疾病。

3. 特点

（1）常见症状包括进食特殊食物（海鲜、牛奶、豆类等）后出现腹痛腹泻，可伴有发热、恶心、呕吐、黑便、腹水、食欲减退、营养不良等，症状不具有特异性。

（2）可有外周血嗜酸性粒细胞、血清 IgE、红细胞沉降率、C 反应蛋白水平升高等表现。

（3）内镜检查下肠黏膜出现水肿、充血、溃疡、糜烂、结节、隆起、出血等非特异性病变特征。胃肠道活体组织检查一处或多处可见嗜酸性粒细胞浸润。值得注意的是，即使胃肠道多部位活体组织检查均未见嗜酸性粒细胞浸润也不能排除该病，因为部分患者的黏膜病变可呈不连续的散状分布。内镜或手术活体组织检查发现嗜酸性粒细胞浸润，且嗜酸性粒细胞计数 > 20/HP 是确诊该病的关键。

（4）需排除寄生虫感染和消化道以外的嗜酸性粒细胞增多性疾病。

4. 发病机制　目前该病的相关病因及发病机制尚不清楚，可能和食物及吸入过敏原诱发的过敏反应有关。近几年的研究表明，可能与 IgE 介导的过敏反应和 Th2 细胞参与的迟发性变态反应有关。

5. 诊断标准　该病目前诊断尚无统一标准，主要根据临床表现、血象、内镜及病理检查结果进行诊断。常用的诊断标准为 Talley 标准：存在胃肠道症状；活体组织检查证实胃肠道 1 处或多处存在嗜酸性粒细胞浸润（嗜酸性粒细胞 > 20 个 / 高倍视野），或有特征性影像学表现，伴外周血嗜酸性粒细胞增多，并排除寄生虫感染和其他引起嗜酸性粒细胞升高的疾病，如肿瘤、结缔组织病、嗜酸性粒细胞增多症、克罗恩病、淋巴瘤、原发性淀粉样变性、Menetrier 病等。

影像学检查可用于排除其他疾病，对诊断也有一定意义。此外，追问过敏史及与过敏相关的既往疾病史、测定过敏原及血清 IgE 均有助于诊断。

6. 分型　最常用的分型方法是 Klein 分型，分为 3 型，各型可单独发生或混合出现。（表 5-90）

表 5-90　嗜酸性粒细胞性肠炎分型

分型	临床表现及内镜检查
黏膜型	多表现为非特异性腹痛、恶心、呕吐、腹泻、大便隐血阳性、贫血、蛋白丢失性肠病等。这些临床表现可能和肠易激综合征、消化不良、消化性溃疡、胰腺炎、急性阑尾炎或炎症性肠病混淆。病理学检查可见黏膜内大量嗜酸性粒细胞浸润，嗜酸性粒细胞仅累及黏膜层和黏膜下层
肌层型	较少见，以肌层嗜酸性粒细胞浸润为主，其胃肠道壁明显增厚。胃肠道狭窄可发生于儿童及成人患者。胃肠道狭窄通常不严重，疾病发作时因肠壁炎性充血水肿，使狭窄加重而出现幽门梗阻或肠梗阻
浆膜型	大约 10% 的病例累及浆膜层，主要表现为腹水。腹水为渗出液，可见大量嗜酸性粒细胞。与其他型相比本型更多出现腹胀，外周血高水平嗜酸性粒细胞，对糖皮质激素治疗更有效，也容易复发

（三）鉴别诊断

1. 嗜酸细胞性胃肠炎与阿米巴肠病（表 5-91）　阿米巴肠病是溶组织内阿米巴引起的肠道感染，以近端结肠和盲肠为主要病变部位。90% 以上的阿米巴肠病为无症状携带者，病情轻重悬殊。典型者以痢疾为主，易于复发，变为慢性。潜伏期在 3 周以上。

表 5-91　嗜酸细胞性胃肠炎与阿米巴肠病的鉴别

鉴别要点	阿米巴肠病	嗜酸细胞性胃肠炎
病因	溶组织内阿米巴引起的肠道感染	目前病因尚不清楚，可能和食物及吸入过敏原诱发的过敏反应相关

鉴别要点	阿米巴肠病	嗜酸细胞性胃肠炎
症状	腹痛、腹泻、水样便或含血样便，典型的可有果酱样便。阿米巴肠病可引起肠外并发症，以肝脓肿最常见	进特殊食物（海鲜、牛奶、豆类等）后出现腹痛腹泻，可伴有发热、恶心、呕吐、黑便、腹水等
实验室检查	白细胞计数及中性粒细胞比例常增加。粪便镜下可见大量成团红细胞、少量白细胞、夏科－莱登结晶、溶组织内阿米巴滋养体或包囊等	外周血嗜酸性粒细胞升高。粪便或可见红细胞、白细胞
内镜及病理检查	结肠壁可见大小不一的散在溃疡，边缘整齐，中心有渗出，周边黏膜有红晕，溃疡间黏膜正常。取溃疡边缘部分组织涂片及活体组织检查较易发现滋养体	胃肠道活体组织检查一处或多处可见嗜酸性粒细胞浸润，且嗜酸性粒细胞计数 > 20/HP

2. 嗜酸细胞性胃肠炎与细菌性痢疾（表 5-92） 细菌性痢疾是指志贺菌属（痢疾杆菌）引起的肠道传染病，多发于夏秋季，儿童和青壮年是高发人群，抗菌治疗有效。

表 5-92 嗜酸细胞性胃肠炎与细菌性痢疾的鉴别

鉴别要点	细菌性痢疾	嗜酸细胞性胃肠炎
病因	志贺菌属（痢疾杆菌）引起的肠道传染病	目前病因尚不清楚，可能和食物及吸入过敏原诱发的过敏反应相关
症状	发热、腹痛、腹泻、里急后重、黏液脓血便，同时伴有毒血症症状，严重者可引发感染性休克和（或）中毒性脑病	进食特殊食物（海鲜、牛奶、豆类等）后出现腹痛腹泻，可伴有发热、恶心、呕吐、黑便、腹水等
血常规检查	急性期白细胞计数和中性粒细胞升高	嗜酸性粒细胞升高
病原学检查	粪便培养志贺菌阳性	未见特殊病原体
内镜及病理检查	病变主要分布在乙状结肠、直肠，严重者也可累及全结肠、回肠下端。肠黏膜充血、水肿、浅表溃疡，慢性期呈颗粒状	胃肠道活体组织检查一处或多处可见嗜酸性粒细胞浸润，且嗜酸性粒细胞计数 > 20/HP 是诊断的关键
抗菌治疗	有效	无效，合并细菌感染时可见症状减轻

3. 嗜酸细胞性胃肠炎与溃疡性结肠炎（表 5-93） 溃疡性结肠炎（UC）是一种慢性非特异性肠道炎症性疾病，多发于青壮年，临床表现为持续或反复发作的腹泻、黏液脓血便，伴腹痛、里急后重和不同程度的全身症状，病程多在 4 ～ 6 周，可有皮肤、黏膜、关节、眼和肝胆等的肠外表现。结肠镜检查并活体组织检查是溃疡性结肠炎诊断的主要依据。

表 5-93 嗜酸细胞性胃肠炎与溃疡性结肠炎的鉴别

鉴别要点	溃疡性结肠炎	嗜酸细胞性胃肠炎
症状	持续或反复发作的腹泻、黏液脓血便，伴腹痛、里急后重和不同程度的全身症状，病程多在 4～6 周，可有皮肤、黏膜、关节、眼和肝胆等的肠外表现	进食特殊食物（海鲜、牛奶、豆类等）后出现腹痛腹泻，可伴有发热、恶心、呕吐、黑便、腹水等
病理检查	固有膜内有弥漫性炎症细胞浸润，可见隐窝脓肿，黏膜表面糜烂、浅溃疡形成和肉芽组织增生	胃肠道活体组织检查一处或多处可见嗜酸性粒细胞浸润，且嗜酸性粒细胞计数＞20/HP
内镜检查	肠镜下可见溃疡，多从直肠开始，呈连续性、弥漫性分布	肠黏膜出现水肿、充血、溃疡、糜烂、结节、隆起、出血等非特异性病变特征
服用美沙拉嗪	症状改善	症状无明显改善

4.嗜酸细胞性胃肠炎与乳糖酶缺乏症（表 5-94） 乳糖酶缺乏症是由于乳糖酶分泌少，不能完全消化分解母乳或牛乳中的乳糖所引起的非感染性腹泻，又称乳糖不耐受，常分为先天性和后天性。小肠尤其是空肠黏膜表面绒毛顶端乳糖酶的分泌量减少或活性不高，不能完全消化和分解乳汁中乳糖，部分乳糖被结肠菌群酵解成乳酸、氢气、甲烷和二氧化碳，而乳酸刺激肠壁会增加肠蠕动而出现腹泻。

表 5-94 嗜酸细胞性胃肠炎与乳糖酶缺乏症的鉴别

鉴别要点	乳糖酶缺乏症	嗜酸细胞性胃肠炎
症状	进食乳制品后腹泻、腹痛，便质稀，常伴有大量泡沫和乳糖、乳酸	进食特殊食物（海鲜、牛奶、豆类等）后出现腹痛腹泻，可伴有发热、恶心、呕吐、黑便、腹水等
乳糖耐量试验和氢呼气试验	阳性	阴性
肠镜及病理	可无明显特异性改变	胃肠道活体组织检查一处或多处可见嗜酸性粒细胞浸润，且嗜酸性粒细胞计数＞20/HP

5.嗜酸性粒细胞性肠炎与克罗恩病（表 5-95） 克罗恩病是炎症性肠病的主要类型之一，是慢性炎症性肉芽肿性疾病，多见于末端回肠和邻近结肠，但从口腔至肛门各段消化道均可受累，呈节段性或跳跃性分布。其发病高峰年龄为 18～35 岁。

表 5-95　嗜酸性粒细胞性肠炎与克罗恩病的鉴别

鉴别要点	克罗恩病	嗜酸性粒细胞性肠炎
症状	腹痛、脓血便、发热、营养障碍等	进食特殊食物（海鲜、牛奶、豆类等）后出现腹痛腹泻，可伴有发热、恶心、呕吐、黑便、腹水等
实验室检查	贫血，血小板、CRP、降钙素原等升高	外周血嗜酸性粒细胞升高，IgE 升高
肠镜检查	纵行溃疡，黏膜呈鹅卵石样，病变间的黏膜正常	肠黏膜出现水肿、充血、溃疡、糜烂、结节、隆起、出血等非特异性病变特征
病理检查	裂隙状溃疡，非干酪性肉芽肿，黏膜下层淋巴细胞聚集	胃肠道活体组织检查一处或多处可见嗜酸性粒细胞浸润，且嗜酸性粒细胞计数 > 20/HP

6. 嗜酸性粒细胞性肠炎与肠易激综合征（表 5-96）　肠易激综合征是一种常见的肠道功能紊乱性疾病。其临床特征为反复发作腹痛或腹部不适，伴有排便习惯改变或排便性状改变。常规检查缺乏可解释症状的形态学和生化指标的异常。

表 5-96　嗜酸性粒细胞性肠炎与肠易激综合征的鉴别

鉴别要点	肠易激综合征	嗜酸性粒细胞性肠炎
症状	腹痛、腹泻与便秘均可见，常伴有泻后痛减的特点	进食特殊食物（海鲜、牛奶、豆类等）后出现腹痛腹泻，可伴有发热、恶心、呕吐、黑便等
实验室检查	一般无异常	嗜酸性粒细胞升高，也可有血清 IgE 升高
肠镜检查	未见异常表现	肠黏膜出现水肿、充血、溃疡、糜烂、结节、隆起、出血等非特异性病变特征
病理检查	可无特殊病理改变	胃肠道活体组织检查一处或多处可见嗜酸性粒细胞浸润，且嗜酸性粒细胞计数 > 20/HP

（四）西医诊断要点

患者发病前进食火锅，接触鱼虾、羊肉等物，出现腹痛伴黏液脓血便，量多，每日 6 ～ 7 次，痛时欲便，便后痛减，里急后重明显，结合肠镜检查，本例诊断为嗜酸细胞性结肠炎（黏膜型）。

（五）中医诊断要点

1. 定义　痢疾是以下利赤白脓血、腹泻、腹痛和里急后重为主要症状的病症。病位在肠腑，与脾、肾有关。病机为湿热疫毒积滞于肠间，壅滞气血，大肠传导失司，肠道脂膜血络受伤，腐败化为脓血而成痢。

2. 中医鉴别诊断　痢疾当与泄泻相鉴别。两者病位都在胃、肠，病因亦有相似之处，症状都有腹痛、大便次数增多。痢疾大便次数虽多而量少，下利赤白脓血，腹痛、里急后重感明显。泄泻是以大便溏薄，粪便清稀或如水，或完谷不化为特征。泄泻无赤白脓血便，腹痛多伴肠鸣，少有里急后重感。

3. 中医辨病辨证　患者因饮食不节，恣食肥甘厚味，酿成湿热，邪滞于脾胃，积于肠腑，致使气血壅滞，传导失司，脂络受伤，腐败化脓血而成痢。湿热之邪交结于肠道，气血壅滞，肠道气机不畅，则见腹痛、里急后重。舌红，苔黄腻，脉弦滑均为湿热郁阻之象。

综上所述，本例患者中医诊断为痢疾（湿热郁阻证）。

（六）中西医初步诊断总结

西医诊断：嗜酸细胞性结肠炎。

中医诊断：痢疾（湿热郁阻证）。

三、中西医诊疗过程

治法：清肠化湿，调气和血。

中药处方：黄芩 10g，黄连 9g，黄柏 12g，酒大黄 3g，槟榔 12g，白头翁 15g，赤芍 12g，青黛 3g，白及 15g，苦参 9g，仙鹤草 12g，当归 12g，白芍 12g，木香 6g，乌梅 12g，甘草 6g。14 剂，每日 1 剂，水煎分 2 次服。

方解：黄芩、黄连、黄柏，清热燥湿，解毒止痢；大黄、槟榔，荡涤肠腑，清热祛滞；白头翁、赤芍、青黛、白及、苦参、仙鹤草，清热燥湿，凉血止血；当归、白芍、木香，调气和血；乌梅，涩肠止痢；甘草，调和诸药。

西药处方：甲泼尼龙琥珀酸钠，40mg/d，静脉滴注 3 日，改为泼尼松口服，30mg/d。

饮食禁忌：禁食寒凉、辛辣、刺激食物，以清淡、易消化食物为主。

1 周后：患者腹痛减轻，便次减少，每日 2～3 次，大便成形，黏液脓血便止。外周血嗜酸性粒细胞比例下降（嗜酸性粒细胞百分数 10.8%，嗜酸性粒细胞绝对值 $1.3×10^9/L$），继续予上方服用 2 周。

2 周后：患者无腹痛腹泻，大便每日 1～2 次，无黏液脓血便，无里急后重感，请示上级医师后，准予出院。出院后定期门诊复查，逐渐减少激素用量直至停用，中药在原方基础上去大黄、黄柏，加焦麦芽、焦神曲、焦山楂、白术健脾开胃。

中药处方：黄芩 10g，黄连 9g，槟榔 12g，白头翁 15g，赤芍 12g，青黛 3g，白及 15g，苦参 9g，仙鹤草 12g，当归 12g，白芍 12g，木香 6g，乌梅 12g，甘草 6g，白术 12g，焦山楂 9g，焦神曲 9g，焦麦芽 9g。14 剂，每日 1 剂，水煎分 2 次服。

2 个月后：指导患者逐渐停用激素。上述中药加减治疗 2 个月后患者病情稳定，继续予中药配方颗粒治疗，每次 1 袋，每日 2 次。

定期随访，未再复发。

💡 **相关知识拓展**

（一）中医将痢疾分为哪几型？如何治疗

（二）治疗嗜酸细胞性胃肠炎的西药主要有哪几类

（三）嗜酸细胞性胃肠炎如何进行饮食指导

（四）所有的嗜酸细胞性胃肠炎的嗜酸性粒细胞比例都

　　会增加吗

（五）嗜酸细胞性胃肠炎的预后如何

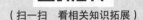

（扫一扫　看相关知识拓展）

第十五节　慢性便秘

🔒 一、病例介绍

丁某，男，48岁。主因"便秘5年，加重1周"于2019年6月20日门诊就诊。

（一）现病史

患者自2014年上半年生气后大便干结，未予重视，后大便排出困难，平时使用开塞露辅助排便，大便6～7日1次，便质坚硬，难以排出。多次于当地医院进行灌肠治疗，效果不理想。

1周前患者便秘加重，腹胀，不敢进食，伴有焦虑、急躁、浑身乏力，无发热，使用开塞露后症状缓解不明显，前来我科门诊就诊。

刻下症状：大便6～7日1次，便质坚硬难以排出，不敢进食，腹胀，乏力，焦虑，急躁，纳眠差，小便偏黄。

（二）既往史、个人史、家族史

否认其他慢性病史，否认食物及药物过敏史。

（三）体格检查

T 36.8℃，P 82次/分，Bp 130/80mmHg，R 18次/分。

神清，皮肤巩膜无黄染，睑结膜色淡，浅表淋巴结未触及肿大，心肺（–），腹部平软，肝脾区叩痛（–），未扪及包块，无压痛，移动性浊音（–）；肛门指诊，未扪及包块，指套未见血迹，肛门括约功能正常。

（四）中医查体

神清，精神差，面色萎黄，体态自如，语声较低，舌体胖大，苔黄腻，脉沉弦细。

（五）实验室检查及其他辅助检查

1. 便常规、隐血试验及肠镜检查　均未见明显异常。

2. 不透 X 线标志物法结肠传输试验　48 小时 70% 以上在乙状结肠以上。

🔵 二、诊断思维

（一）诊断思维路径

从便秘等主要症状着手，遵循思维路径建立初步诊断（图 5-19）。

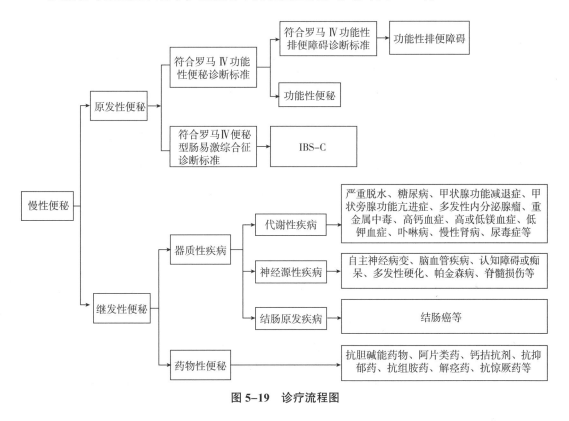

图 5-19　诊疗流程图

（二）诊断

1. 初步诊断　结合患者的病史、病程、临床症状、肠镜检查、便常规及隐血试验检测等结果，考虑本例为慢性便秘。

2. 定义　便秘（constipation）表现为排便次数减少、粪便干硬和（或）排便困难。排便次数减少指每周排便少于 3 次。排便困难包括排便费力、排出困难、排便不尽感、排便费时，以及需手法辅助排便。慢性便秘的病程至少为 6 个月。

3. 特点　表现为便意少、便次减少（粪便不一定干硬）；排便艰难、费力（突出表现为粪便排出异常艰难）；排便不畅（有肛门直肠内阻塞感，虽频有便意，便次不少，但即使费力也无济于事，难有通畅的排便）；便秘常伴有腹痛或腹部不适，并常于排便后症状缓解。

4. 发病机制　慢性便秘可由多种疾病引起，包括功能性疾病和器质性疾病，不少药物亦可引起便秘（表 5-97）。在慢性便秘的病因中，大部分为功能性疾病，包括功能性便秘（functional constipation）、功能性排便障碍（functional defecation disorders）和便秘型肠易激综合征（irritable bowel syndrome with constipation，IBS-C）。

功能性疾病致便秘的病理生理学机制尚未完全阐明，可能与结肠传输和排便功能紊乱有关。按照目前的病理生理学机制，可将功能性疾病所致的便秘分为慢传输型便秘（slow transit constipation，STC）、排便障碍型便秘（evacuation disorder constipation）、混合型便秘、正常传输型便秘（normal transit constipation，NTC）。STC 的特点为结肠传输时间延长，进食后结肠高振幅推进性收缩活动减少，这可能与 STC 患者肠神经元和神经递质异常、Cajal 间质细胞和肠神经胶质细胞减少有关；亦与结肠黏膜氯离子通道功能障碍有关。氯离子通道与跨上皮细胞膜的氯离子和液体转运有关。排便障碍型便秘患者在排便过程中腹肌、直肠、肛门括约肌和盆底肌肉不能有效地协调运动，直肠推进力不足，感觉功能下降，从而导致直肠排空障碍。NTC 多见于 IBS-C，其发病与精神心理异常等有关。

表 5-97　慢性便秘常见病因与相关因素

病因	相关因素
功能性疾病	功能性便秘、功能性排便障碍、IBS-C
器质性疾病	肠道疾病（结肠肿瘤、憩室、肠腔狭窄或梗阻、巨结肠、结直肠术后、肠扭转、直肠膨出、直肠脱垂、痔、肛裂、肛周脓肿和瘘管、肛提肌综合征、痉挛性肛门直肠痛）、内分泌和代谢性疾病（严重脱水、糖尿病、甲状腺功能减退症、甲状腺功能亢进症、多发性内分泌腺瘤、重金属中毒、高钙血症、高或低镁血症、低钾血症、卟啉病、慢性肾病、尿毒症）、神经系统疾病（自主神经病变、脑血管疾病、认知障碍或痴呆、多发性硬化、帕金森病、脊髓损伤）、肌肉疾病（淀粉样变性、皮肌炎、硬皮病）
药物	抗抑郁药、抗癫痫药、抗组胺药、抗震颤麻痹药、抗精神病药、解痉药、钙通道阻滞剂、利尿剂、单胺氧化酶抑制剂、阿片类药、拟交感神经药、含铝或钙的抗酸药、钙剂、铁剂、止泻药、非甾体抗炎药

5. 诊断要点　慢性便秘的诊断主要基于症状，其主要症状包括排便次数减少、粪便干硬、排便费力、排便时肛门直肠梗阻或堵塞感、需要手法辅助排便、排便不尽感，部分患者缺乏便意、想排便但排不出（空排）、排便量少、排便费时。功能性便秘的诊断可借鉴罗马Ⅳ标准，排便次数采用自发排便次数进行计数。

6. 相关检查　对初诊的慢性便秘患者应在详细采集病史和进行体格检查的基础上有针对性地选择辅助检查。肛门直肠指检简易、方便，可确定是否有粪便嵌塞、肛门狭窄、直肠脱垂、直肠肿块等病变，并可了解肛门括约肌的肌力状况。大便常规和隐血试验应作为常规检查，可提供结肠、直肠和肛门器质性病变的线索。电子结肠镜检查可观察结肠和直肠黏膜情况，排除器质性病变。腹部 X 线平片能显示肠腔扩张、粪便存留和气液平面。消化道钡餐造影可显示钡剂在胃肠内运行的情况以了解其运动功能状态。钡剂灌肠可发现巨结肠。肠道动力及肛门直肠功能检测（胃肠传输试验、肛门直肠测压法、排粪造影、球囊逼出试验、肛门测压结合腔内超声检查、会阴神经潜伏期或肌电图检查等）所获得的数据虽不是慢性便秘临床诊断所必需的资料，但对科学评估肠道与肛门直肠功能、便秘分型、药物和其他治疗方法的选择与疗效的评估是必要的。

7. 诊断标准 慢性便秘的诊断标准参照中华医学会消化病学分会胃肠动力学组和功能性胃肠病协作组修订的《中国慢性便秘专家共识意见》（2019，广州）：①排便费力，想排而排不出大便，干球状便或硬便，排便不尽感，病程至少 6 个月。②排便次数 < 3 次 / 周，排便量 < 35g/d，或 25% 以上时间有排便费力。③全胃肠道或结肠传输时间延长。

功能性便秘可参照罗马Ⅳ标准（表 5-98）。根据引起便秘的肠道动力和肛门直肠功能改变的特点可将功能性便秘分为 3 型：正常传输型便秘（normal transit constipation，NTC）、慢传输型便秘（slow transit constipation，STC）、排便障碍型便秘。

表 5-98 罗马Ⅳ标准中功能性便秘的诊断标准

疾病名称	诊断标准
功能性便秘	必须符合下列 2 个或 2 个以上的症状：①至少 25% 的时间排便感到费力。②至少 25% 的时间排便为块状便或硬便（参照布里斯托粪便量表 1 ~ 2 型）。③至少 25% 的时间排便有不尽感。④至少 25% 的时间排便有肛门直肠梗阻或阻塞感。⑤至少 25% 的时间排便需要手法辅助（如用手指协助排便、盆底支持）。⑥每周自发性排便少于 3 次
	不使用泻药时很少出现稀便
	不符合 IBS-C 的诊断标准

注：诊断前症状出现至少 6 个月，且近 3 个月症状符合以上诊断标准。

8. 分型 慢性便秘根据病因可以分为器质性、药物性和功能性疾病引起的便秘，器质性和药物性导致的便秘，参见鉴别诊断部分。

（1）分型：根据肠道动力和肛门直肠功能改变特点将功能性便秘分为 3 型，可根据临床特点进行初步判断。

1）正常传输型便秘：为直肠顺应性和直肠敏感性异常所致。NTC 患者的粪便以正常速率通过结肠。患者通常自我感觉便秘，有排便困难或延迟排便、粪便硬、腹胀或其他腹部不适，同时存在精神心理困扰。

2）慢传输型便秘：结肠传输延缓，主要症状为排便次数减少、粪便干硬、排便费力。

3）排便障碍型便秘：即功能性排便障碍，既往称之为出口梗阻型便秘，主要表现为排便费力、排便不尽感、排便时肛门直肠堵塞感、排便费时、需手法辅助排便等。其诊断应在符合功能性便秘的基础上有肛门直肠排便功能异常的客观证据（表5-99），该型可分为不协调性排便和直肠推进力不足2个亚型。

表5-99　罗马Ⅳ标准中功能性排便障碍的诊断标准

疾病名称	诊断标准
功能性排便障碍	必须符合功能性便秘的诊断标准
	在反复试图排便过程中，以下3项检查中有2项证实有特征性排出功能下降：①球囊逼出试验异常。②压力测定或肛周体表肌电图检查证实肛门直肠排便模式异常。③影像学检查显示直肠排空能力下降
	功能性排便障碍临床分2型：排便推进力不足和不协调性排便。①排便推进力不足诊断标准：压力测定显示直肠推进力不足，伴或不伴肛门括约肌和（或）盆底肌不协调性收缩。②不协调性排便诊断标准：肛周体表肌电图或压力测定显示在试图排便过程中，盆底肌不协调性收缩，但有足够的推进力

注：诊断前症状出现至少6个月，且近3个月症状符合以上诊断标准。

（2）严重程度的判断：根据便秘和相关症状轻重及其对生活影响的程度分为轻度、中度、重度。轻度指症状较轻，不影响日常生活，通过整体调整、短时间用药即可恢复正常排便。重度指便秘症状重且持续，严重影响工作、生活，需用药物治疗，不能停药或药物治疗无效。中度则介于轻度和重度之间。

（三）鉴别诊断

对近期内出现便秘或伴随症状发生变化的患者，鉴别诊断尤为重要。对年龄大于40岁、有报警征象者，应进行必要的实验室、影像学和结肠镜检查，以明确便秘是否为器质性疾病所致、是否伴有结直肠形态学改变。报警征象包括便血、粪隐血试验阳性、贫血、消瘦、明显腹痛、腹部包块、有结直肠息肉史和结直肠肿瘤家族史。

1. 功能性便秘与便秘型肠易激综合征（表5-100）

表5-100　功能性便秘与便秘型肠易激综合征的鉴别

鉴别要点	功能性便秘	IBS-C
共同点	均具有慢性便秘的表现，且排除器质性病变及药物引起	
症状	便秘为主要症状，可伴有腹痛，但非主要症状	反复发作的腹痛为主要症状，与排便相关或伴有排便频率及粪便性状的改变
多发群体	好发于中老年人	发病年龄多在20～50岁

2. 功能性便秘与肠神经病变造成的便秘（如先天性巨结肠、慢性假性肠梗阻） 先天性巨结肠（HD）和结肠假性梗阻两者均为胃肠道动力障碍性疾病。先天性巨结肠，又称

赫什朋病（Hirschsprung disease，HD）是一种潜在的致命的出生缺陷，有遗传倾向，是由于远端结肠病变肠段肌间神经丛缺乏神经节细胞，使结肠的正常蠕动和肛门内括约肌对直肠扩张的反射性松弛消失。钡剂灌肠可显示病变肠段呈不规则狭窄，与正常肠段有一过渡区，呈圆锥形，而近端结肠扩张。临床大多为慢性便秘症状，肛指检查时可诱发排气与排出糊状粪便。直肠肛门测压显示直肠内压高于正常，伴波频增加，肛管上部频率降低，波幅增宽。用气囊扩张直肠后缺乏肛门直肠抑制反射。直肠活体组织检查无神经节细胞，周围乙酰胆碱酯酶活性增加，可以确诊HD。结肠假性梗阻属肠道肌肉神经疾病，又称Ogilvie综合征，表现为严重便秘、腹胀和腹膨隆，结肠普遍扩张，但不存在机械性梗阻。结肠假性梗阻可继发于糖尿病、硬皮病、腹部手术后等。（表5-101、表5-102）

表5-101 功能性便秘与先天性巨结肠便秘的鉴别

鉴别要点	功能性便秘	先天性巨结肠便秘
临床表现	大多为慢性便秘症状	大多为慢性便秘症状
肛门指诊	通常无异常	肛指检查时可诱发排气与排出糊状粪便
直肠肛门测压	依据分型可伴有多种情况	直肠肛门测压显示直肠内压高于正常，伴波频增加，肛管上部频率降低，波幅增宽。用气囊扩张直肠后缺乏肛门直肠抑制反射
直肠活体组织检查	（-）	直肠活体组织检查HE染色可以确诊先天性巨结肠
多发群体	常见于老年人	常见于儿童

表5-102 功能性便秘与结肠假性梗阻便秘的鉴别

鉴别要点	功能性便秘	结肠假性梗阻便秘
临床表现	大多为慢性便秘症状	严重便秘、腹胀，可有肠外表现
X线检查	通常无异常	可见失去功能的肠道扩张及液气平面
胃肠动力学检查	正常或伴有胃肠动力障碍	严重的肠道动力障碍
内镜检查	通常无异常	结肠普遍扩张，但不存在机械性梗阻
多发群体	常见于老年人	常继发于糖尿病、硬皮病、腹部手术后

3. 功能性便秘与大肠癌（表5-103） 大肠癌包括结肠癌和直肠癌。有资料表明，大肠癌1/3以上的癌肿在直肠，2/3的癌肿在直肠和乙状结肠。

（1）主要临床特点：①大肠癌的早期症状不明显，排便习惯的改变如便秘或腹泻，或两者交替可能是大肠癌的早期表现。②便血尤其是排便后出血是大肠癌常见的症状。③可有腹部持续性隐痛，便秘与里急后重常同时存在。④浸润型大肠癌易发生肠梗阻。⑤腹部检查和肛门指检有时可触及肿物。

（2）诊断依据：①40岁以上的患者有以上的临床表现。②便隐血持续阳性而无胃病证据。③腹部检查沿结肠部或直肠肛门检查发现肿块。④癌胚抗原可升高，但无特异性。⑤钡剂造影及肠镜检查是诊断结肠癌的重要手段。

表5-103　功能性便秘与大肠癌的鉴别

鉴别要点	功能性便秘	大肠癌
临床表现	多为慢性便秘症状，通常无便血与腹部疼痛、里急后重等症状	除便秘外可有便血、便隐血试验阳性、贫血、消瘦、明显腹痛、腹部包块等症状
结肠镜检查	无异常	早期：结直肠癌内镜表现为隆起型、平坦型；进展期：隆起型可见结节、息肉样或菜花样隆起，溃疡性溃疡较深可达肌层，胶样型癌体较大呈胶冻状
便隐血试验	阴性	持续阳性
肿瘤标志物	多为阴性	癌胚抗原等肿瘤标志物可升高
体格检查	多无异常，可见腹胀	腹部检查沿结肠部或直肠肛门检查发现肿块，有腹部持续性隐痛
钡剂造影	多无异常	可见癌肿部位肠壁僵硬，扩张性差，蠕动减弱或消失，结肠袋形态不规则或消失，肠腔狭窄，黏膜皱襞紊乱、破坏或消失，充盈缺损等
多发群体	多见于老年人	常见于40岁以上

4. 功能性便秘与机械性肠梗阻（表5-104）　根据腹痛、呕吐、腹胀、肛门停止排便和排气，以及肠鸣音变化与X线检查，肠梗阻的诊断一般不难。便秘只是肠梗阻的一个症状，而肠梗阻则是便秘的原因之一。

表5-104　功能性便秘与机械性肠梗阻的鉴别

鉴别要点	功能性便秘	机械性肠梗阻
共同点	均有排便困难的表现	
症状	以慢性便秘症状为主症	常有腹痛、呕吐、腹胀、肛门停止排便和排气，以及肠鸣音亢进等症状
体格检查	多无异常	视诊常见腹部膨隆，触诊可扪及肿块或有局部压痛点，听诊常有肠鸣音亢进
影像学检查	多无异常	X线检查可出现充气的小肠袢，而结肠内气体减少或消失。空肠黏膜的环形皱襞在充气明显时呈"鱼骨刺"状。肠梗阻较后期时肠袢内可见多个液平面，呈典型的阶梯状并有倒"V"形扩张肠曲影

5. 功能性便秘与药物性便秘（表5-105）　药物性便秘有明确服用易导致便秘药物的服药史；服药后出现便秘症状，且排除器质性疾病引起的便秘；停药后配合对症治疗可缓解，再次服药后可重新诱发。

表5-105　功能性便秘与药物性便秘的鉴别

鉴别要点	功能性便秘	药物性便秘
共同点	均具有便秘表现，且排除由器质性疾病引发	
服药史	无	有明确服用易导致便秘药物（阿片类药、抗抑郁药、拟交感神经药、含铝或钙的抗酸药、钙剂、铁剂、止泻药、非甾体抗炎药等）的服药史
诱因及缓解因素	不明确	停药后配合对症治疗可缓解，再次服药后可重新诱发

6. 功能性便秘与代谢性疾病造成的便秘（甲状腺功能减退症、糖尿病、高钙血症、低钾血症、低镁血症、慢性肾功能不全、妊娠）　代谢性疾病造成的便秘往往存在便秘症状的同时还有相应的代谢异常。

（1）功能性便秘与甲状腺功能减退症便秘（表5-106）

表5-106　功能性便秘与甲状腺功能减退症便秘的鉴别

鉴别要点	功能性便秘	甲状腺功能减退症便秘
共同点	均具有便秘表现	
症状	以便秘为主要症状	除便秘外，可有面色苍白，眼睑和颊部虚肿，表情淡漠，全身皮肤干燥、增厚、粗糙脱屑，非凹陷性水肿，毛发脱落，手脚掌呈菱黄色，体重增加，少数患者指甲厚而脆裂等表现
甲状腺功能检查	通常无异常	血清TT_4、TT_3、FT_4、FT_3低于正常值

（2）功能性便秘与糖尿病便秘（表5-107）：高浓度的血糖，对自主神经有损害作用，致胃肠蠕动无力，大便不易排出。另外，患糖尿病时，由于代谢紊乱，蛋白质呈负平衡，以致腹肌和会阴肌张力不足，排便无力。

表5-107　功能性便秘与糖尿病便秘的鉴别

鉴别要点	功能性便秘	糖尿病便秘
共同点	均具有便秘表现	
症状	以便秘为主症	常具有典型的"三多一少"症状，部分患者也可见肥胖、乏力等
血糖	多为正常	升高
实验室检查	多为正常	糖化血红蛋白、尿糖等升高，胰岛素及C肽水平下降

7. 功能性便秘与肌病造成的便秘（淀粉样变性、硬皮病、皮肌炎、强直性肌营养不良） 肌病会使肠平滑肌受损致肠动力异常导致便秘。

（1）功能性便秘与淀粉样变性所致便秘（表5-108）

表5-108　功能性便秘与淀粉样变性所致便秘的鉴别

鉴别要点	功能性便秘	淀粉样变性所致便秘
共同点	均可有便秘表现	
症状	以便秘为主症	消化系统症状往往为全身性淀粉样变病理中的核心症状，除便秘外还可出现恶心、呕吐、腹泻、出血、梗死、穿孔等症状
辅助检查	（－）	活体组织检查刚果红染色的组织在极化显微镜下可观察到淀粉样变性的绿色双折射特征

（2）功能性便秘与硬皮病所致便秘（表5-109）

表5-109　功能性便秘与硬皮病所致便秘的鉴别

鉴别要点	功能性便秘	硬皮病所致便秘
共同点	均可有便秘表现	
症状	以便秘为主要症状	具有特异性的硬皮病早期临床表现为皮肤肿胀增厚，开始于手指和手。随后出现多种多样的表现，主要在皮肤、肺、心脏、消化道或肾脏
实验室检查	通常无特异性改变	血红蛋白可减低，蛋白尿提示肾损伤，血沉增快，血清球蛋白增高，类风湿因子可呈低滴度阳性
影像学检查	通常无异常	双手X线可显示不规则的骨侵蚀，关节间隙变窄。食管钡餐检查早期即可发现食管下端1/2或2/3轻度扩张，蠕动减弱。胸部X线检查早期示下肺纹理增厚，典型者下2/3肺野有大量线形和（或）细小结节，或线形结节样网状阴影，严重时呈"蜂窝肺"

8. 功能性便秘与神经病变造成的便秘（帕金森病、脊髓损伤、脑血管疾病、截瘫、多发性硬化症）（表5-110） 帕金森病、脊髓损伤、脑血管病、截瘫、多发性硬化症的患者多合并自主神经损伤，导致肠神经系统受损，进而导致肠动力异常而发生便秘。

表5-110　功能性便秘与帕金森病便秘的鉴别

鉴别要点	功能性便秘	帕金森病便秘
共同点	均有便秘表现	
发病年龄	不同年龄均可发病，老年人多见	中老年发病

鉴别要点	功能性便秘	帕金森病便秘
伴随症状	通常仅有便秘表现	便秘可能是帕金病最常见的胃肠道表现，可发生在帕金森病的早期，也可在帕金森病典型运动障碍表现前出现。通常可合并进行性加重的运动迟缓、肌强直、静止性震颤和姿势步态平衡障碍等
对药物的反应	渗透性泻剂效果良好	对渗透性泻剂多无反应

9. 功能性便秘与肛门直肠疾病造成的便秘（肛裂、肛门狭窄）（表 5-111）

表 5-111　功能性便秘与肛门直肠疾病造成的便秘的鉴别

鉴别要点	功能性便秘	肛门直肠疾病造成的便秘
共同点	均有排便困难的表现	
伴随症状	通常仅有便秘表现	除便秘外，还可有排便时疼痛或大便带有鲜血等表现
肛门指诊	无异常	可发现肛周痔核、肛裂及肛瘘等病变
肠镜检查	无异常	可见肛管病变

（四）西医诊断要点

结合本例患者病情资料，综合以上诊断知识分析：

1. 根据罗马Ⅳ标准中功能性便秘的诊断标准，患者至少 25% 的时间排便感到费力；至少 25% 的时间排便为块状便或硬便；每周自发性排便少于 3 次；不使用泻药时很少出现稀便。肛门指诊、便常规、便隐血试验、肠镜检查未见明显异常。既往无其他器质性疾病及药物服用史，且以便秘为主要表现而非腹痛，故从病因方面符合功能性便秘的诊断标准。

2. 根据患者主要症状为排便次数减少、粪便干硬、排便费力、不透 X 线标志物法结肠传输试验示 48 小时 70% 以上在乙状结肠以上，考虑为慢传输型便秘。

3. 患者病情严重影响生活、工作，用药后无法恢复正常排便，判断为重度慢性便秘。本例患者诊断总结：慢性便秘（慢性功能性，慢传输型，重度）。

（五）中医诊断要点

1. 定义　便秘是以大便排出困难、排便周期延长，或周期不长，但粪质干结，排出艰难；或粪质不硬，虽频有便意，但排便不畅为主要表现的病证。便秘主要是由外感寒热之邪，内伤饮食情志，病后体虚，阴阳气血不足等致热结、气滞、寒凝、气血阴阳亏虚，致使邪滞胃肠，壅塞不通；或肠失温润，推动无力，糟粕内停，大便排出困难，发为便秘。

2.中医鉴别诊断 便秘当和肠结相鉴别，两者皆有大便秘结。肠结多为急症，因大肠传导受阻所致，表现为腹部疼痛拒按、大便完全不通，且无矢气和肠鸣音，严重者可吐出粪便。而便秘多为慢性久病，因大肠传导失常所致，表现为大便干结难行，偶伴腹胀、饮食减少、恶心欲吐，有矢气和肠鸣音。

3.中医辨病辨证 患者情志不节，恼怒伤肝，肝气犯脾，日久导致脾胃虚弱，运化失司，土虚木壅，肝脾气滞，疏泄、降浊功能失常，大肠传导无力，故大便难以排出。脾胃运化失司，津液输布失调，肠道失于传导，故大便干结。脾失健运，运化失司，胃失和降，气机升降失常，故腹部胀满、不敢进食、乏力。恼怒伤肝，肝失疏泄，肝郁化火，故出现焦虑、急躁。

综上所述，本例患者中医诊断为便秘（肝郁脾虚证）。

（六）中西医初步诊断总结

西医诊断：慢性便秘（慢性功能性，慢传输型，重度）。

中医诊断：便秘（肝郁脾虚证）。

三、中西医诊疗过程

治法：润肠通便，调和肝脾，理气解郁。

中药处方：当归 12g，炒白芍 15g，生白术 12g，茯苓 15g，柴胡 6g，黄芩 10g，郁金 10g，香附 10g，乌药 10g，枳实 10g，砂仁 6g，桃仁 10g，杏仁 10g，瓜蒌 15g，肉苁蓉 10g，甘草 3g。14 剂，每日 1 剂，水煎分 2 次服。

方解：当归、桃仁、杏仁、瓜蒌、肉苁蓉，润肠通便；炒白芍、柴胡、郁金、香附、乌药、枳实、砂仁、黄芩，理气解郁；生白术、茯苓，健脾和胃；甘草，调和诸药。

预后调护：嘱患者畅情志，多进含膳食纤维的食物，适当进行户外活动。

2 周后：患者大便可自行排出，便质稍软，大便 4～5 日 1 次，腹胀减轻。前方加火麻仁 15g，续服 14 剂。

4 周后：患者大便 3 日 1 次，粪质软，乏力较前好转，纳眠可。上方加郁李仁 10g，续服 7 剂善后。

2 个月后：电话回访，患者诉大便可，1～2 日 1 次，纳眠可，精神明显好转。

相关知识拓展

（一）治疗便秘的西医药物分类及使用原则

（二）慢性便秘的检查方法

（三）功能性便秘患者的健康教育

（四）什么是生物反馈疗法

（五）历代医家的相关论述

（扫一扫 看相关知识拓展）

第十六节　结肠息肉病

⊕ 一、病例介绍

吴某，女，63 岁。主因"反复下腹部胀满不适 1 年余"于 2015 年 12 月 10 日门诊就诊。

（一）现病史

患者 1 年前无明显诱因出现下腹部胀满不适，伴大便次数增多，2 ～ 3 次 / 日，质稀色黄，无脓血便，无里急后重，无恶心呕吐等不适。2015 年 12 月 14 日行电子肠镜检查示结肠息肉；病理示腺瘤性息肉，部分轻到中度不典型增生。此次为行内镜下行息肉切除术入院。

刻下症状：纳差，脘腹胀满，易疲劳，嗳气，大便 2 ～ 3 次 / 日，色黄，无黏液脓血便，余无其他不适。

（二）既往史、个人史、家族史

否认高血压、心脏病病史，否认糖尿病、脑血管疾病病史，无手术史，无输血史，否认食物、药物过敏史。

（三）体格检查

T 36.5℃，P 64 次 / 分，Bp 127/90mmHg，R 17 次 / 分。

神清，皮肤巩膜无黄染，睑结膜色淡红，浅表淋巴结未触及肿大，心肺（－），腹部平软，肝脾区叩痛（－），未扪及包块，下腹部轻压痛，移动性浊音（－）。

（四）中医查体

神志清楚，双目有神，面色正常，形体适中，言语清晰，声音正常，未闻及特殊气味，舌质淡，苔白稍腻，边有齿痕，脉弦滑。

（五）实验室检查及其他辅助检查

1. 肠镜检查　结肠息肉，大小约 1.0cm×1.0cm。
2. 活体组织检查　腺瘤性息肉。

⊕ 二、诊断思维

（一）诊断思维路径

从患者下腹胀满不适等主要症状着手，遵循思维路径建立初步诊断（图 5-20）。

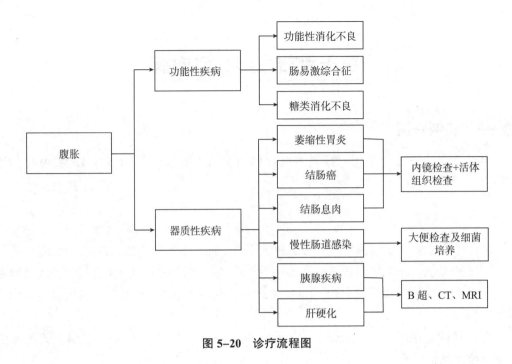

图 5-20　诊疗流程图

（二）诊断

1. 初步诊断　结合患者病史、病程、临床症状、肠镜检查及病理检查等结果，诊断本例为结肠息肉。

2. 定义　结肠息肉是一种起源于肠黏膜上皮层的突向肠腔内的隆起性病变，可以发生于结直肠任何部位。结肠息肉在组织学上可分为肿瘤性和非肿瘤性，前者又称腺瘤性息肉，包括管状腺瘤、绒毛状腺瘤、混合腺瘤；后者包括增生性息肉、炎症性息肉和错构瘤性息肉。

3. 特点　多数息肉起病隐匿，临床上可无任何症状。一些较大的息肉可引起肠道症状，主要为大便习惯改变、次数增多、便中带有黏液；或为腹胀、腹泻、腹痛、便秘及肿物自肛门脱出等。肠息肉可引起肠道梗阻、出血及便血等症状，部分息肉还具有癌变倾向。

4. 发病机制　西医学认为可能是以下几点原因。

（1）低纤维素、高脂肪的饮食习惯可能是息肉发病率高的原因之一。

（2）家族性腺瘤病均为显性遗传病，这可能和遗传因素密切相关。

（3）某些特殊的疾病、术后高胃泌素血症等和大肠息肉的发病较为密切。

5. 诊断要点　因结肠息肉患者临床大多无症状或症状不典型，多在体检时发现，因此肠镜及活体组织检查诊断为确诊结肠息肉的主要方法，可排除其他器质性疾病及非器质性疾病导致的消化系统不典型、非特异症状。

（三）鉴别诊断

因肠息肉临床症状不典型或无症状，与功能性胃肠病、肠易激综合征、肠癌等疾病，可通过胃肠镜、病理、腹部 CT 及腹平片，或 X 线钡餐等检查来鉴别，其余无须进行特殊鉴别。

（四）分类

1. 肠息肉的内镜下形态学分类（巴黎 / 日本的形态学分类）（表 5-112、表 5-113）

表 5-112　肠息肉内镜下形态学分类（巴黎分型）

息肉形态		分级
隆起型病变	有蒂	0-Ⅰp
	无蒂	0-Ⅰs
	亚蒂	0-Ⅰsp
平坦型病变	轻微隆起型	0-Ⅱa
	完全平坦型	0-Ⅱb
	轻微凹陷型	0-Ⅱc
	隆起和凹陷混合型	0-Ⅱa+Ⅱc
		0-Ⅱc+Ⅱa
凹陷型病变	溃疡型	0-Ⅲ
	混合型	0-Ⅲc+Ⅲ
		0-Ⅲ+Ⅱc

表 5-113　肠息肉内镜下形态学分类（日本山田分型）

隆起型病变	形态学特点
有蒂型	病变基底有明显的蒂与肠壁相连
亚蒂型	病变基底有亚蒂与肠壁相连
广基（无蒂）型	病变明显隆起于黏膜面，但病变基底无明显蒂部结构，基底部直径小于或大于病变头端的最大直径

各类型肠息肉形态见彩图 8。

2. 肠息肉的病理分类（表 5-114）

表 5-114　肠息肉病理分类

类型		临床特点与组织学表现
肿瘤性（癌前病变）	管状腺瘤（绒毛成分＜25%）	最多见，占腺瘤的 80%，多为有蒂息肉（85%）
		形态：多数为 0.5～2cm 大小，有蒂，呈球状或梨状，表面光滑可有浅裂沟和分叶现象。色泽发红或正常，质地软
		组织学：密集增生腺体构成，腺体大小、形态不一，常有分枝和生芽
	绒毛状腺瘤（绒毛成分＞75%）	占腺瘤的 10%。绒毛状腺瘤癌变率最高，达 40% 以上
		形态：多无蒂或亚蒂，体积大，一般大于 2～3cm，呈绒球状、菜花状、表面有细长绒毛或结节状突起，颜色苍白发黄，质软而脆，易出血，常伴糜烂，表面常附有大量黏液
		组织学：绒毛状结构占腺瘤的 80% 以上，绒毛长，直达黏膜肌层。绒毛表面被覆增生的腺上皮，中间由血管和间质构成轴
	混合性腺瘤（绒毛成分在 25%～75%）	占腺瘤的 10%
		形态：以上两种的中间型，中等大小，多为厚柄的蒂，表面部分呈绒毛或结节状，质软
		组织学：呈腺管结构，部分呈绒毛结构。绒毛结构在腺瘤表面的 1/5 以上，4/5 以下
错构瘤性	幼年性息肉	又称潴留性息肉，与先天性发育异常有关。多见于青少年，发生率为 6%～7%，多见于 10 岁以下儿童（90% 以上），是儿童下消化道出血的常见病因
		形态：90% 生长于距肛门 25cm 范围以内，多数直径小于 1cm，也有大于 5cm 者，有蒂。当息肉达 10 个以上时，称幼年性息肉病
		组织学：分化好而大小不规则的腺体，有的形成囊性扩张，中贮黏液，故又称潴留性息肉。间质增生，并有较多炎性细胞浸润，有时表面有溃疡形成
错构瘤性	Peutz-Jegher 息肉	全胃肠道均可发生，以空肠最常见
		形态：息肉大小差异明显，多有蒂或亚蒂，且蒂较粗，蒂内有肌肉成分，因此蒂可竖起。息肉表面不光滑，有许多小叶状突起，小叶间有深凹的裂沟，质地中等偏软，色泽与周围黏膜相同
		组织学：错构瘤，由增生的平滑肌和腺体组成，树枝状平滑肌从蒂向四周逐渐分枝，由粗变细，在平滑肌束周围被覆大肠腺体，腺管延长、屈曲、分枝，腺上皮细胞无异型性

类型		临床特点与组织学表现
化生性	化生性（增生性）息肉	是一种胃肠黏膜退行性改变。主要由于胃肠黏膜表面上皮细胞过度成熟，细胞脱落障碍或更新时间延长，而使细胞数量增加，隆出黏膜表面所致。患病年龄一般在 40 岁以上，高峰年龄为 50～59 岁。分布以远侧大肠多见
		形态：黏膜表面的一个小滴状突起，表面光滑，基底较宽
		组织学：由增大而规则的腺体组成，腺体上皮细胞增多造成上皮皱缩呈锯齿形，细胞核排列规则
炎症性（部分癌前病变）	炎症性息肉	其发生与胃肠黏膜慢性炎症反复发作有关，可见于炎症性肠病（UC、克罗恩病）、慢性痢疾、肠结核等疾病。大肠癌手术后吻合口缝线异物反应也可引起息肉。主要发生在中青年，发生率为 13.2%～28.9%
		形态：常为多发性，多数较小，一般无蒂，直径常见 1cm 以下，有时呈桥状
		组织学：纤维性肉芽组织，上皮亦可呈不典型增生
	血吸虫卵性息肉	好发于右侧结肠
		形态：一般无蒂，大小为数毫米至 1cm，表面光滑色黄白或充血发红，质软至中，常多发
		组织学：黏膜上皮增生或黏膜下纤维结缔组织增生，间质中有血吸虫卵沉积
免疫性	良性淋巴样息肉	多见于 20～40 岁成人，多见于直肠，尤其是下段直肠
		形态：多数单发，直径数毫米至 3～4cm，表面光滑或分叶状，或表浅溃疡形成，多数无蒂，有蒂时亦短粗
		组织学：分化良好的淋巴滤泡组织，局限于黏膜下层内，表面覆盖正常黏膜，可看到生发中心
其他	黏膜肥大性赘生物	形态：无蒂，表面光滑，直径多在 0.5cm 以下，色同周围黏膜，质软，与增生性息肉和小肠瘤难以鉴别
		组织学：仅见黏膜增生隆起，腺体被覆上皮细胞无异型性

3. 大肠腺瘤的癌变状况　据统计，约 80% 的大肠癌是由大肠腺瘤演变而来的，故大肠息肉也分为肿瘤性息肉与非肿瘤性息肉，具体如下图所示（图 5-21）。

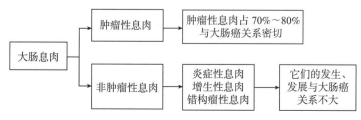

图 5-21　大肠腺瘤癌变状况图

影响腺瘤癌变的因素主要为不典型增生程度、腺瘤增大程度、绒毛成分增生程度。下表分别从腺瘤大小、类型、外形及增生程度四个方面预测癌变的概率。（表5-115）

表5-115　腺瘤癌变概率

腺瘤大小	1cm	1～2cm	＞2cm
浸润癌变率（%）	1.3	9.8	46.1
腺瘤类型	管状	混合	绒毛状
浸润癌变率（%）	4.8	22.5	40.7
腺瘤外形	有蒂		广基
浸润癌变率（%）	4.5		10.2
增生程度	轻度	中度	重度
浸润癌变率（%）	6	18	36.5

4. 内镜下诊断小 / 微息肉的分类方法（WASP 分类）（图5-22）

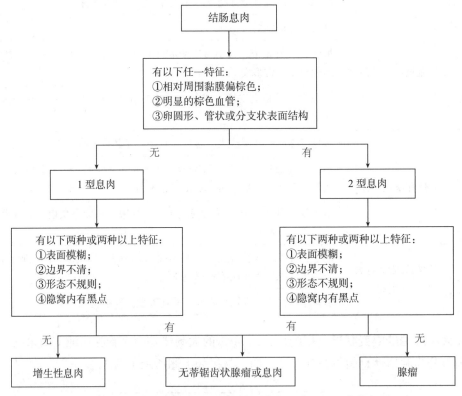

图5-22　内镜下诊断小 / 微息肉的分类方法（WASP 分类）图

（五）西医诊断要点

结合患者的病例资料，综合以上诊断知识，本例患者的诊断为结肠息肉（腺瘤性，小型息肉）。

（六）中医诊断要点

1.定义 分析患者主诉及肠镜结果，目前大部分学者认为本病属于中医"肠瘤"范畴。《灵枢·水胀》曰："肠覃何如？岐伯曰：寒气客于肠外，与卫气相抟，气不得荣，因有所系，癖而内著，恶气乃起，瘜肉乃生。"根据其描述，息肉在中医学中被归入"积聚""肠覃""垂珠痔""便血""肠瘤""腹痛""泄泻"等范畴。一般中医理论认为，脾虚是大肠息肉发病的病机要点，而寒湿、湿热、痰浊、湿浊、血瘀等为主要病因。

2.中医辨病辨证 患者为中老年女性，平素饮食不节，伤及脾胃之气，脾胃运化失司，水湿内停，酿生痰湿，日久成瘀，痰瘀互结于结肠发为息肉。脾气虚，不能运化水湿，肠道传导失司，故大便溏泄。胃气弱不能纳食，故不思食、食少。脾弱则水谷精微运化失司，四肢清窍失于濡养，故易疲劳。胃气失降而上逆，故嗳气。湿阻中焦，阻滞气机，故脘腹胀满。舌苔白，边有齿痕为脾虚之象；苔稍腻，脉弦滑为痰饮之象。综合脉症，辨属脾虚湿盛，痰瘀阻滞证。

综上分析，本例患者的中医诊断为肠瘤（脾虚湿盛，痰瘀阻滞证）。

（七）中西医初步诊断总结

西医诊断：结肠息肉（腺瘤性，小型息肉）。

中医诊断：肠瘤（脾虚湿盛，痰瘀阻滞证）。

⊕ 三、中西医诊疗过程

治法：健脾渗湿，化痰祛瘀。

中药处方：党参 10g，炙黄芪 15g，炒扁豆 18g，炒白术 10g，苍术 9g，炒薏苡仁 30g，山药 20g，陈皮 10g，炒白芍 10g，砂仁 5g（后下），辣蓼 15g，凤尾草 15g，浙贝母 10g，法半夏 9g，瓜蒌 10g，炙甘草 6g。6 剂，每日 1 剂，水煎分 2 次服。

方解：参苓白术散中以四君子补脾胃之气；配以扁豆、薏苡仁、山药之甘淡，辅以白术、苍术、陈皮，既可健脾，又能渗湿而止泻；加之砂仁辛温芳香醒脾，使上下气机贯通；浙贝母、法半夏、瓜蒌化痰散结；辣蓼、凤尾草消肿解毒，散瘀止痛，祛风理湿。诸药合用，培补后天脾胃，使水谷得化，气血有源，脾胃运化正常，则化痰渗湿；加之化痰活血祛瘀之药，可消肠瘤。

西医治疗：择期行肠镜下结肠息肉 EMR 术。

术后护理：①摘除息肉后应卧床休息，以减少出血等并发症。注意观察有无活动性出血、呕血、便血，有无腹痛、腹胀及腹膜刺激征，咽部有无水肿、疼痛，有无血压、心率等生命体征改变。②大肠、直肠息肉术后即可进流质或半流质饮食。1 周内忌粗糙食物。③术后保持大便通畅，可用适量番泻叶代茶饮，同时用拇指按揉中脘、天枢、足三里、丰隆各 1 分钟，3 ～ 4 次 / 日。④术后有少数患者可发生腹痛腹胀、肠胀气，多因手术中注入气体过多所致，可采用针灸补虚泻实的方法，针刺足三里、中脘穴，留针 15 分钟，可缓解腹胀。

四、相关知识点拓展

（一）如何进行肠道准备

（二）息肉癌变的相关影响因素

（三）息肉术后的复查及监测

（四）结肠息肉的治疗方式

（五）高频电凝切除息肉并发症的处理

（扫一扫　看相关知识拓展）

第十七节　溃疡性结肠炎

一、病例介绍

陈某，男，29岁。主因"黏液脓血便反复发作6年，加重1周"于2017年6月20日门诊就诊。

（一）现病史

患者2011年6月饮酒后出现便血，当时自以为是痔疮，使用痔疮膏治疗后未见好转，后反复出现腹泻、黏液脓血便。于2011年8月于当地医院行电子肠镜检查示溃疡性结肠炎（活动期，直肠、乙状结肠），后予美沙拉嗪等药治疗后，病情反复发作，症状时轻时重。2个月前患者因受凉出现黏液脓血便，日4～5次，伴腹部疼痛，便后痛减，里急后重，无发热，未行肠镜检查，给予美沙拉嗪肠溶片1g，每日3次，口服治疗后症状缓解不明显，前来就诊。

刻下症状：黏液脓血便，日4～5次，赤多白少，里急后重，便时腹痛，便后痛减，口干口苦，头晕乏力，食欲不振，睡眠欠佳，小腹怕冷。余无其他不适。

（二）既往史、个人史、家族史

否认其他慢性病史，对青霉素过敏。

（三）体格检查

T 36.7℃，P 78次/分，Bp 110/70mmHg，R 18次/分。

神清，皮肤巩膜无黄染，睑结膜色淡，浅表淋巴结未触及肿大，心肺（-），腹部平软，肝脾区叩痛（-），未扪及包块，左下腹压痛，移动性浊音（-）。

（四）中医查体

面色苍白，体态自如，语声较低，舌淡红，苔黄腻，脉细弱。

（五）实验室检查及其他辅助检查

1. 血常规检查 WBC 4.0×10^9/L，Hb 106g/L；ESR 24mm/h，CRP 25mg/L。

2. 便常规 +OB+ 艰难梭菌毒素 A 和 B 检测 WBC 25～35/HP，RBC 35～40/HP；OB 阳性；艰难梭状芽孢杆菌毒素 A 和毒素 B 阴性。

3. 巨细胞病毒 CMV IgM 抗体和 CMV IgG 抗体阴性。

二、诊断思维

（一）诊断思维路径

从患者腹泻、黏液脓血便、腹痛及里急后重等主要症状着手，遵循思维路径建立初步诊断（图 5-23）。

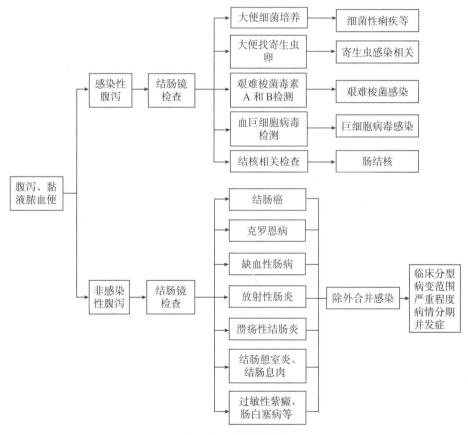

图 5-23 诊疗流程图

（二）诊断

1. 初步诊断 结合患者的病史、病程、临床症状、肠镜检查、生化检查、艰难梭菌毒素 A 和 B、巨细胞病毒抗体检测等结果，考虑本例为溃疡性结肠炎。

2. 定义 溃疡性结肠炎是主要累及直肠、结肠黏膜和黏膜下层的慢性非特异性炎症。其主要症状为腹泻、黏液脓血便、腹痛和里急后重等，可伴有不同程度的肠外表现及并发症，属于炎症性肠病（inflammatory bowel disease，IBD）范畴。

3. 特点

（1）临床表现：持续或反复发作的腹泻、黏液脓血便，伴腹痛、里急后重和不同程度的全身症状，病程多在 4～6 周以上，可有皮肤、黏膜、关节、眼、肝胆等肠外表现。

（2）肠镜检查：病变多从直肠开始，呈连续性、弥漫性分布。黏膜充血、糜烂，呈颗粒状，接触性出血。病程较长可导致结肠袋形态消失、肠腔狭窄，以及（假）炎性息肉。

（3）黏膜活体组织检查：固有膜内有弥漫性、急性、慢性炎症细胞浸润，包括中性粒细胞、淋巴细胞、浆细胞、嗜酸性粒细胞等，尤其是上皮细胞间有中性粒细胞浸润（即隐窝炎），乃至形成隐窝脓肿。

4. 发病机制 溃疡性结肠炎的病因及发病机制尚不十分明确，目前认为其主要与遗传易感性、免疫调节紊乱、感染及环境等因素有关。环境中特殊的致病因子、环境污染的发生及生活方式等均是溃疡性结肠炎的发病因素。虽然溃疡性结肠炎的发病与多种因素相关，但免疫失衡是其发病的关键环节。

5. 诊断要点

（1）溃疡性结肠炎缺乏诊断的"金标准"，主要结合临床表现、内镜和病理组织学检查进行综合分析。

（2）排除细菌性痢疾、阿米巴肠病、血吸虫肠病、肠结核、艰难梭菌感染和巨细胞病毒感染等感染性结肠炎。

（3）排除结直肠癌、缺血性结肠炎、放射性肠炎、嗜酸性粒细胞性肠炎、过敏性紫癜、胶原性结肠炎、肠白塞病、结肠息肉、结肠憩室炎和克罗恩病等非感染性结肠炎。

6. 新发或者初发患者溃疡性结肠炎的诊断 新发或者初发患者应根据以下情况进行诊断：

（1）临床疑诊：具有典型临床表现。

（2）临床拟诊：临床表现和结肠镜和（或）钡剂灌肠检查具有上述特征。

（3）临床确诊：上述诊断标准＋黏膜活体组织检查和（或）手术切除标本组织病理学特征。

（4）暂不确诊：初发病例如临床表现、结肠镜及或活体组织检查组织学改变不典型者，继续随访观察 6 周以上。

（三）鉴别诊断

1. 溃疡性结肠炎与细菌性痢疾（表 5-116） 细菌性痢疾是由志贺菌引起的常见急性肠道传染病，以结肠黏膜化脓性、溃疡性炎症为主要病变。

表 5-116 溃疡性结肠炎与细菌性痢疾的鉴别

鉴别要点	细菌性痢疾	溃疡性结肠炎
病史	不洁饮食史	无
粪便性状	典型者为鲜红胶冻状	黏液脓血便
病程	一般数天至 1 周，不超过 6 周	持续反复发作，病程在 4～6 周以上
粪便镜检	大量红、白细胞，培养可检出致病菌	以红、白细胞为主，培养无致病菌
抗菌药物治疗	有效	无效

2. 溃疡性结肠炎与阿米巴肠病（表 5-117） 阿米巴肠病是溶组织阿米巴引起的肠道感染，以近端结肠和盲肠为主要病变部位。90% 以上的阿米巴为无症状携带，病情轻重悬殊，典型的以痢疾为主，易于复发，变成慢性。潜伏期在 3 周以上。

表 5-117 溃疡性结肠炎与阿米巴肠病的鉴别

鉴别要点	阿米巴肠病	溃疡性结肠炎
病变部位	主要侵犯右侧结肠，也可累及左侧	主要累及左侧结肠，最常见于直肠
粪便性状	典型者为果酱样便	黏液脓血便
溃疡及黏膜	溃疡较深，边缘潜行，溃疡间黏膜正常，黏膜活体组织检查可见滋养体	局限于黏膜及黏膜下层，呈连续性、弥漫性分布，黏膜活体组织检查无滋养体
粪便镜检	可见溶组织阿米巴滋养体或者包囊	以红白细胞为主
血清抗阿米巴抗体	阳性	阴性
抗阿米巴治疗	有效	无效

3. 溃疡性结肠炎与血吸虫肠病（表 5-118） 血吸虫肠病是指通过皮肤接触含尾蚴的疫水（日本血吸虫），或食用含有囊蚴的生鱼或者半生鱼、虾而感染（华支睾血吸虫）血吸虫导致的病变。病变多限于肠系膜下静脉和痔上静脉分布范围的结肠，尤其以乙状结肠和直肠最为显著。虫卵沉积于肠壁的黏膜和黏膜下层，肠壁反复发生急性炎症改变和纤维化，导致肠壁增厚变硬，黏膜粗糙变平，部分黏膜萎缩，部分黏膜增殖成为息肉。

表 5-118 溃疡性结肠炎与血吸虫肠病的鉴别

鉴别要点	血吸虫肠病	溃疡性结肠炎
接触史	疫水接触史	无
肝脾肿大	常有	少见
粪便中血吸虫卵或孵化毛蚴	阳性	阴性
结肠镜	直肠、乙状结肠黏膜有黄褐色颗粒	溃疡浅，黏膜弥漫性充血水肿、颗粒状，脆性增加
抗原、抗体检测	阳性	阴性
组织病理学	可见血吸虫卵	弥漫性炎症，隐窝脓肿，无血吸虫卵

4. 溃疡性结肠炎与肠结核（表 5-119）　肠结核是结核分枝杆菌引起的肠道慢性特异性感染，常继发于肺结核。

表 5-119　溃疡性结肠炎与肠结核的鉴别

鉴别要点	肠结核	溃疡性结肠炎
结核病史	多见	无
症状	可有中毒症状，如低热、盗汗、咳嗽等	脓血便为主
内镜表现	横向溃疡为主	浅溃疡、弥漫性病变为主
结核菌素试验	强阳性	阴性
抗结核治疗	症状改善，肠道病变好转	无明显改善，肠道病变无好转
病理组织抗酸染色	可有	无
干酪性肉芽肿	有	无

5. 溃疡性结肠炎与艰难梭状芽孢杆菌感染（表 5-120）　艰难梭状芽孢杆菌是一种革兰阴性产芽孢厌氧杆菌，为院内感染的一种常见条件致病菌，可引起腹泻、伪膜性肠炎、严重脓毒血症等。伪膜性肠炎是一种主要发生于结肠的急性肠黏膜坏死、纤维素渗出性炎症。其危险因素包括抗生素暴露、免疫力低下、长期住院、高龄。

表 5-120　溃疡性结肠炎与艰难梭状芽孢杆菌感染的鉴别

鉴别要点	艰难梭状芽孢杆菌感染	溃疡性结肠炎
粪便性状	脓血样便，可见斑块状假膜	脓血便多见
肠镜下表现	假膜呈斑点样分布，周边充血，假膜不易脱落，部分脱落区可见溃疡形成	溃疡浅，黏膜弥漫性充血水肿、颗粒状，脆性增加
艰难梭菌毒素	阳性	阴性

6. 溃疡性结肠炎与巨细胞病毒感染（表 5-121）　巨细胞病毒（CMV）亦称细胞包涵体病毒，是人类疱疹病毒 5 型，分布广泛，人是唯一宿主，可引起肺、视网膜、中枢神经系统、胃肠道系统等病变，与恶性肿瘤发病相关。UC 患者和应用免疫抑制剂、糖皮质激素导致的免疫功能低下患者 CMV 感染的概率大大增加。

表 5-121　溃疡性结肠炎与溃疡性结肠炎合并巨细胞病毒感染的鉴别

鉴别要点	溃疡性结肠炎合并巨细胞病毒感染	溃疡性结肠炎
接触史	有 CMV 接触史且患者有免疫力下降	无
血清学	CMV IgM 抗体、CMV IgG 抗体阳性	无
结肠镜	深凿样溃疡、不规则溃疡和鹅卵石样改变	溃疡浅，黏膜弥漫性充血水肿、颗粒状，脆性增加
组织病理学	HE 染色观察到巨细胞、核内包涵体、核周晕圈，类似"猫头鹰眼"改变	固有膜全层弥漫性炎症、隐窝脓肿、隐窝结构异常、杯状细胞减少
抗病毒治疗	有效	无效

7. 溃疡性结肠炎与结直肠癌（表 5-122）　结直肠癌即大肠癌，包括结肠癌和直肠癌，是常见的恶性肿瘤。我国结直肠癌的发病率近年来有所升高，以 50 岁以上患者的发病率和患病率较高，75 ~ 80 岁为高峰期。

表 5-122　溃疡性结肠炎与结直肠癌的鉴别

鉴别要点	结直肠癌	溃疡性结肠炎
症状	血便、便隐血阳性、大便形状变细	脓血便多见
发病年龄	50 岁以上	青壮年
肿瘤标志物	癌胚抗原（CEA）等肿瘤标志物升高	阴性
结肠镜	早期：结直肠癌内镜表现为隆起性、平坦型。进展期：隆起型可见结节、息肉样或者菜花样隆起，溃疡性溃疡较深可达肌层，胶样型癌体较大呈胶冻状	溃疡浅，黏膜弥漫性充血水肿、颗粒状，脆性增加
组织病理学	分为腺癌、鳞癌、未分化癌、腺鳞癌、鳞状细胞癌、小细胞癌和类癌	固有膜全层弥漫性炎症、隐窝脓肿、隐窝结构异常、杯状细胞减少

8. 溃疡性结肠炎与缺血性肠炎（表 5-123）　缺血性肠炎是由于肠道供血不足和回流受阻导致肠壁缺血性损伤所引起的急性或慢性炎症性病变。

表 5-123　溃疡性结肠炎与缺血性肠炎的鉴别

鉴别要点	缺血性肠炎	溃疡性结肠炎
发病人群	多见于 50 岁以上中老年人，女性多见	最常发于青壮年期
肠镜下表现	好发于左半结肠但甚少累及直肠，血管网模糊，病变与正常黏膜分界清晰	多从直肠开始，呈连续性、弥漫性分布
病理变化	黏膜组织坏死，可见纤维素性血栓和含铁血黄素沉着	固有膜内有弥漫性炎症细胞浸润，可见隐窝脓肿，黏膜表面糜烂、浅溃疡形成和肉芽组织增生
P-ANCA	罕见阳性	常见阳性
合并疾病	常伴高血压、糖尿病、动脉粥样硬化，感染少见	可合并感染，伴有关节炎等肠外表现

9. 溃疡性结肠炎与放射性肠炎（表 5-124）　放射性肠炎是放疗后常见的肠道并发症。若放射剂量未超过 50Gy，黏膜只发生暂时性轻微损伤；若放疗较强烈，黏膜下血管损害可引起动脉炎，进而引起黏膜缺血。晚期并发症为受累肠段的纤维化、狭窄和弥漫性血管扩张。

表 5-124 溃疡性结肠炎与放射性肠炎的鉴别

鉴别要点	放射性肠炎	溃疡性结肠炎
既往史、个人史、家族史	既往接受过放射性治疗	发病与放射性治疗无关
病位	放射野内肠管皆可病变	最常见于直肠
与盆腔其他脏器形成瘘管	可见	少见
肠镜下表现	早期可见溃疡周围血管簇集；晚期弥漫性血管扩张	充血、糜烂或溃疡呈连续性、弥漫性分布

10. 溃疡性结肠炎与嗜酸性粒细胞性肠炎（表 5-125） 嗜酸性粒细胞性胃肠病是一种少见的疾病，以胃肠道嗜酸性粒细胞浸润、胃肠道水肿增厚为特点。病变仅累及结肠者为嗜酸性粒细胞性结肠炎。

表 5-125 溃疡性结肠炎与嗜酸性粒细胞性肠炎的鉴别

鉴别要点	嗜酸性粒细胞性肠炎	溃疡性结肠炎
肠梗阻	发生率 50%	不多见，可有肠腔狭窄
症状特点	缺乏特异性表现	活动期见腹泻、黏液脓血便、腹痛
粪便性状及镜检	可有脂肪样泻，夏科 - 雷登结晶，大便隐血阳性	活动期见黏液脓血便，镜检见大量红细胞、白细胞
黏膜活体组织检查	有局灶性或弥漫性嗜酸性粒细胞浸润	固有膜内有弥漫性炎症细胞浸润，可见隐窝脓肿、黏膜表面糜烂、浅溃疡形成和肉芽组织增生

11. 溃疡性结肠炎与过敏性紫癜（表 5-126） 过敏性紫癜是一种较常见的毛细血管变态反应性出血性疾病。临床表现为血液溢于皮肤、黏膜之下，出现瘀点瘀斑。本病多见于儿童和青少年，平均年龄为 5 岁；累及胃肠道者占 29% ～ 69%。

表 5-126 溃疡性结肠炎与过敏性紫癜（胃肠型）的鉴别

鉴别要点	过敏性紫癜（胃肠型）	溃疡性结肠炎
发病人群	青少年，平均年龄 5 岁	青壮年多见
发病特点	由于接触、进食过敏物质而发生，一般发生于过敏性紫癜出疹后 1 ～ 7 天	与环境、饮食、精神心理和遗传因素相关
症状特点	以位置不固定的腹痛为表现，可有便血	腹泻、黏液脓血便、腹痛、里急后重
粪便性状	可见黑便、便血	黏液脓血便常见
自限性	是	否

12. 溃疡性结肠炎与胶原性结肠炎（表 5-127） 胶原性结肠炎是显微镜下结肠炎的一种，以慢性腹泻为主要表现。肠镜及钡剂灌肠检查正常或者无特异性改变，只有结肠

活体组织检查在显微镜下才能诊断。本病以中老年女性多见。

表 5-127　溃疡性结肠炎与胶原性结肠炎的鉴别

鉴别要点	胶原性结肠炎	溃疡性结肠炎
发病人群	中老年女性多见	青壮年多见
临床表现	慢性水样腹泻	腹泻、黏液脓血便、腹痛、里急后重
便血	无	常见
肠镜下表现	黏膜正常或仅有红斑、水肿等表现	病变多从直肠开始，呈连续性、弥漫性分布。黏膜充血、糜烂，呈颗粒状，接触性出血病程较长者可导致结肠袋形态消失、肠腔狭窄，以及炎性息肉
黏膜活体组织检查	上皮下胶原带增厚	固有膜内有弥漫性炎症细胞浸润，可见隐窝脓肿，黏膜表面糜烂、浅溃疡形成和肉芽组织增生

13. 溃疡性结肠炎与肠白塞病（表 5-128）　白塞综合征是一种全身性、慢性、血管炎症性疾病，主要临床表现为复发性口腔溃疡、生殖器溃疡、眼色素层炎。发病年龄为16～40岁。消化道损害发病率占8.4%～27.5%。

表 5-128　溃疡性结肠炎与肠白塞病的鉴别

鉴别要点	肠白塞病	溃疡性结肠炎
病变部位	常见于回盲部、升结肠和横结肠	主要累及左侧结肠，最常见于直肠
肠外表现	口腔、皮肤、生殖器、眼部呈急性、慢性炎症	关节、皮肤黏膜表现，眼部病变，肝胆、血栓栓塞性疾病等
病理特点	小动脉、中动脉及相应静脉的淋巴细胞性炎症；肠道有组织坏死和肉芽肿形成；静脉病变多于动脉	固有膜内有弥漫性炎症细胞浸润，可见隐窝脓肿，黏膜表面糜烂、浅溃疡形成和肉芽组织增生

14. 溃疡性结肠炎与结肠息肉（表 5-129）　息肉是指黏膜表面突出的一种赘生物，按病理可分为腺瘤样息肉、错构瘤性息肉、炎性息肉，以及增生性息肉、类癌等疾病。息肉数大于100个称为息肉病；家族性腺瘤性息肉病是一种常染色体显性遗传的疾病，表现为整个结直肠布满大小不一的腺瘤。

表 5-129 溃疡性结肠炎炎性息肉与结肠息肉的鉴别

鉴别要点	结肠息肉	溃疡性结肠炎炎性息肉
发病人群	发病率随年龄增长而增加	有溃疡性结肠炎病史者
全身表现	少见	可有关节、皮肤黏膜表现，眼部病变，肝胆、血栓栓塞性疾病，以及贫血、发热、营养不良
粪便性状	可有鲜血便	黏液脓血便

鉴别要点	结肠息肉	溃疡性结肠炎炎性息肉
症状特点	多数患者无症状，可有腹部不适、腹胀或大便习惯改变	腹泻、腹痛、黏液脓血便、里急后重
肠镜下表现	除息肉外，黏膜大致正常	除息肉外，可见肠黏膜有充血、水肿、糜烂、溃疡、瘢痕样改变等

15. 溃疡性结肠炎与结肠憩室炎（表 5-130） 结肠憩室是结肠局部的囊样膨出，整个结肠均可形成憩室，以左侧结肠较为常见，特别是乙状结肠。憩室内若存在粪石嵌塞，即可发炎，形成结肠憩室炎，多见于 50 岁以上患者。

表 5-130　溃疡性结肠炎与结肠憩室炎的鉴别

鉴别要点	结肠憩室炎	溃疡性结肠炎
发病人群	多见于 50 岁以上患者	最常发生于青壮年
腹痛和血便	腹痛剧烈，便血不常见	脓血便多见，可伴有腹痛
病位	乙状结肠多发	最常见于直肠
结肠镜下表现	可见多个憩室	可见肠黏膜有充血、水肿、糜烂、溃疡、瘢痕样改变等
病程	起病较急	持续反复发作，病程在 4～6 周
治疗	抗生素治疗为主	抗生素治疗无效

16. 溃疡性结肠炎与克罗恩病（表 5-131） 克罗恩病是炎症性肠病的主要类型之一，是慢性炎症性肉芽肿性疾病，多见于末端回肠和邻近结肠，但从口腔至肛门各段消化道均可受累，呈节段性或跳跃性分布。其发病高峰年龄为 18～35 岁。

表 5-131　溃疡性结肠炎与克罗恩病的鉴别

鉴别要点	克罗恩病	溃疡性结肠炎
粪便性状	脓血便较少见	脓血便多见
病位	多见于末端回肠和邻近结肠	多见于左半结肠，最常见于直肠
病变分布	呈节段性	呈连续性
直肠受累	少见	绝大多数
结肠镜下表现	纵行溃疡，黏膜呈鹅卵石样，病变间的黏膜正常	溃疡浅，黏膜弥漫性充血水肿、颗粒状，脆性增加
组织病理	裂隙状溃疡；非干酪性肉芽肿，黏膜下层淋巴细胞聚集	固有膜全层弥漫性炎症、隐窝脓肿、隐窝结构异常、杯状细胞减少

（四）分级、分期和分段

1. 溃疡性结肠炎的严重程度分级（表 5-132）　活动期 UC 按严重程度可分为轻、中、重度。

表 5-132　改良 Truelove & Witts 疾病严重程度分型

	重度	中度	轻度
血便次数	≥ 6 次 / 天		< 4 次 / 天
脉搏	> 90 次 / 分		< 90 次 / 分
体温	> 37.8℃	介于两者之间	< 37.5℃
血红蛋白	< 10.5g/dL		> 11.5g/dL
ESR	> 30mm/h		< 20mm/h
CRP	> 30mg/L		正常

2. 溃疡性结肠炎的临床分期（表 5-133）　根据改良 Mayo 评分确定 UC 临床分期是活动期还是缓解期。

表 5-133　Mayo 评分

项目	0 分	1 分	2 分	3 分
排便次数	排便次数正常	比正常排便次数增加 1～2 次 / 日	比正常排便次数增加 3～4 次 / 日	比正常排便次数增加 5 次 / 日或以上
便血	未见出血	不到一半时间内出现便中混血	大部分时间内为便中混血	一直存在出血
内镜发现	正常或无活动性病变	轻度病变（红斑、血管纹理减少、轻度易脆）	中度病变（明显红斑、血管纹理缺乏、易脆、糜烂）	重度病变（自发性出血、溃疡形成）
医师总体评价	正常	轻度病情	中度病情	重度病情

临床缓解：评分 ≤ 2 分且无单个分项评分 > 1 分；轻度活动：3～5 分；中度活动：6～10 分；重度活动：11～12 分。

3. 溃疡性结肠炎病变部位（分段）的分类（表 5-134）　根据患者的肠镜检查结果，病变累及的部位分为以下几种类型。

表 5-134　蒙特利尔 UC 病变范围分类

分型	分布	结肠镜下所见炎症病变累及的范围
E1	直肠	仅累及直肠，未达乙状结肠
E2	左半结肠	累及左半结肠（脾曲以远的升结肠或直肠、乙状结肠）
E3	广泛结肠	累及脾曲以近乃至全结肠

（五）西医诊断要点

1. 严重程度分型　根据改良 Truelove & Witts 疾病严重程度分型，本例大便次数每日 4～5 次，P 78 次 / 分，血红蛋白 10.6g/dL，ESR 24mm/ 小时，CRP 25mg/L，可以评估为中度。

2. 根据改良 Mayo 评分确定 UC 临床分期

（1）排便次数：每日 4～5 次——2 分。

（2）便血：一直有黏液脓血便——3 分。

（3）内镜发现：直肠、乙状结肠黏膜弥漫糜烂，浅溃疡——3 分。

（4）医师总体评价：中度——2 分。

根据改良 Mayo 评分，本例总分合计 10 分，评定为活动期中度。

3. 病变部位范围分类　根据蒙特利尔 UC 病变范围分类进行判断。

（1）外院肠镜检查：直肠、乙状结肠黏膜粗糙，呈颗粒样改变；黏膜呈连续性、弥漫性充血糜烂，散在浅溃疡；黏膜脆性增加，触之易出血，血管形态消失。

（2）活体组织检查：慢性炎症细胞浸润，可见隐窝脓肿。对照蒙特利尔病变范围分类，判定为直肠、乙状结肠——E2。

本例患者诊断总结：溃疡性结肠炎（慢性复发型，活动期，中度，直肠、乙状结肠型）。

（六）中医诊断要点

1. 定义　久痢以腹痛、里急后重、下痢赤白脓血为临床特征。病位在肠，与脾胃密切相关。病机为湿热、疫毒、寒湿结于肠腑，气血壅滞，脂膜血络受损，化为脓血，大肠传导失司，缠绵难愈，发为久痢。

2. 中医鉴别诊断　久痢当和泄泻相鉴别。两者病位都在胃肠，病因亦有相似之处，症状都有腹痛、大便次数增多。但久痢大便次数虽多而量少，排赤白脓血便，腹痛伴里急后重感明显。而泄泻大便溏薄，粪便清稀，或如水，或完谷不化，无赤白脓血便，腹痛多伴肠鸣，少有里急后重感。正如《景岳全书》所说："泻浅而痢重，泻由水谷不分，出于中焦；痢以脂血伤败，病在下焦。"

3. 中医辨病辨证　患者饮食不节，过食肥甘厚味，导致脾胃受伤；或情志不节，恼怒伤肝，肝气犯脾，郁思伤脾，日久导致脾胃虚弱，运化失司，水湿内停，湿郁化热，湿热内蕴，与肠道气血相搏结，气血凝滞，化为脓血，故患者出现腹泻、下利黏液脓血便。肠道传导失司，气机阻滞，腑气不通，故腹痛、里急后重。湿热与肠道气血相搏结，导致气滞血瘀；病程 6 年，久病入络，肠镜是望诊的延伸，肠镜下弥漫性充血糜烂，均为有血瘀之征。脾胃虚弱，日久脾阳不足，温煦失职，故腹部冷痛，受寒即发。

综上所述，本例患者中医诊断为久痢（寒热错杂，湿热瘀阻证）。

（七）中西医初步诊断总结

西医诊断：溃疡性结肠炎（慢性复发型；活动期，中度，直肠、乙状结肠型）。

中医诊断：久痢（寒热错杂，湿热瘀阻证）。

⊕ 三、中西医诊疗过程

治法：平调寒热，清热化湿，化瘀解毒。

中药处方

内服方：白头翁 15g，炒黄芩 15g，黄连 6g，青黛 6g，苦参 9g，炮姜 10g，砂仁 3g，陈皮 10g，木香 6g，炒白术 30g，防风 10g，炒白芍 30g，地榆炭 15g，白及 15g，三七 6g，秦皮 10g，槐花炭 15g，炙甘草 6g。14 剂，每日 1 剂，水煎分 2 次服。

保留灌肠方：苦参 15g，青黛 6g，三七 6g，白及 15g，地榆炭 15g，五倍子 10g。14 剂，每日 1 剂，保留灌肠。

内服方解析：白头翁、炒黄芩、黄连、青黛、苦参，清热化湿解毒；地榆炭、白及、槐花炭，清热止血；炮姜、炒白术、防风，温脾化湿；陈皮、木香、炒白芍、三七，调气和血；炙甘草，调和诸药。

保留灌肠方解析：青黛、苦参，清热化湿解毒；地榆炭、白及、三七，和血止血；五倍子，涩肠止泻。

西药处方：继续服用美沙拉嗪肠溶片 1g，每日 4 次。

饮食禁忌：禁食寒凉、辛辣刺激食物，禁食豆浆、奶制品，禁食海鲜。

2 周后：患者便次逐渐减少，黏液脓血明显减少。

4 周后：大便次数减少为 1～2 次 / 日，黏液脓血消失，无腹痛里急后重。复查便常规：黄软便，WBC 0/HP，RBC 0/HP，隐血阴性。停用保留灌肠方，继续用内服方加减治疗。

4 个月后：复查肠镜提示直肠黏膜充血，其余未见异常。美沙拉嗪肠溶片改为 1g，每日 2 次。

中药处方：黄连 6g，青黛 6g，苦参 9g，炮姜 10g，陈皮 10g，木香 6g，炒白术 15g，炒白芍 15g，地榆炭 15g，白及 15g，三七 6g，薏苡仁 15g，茜草 10g，仙鹤草 12g，炙甘草 6g。14 剂，每日 1 剂，水煎分 2 次服。

7 个月后：经上述药物加减治疗 3 个月后患者病情稳定。停用美沙拉嗪肠溶片，中药配方颗粒，每次 1 袋，每日 2 次。

9 个月后：中药配方颗粒，每次 1 袋，每日 1 次。

1 年后：复查肠镜未见异常。中药配方颗粒，每次 1 袋，隔日 1 次。

治疗至今未再复发。

💡 **相关知识拓展**

（扫一扫　看相关知识拓展）

（一）5-氨基水杨酸制剂（如美沙拉嗪）在临床中是如何应用的

（二）5-氨基水杨酸制剂（如美沙拉嗪）在临床中有哪些剂型

（三）美沙拉嗪有几种制剂类型？如何应用

（四）什么时候选用激素治疗溃疡性结肠炎

（五）5-氨基水杨酸制剂及激素治疗效果不佳的患者，如何选用免疫抑制剂

（六）5-氨基水杨酸制剂、激素、免疫抑制剂治疗效果不佳的患者，如何选用生物制剂

（七）溃疡性结肠炎患者需要手术治疗吗

（八）历代医家的相关论述

（九）常用的中药灌肠药物有哪些

（十）保留灌肠的操作流程

第十八节　克罗恩病

⊕ 一、病例介绍

吴某，女，27岁。主因"间断黏液血便4年余，加重2个月"于2019年1月12日门诊就诊。

（一）现病史

患者于2015年3月进食酸奶后出现腹泻，便质稀，约每日2次，便后手纸擦拭见少量鲜血，无腹胀痛，无发热。随后便次增多，为血便，每日5～6次。逐渐增加至每日20余次，日间食后即便，夜间便10余次，每次量少，便前腹痛，便后缓解，偶有午后低热，体温最高38℃，无明显恶心呕吐，无关节痛、皮疹、口腔溃疡等，遂于我院就诊。

便常规：白细胞满视野、红细胞满视野，隐血阳性。CRP 90mg/L。血常规：白细胞15.86×10^9/L，血红蛋白89g/L，血小板计数512×10^9/L，中性粒细胞计数11.06×10^9/L。白蛋白33.8g/L。腹部平片示肠淤张表现。胃镜示非萎缩性胃炎伴胆汁反流。腹盆腔CT示大肠肠壁肿胀增粗。直肠镜提示直肠黏膜充血水肿，呈橘皮样改变，散在出血点，考

虑直肠炎。肠镜示进镜 70cm 至横结肠，患者不能耐受，要求退镜，退镜所见横结肠、降结肠可见多发不规则溃疡及多发息肉，底露污秽苔，边界黏膜充血水肿，病变不连续，分别于横结肠取活体组织检查 2 块，降结肠取活体组织检查 1 块，乙状结肠距肛门 30cm 左右可见一大小约 0.3cm×0.4cm 深凹陷，周围黏膜无充血水肿；直肠黏膜尚光滑，取活体组织检查 2 块，肛管黏膜充血，考虑炎症性肠病（克罗恩病可能性大）。病理检查（横结肠、降结肠、直肠）符合结肠黏膜组织慢性炎；（降结肠）部分有大量炎性渗出及小片增生肉芽样组织，间质可见淋巴滤泡。

予静脉营养、调节肠道菌群、替硝唑、美沙拉嗪等治疗。病程中体重降低 10kg；后患者病情缓解，排便 5～6 次 / 日。2 个月后复查结肠镜，提示肠道水肿，多处溃疡，糜烂，并有不规则息肉，但患者自觉症状好转，未予处理。后规律服用美沙拉嗪 2g/d 维持，辅以中药调理。3 年内排便基本恢复正常，未诉腹痛、发热等不适，体重恢复如常。10 月余前因生育停用美沙拉嗪及中药，未诉不适。2 月余前患者劳累后再发加重，排黏液血便 5～20 次 / 日，伴间断排便前腹痛，便后可缓解，伴发热，体温 38℃左右，次日恢复正常。1 周前外院就诊，予左氧氟沙星 0.5g，每日 1 次；整肠生 0.5g，每日 3 次；继续美沙拉嗪口服。患者腹泻、黏液血便无明显缓解，体温正常，为进一步诊治入院。

刻下症状：黏液血便，每日 5～20 次，赤白相间，里急后重，便时腹痛，便后痛减，头晕乏力，口干，恶心，发热，无恶寒，食欲不振，睡眠欠佳，小腹怕冷。余无其他不适。近 1 个月体重减轻 2.5kg。

（二）既往史、个人史、家族史

2015 年 4 月 29 日行肛门息肉切除术，术后病理回报皮脂腺瘤。对菌类、辣椒、香料过敏。

（三）体格检查

T 37.5℃，P 72 次 / 分，Bp 110/70mmHg，R 20 次 / 分。

神清，皮肤巩膜无黄染，睑结膜色淡，浅表淋巴结未触及肿大，心肺（−），腹部平软，上腹及左下腹轻压痛，未扪及包块，肝脾区叩痛（−），移动性浊音（−）。

（四）中医查体

面色萎黄，体态自如，语声较低，舌红苔黄腻，脉细。

（五）实验室检查及其他辅助检查

1. 血常规检查　WBC $11.5×10^9/L$，Hb 114g/L，PLT $420×10^9/L$，N% 75.5%。

2. 便常规 +OB+ 细菌学检查　WBC > 50/HP，RBC > 50/HP，OB 阳性，肠道菌群大致正常。

3. ESR 29mm/h，超敏 CRP 86mg/L。降钙素原 0.04ng/mL。D- 二聚体 0.5mg/L。

4. 抗核抗体 + 自身抗体谱　抗核抗体阳性，颗粒型 1∶100，均质型 1∶100，核周型抗中性粒细胞抗体（P-ANCA）阳性。

5. 生化检查　白蛋白 33.5g/L，前白蛋白 55.6mg/L。

6. 艰难梭状芽孢杆菌毒素 A 和毒素 B 阴性；巨细胞病毒 CMV IgM 抗体和 CMV IgG 抗体阴性。

7. 肠镜检查　全结肠黏膜充血水肿，直肠黏膜颗粒样，乙状结肠、降结肠可见溃疡形成，有接触性出血及自发出血。横结肠可见瘢痕形成，并见大量息肉样隆起及充血。升结肠及回盲部可见多个大小不等的溃疡。末端回肠未见溃疡。

8. 胃镜检查　慢性非萎缩性胃炎。

✚ 二、诊断思维

（一）诊断思维路径

从患者腹泻、便血、腹痛、体重减轻等主要症状着手，遵循思维路径建立初步诊断（图 5-24）。

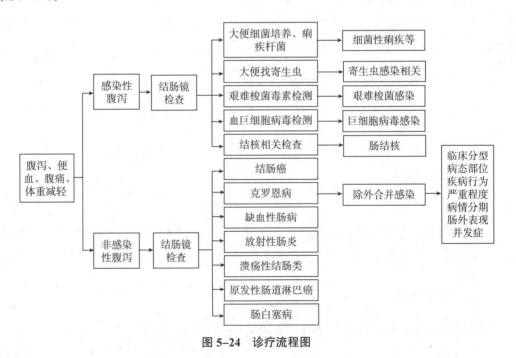

图 5-24　诊疗流程图

（二）诊断

1. 初步诊断　结合患者病史、病程、临床症状、肠镜检查、腹盆腔 CT、生化检查、艰难梭菌毒素 A 和 B 检测、血巨细胞病毒检测等结果，考虑本例为克罗恩病（Crohn's disease，CD）。

2.定义　克罗恩病是一种病因不明的消化道慢性非特异性炎性肉芽肿性疾病，是慢性、进展性、破坏性疾病，从口腔至肛门的各段消化道均可受累，多见于回肠末端和邻近结肠。其病变多为肠道溃疡，呈节段性和跳跃性分布，病变累及消化道全层。消化道的主要表现为腹泻、腹痛，可有血便等；全身性表现主要有体重减轻、发热、食欲不振、疲劳、贫血等，青少年患者可见生长发育迟缓；肠外表现与 UC 相似；常见的并发症有瘘管、腹腔脓肿、肠腔狭窄和肠梗阻、肛周病变（肛周脓肿、肛周瘘管、皮赘、肛裂等），较少见消化道大出血、肠穿孔，病程长者可发生癌变。克罗恩病与溃疡性结肠炎均属于炎症性肠病（inflammatory bowel disease，IBD）范畴。

3.特点

（1）典型症状：腹痛、体重下降、慢性腹泻，特别是年轻患者，病程多在 6 周以上。可有皮肤、黏膜、关节、眼、肝胆症状等肠外表现。

（2）肠镜检查：为 CD 诊断的常规首选检查。结肠镜检查应达末端回肠。典型镜下表现为节段性纵行溃疡，卵石征，肠管狭窄。内镜下的另一特征是肠瘘和肛周病变。

（3）黏膜活体组织检查：局灶性的慢性炎症、局灶性隐窝结构异常和非干酪样肉芽肿。

（4）经腹部超声、小肠 CT 造影（CTE）和磁共振小肠成像（MRE）：评估小肠炎性病变，可反映肠壁的炎症改变，病变分布的部位和范围，狭窄的存在及其可能的性质（炎症活动性或纤维性狭窄），肠腔外并发症，如瘘管形成、腹腔脓肿或蜂窝织炎等。活动期 CD 典型的 CTE 表现为肠壁明显增厚（＞4mm），肠黏膜明显强化伴有肠壁分层改变，黏膜内环和浆膜外环明显强化，呈"靶征"或"双晕征"，肠系膜血管增多、扩张、扭曲，呈"木梳征"，相应系膜脂肪密度增高、模糊，肠系膜淋巴结肿大等。肛瘘行直肠磁共振检查有助于确定肛周病变的位置和范围，了解瘘管类型及其与周围组织的解剖关系。

4.发病机制　克罗恩病的病因及发病机制尚不十分明确，目前认为其主要与遗传、环境因素、肠道菌群改变等导致消化道黏膜免疫异常和屏障功能受损有关。

5.诊断要点

（1）克罗恩病缺乏诊断的"金标准"，主要结合临床表现、内镜和病理、影像学检查进行综合分析。

（2）排除肠结核及其他感染性肠炎，如人类免疫缺陷病毒（HIV）相关肠炎、血吸虫病、阿米巴肠病、耶尔森菌感染、空肠弯曲菌感染、医院获得性艰难梭菌感染、巨细胞病毒感染等。

（3）排除肠白塞病、缺血性结肠炎、放射性肠炎、药物性（如 NSAID）肠病、嗜酸细胞性胃肠炎、以肠道病变为突出表现的多种风湿性疾病（如系统性红斑狼疮、原发性血管炎等）、肠道恶性淋巴瘤、憩室炎、转流性结肠炎等非感染性结肠炎。

（4）诊断标准：在排除以上感染性结肠炎和非感染性结肠炎的基础上，可按下列要点诊断：①具备上述典型临床表现者，可临床疑诊，安排进一步检查。②同时具备上述结肠镜或小肠镜（病变局限在小肠者）特征及影像学（CTE 或 MRE，无条件者采用小肠钡剂造影）特征者，可临床拟诊。③如再加上活体组织检查提示 CD 的特征性改变且能排除肠结核，可做出临床诊断。④如有手术切除标本（包括切除肠段及病变附近淋巴结），可根据标准做出病理确诊。⑤对无病理确诊的初诊病例，随访 6～12 个月以上，根据对治疗的反应及病情变化判断，符合 CD 自然病程者，可做出临床确诊。如与肠结核混淆不清但倾向于肠结核者，应按肠结核进行诊断性治疗 8～12 周，再行鉴别。

WHO 曾提出 6 个诊断要点的 CD 诊断标准（表 5-135），该标准最近再次被世界胃肠组织（WGO）推荐，可供参考。

表 5-135　世界卫生组织推荐的 CD 诊断标准

项目	临床表现	放射影像学检查	内镜检查	活组织检查	手术标本
①非连续性或节段性改变		+	+		+
②卵石样外观或纵行溃疡		+	+		+
③全壁性炎性反应改变	+	+		+	+
④非干酪性肉芽肿				+	+
⑤裂沟、瘘管	+	+			+
⑥肛周病变	+				

注：具有①、②、③者为疑诊；再加上④、⑤、⑥三者之一可确诊；具备第④项者，只要加上①、②、③三者之二亦可确诊。"+"代表有此项表现。

6. 新发或者初发患者克罗恩病的诊断　新发或者初发患者应根据以下情况进行诊断。

（1）临床疑诊：具有典型临床表现。

（2）临床拟诊：根据临床表现和结肠镜和（或）钡剂灌肠检查具有上述特征。

（3）临床确诊：上述诊断标准加上黏膜活体组织检查和（或）手术切除标本组织病理学特征。

（4）暂不确诊：初发病例如临床表现、结肠镜及活体组织检查组织学改变不典型者，继续随访观察 6 周以上。

（三）鉴别诊断

1. 克罗恩病与溃疡性结肠炎（表 5-136）　克罗恩病与溃疡性结肠炎均属于炎症性肠病，均有排便习惯改变，因而需要鉴别。

表 5-136　克罗恩病与溃疡性结肠炎的鉴别

鉴别要点			CD	UC
症状			有腹泻、腹痛，但脓血便少见	脓血便多见
肠镜	病变分布	部位	胃肠道任何部位	仅结肠
		累及直肠	50%，直肠可不受累	90%，多累及直肠
		回肠末端	常见	极少（倒灌性回肠炎）
		沿肠纵轴	跳跃性、节段性、局限性	弥漫性、连续性
		沿肠横轴	偏心，不对称	全周，对称
	黏膜形态	炎症	轻，有正常黏膜残存	严重，无正常黏膜残存
		脆性	不增加	增加
		脓性分泌物	少见	多见
		溃疡形态	阿弗他，线性	不规则
		深度	深	浅
		表面	白苔	脓性苔
		分布	纵行分布	不规则
		周围黏膜	正常	充血，糜烂
		假息肉	少见	多见
		卵石征	常见	无/偶尔，颗粒样改变
	狭窄		常见	不常见
	肛周病变		约 75%	少见
组织学	隐窝结构		正常或局部受损	受损，常见隐窝脓肿
	炎症		全壁性、裂隙样溃疡	黏膜表浅性，杯状细胞减少
	上皮样肉芽肿		有非干酪样肉芽肿	无
并发症	瘘管、脓肿		可见	无或偶见
	肠腔狭窄		常见	少见
	癌变危险性		+	++

2. 克罗恩病与肠结核（表 5-137） 克罗恩病和肠结核在临床表现上均可有腹痛、腹泻、腹部包块、体重减轻、发热、肠梗阻，且病变部位、范围和分布特点相似，故需鉴别。

表 5-137 克罗恩病与肠结核的鉴别

鉴别要点	克罗恩病	肠结核
首发症状	慢性腹泻最常见，可伴腹痛，以右下腹为主	多为腹痛，以右下腹和脐周为主，若伴发肠梗阻，腹痛可呈持续性，并排气、排便减少，甚至停止
发病部位	末端回肠和回盲部多见，常累及肛周，左半结肠可受累	以右半结肠为主，左半结肠少见
消化道表现	腹泻、腹痛、腹部包块、瘘管窦道、便血、肛周病变、肠梗阻多见	腹痛、腹部包块（右下腹多见，部分可呈游走性）、大便习惯改变、腹水多见，瘘管、腹腔脓肿、便血少见
全身表现	乏力、纳差、营养不良和发热	午后低热、乏力、食欲缺乏、盗汗、消瘦的结核中毒症状多见
并发症	肠外表现常见。骨骼肌肉系统最常受累，如骶髂关节炎和强直性脊柱炎，踝、膝、髋、腕关节炎。此外，还有代谢性骨病、皮肤黏膜表现（如口腔溃疡、结节性红斑和坏疽性脓皮病）、眼部病变（如虹膜炎、巩膜炎、葡萄膜炎等）、肝胆疾病（如脂肪肝、原发性硬化性胆管炎、胆石症等）、血栓栓塞性疾病等	肠外结核尤其肺结核、结核性腹膜炎多见
结肠镜	节段性、局灶性、非对称性分布的纵行溃疡，在肠系膜附着处更明显，鹅卵石征，肠管狭窄，节段性狭窄较长，甚至达 20cm 以上，可累及肛周	环形溃疡与横轴平行，狭窄的长度通常小于 3cm，结节样增生，回盲瓣口固定开放，很少累及直肠肛管
病理	局灶性的慢性炎症、局灶性隐窝结构异常、非干酪样肉芽肿、裂隙状溃疡。肉芽肿一般少而小，散在分布，肉芽肿的数量与肠壁炎症及其继发的纤维组织增生等改变不成比例，炎症分布不以肉芽肿为中心	干酪样肉芽肿，大多位于黏膜下层，内肠壁炎症以肉芽肿为中心分布，肉芽肿旁可见大量炎症细胞浸润，伴或不伴纤维化等改变。肉芽肿最大直径可超过 300μm，且每个节段超过 5 个肉芽肿。显微镜下发现干酪样坏死或找到抗酸杆菌可确诊肠结核

续表

鉴别要点	克罗恩病	肠结核
腹部 CTE 或 MRE	多节段性肠壁增厚（4 ～ 15mm），假憩室征象较为明显；肠黏膜明显强化伴有肠壁分层改变，黏膜内环和浆膜外环明显强化，呈"靶征"或"双晕征"；肠系膜血管增多、扩张、扭曲，呈"木梳征"等。可见肠腔狭窄，肠系膜内局部淋巴结肿大，一般在 3 ～ 8mm 瘘管形成时，可见瘘管内含有气体或对比剂	最常见的表现为回盲部肠壁向心性增厚，伴或不伴近端肠管扩张，偶见盲肠内侧壁不对称性增厚。临近肠系膜可能存在淋巴结肿大伴中心低密度灶（提示干酪样液化）。存在结核性腹膜炎、肠系膜结核时，CT 常见表现为腹水少量，小肠常互相粘连，位置趋于集中。壁腹膜增厚呈线带状，并有强化。肠系膜呈团片状、污垢状改变，并伴有环状强化的肿大淋巴结。大网膜增厚、粘连，强化明显，部分呈"饼状"改变
抗酸染色、结核抗体、结核菌素试验（PPD）、T-SPOT.TB 试验、PCR 法检测结核分枝杆菌 DNA 试验	阴性	阳性；肠道、腹膜或腹腔积液（有腹水时）的活体组织检查标本中存在结核分枝杆菌，或分枝杆菌培养和（或）PCR 法检测结核分枝杆菌 DNA 确定结核分枝杆菌可确诊肠结核
ASCA	多为阳性	阴性

3. 克罗恩病与原发性肠道淋巴瘤（表 5-138）　克罗恩病与原发性肠道淋巴瘤都可有腹部包块、腹痛、发热，故需要鉴别。

表 5-138　克罗恩病与原发性肠道淋巴瘤的鉴别

鉴别要点	克罗恩病	原发性肠道淋巴瘤
发病年龄	青少年多见	发病年龄较 CD 晚
起病特点	起病隐匿、缓渐，病程呈慢性反复发作，从发病至确诊往往需要数月或数年，活动期与缓解期交替	病程进展较快，病情迅速加重，病死率高
首发症状	慢性腹泻最常见，其次是腹痛	多为腹部包块，伴腹痛、腹泻
其他消化道表现	腹部包块、瘘管窦道、便血、肠梗阻多见，肛周病变为其特征性表现	便血、急性肠穿孔的比例较高，肠梗阻概率低
发病部位	末端回肠和回盲部多见，常累及肛周，多个节段受累	以小肠受累为主，单一部位受累
全身表现	乏力、纳差、营养不良和发热	发热

鉴别要点	克罗恩病	原发性肠道淋巴瘤
并发症	肠外表现常见	肠外表现少见
结肠镜	节段性、局灶性、非对称性分布的纵行溃疡，在肠系膜附着处更明显，鹅卵石征，肠管狭窄，可累及肛周	多为肿块型、溃疡型、息肉型，回盲部病变少见，多为隆起病变，单一部位，病变位于黏膜下，较晚侵犯黏膜，极少见到病变黏膜充血水肿及渗出等改变，且在疾病任何阶段均无炎性息肉形成
病理	局灶性慢性炎症、局灶性隐窝结构异常、非干酪样肉芽肿、裂隙状溃疡。肉芽肿一般少而小，散在分布。肉芽肿的数量与肠壁炎症及其继发的纤维组织增生等改变不成比例，炎症分布不以肉芽肿为中心	黏膜或黏膜下层淋巴瘤样细胞浸润
腹部 CTE 或 MRE	多节段性肠壁增厚（4～15mm），假憩室征象较为明显；肠黏膜明显强化伴有肠壁分层改变，黏膜内环和浆膜外环明显强化，呈"靶征"或"双晕征"；肠系膜血管增多、扩张、扭曲，呈"木梳征"等。可见肠腔狭窄，肠系膜内局部淋巴结肿大，一般在 3～8mm 瘘管形成时，可见瘘管内含有气体或对比剂	单个部位受累，肠壁增厚（单层偏心性增厚），腹腔淋巴结肿大（＞2cm）；肠腔动脉瘤样扩张；腔内肿块多呈息肉状，可合并有溃疡，肠腔不同程度狭窄，肠梗阻少见；CT增强扫描时强化相对较轻，可伴有病变与邻近肠系膜粘连固定，有时可见网膜和腹膜广泛浸润，可出现回结肠套叠征象
ASCA	多为阳性	阴性

4. 克罗恩病与肠白塞病（表 5-139）白塞综合征是一种全身性慢性免疫系统疾病，基本病理改变为血管炎，可侵犯人体多个器官。主要临床表现为复发性口腔溃疡、生殖器溃疡、眼色素层炎。发病年龄为 16～40 岁。消化道损害发病率占 8.4%～27.5%。白塞综合征的诊断推荐应用白塞综合征国际研究组的诊断标准：①反复发生口腔溃疡，过去 12 个月内发病不少于 3 次。②反复发生生殖器溃疡。③眼病。④皮肤病变。⑤皮肤针刺试验阳性（无菌穿刺针刺入患者前臂，24～48 小时后出现直径＞2mm 的无菌性红斑性结节或脓疱）。确诊需有①加其他 2 项特征。

肠白塞病是具有肠道表现的白塞综合征，其症状可表现为腹痛、腹泻或便秘、腹部包块、便血、肛周病变及瘘管等；病变部位以回盲部多见，其次为升结肠和横结肠，病变为多发性，呈跳跃性分布，病变之间黏膜正常；病变黏膜处可见深或大溃疡，呈匍行性；组织学上肠道溃疡表现与克罗恩病相似，但通常肉芽肿可作为 CD 与之鉴别的特征之一。

表 5-139　克罗恩病与肠白塞病的鉴别

	鉴别要点	克罗恩病	肠白塞病
临床表现	眼葡萄膜炎、口及生殖器溃疡、皮肤损伤	相对少见	多见，可同时或相继出现
	关节炎	相对少见	相对多见
	附睾炎	相对少见	相对多见
	血管损害	少见	多见
	神经系统损害	少见	多见
	消化系统损害	相对突出	相对少见
内镜表现	横径分布	系膜侧	系膜对侧
	溃疡形态	纵行或线性	圆形、卵圆形或不规则圆形
	溃疡深度	深	主溃疡深，副溃疡浅
	卵石征	多见	无
	假性息肉	多见	少见
	肠腔狭窄	多见	较少见
病理特征	非干酪样肉芽肿	典型，多见	少见，无典型朗格汉斯细胞
	溃疡特点	裂隙状溃疡	圆形溃疡，由坏死层、肉芽层和纤维化层组成
	闭塞性小血管炎	少见	典型，多见

5. 克罗恩病与缺血性肠病（表 5-140）　因为克罗恩病与缺血性肠病均可出现结肠溃疡性改变，因此需要鉴别。

表 5-140　克罗恩病与缺血性肠病的鉴别

鉴别要点	克罗恩病	缺血性肠病
发病年龄	青壮年多见	老年人多见
既往史、个人史、家族史	多无特殊	多有动脉硬化、心功能不全、高血压病、高脂血症
病因	不明原因，可能与基因、免疫、环境有关	因肠壁缺血、乏氧，最终发生梗死
症状	腹痛、腹泻、体重下降等，便血少见，可见瘘管形成和肠梗阻	腹痛、便血多见
病变部位	胃肠道均可累及，回盲部多见；可见肛周病变	多累及脾曲至乙状结肠，即左半结肠；直肠肛周少见

鉴别要点	克罗恩病	缺血性肠病
肠镜	节段性改变，纵行溃疡，卵石征，肠腔狭窄	病变界限非常清晰。黏膜充血水肿糜烂隆起，可出现瘀斑、黏膜下出血、黏膜坏死或脱落。溃疡多种，形态不规则
预后	为慢性进行性破坏性的疾病，需长期服药维持缓解	缺血改善则症状、病变消失，恢复如常，无须维持治疗

（四）分型

1. 临床分型 推荐按蒙特利尔 CD 表型分类法进行分型（表 5-141）。

表 5-141　CD 蒙特利尔分型表

项目		标准	备注
确诊年龄（A）	A1	≤ 16 岁	–
	A2	16 ～ 40 岁	–
	A3	≥ 40 岁	–
病变部位（L）	L1	回肠末端	L1+L4
	L2	结肠	L2+L4
	L3	回结肠	L3+L4
	L4	上消化道	–
疾病行为（B）	B1	非狭窄，非穿透	B1p
	B2	狭窄	B2p
	B3	穿透	B3p

注：①L4 可与 L1、L2、L3 同时存在。②随着时间的推移，B1 可以发展为 B2 或 B3。③p 为肛周病变，可与 B1、B2、B3 同时存在。"–"为无此项。

2. 严重程度评估 通常采用简化克罗恩病活动指数计算法（表 5-142）、Best 克罗恩病活动指数计算法（表 5-143）、克罗恩病疾病活动度分级（表 5-144），来评估 CD 患者疾病活动度。

（1）活动性疾病：克罗恩病活动指数（Crohn's Disease Activity Inde，CDAI）> 220 分，同时 CRP > 10mg/L。

（2）诱导缓解：CDAI < 150 分，或者治疗后 CDAI 下降 ≥ 100 分，CRP < 10mg/L，结合内镜、组织学检查可确定。

血清 CRP 水平有助于评估患者的复发风险。高 CRP 水平提示患有活动性疾病或细菌性并发症。CRP 可用于指导治疗和随访。血清 CRP 和粪便标志物，如粪钙卫蛋白或粪乳铁蛋白，可用于指导治疗和短期随访，并预测临床复发。二者均来源于中性粒细胞，是中性粒细胞在发生炎症时分泌的重要物质。粪钙卫蛋白有助于鉴别 CD 和 IBS。

表 5-142　简化克罗恩病活动指数计算法

项目	0 分	1 分	2 分	3 分	4 分
一般情况	良好	稍差	差	不良	极差
腹痛	无	轻	中	重	–
腹部包块	无	可疑	确定	伴触痛	–
腹泻	稀便每日 1 次记 1 分				
伴随疾病	每种症状记 1 分				

注："–"为无此项。①伴随疾病包括关节痛、虹膜炎、结节性红斑、坏疽性脓皮病、阿弗他溃疡、裂沟、新瘘管和脓肿等。≤ 4 分为缓解期，5 ～ 7 分为轻度活动期，8 ～ 16 分为中度活动期，> 16 分为重度活动期。

表 5-143　Best 克罗恩病活动指数计算法

变量	权重
稀便次数（1 周）	2
腹痛程度（1 周总评，0 ～ 3 分）	5
一般情况（1 周总评，0 ～ 4 分）	7
肠外表现与并发症（1 项 1 分）	20
阿片类止泻药（0、1 分）	30
腹部包块（可疑 2 分，肯定 5 分）	10
血细胞比容降低值（正常：男 40，女 37）	6
100×（1– 体重 / 标准体重）	1

注：血细胞比容正常值按国人标准。总分为各项分值之和，克罗恩病活动指数 < 150 分为缓解期，≥ 150 分为活动期，其中 150 ～ 220 分为轻度，221 ～ 450 分为中度，> 450 分为重度

表 5-144　克罗恩病疾病活动度分级

轻度	中度	重度
CDAI 150 ～ 220 分	CDAI 220 ～ 450 分	CDAI > 450 分
活动、进餐、饮水自如	间断呕吐	恶病质
体重下降 < 10%	体重下降 > 10%	BMI < 18kg/m^2
无肠梗阻、发热、脱水、腹部包块、肌紧张	轻度疾病用药无效，无明显肠梗阻表现，腹部柔软，可及包块	有肠梗阻或脓肿，积极治疗后症状仍持续存在
CRP 升高在正常高限	CRP 高于正常高限	CRP 明显升高

注：有肠梗阻症状不一定总与疾病活动度相关，建议进一步行腹部影像学检查。

（五）西医诊断要点

1. 疾病分型　根据蒙特利尔 CD 表型分类法进行分型。本例患者 23 岁，在 16 岁至

40 岁区间，故属于 A2 型；其肠镜及腹部 CT 均提示病变在结肠，故为 L2 型；其未见狭窄或瘘管，故为 B1 型。

2. 严重程度　根据简化克罗恩病活动指数计算法：一般情况——稍差——1 分；腹痛——轻——1 分；腹块——无——1 分；腹泻——5～20 次，平均 12 次——12 分；伴随疾病——无。

根据简化克罗恩病活动指数计算法评分，患者总分合计 1+1+1+12+0=15 分，评定为活动期中度。

综上所述，本例患者诊断总结：克罗恩病（A2L2B1p，活动期，中度）。

（六）中医诊断要点

1. 定义　中医古籍中对 CD 无明确记载。现代医家认为用一个中医病名来概括克罗恩病病情全过程的特点及规律是不可能的，故可以根据克罗恩病不同阶段的临床表现来命名。例如，以慢性腹泻为主要表现的，诊断为"泄泻"；以黏液脓血便、腹痛、里急后重为主要表现的，可参考溃疡性结肠炎诊断为"久痢"；以肠瘘为主要表现的，可诊断为"肠痈"；以肠梗阻为主要表现的，诊断为"肠结"。目前，我国尚无克罗恩病的中医诊疗指南或共识意见。

2. 病因病机　多数医家认同克罗恩病乃因感受外邪、饮食不节、情志失调、脏腑亏虚，脾气受损，湿从内生，湿滞日久，多从热化，湿热熏蒸，壅滞肠间，传导失司，与气血相搏结，损伤血络，气凝血滞，血败肉腐，内溃成疡。日久渐波及于肾，脾肾两虚，正虚邪恋，缠绵难愈。因此，湿邪内蕴、气血壅滞、脾肾亏虚，乃本病发病的关键所在。病机以脾虚为本，积滞、湿热、寒湿、瘀血为标。正虚邪实、寒热错杂为其发病特点。

3. 中医辨病辨证　患者青年女性，饮食不节，导致脾胃受伤，脾胃虚弱，运化失司，水湿内停，湿郁化热，湿热内蕴，与肠道气血相搏结，气血凝滞，腐败化为脓血，故患者出现腹泻、下利黏液脓血便；肠道传导失司，气机阻滞，腑气不通，故腹痛、里急后重、便后痛减；湿热与肠道气血相搏结，导致气滞血瘀，久病入络，肠镜是望诊的延伸，肠镜下充血、溃疡形成及自发性出血，均为有血瘀之征；脾胃虚弱，气血生化不足，故头晕乏力、口干、食欲不振、体重下降；气虚日久脾阳不足，温煦失职，故小腹怕冷；湿热炽盛，故发热。

综上所述，本例患者的中医诊断为久痢（寒热错杂，湿热瘀阻证）。

（七）中西医初步诊断总结

西医诊断：克罗恩病（A2 L2B1p，活动期，中度）。
中医诊断：久痢（寒热错杂，湿热瘀阻证）。

⚕ 三、中西医诊疗过程

治法：平调寒热，清热化湿，化瘀止血。

中药处方

内服方：葛根 9g，炒黄芩 15g，黄连 6g，炮姜 9g，陈皮 10g，炒白术 30g，炒白芍 30g，防风 10g，木香 6g，苦参 9g，青黛 3g，地榆炭 15g，三七 6g，马齿苋 15g，肉桂 5g，炙甘草 6g。14 剂，每日 1 剂，水煎分 2 次服。

保留灌肠方：苦参 15g，青黛 6g，三七 6g，白及 15g，地榆炭 15g，五倍子 10g。14 剂，每日 1 剂，保留灌肠。

内服方解析：炒黄芩、黄连、青黛、苦参、马齿苋，清热化湿解毒；地榆炭、三七，清热凉血止血；炮姜、肉桂、炒白术，温脾化湿止泻；陈皮、木香、炒白芍、三七，调气和血；葛根、防风，升提清气；炙甘草，调和诸药。

保留灌肠方解析：青黛、苦参，清热化湿解毒；地榆炭、白及、三七，凉血止血；五倍子，涩肠止泻。

西药处方：美沙拉嗪肠溶片口服 1g，每日 4 次；美沙拉嗪栓 1g，塞肛，每晚 1 次。

饮食禁忌：禁食寒凉、辛辣刺激食物，禁食海鲜。

1 周后：患者便次逐渐减少，便血明显减少，无发热。

2 周后：患者大便次数减少至每日 4 次，黏液脓血消失，无腹痛、里急后重。复查便常规：黄软便，WBC 4 ～ 6/HP，RBC 4 ～ 6/HP，隐血阳性。继续中药保留灌肠，继续守上方加减治疗。

3 周后：患者大便次数减少至每日 1 ～ 2 次，黏液脓血消失，无腹痛、里急后重。复查便常规：黄软便，WBC 0 ～ 1/HP，RBC 0/HP，隐血阳性。停止中药保留灌肠，继续守上方加减治疗。

随访 3 年，患者持续口服中药，美沙拉嗪减至每日 2g，病情稳定。

✅ 相关知识拓展

（一）5- 氨基水杨酸制剂（如美沙拉嗪）在克罗恩病的治疗中是如何应用的

（二）5- 氨基水杨酸制剂（如美沙拉嗪）在临床中有哪些剂型

（扫一扫　看相关知识拓展）

（三）什么时候选用激素治疗克罗恩病

（四）氨基水杨酸制剂及激素治疗效果不佳的患者，如何选用免疫抑制剂治疗

（五）5- 氨基水杨酸制剂、激素、免疫抑制剂治疗效果不佳的中、重度 CD 患者，如何规范应用生物制剂

（六）克罗恩病患者需要手术治疗吗

第十九节　肠梗阻

⊕ 一、病例介绍

患者，男，68 岁。主因"腹胀痛伴恶心呕吐、停止排气排便 4 天，加重 1 天"于 2020 年 4 月 22 日就诊。

（一）现病史

患者于 4 天前晚餐进食大量油腻质硬食物后发生左侧上、中腹部胀痛，呈阵发性，伴恶心、呕吐，呕吐物为胃内容物，4 天来大便未解，1 天前腹胀痛伴恶心呕吐加重，急来我院就诊。

刻下症状：腹胀痛阵作，拒按，腹中转气，恶心呕吐，无排气排便，心烦口渴，小便黄，舌红，苔黄，脉弦紧。

（二）既往史、个人史、家族史

否认糖尿病、高血压、冠心病等慢性病史，否认食物、药物过敏史。

（三）体格检查

T 36.6℃，P 80 次 / 分，Bp 100/70mmHg，R 20 次 / 分。

神清，精神弱，步入病房，自主体位，对答切题，查体合作。全身皮肤黏膜无黄染，无出血点及皮疹，浅表淋巴结未扪及肿大。头颅五官无畸形，眼睑无水肿，巩膜无黄染，双侧瞳孔等大等圆，对光反射敏感，耳、鼻、口无异常分泌物。颈软，气管居中，双侧甲状腺不大，颈静脉无怒张。胸廓无畸形，无压痛，两肺呼吸音清，未闻及干湿啰音，心律齐，各瓣膜区未闻及病理性杂音。腹稍膨，全腹压痛，以脐周最明显，无反跳痛、肌紧张，全腹未扪及包块，肝脾肋下未及，移动性浊音（－），肝浊音界存在，肠鸣音亢进，未闻及气过水声，两肾区无叩击痛。脊柱四肢无畸形，活动无受限，四肢无水肿；肛门及外生殖器未见明显异常；生理反射存在，病理反射未引出。

（四）中医查体

面色苍白，痛苦表情，语声较低，舌红，苔黄，脉弦紧。

（五）辅助检查

腹部 X 线平片　两膈光滑，膈下未见明确游离气体影，腹部可见多发阶梯状气液平面，腹部部分小肠肠管积气扩张，双侧腹脂线清晰。

📑 二、诊断思维

（一）诊断思维路径

从患者阵发性腹部胀痛、呕吐、停止排气排便等主要症状着手，遵循思维路径建立初步诊断（图 5-25）。

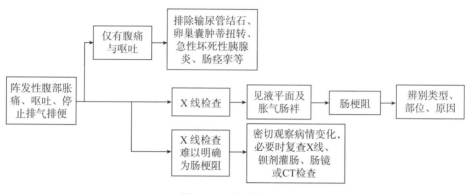

图 5-25　诊疗流程图

（二）诊断

1. 初步诊断　结合患者的病史、病程、临床症状、体格检查、X 线腹部平片等结果，考虑本例为肠梗阻。

2. 定义　肠梗阻是指肠内容物不能正常运行、顺利通过肠道的外科病症。主要症状是阵发性腹痛、呕吐、腹胀、停止排气排便等。

3. 特点

（1）阵发性腹痛、呕吐、腹胀、停止排气排便四大症状和肠鸣音亢进等。

（2）X 线的典型表现为肠袢内出现多个气液面，呈阶梯状。一般在肠梗阻发生 4～6 小时可显示出肠腔内气体。不同部位的肠梗阻，X 线表现也各有其特点，如空肠黏膜环状皱襞在肠腔充气时可呈"鱼骨刺"状；回肠扩张的肠袢多，可显示阶梯状液平面；结肠胀气位于腹部周边，显示结肠袋形。

4. 分类　肠梗阻的病因十分复杂，涉及肠管自身病变、肠管外病变、肠腔内容物和神经肌肉紊乱等，故可以把肠梗阻分为以下多种类型。

（1）根据肠梗阻的基本病因分类

1）机械性肠梗阻：最为常见，是由于各种机械原因引起的肠腔狭小，使肠内容物通过障碍。其病因包括：①肠壁病变：如肿瘤、先天性肠道闭锁、先天性肠扭转不良、梅克尔憩室炎、炎症性肠病等。②肠外因素：如粘连、肠管扭转、嵌顿疝、肿瘤或脓肿压迫等。③肠内因素：如粪石、胆石、毛发团、寄生虫（绦虫、蛔虫）、异物所致的肠腔堵塞。

2）动力性肠梗阻：是由于神经反射或毒素刺激，引起肠壁平滑肌功能紊乱，使肠蠕动丧失或肠管痉挛，以致肠内容物通过障碍，但无器质性的肠腔狭窄，包括麻痹性肠梗阻和痉挛性肠梗阻。麻痹性肠梗阻多发生于腹腔手术后，由急性弥漫性腹膜炎、腹膜后血肿或感染引起。痉挛性肠梗阻多由急性肠炎、肠道功能紊乱和慢性铅中毒引起的肠痉挛所致。

3）血运性肠梗阻：是由于肠系膜血管栓塞或血栓形成，使肠管血运障碍，蠕动无力，继而发生肠麻痹而使肠内容物通过障碍。它可迅速继发肠坏死，在处理上与肠麻痹截然不同。

4）假性肠梗阻：是一组肠道肌肉神经病变引起的运动功能障碍性疾病。临床上主要表现为间断或持续性肠梗阻，缺乏机械性肠梗阻的证据。临床多见腹部绞痛、腹胀、呕吐、腹泻，甚至脂肪泻，体检时发现腹胀、肠鸣音减弱或正常，腹部 X 线平片不显示机械性肠梗阻时出现的肠胀气与气液平。

（2）根据肠壁有无血运障碍分类

1）单纯性肠梗阻：肠内容物通过受阻，肠管无血运障碍。

2）绞窄性肠梗阻：梗阻且伴有肠壁血运障碍，可因肠系膜血管受压、血栓形成或栓塞引起。绞窄性肠梗阻易导致肠壁坏死、穿孔，继发性腹膜炎，发生严重的脓毒血症，如处理不及时，死亡率极高。

（3）根据肠梗阻部位分类：高位小肠梗阻、低位小肠梗阻、结肠梗阻。

（4）根据梗阻程度分类：完全性肠梗阻、不完全性肠梗阻。

（5）根据梗阻进展速度分类：急性肠梗阻、慢性肠梗阻。

5. 诊断要点

（1）典型的单纯性肠梗阻有阵发性腹部绞痛、呕吐、腹胀、停止排气排便四大症状和肠鸣音亢进等。

（2）一般肠梗阻发生 4～6 小时，X 线检查可显示出肠腔内气体；立位或侧卧位透视或平片，可见液平面及气胀肠袢。

（3）排除其他类型的急腹症如急性胃肠炎、急性胰腺炎、输尿管结石等。

6. 早期如何确诊　早期肠梗阻有时并不具备阵发性腹部绞痛、呕吐、腹胀、停止排气排便的典型表现，仅有腹痛与呕吐，特别是某些绞窄性肠梗阻的早期，可能与输尿管结石、卵巢囊肿蒂扭转、急性坏死性胰腺炎等混淆，甚至误诊为一般肠痉挛，尤应警惕。

一般肠梗阻发生 4～6 小时，X 线检查可显示出肠腔内气体。同时，由于肠梗阻的部位不同，X 线表现也各有其特点，如空肠黏膜环状皱襞可显示"鱼骨刺"状；回肠黏膜则无此表现；结肠胀气位于腹部周边，显示结肠袋形。当怀疑肠套叠、乙状结肠扭转或结肠肿瘤时，可做钡剂灌肠或 CT 检查以助诊断。

（三）鉴别诊断

1.肠梗阻与输尿管结石（表 5-145）　输尿管结石疼痛剧烈难忍，阵发性发作，位于腰部或上腹部，并沿输尿管行径向下放射，伴血尿、恶心、呕吐、膀胱刺激征，肾区有叩击痛，泌尿系超声及腹部 X 线检查可确诊。

表 5-145　肠梗阻与输尿管结石的鉴别

鉴别要点	输尿管结石	肠梗阻
病变部位	主要侵犯输尿管	主要侵犯肠道
疼痛部位	腰部或上腹部，可沿输尿管行径向下放射	与梗阻部位有关
疼痛特点	疼痛剧烈难忍，阵发性发作	阵发性剧烈绞痛；发作时自觉有肠蠕动感，有肠鸣，有时还可出现移动性包块
伴随症状	血尿、恶心、呕吐	呕吐、腹胀、停止排气排便
体征	膀胱刺激征，肾区有叩击痛	腹部膨隆，肠型，蠕动波；梗阻部位可有轻压痛，当梗阻部位近端肠管内积存的气体与液体较多时可闻及振水音；腹部叩诊呈鼓音。机械性肠梗阻时肠鸣音亢进，而动力性肠梗阻可表现为肠鸣音减弱或消失。绞窄性肠梗阻，肠壁有坏死、穿孔时，可出现急性腹膜炎的体征
辅助检查	泌尿系超声及腹部 X 线检查	立位腹平片或腹部 CT 检查

2.肠梗阻与卵巢囊肿蒂扭转（表 5-146）　卵巢囊肿蒂扭转发作突然，左或右下腹剧烈疼痛，常伴恶心、呕吐，甚至休克。当扭转蒂部自然复位或囊肿完全坏死时，腹痛可减轻。出现腹膜炎提示囊肿缺血坏死。常有卵巢囊肿病史，经阴道和下腹双合诊触及肿物张力大，压痛，以瘤蒂部最明显。盆腔超声检查能测知肿块的部位，大小、形态及性质，提示肿瘤囊性或实性、良性或恶性，并有与其他疾病鉴别，对卵巢肿瘤的诊断有重要意义。

表 5-146　肠梗阻与卵巢囊肿蒂扭转的鉴别

鉴别要点	卵巢囊肿蒂扭转	肠梗阻
病变部位	主要侵犯卵巢	主要侵犯肠道
疼痛部位	左或右下腹	与梗阻部位有关
伴随症状	恶心、呕吐，甚至休克	呕吐、腹胀、停止排气排便
病史	常有卵巢囊肿病史	可能有腹部手术史、腹腔炎症病史，或有创伤瘢痕
辅助检查	盆腔超声检查	立位腹平片或腹部 CT 检查

3.肠梗阻与急性坏死性胰腺炎（表5-147） 急性胰腺炎多于暴饮暴食或饮酒后发病，腹痛部位为上腹部偏左侧，持续剧烈，可向左肩、左腰背部放射，恶心、呕吐后腹痛不缓解。胰腺投影区可有腹膜炎；可有腹胀，表现为麻痹性肠梗阻。实验室检查血或尿淀粉酶明显升高，血脂肪酶升高更有诊断价值。增强CT检查示胰腺弥漫性肿大，密度不均，胰腺坏死时可出现质地不均、液化和蜂窝状低密度区，胰周积液，可确诊。

表5-147　肠梗阻与急性坏死性胰腺炎的鉴别

鉴别要点	急性坏死性胰腺炎	肠梗阻
诱因	暴饮暴食或饮酒	腹部手术、腹腔炎症、创伤
疼痛部位	上腹部偏左侧，可向左肩、左腰背部放射	与梗阻部位有关
疼痛性质	持续剧烈疼痛	阵发性剧烈绞痛；发作时自觉有肠蠕动感、有肠鸣，有时还可出现移动性包块
辅助检查	增强CT检查	立位腹平片或腹部CT检查

4.肠梗阻与胃、十二指肠溃疡急性穿孔（表5-148） 胃、十二指肠溃疡急性穿孔有较典型的溃疡病史，表现为突然发生持续性上腹剧烈疼痛，很快扩散到全腹，常伴有轻度休克症状。体格检查时有明显的腹膜刺激征，肝浊音界缩小或消失。X线检查膈下有游离气体，即能确诊。

表5-148　肠梗阻与胃、十二指肠溃疡急性穿孔的鉴别

鉴别要点	胃、十二指肠溃疡急性穿孔	肠梗阻
溃疡病史	有	多无
腹痛性质	持续性上腹剧烈疼痛，很快扩散到全腹	阵发性剧烈绞痛；发作时自觉有肠蠕动感，有肠鸣，有时还可出现移动性包块
全身症状	常伴有轻度休克	无明显全身症状
体格检查	有明显的腹膜刺激征，肝浊音界缩小或消失	肠鸣音亢进，有时可出现移动性包块
X线检查	膈下有游离气体	可见液平面及胀气肠袢

（四）分型

1.机械性与动力性梗阻 机械性肠梗阻是常见的肠梗阻类型，临床表现为腹部绞痛、呕吐、腹胀、停止排气排便；X线检查可显示胀气限于梗阻以上的部分肠管，即使晚期并发肠绞窄和麻痹，结肠也不会全部胀气。动力性肠梗阻包括麻痹性和痉挛性。麻痹性肠梗阻较多见，肠蠕动多减弱或消失，表现为持续腹胀，无阵发性绞痛等肠蠕动亢进表现，且多与腹腔感染、外伤、腹膜后感染、血肿、腹部手术、肠道炎症、脊髓损伤等有

关；X线检查可显示大肠、小肠全部充气扩张。痉挛性肠梗阻较少见，可发生于急性肠炎、肠道功能紊乱或慢性铅中毒患者。

2. 单纯性与绞窄性梗阻　绞窄性肠梗阻有血运障碍，可发生肠坏死、穿孔与腹膜炎，预后严重，必须及早进行手术治疗。有下列表现者，应考虑绞窄性肠梗阻的可能：①腹痛发作急骤，起始即为持续性剧烈疼痛，或在阵发性加重之间仍有持续性疼痛。②肠鸣音可不亢进。③有时出现腰背部痛，呕吐出现早、剧烈而频繁。④呕吐物、胃肠减压抽出液、肛门排出物为血性，或腹腔穿刺抽出血性液体。⑤腹胀不对称，腹部有局部隆起或触及有压痛的肿块（胀大的肠袢）。⑥有明显腹膜刺激征，体温上升，脉率增快，白细胞计数增高。⑦腹部X线检查见孤立、突出胀大的肠袢，不因时间而改变位置，或有假肿瘤状阴影；或肠间隙增宽，提示有腹腔积液。⑧病情发展迅速，早期出现休克，抗休克治疗后改善不显著，经积极非手术治疗而症状、体征无明显改善。

3. 高位与低位梗阻　高位小肠梗阻的特点是呕吐发生早、频繁，腹胀不明显。低位小肠梗阻的特点是腹胀明显，呕吐出现晚而次数少，并可吐粪样物。结肠梗阻与低位小肠梗阻的临床表现很相似，可通过X线检查辅助鉴别。低位小肠梗阻，扩张的肠袢在腹中部，呈"阶梯状"排列，而结肠内无积气；结肠梗阻时，扩大的肠袢分布在腹部周围，可见结肠袋，胀气的结肠阴影在梗阻部位突然中断，盲肠胀气最显著，小肠内胀气可不明显。

4. 完全性与不完全性梗阻　完全性肠梗阻呕吐频繁，如为低位梗阻则腹胀明显，完全停止排便排气；立位腹平片见梗阻部位近端肠袢明显充气、扩张，梗阻部位远端结肠内无气体。不完全性肠梗阻呕吐与腹胀都较轻或无呕吐，立位腹平片可见肠袢充气、扩张都较不明显，而梗阻部位远端的小肠和结肠内可见气体存在。

（五）西医诊断要点

结合本例患者病情资料，综合以上诊断知识分析：

1. 机械性与动力性　本例患者X线检查示两膈光滑，膈下未见明确游离气体影，腹部可见多发阶梯状气液平面，腹部部分小肠肠管积气扩张，双侧腹脂线清晰，评估为机械性梗阻。

2. 单纯性与绞窄性　本例患者左侧上、中腹部胀痛呈阵发性，无血性呕吐物、胃肠减压抽出液、肛门排出物等，无腹膜刺激征，无休克等表现，评估为单纯性梗阻。

3. 高位与低位　本例患者呕吐发生较早，呕吐物为胃内容物，未见肠内容物，结合腹部X线检查结果，评估为高位梗阻。

4. 完全性与不完全性　本例患者有明显腹胀、呕吐、停止排气排便的临床表现，立位腹平片可见梗阻部位近端肠袢明显充气扩张，不除外完全性肠梗阻。

本例患者诊断总结：肠梗阻（机械性，单纯性，高位，不除外完全性）

（六）中医诊断要点

1. 定义　肠结是指宿食结于肠间，不能下行，大便多日不通，以腹痛、腹胀、呕吐、自肛门排气排便减少或停止为主要表现者。病因常为饮食过度，或恣食生冷及硬物，或怒后饱食，或寒火凝结，或呕吐既久，胃气上逆不下降。病位多在十二指肠及小肠间，亦有结于幽门者。其症有腹痛者，有呕吐者，尤为难治。

2. 中医鉴别诊断　肠结当和便秘相鉴别，二者病位均在肠道，均有大便不通表现，同时均可出现腹部包块。但便秘为排便周期延长，或粪质干结，排出艰难；包块常出现在小腹左侧，多为条索状，乃因燥屎内结，排便后减少或消失。肠结为完全停止排气排便；包块在腹部各处均可出现，形状不定，与排便无关。

3. 中医辨病辨证　患者主诉"腹胀痛伴恶心呕吐、停止排气排便 4 天，加重 1 天"，符合肠结的腹痛、腹胀、呕吐、停止排气排便的临床表现，辨病属肠结。患者腹胀痛阵作，拒按，伴恶心呕吐、心烦口渴、小便黄、大便闭，无矢气，辨证属实热内结证。患者饮食后食积气滞，糟粕内停，郁而化热，不通则痛，故出现腹胀痛阵作，拒按；肠腑热结，大肠传导失司，导致大便闭、无矢气；大肠传导失司，腑气不通，气机逆乱，浊热上逆，导致呕吐；热扰心神，伤及津液，故心烦口渴、小便黄；舌红、苔黄、脉弦紧，均为实热内结之象。

综上所述，本例患者中医诊断为肠结（实热内结证）。

（七）中西医初步诊断总结

西医诊断：肠梗阻（机械性，单纯性，高位，不除外完全性）。

中医诊断：肠结（实热内结证）。

⊕ 三、中西医诊疗过程

治法：泄热导滞，通里攻下。

中药处方：生大黄 15g，炒枳实 15g，芒硝 10g（冲服），厚朴 10g，炒莱菔子 15g，木香 6g，当归 12g。3 剂，每日 1 剂，水煎 150mL，冷却至适宜温度后经胃管分 3 次注入。

方解：生大黄、炒枳实、芒硝、厚朴，峻下热结；炒莱菔子、木香，行气消食；炙甘草，调和诸药。

西药处方：0.9% 氯化钠注射液 1000mL+15% 氯化钾 20mL，静脉滴注，每日 1 次。10% 葡萄糖注射液 1000mL+ 维生素 B_6 0.1g+ 维生素 C 1.0g，静脉滴注，每日 1 次。

饮食禁忌：禁食水。

8 小时后解出数个坚硬粪块，如枣大，便后腹痛减轻。

1 日后大便次数增多，解出许多粪块，腹痛明显减轻，当日症状未再加重。

2 日后患者症状明显好转，稍有腹胀，无恶心、呕吐，能进半流质饮食。

2 周后随访无明显不适，已能正常上班。

💡 相关知识拓展

（一）急性肠梗阻有何病理生理改变

（二）肠梗阻的治疗原则是什么

（三）肠梗阻无论采用非手术治疗或手术治疗，均需应
　　　用的基础治疗是什么

（四）肠梗阻的非手术疗法

（五）肠梗阻的手术治疗指征

（六）肠梗阻的手术方式

（七）肠梗阻常用的针灸选穴

（八）肠梗阻灌肠治疗时常用的药物与用法

（九）保留灌肠的操作流程

（扫一扫　看相关知识拓展）

第二十节　结直肠癌

⊕ 一、病例介绍

刘某，男，82岁。主因"间断中上腹疼痛20余天，加重4天"于2016年5月16日以"腹痛、肠梗阻查因"收入病房。

（一）现病史

2016年4月25日患者无明显诱因出现中上腹疼痛，无胸痛及肩背放射痛，无恶心呕吐，就诊于当地医院，查BP 165/95mmhg，Fe^{3+} 3μmol/L，CK 675U/L，α-HbDH 200U/L，HbA1c 6.7%，经诊疗（具体诊治不详）后患者症状有所缓解。

2016年5月10日患者再次出现中上腹疼痛伴恶心干呕，遂就诊于我院门诊，查血常规：中性粒细胞10.4%，淋巴细胞18.0%，Hb 96g/L，血淀粉酶47.0U/L。腹部彩超示轻度脂肪肝，胆囊息肉，腹腔胀气明显，胰腺显示不清，腹腔少量积液，考虑腹痛（待查）。予颠茄20mg，每日3次，止痛，并行腹部CT检查进一步明确病因。

2016年5月11日凌晨患者腹痛加重，并伴恶心呕吐，呕吐物为胃内容物，嗳气吐酸，就诊于我院急诊。查血常规：中性粒细胞百分比11.2%，淋巴细胞百分比13.9%，Hb 101g/L，RBC 4.47×10^{12}/L，DD 3.17mg/L；肝肾功能+离子：Na^+ 134.9mmol/L，GLU 9.98mmol/L，TBil 23.0μmol/L。Hp（-）。心电图示窦性心律，中度ST段压低。腹部CT

示升结肠局部肠壁增厚、强化，符合肠梗阻改变。

刻下症状：中上腹胀痛，头晕乏力，无胸痛及肩背放射痛，无恶心呕吐，眠尚可，大便不成形，水样便，量少，5～6次/日，小便尚可。近期体重有所下降（具体不详）。

（二）既往史、个人史、家族史

2型糖尿病、高脂血症、高血压、冠心病、前列腺增生病史。

（三）体格检查

T 36℃，P 84次/分，Bp 112/52mmHg，R 20次/分。

神清，皮肤巩膜无黄染，睑结膜色淡，浅表淋巴结未触及肿大，心肺（－），腹膨隆，中上腹有压痛，无反跳痛及腹肌紧张，未扪及包块，移动性浊音（－），墨菲征（－），肠鸣音1～2次/分，肝脾肋下未及，肝脾区叩痛（－），双肾无叩痛，双下肢轻度水肿。

（四）中医查体

双目少神，面色偏暗，体型偏胖，体态自如，言语流利，语声适中，舌暗红有瘀斑，苔黄腻，脉沉。

（五）实验室检查及其他辅助检查

1.血常规　中性粒细胞百分比11.2%，淋巴细胞百分比13.9%，Hb 101g/L，RBC 4.47×10^{12}/L，DD 3.17mg/L。

2.肝肾功能＋离子　Na^+ 134.9mmol/L，GLU 9.98mmol/L，TBil 23.0μmol/L。

3.Hp（－）。

4.心电图　窦性心律，中度ST段压低。

5.腹部CT　升结肠局部肠壁增厚、强化，符合肠梗阻改变。

⊕ 二、诊断思维

（一）诊断思维路径

从患者上腹痛、肠梗阻等主要症状着手，遵循思维路径建立初步诊断（图5-26）。

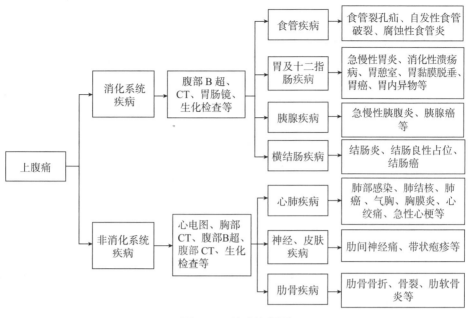

图 5-26 诊疗流程图

（二）诊断

1. 初步诊断 结合患者的病史、病程、临床症状、腹部 CT 等结果，考虑本例为升结肠占位可能性大，待进一步检查明确诊断。

2. 定义 结直肠癌是指发生于各段结肠和直肠上皮的恶性肿瘤。临床以腹泻或便秘、腹部肿块、便血、贫血、腹痛为主要表现，晚期因肝和腹腔内转移较多而出现相应的症状。

3. 特点

（1）症状：结直肠癌早期多无症状，随着癌体积增大和产生继发病变，才出现症状。其主要症状有：①胃肠功能紊乱症状：有胃纳减退、腹部不适、饱胀、便秘、腹泻，或腹泻与便秘交替出现等。②肠梗阻症状：主要有腹痛、便秘、腹胀、呕吐、肠蠕动亢进，有时可见到肠型。③排便习惯与粪便性状改变：常为本病最早出现的症状，多以血便为突出表现，或有痢疾样脓血便伴里急后重。有时表现为顽固性便秘，大便形状变细；也可表现为腹泻与糊状大便，或腹泻与便秘交替，粪质无明显黏液脓血，多见于右侧结直肠癌。④全身症状：患者可有不同程度的贫血、营养不良、全身衰竭、体重减轻和恶病质等。⑤其他症状：癌感染可以引起畏寒、发热；穿孔可以引起弥漫或局限性腹膜炎；侵及泌尿系统可以引起泌尿系统症状。晚期可以出现肝大、黄疸、腹水、左锁骨上淋巴结肿大，以及其他器官转移的特有症状。另外，根据癌所在部位的不同，临床表现可不相同。

（2）体征：早期体征可缺如。晚期则可出现消瘦、贫血、营养不良或恶病质等体征。当癌转移时，可出现肝大、黄疸、腹水、左锁骨上淋巴结肿大，以及其他器官转移的特有体征。

（3）肿瘤标志物：①血清癌胚抗原（CEA）：当结肠癌灶局限于黏膜时，CEA 阳性率仅为 40%；当侵入肌层或有远处转移时，CEA 阳性率可高达 90% ～ 100%。CEA 非结肠癌所特有，诊断缺乏专一性，但多次测定、观察动态变化，对判断疗效及预后有一定意义。此外，CEA 亦可用作观察一些癌前病变，如结肠息肉病、溃疡性结肠炎是否已有恶变等。②其他肿瘤标志物：结直肠癌患者在诊断时、治疗前、评价疗效、随访时除必须检测外周血 CEA 外，还需检测 CA19-9；有肝转移的患者建议检测甲胎蛋白（AFP）；疑有腹膜、卵巢转移的患者建议检测 CA125。

（4）食管钡剂造影：充盈缺损，边缘不整齐，龛影，肠壁僵硬、黏膜破坏，肠腔狭窄，有不同程度的梗阻等。其确诊率达 90% 以上。

（5）结直肠镜检查：①早期：结直肠癌内镜表现为隆起型、浅表型、溃疡型。②进展期：隆起型可见结节、息肉样或者菜花样隆起；溃疡型可见较深可达肌层的溃疡；浸润型肠壁各层弥漫浸润。

4. 流行病学特点

（1）结直肠癌的发病呈现明显的地区差异，以北美洲、大洋洲最高，欧洲居中，亚非地区较低。

（2）男性略高于女性，其比例约为 1.65 ∶ 1。其中直肠癌男性较多见，年轻结肠癌患者男性多见。

（3）发病率从 50 岁开始明显上升，75 ～ 80 岁达到高峰，然后缓慢下降。我国发病年龄多在 40 ～ 60 岁，发病高峰在 50 岁左右，但 30 岁以下的青年人结直肠癌并不少见。

5. 发病机制　结直肠癌的病因尚无明确的结论，或与患者的生活条件、饮食习惯、食物中的致癌物质及遗传易感性等有关。

（1）饮食因素

1）高脂肪饮食：长期进食高脂肪饮食，促使胆汁分泌增加，进入肠管的胆酸数量增加，在肠道内细菌的作用下，使这些物质转化为致癌物质，或者可以促使癌的生成。据研究，结直肠癌的发生可能与胆酸代谢产物、胆固醇代谢产物有关。此外，肠道内细菌亦可能对结直肠癌有诱发作用。

2）低纤维饮食：食物中所含纤维质过少，使食糜在肠道中排空时间过长，经肠道内厌氧菌作用而产生致癌物质；由于留滞肠道时间长，这些物质更易刺激肠黏膜而发生癌变。

3）高蛋白饮食：高蛋白饮食中的氨基酸经肠道细菌分解后可能会产生致癌物质。

4）亚硝基类化合物的作用：包括亚硝胺和亚硝酰胺两类，这两类物质大多数有强烈的致癌作用。亚硝基化合物前体广泛地存在于自然界中，如摄入人体，在一定条件下，可在体内合成亚硝基化合物。

（2）环境因素：一些微量元素的缺乏与结直肠癌的发生有关，如钼或硒缺乏可增加结直肠癌的发病率。石棉纤维也是诱发结直肠癌的促致癌物质。

（3）遗传因素：目前将结直肠癌分为遗传性（或家族性）和非遗传性（即散发性）两大类。而多数学者认为，所有结直肠癌都有基因变异的因素，只是一些是属于先天性的，另一些则是后天获得的，后者是由于环境和诱发因素引起的基因突变。

（4）结直肠癌既往史、个人史：结直肠癌经手术切除后，除复发外，发生第二个原发结直肠癌的危险性比一般人群增加 3 ~ 4 倍。

（5）放射线损害：直肠及乙状结肠下段的解剖位置在盆腔内相对固定，盆腔接受放射治疗时，容易承受较大剂量，造成放射性直肠炎。在放疗后 10 ~ 20 年，可能在直肠或乙状结肠下段发生癌变。确定为放射线损害引起之结直肠癌的依据是：①放疗与结直肠癌发病至少相隔 10 年。②结直肠必须接受过较大的照射量。③病理检查肿瘤周围有放射线引起之明显组织反应。

（6）癌前疾病

1）结肠息肉：息肉的组织类型和癌变的关系于文献中多有报道，一般认为，绒毛状腺瘤的癌变机会最高，为 25% ~ 30%；管状腺瘤 3% ~ 8%，但也和年龄、地区等因素有关。

2）炎症性肠病：溃疡性结肠炎的癌变率平均为 0.5% ~ 5.0%，一般在患病 10 年之后可以发生，其癌变率随年龄而增加。克罗恩病也能并发结直肠癌，但在我国的发病率甚低。

3）血吸虫病：结直肠癌的发病与血吸虫病的流行有一定的关系。血吸虫病的发病率与结直肠癌标准化死亡率之间成直线正相关关系。推测血吸虫卵在肠壁内的沉积可引起慢性炎症，形成炎性息肉，诱发癌变。所以，癌好发于虫卵沉积较多的直肠、乙状结肠部。血吸虫病诱发的结直肠癌患者年龄较轻。

4）其他疾病或生理异常：胆囊切除后，次级胆酸进入肠道增多。有人认为，可刺激结肠黏膜增生，从而增加了患结肠腺瘤的危险性。同理，在近端小肠和远段小肠吻合术后，由于增加了胆酸与近端结肠的接触，也可能增加患结肠癌的危险。

6. 结直肠癌的高危人群 凡 40 岁以上有以下任一表现者应列为高危人群。

（1）一级亲属有结直肠癌史者。

（2）有癌症、肠道腺瘤或息肉史。

（3）大便隐血试验阳性者。

（4）以下五种表现具有两种及以上者：黏液血便、慢性腹泻、慢性便秘、慢性阑尾炎或阑尾切除史、慢性胆道疾病或胆囊切除史及不良生活事件史（需发生在近 20 年内，并在事件发生后对调查对象造成较大精神创伤或痛苦）。

7. 结直肠癌的病理特点 结直肠癌的病变部位以直肠为首，依次为乙状结肠、盲肠、升结肠、横结肠、降结肠、肝曲和脾曲。

（1）病理

1）早期结直肠癌：①0-Ⅰ型：隆起型，又可分为 3 个亚型，即有蒂型（0-Ⅰp）、亚蒂型（0-Ⅰsp）及广基型（0-Ⅰs）。②0-Ⅱ型：浅表型，病变隆起及凹陷均不明显，分 3 个亚型，即浅表隆起型（0-Ⅱa）、浅表平坦型（0-Ⅱb）、浅表凹陷型（0-Ⅱc）。③0-Ⅲ型：凹陷型，有溃疡形成。

2）进展期结直肠癌：①隆起型：又称肿块型、增生型。癌瘤形成肿块，向肠腔突出，形态呈结节状、息肉状、菜花状，与正常肠管分界清楚，如肿瘤表面坏死，可形成浅表溃疡。本型多发生于右半结肠，好发于盲肠。②溃疡型：肿块表面伴有大且深的溃疡。多发于左侧结肠。本型转移快，预后较差。③浸润型：肿瘤在肠壁各层弥漫浸润，使肠壁增厚，肠腔收缩狭窄，可伴有不同程度的梗阻，多发生于左侧结肠或直肠，如乙状结肠、直肠、乙状结肠曲部。本型转移早，预后差。

（2）组织学分类：①腺癌（非特殊型）。②腺癌（特殊型），包括黏液腺癌、印戒细胞癌、锯齿状腺癌、微乳头状腺癌、髓样癌、筛状粉刺型腺癌。③腺鳞癌。④鳞癌。⑤梭形细胞癌/肉瘤样癌。⑥未分化癌。⑦不确定型癌。依细胞分化程度可分为高、中、低分化癌，或者为1、2、3、4级。

（3）扩散和转移方式

1）局部扩散及其他脏器浸润：主要沿肠壁淋巴丛扩散，浆膜有阻止癌浸润的能力，故浸润到肠外组织的癌以无浆膜部分为多，如直肠周围、升结肠和降结肠的后面。直肠、乙状结肠则经常表现为黏膜层和黏膜下层浸润，即浸润到阴道、子宫、膀胱、前列腺、肌肉和腹壁等。

2）淋巴道转移：淋巴道转移是结直肠癌最常见的非直接扩散方式。直肠癌淋巴结转移发生率较高。

3）血行转移：晚期结直肠癌可经血行转移到肝、肺、肾上腺、骨骼、甲状腺、肾等，偶见于卵巢、乳腺、脑等处。其中以肝转移最常见，右半结肠癌多转移至右肝叶，左半结肠癌则左、右肝叶均可发生转移。

4）腹膜转移：腹膜转移是晚期表现。癌细胞腹膜种植的播散方式有二：①自发性腹膜腔播散种植，结肠癌较多见，尤以黏液癌和未分化癌为多。癌细胞浸透浆膜后可以脱落，附着在壁腹膜和腹内其他脏器的浆膜面，生长成小结节。较常见的是在盆底的腹膜，有时可发生腹膜弥漫的种植性转移，常伴有腹水。②手术中癌细胞脱落种植多在肠吻合口及腹壁切口。

5）沿神经鞘扩散：为晚期表现，分化不良的癌的侵犯率较高，与癌肿位置关系不大。凡有神经鞘受侵犯者，术后局部复发率比未受累者高两倍。神经鞘受侵犯时常同时累及淋巴结和静脉。

6）管腔内转移：根治手术后，吻合口复发者，欧美报告可达30%以上。其原因多数是切除不够彻底，或术中吻合口癌细胞种植。也有部分病例是由于癌细胞脱落，在远端部位大肠黏膜上生长另一癌，因此术前要仔细检查全大肠，防止遗漏种植的结直肠癌。同时，术中还应注意操作方法，防止发生肠内种植。种植可发生在黏膜，而更易发生在吻合口，故术后结直肠癌复发多在吻合口。

8. 诊断依据　结直肠癌诊断的"金标准"都是病理诊断。

（1）结肠癌：①临床常表现为腹痛、腹胀、腹部不适，排便习惯改变或大便性状改变（变细、血便、黏液便或黏液血便等），可有结肠梗阻症状和体征，消瘦、贫血或体重减轻。②腹部可触及包块。③乙状结肠镜与纤维结肠镜检查,窥见结肠有溃疡、肿块、狭窄等,活体组织病理检查可证实。④X线钡剂灌肠可见结肠腔有充盈缺损、黏膜破坏、肠管僵硬或肠狭窄、梗阻等征象。

（2）直肠肛管癌:①脓血便、黏液血便,下坠感或里急后重感,大便形状不规则。②腹痛,腹胀,排便困难,便次增多,便秘或腹泻与便秘交替出现。③肛管肿瘤有局部压痛、肛门肿块或大便失禁。④直肠指检触及直肠或肛管肿块,形状不规则,并可见指套染脓血。⑤直肠镜或乙状结肠镜检查,窥见直肠肿瘤。肛管肿瘤往往可直接窥视。⑥钡剂灌肠检查显示有充盈缺损、黏膜破坏,肠腔狭窄、僵硬或局部梗阻等征象。⑦病理检查可证实诊断。

（三）鉴别诊断

1. 结直肠癌与溃疡性结肠炎（表5-149）　溃疡性结肠炎是主要累及直肠、结肠黏膜和黏膜下层的慢性非特异性炎症。其主要症状为腹泻、黏液脓血便、腹痛和里急后重等,可伴有不同程度的肠外表现及并发症,属于炎症性肠病（inflammatory bowel disease,IBD）范畴。

表5-149　结直肠癌与溃疡性结肠炎的鉴别

鉴别要点	结直肠癌	溃疡性结肠炎
症状	血便、便隐血阳性、大便形状变细等	持续或反复发作的腹泻、黏液脓血便,伴腹痛、里急后重和不同程度的全身症状,病程多在4～6周以上,可有皮肤、黏膜、关节、眼和肝胆等的肠外表现
发病年龄	50岁以上	青壮年
肿瘤标志物	癌胚抗原（CEA）等肿瘤标志物升高	阴性
结肠镜	早期:结直肠癌内镜表现为隆起型、浅表型、溃疡型。进展期:隆起型可见结节、息肉样或者菜花样隆起;溃疡型溃疡较深可达肌层;浸润型肠壁各层弥漫浸润	溃疡浅,黏膜弥漫性充血水肿,呈颗粒状,脆性增加
病理	分为腺癌、鳞癌、未分化癌、腺鳞癌、肉瘤样癌、不确定型癌	固有膜全层弥漫性炎症、隐窝脓肿、隐窝结构异常、杯状细胞减少

2. 结直肠癌与阑尾炎（表5-150）　阑尾炎是指阑尾发生炎性病变及其他病理改变引起的疾病,以右下腹疼痛为主要临床表现,可分急性、慢性两类。其病理变化分为单纯性、化脓性、坏疽性、脓肿性4种。阑尾穿孔导致弥漫性腹膜炎是其严重的并发症。慢性阑尾炎不全都是炎性病变,还包括其他病理改变。

表 5-150 结直肠癌与阑尾炎的鉴别

鉴别要点	结直肠癌	阑尾炎
症状、体征	血便、便隐血阳性、大便形状变细、腹部肿块等	转移性右下腹痛，麦氏点压痛、反跳痛等
发病年龄	50 岁以上多见	青壮年多见
血常规	早期无特殊表现；晚期出现贫血或类白血病改变	一般白细胞明显升高
肿瘤标志物	癌胚抗原（CEA）等肿瘤标志物升高	一般阴性
超声检查	经腹 B 超难以定性定位，超声内镜可判断病灶浸润深度	①右下腹有压痛时，阑尾可显示为数厘米的手指状或蚯蚓状低回声区，有时可见到阑尾内粪石形成的强回声区或声影。②阑尾炎有渗出时，阑尾周围可见到少量液体形成的无回声区。③穿孔及阑尾脓肿患者可在阑尾周围或盆腔内见到不规则的无回声区，有时还有多数沉积物回声
结肠镜	早期：结直肠癌内镜表现为隆起型、浅表型、溃疡型。进展期：隆起型可见结节、息肉样或者菜花样隆起；溃疡型溃疡较深可达肌层；浸润型肠壁各层弥漫浸润	阑尾开口可有脓性分泌物。一般不做结肠镜检查
病理	分为腺癌、鳞癌、未分化癌、腺鳞癌、肉瘤样癌、不确定型癌	炎性或化脓性改变

3. 结直肠癌与肠结核（表 5-151） 肠结核是结核分枝杆菌侵袭肠壁，使肠黏膜下层的纤维组织增生或黏膜坏死脱落而形成溃疡的病变。肠结核的好发部位为末端回肠和回盲部。其次为升结肠、空肠、横结肠、降结肠、阑尾、十二指肠、乙状结肠。临床上以腹痛、腹泻、便秘、腹部包块、潮热盗汗为主要表现。

表 5-151 结直肠癌与肠结核的鉴别

鉴别要点	结直肠癌	肠结核
好发年龄	50 岁以上	青少年
结核病史	一般无	一般有
结核菌素试验	阴性	阳性
发热	一般无，合并感染时可有	可有低热

鉴别要点	结直肠癌	肠结核
肿瘤标志物	癌胚抗原（CEA）等肿瘤标志物升高	一般阴性
消化道钡剂造影	充盈缺损，边缘不整齐，龛影，肠壁僵硬、黏膜破坏，肠腔狭窄、有不同程度的梗阻等	①肠运动过速。 ②回盲部有激惹现象，回肠壅滞与盲肠钡剂残缺征。 ③如病变侵及小肠，可见小肠动力加快及肠壁松紧不匀，钡剂呈雪花样分布，小肠边缘呈锯齿形改变。 ④肠道狭窄时可见狭窄上段肠腔扩张，狭窄段梗阻征象。 ⑤增生型可见肠段增生性狭窄、变形，钡剂充盈缺损，黏膜皱襞粗乱，肠壁僵硬与结肠袋消失
抗结核治疗	无明显改善	症状改善，结肠病变好转
组织病理抗酸染色	无	可有
病理	分为腺癌、鳞癌、未分化癌、腺鳞癌、肉瘤样癌、不确定型癌	表现为结核分枝杆菌感染特征；干酪样坏死性肉芽肿具有确诊意义

4. 结直肠癌与结直肠息肉（表 5-152）　结直肠息肉是常见的结直肠良性肿瘤。

表 5-152　结直肠癌与结直肠息肉的鉴别

鉴别要点	结直肠癌	结直肠息肉
全身症状	早期可无；中晚期可出现营养不良、消瘦与恶病质	一般没有
肿瘤标志物	癌胚抗原（CEA）等肿瘤标志物升高	一般阴性
消化道钡剂造影	充盈缺损，边缘不整齐，龛影，肠壁僵硬、黏膜破坏，肠腔狭窄、有不同程度的梗阻等	可见充盈缺损，但边界清楚、边缘光整、周围黏膜及皱襞正常，无溃疡，肠蠕动较好
结肠镜	早期：结直肠癌内镜表现为隆起型、浅表型、溃疡型。 进展期：隆起型可见结节、息肉样或者菜花样隆起；溃疡型溃疡较深可达肌层；浸润型肠壁各层弥漫浸润	肿物孤立、边界清楚，黏膜基本正常
病理	分为腺癌、鳞癌、未分化癌、腺鳞癌、肉瘤样癌、不确定型癌	表现为结直肠上皮来源的肿瘤细胞或炎性增生性组织

5. 结直肠癌与血吸虫卵肉芽肿（表 5-153）　血吸虫性肉芽肿是指沉积于组织内的血吸虫卵分泌的可溶性虫卵抗原刺激机体免疫细胞产生一系列细胞因子，吸引相应免疫细胞聚集于虫卵周围所形成的炎症结节。

表 5-153　结直肠癌与血吸虫卵肉芽肿的鉴别

鉴别要点	结直肠癌	血吸虫卵肉芽肿
疫区接触史	一般无	一般有
肿瘤标志物	癌胚抗原（CEA）等肿瘤标志物升高	一般阴性
粪便查虫卵	一般无	一般有
病理	分为腺癌、鳞癌、未分化癌、腺鳞癌、肉瘤样癌、不确定型癌	表现为含有虫卵的肉芽肿组织

6. 结直肠癌与阿米巴肠病（表 5-154）　阿米巴肠病是溶组织阿米巴引起的肠道感染，以近端结肠和盲肠为主要病变部位。90% 以上的阿米巴为无症状携带，病情轻重悬殊。典型的以痢疾为主，易于复发，变成慢性。潜伏期在 3 周以上。

表 5-154　结直肠癌与阿米巴肠病的鉴别

鉴别要点	结直肠癌	阿米巴肠病
粪便性状	正常，或大便变细，或血便、黑便	典型者果酱样便
粪便镜检	可有红细胞	可见溶组织阿米巴滋养体或者包囊
血清抗阿米巴抗体	阴性	阳性
肿瘤标志物	癌胚抗原（CEA）等肿瘤标志物升高	一般阴性
抗阿米巴治疗	无效	有效
结肠镜	早期：结直肠癌内镜表现为隆起型、浅表型和溃疡型。 进展期：隆起型可见结节、息肉样或者菜花样隆起；溃疡型溃疡较深可达肌层；浸润型肠壁各层弥漫浸润	溃疡较深，边缘潜行，溃疡间黏膜正常，黏膜活体组织检查可见阿米巴滋养体
消化道钡剂造影	充盈缺损，边缘不整齐，龛影，肠壁僵硬、黏膜破坏，肠腔狭窄、有不同程度的梗阻等	巨大的单边缺损或圆形切迹
病理	分为腺癌、鳞癌、未分化癌、腺鳞癌、肉瘤样癌、不确定型癌	阿米巴滋养体或包囊是典型病变

7. 结直肠癌与痔疮（表 5-155）　痔疮是由直肠下端黏膜下层和肛管皮下的曲张静脉形成的团块，以及由此产生的出血、脱垂、栓塞等临床疾病，是成年男性的常见病，且随年龄而增长。50 岁以上患痔者约占 50%，男性明显高于女性。

表 5-155　结直肠癌与痔疮的鉴别

鉴别要点	结直肠癌	痔疮
直肠指诊	直肠或肛管肿块，形状不规则，并可见指套染脓血	一般内痔是柔软的，即使摸到也不能分辨其大小和多少，但如有血栓形成，则可摸到光滑的硬结
结肠镜	早期：结直肠癌内镜表现为隆起型、浅表型和溃疡型。 进展期：隆起型可见结节、息肉样或者菜花样隆起；溃疡型溃疡较深可达肌层；浸润型肠壁各层弥漫浸润	蓝紫色至暗红色血管隆起，可有血液渗出
肿瘤标志物	癌胚抗原（CEA）等肿瘤标志物升高	一般阴性

8. 结直肠癌与肛瘘（表 5-156）　肛瘘是指位于肛门周围皮肤和肛管之间的炎性通道。其临床特点是病程迁延，经久不愈。肛瘘是肛管、直肠的常见病。

表 5-156　结直肠癌与肛瘘的鉴别

鉴别要点	结直肠癌	肛瘘
肛周脓肿病史	一般无	一般有
直肠指诊	直肠或肛管肿块，形状不规则，并可见指套染脓血	可摸到条索状物，有时在肛瘘内口可扪到小硬结或凹陷
肿瘤标志物	癌胚抗原（CEA）等肿瘤标志物升高	一般阴性

（四）结直肠癌的分期

1. 结直肠癌 Dukes 分期

A 期：癌瘤浸润深度未穿出肌层，且无淋巴结转移。

B 期：癌瘤已穿出深肌层，并可侵入浆膜层、浆膜外或直肠周围组织，尚能完整切除，但无淋巴结转移。

C 期：癌瘤伴有淋巴结转移。

C1 期：癌瘤伴有肠旁和系膜淋巴结转移。

C2 期：癌瘤伴有系膜动脉结扎处淋巴结转移。

D 期：癌瘤伴有远处器官转移，或因局部广泛浸润或淋巴结广泛转移而切除后无法治愈或无法切除者。

2. 结直肠癌 TNM 分期

（1）结直肠癌的 T（原发肿瘤）分级标准

Tx：原发肿瘤无法评价。

T0：无原发肿瘤证据。

Tis：原位癌：黏膜内癌（肿瘤侵犯黏膜固有层，但未突破黏膜肌层）。

T1：肿瘤侵犯黏膜下层（肿瘤突破黏膜肌层，但未累及固有肌层）。

T2：肿瘤侵犯固有肌层。

T3：肿瘤穿透固有肌层到达结直肠旁组织。

T4：肿瘤侵犯脏腹膜或侵犯或粘连于邻近器官或结构。

T4a：肿瘤穿透脏腹膜（包括肉眼可见的肿瘤部位肠穿孔，以及肿瘤透过炎症区域持续浸润到达脏腹膜表面）。

T4b：肿瘤直接侵犯或粘连于邻近器官或结构。

（2）结直肠癌的N（区域淋巴结）分级标准

Nx：区域淋巴结无法评价。

N0：无区域淋巴结转移。

N1：有1～3枚区域淋巴结转移（淋巴结中的肿瘤直径≥0.2mm），或无区域淋巴结转移，但存在任意数目的肿瘤结节（tumer deposit，TD）。

N1a：有1枚区域淋巴结转移。

N1b：有2～3枚区域淋巴结转移。

N1c：无区域淋巴结转移，但浆膜下、肠系膜内，或无腹膜覆盖的结肠/直肠周围组织内有肿瘤结节。

N2：有4枚以上区域淋巴结转移。

N2a：有4～6枚区域淋巴结转移。

N2b：有≥7枚区域淋巴结转移。

（3）结直肠癌的M（区域以外的淋巴结或器官转移——远处转移）分级标准

Mx：远处转移无法评价。

M0：影像学检查无远处转移，即远离部位和器官无转移肿瘤存在的证据（该分类不应该由病理医生来判定）。

M1：存在一个或多个远离部位、器官或腹膜的转移。

M1a：远处转移局限于单个远离部位或器官，无腹膜转移。

M1b：远处转移分布于两个及以上的远离部位或器官，无腹膜转移。

M1c：腹膜转移，伴或不伴其他部位或器官转移。

（4）结直肠癌TNM预后分组（表5-157）

表5-157　结直肠癌TNM预后分组

分期	T	N	M
0	Tis	N0	M0
I	T1～2	N0	M0
II A	T3	N0	M0
II B	T4a	N0	M0

续表

分期	T	N	M
ⅡC	T4b	N0	M0
ⅢA	T1～2	N1/N1c	M0
	T1	N2a	M0
ⅢB	T3～4a	N1/N1c	M0
	T2～3	N2a	M0
	T1～2	N2b	M0
ⅢC	T4a	N2a	M0
	T3～4a	N2b	M0
	T4b	N1～2	M0
ⅣA	任何T	任何N	M1a
ⅣB	任何T	任何N	M1b
ⅣC	任何T	任何N	M1c

（五）西医诊断要点

结合本例患者病情资料，综合以上诊断知识分析如下：

1. 辅助检查补充　2016 年 6 月 3 日患者于外院行升结肠手术＋造瘘手术（具体术式不详）。术后病理检查：右半结肠切除标本，全长 33cm，结肠长 4cm，回肠长 29cm，小肠断端直径 3.5cm；距离结肠断端 14cm 处可见一溃疡型肿块，肿块大小 5cm×3cm×1.5cm，肿块切面灰粉灰白色，实性，质中，肉眼观侵犯全层；距离小肠断端 4.5cm 处可见阑尾，阑尾长 5cm，直径 1cm；距离回盲部 5.5cm 处可见一枚息肉，直径 0.5cm；于肠系膜可查见淋巴结数枚，直径 0.5 ～ 0.7cm。印象：（右半结肠）溃疡高分化腺癌，部分黏液腺癌，癌组织浸润肠壁全层，脉管内未见明确癌栓，两侧断端均未见癌组织浸润累及，肠系膜淋巴结未见转移癌（0/11）；周围肠壁可见绒毛状腺瘤（一枚），部分腺体呈中度异型增生；慢性阑尾炎。免疫组化染色显示肿瘤细胞：CEA（＋），Ki-67（＋，约 30%），p53（＋＋＋），Her-2（弱＋），COX-2（＋），MSH2（＋），MGMT（弱＋），Topo（＋，约 50%），VEGF（－），Ts（－），ERCC1（＋，低表达），MSH6（＋），MLJ1（＋），CD147（＋），CD44（＋），CathepsinD（＋）。胸部 CT 检查：两肺纤维化改变；两肺结节，考虑转移瘤可能性大；两肺下叶轻度支气管扩张；双侧胸膜稍厚。腹部 CT 检查：脂肪肝；结肠癌术后，肠管造瘘。头部 MRI＋增强检查：双侧基底节腔隙性脑梗死；脑白质脱髓鞘；右侧眼眶内侧壁骨质欠连续；右侧蝶窦异常信号影，必要时进一步检查。盆腔 CT 检查：未见明显异常；右下腹部造瘘术后改变。浅表淋巴结超声检查：双侧腹股沟淋巴结轻度肿大（右侧较大者 1.2cm×0.7cm，左侧较大者 1.7cm×0.6cm）。

2. Dukes 分期　D 期。

3. TNM 分期　T4N1M1 Ⅳ期。

4. 病理类型　升结肠溃疡型高分化腺癌。

本例患者诊断总结：升结肠溃疡型高分化腺癌（pT4N1M1，Ⅳ期）。

（六）中医诊断要点

1. 肠覃定义　《灵枢·水胀》曰："肠覃何如？岐伯曰：寒气客于肠外，与卫气相抟，气不得荣，因有所系，癖而内著，恶气乃起，瘜肉乃生。其始生也，大如鸡卵，稍以益大，至其成，如怀子之状，久者离岁，按之则坚，推之则移，月事以时下，此其候也。"肠覃指的是肠道的积块病，多被后世认为是以子宫（旁）少腹内出现的圆滑柔韧的肿块，一般不影响月经为主要表现的疾病。西医学认为本病属子宫肌瘤、巧克力囊肿等妇科肿瘤；也有文献认为其为肠道息肉、大肠癌等肠道良恶性肿瘤性疾病。

2. 中医鉴别诊断　肠覃当与肠痈相鉴别。肠痈也表现为腹胀、腹痛、恶心、排便次数增多或便秘等，但其腹痛常转移至右下腹部，并有局限性的固定压痛，通过手术可以治疗，预后一般较好。两者通过病理、生化、影像学等检查可以鉴别。

3. 中医辨病辨证　患者老年男性，先后天俱虚，脾肾不足，邪毒瘀阻于大肠，形成肠癌。气血壅滞，肠腑气机阻滞，通降不利，肠道传化失司，不通则痛，故见腹胀痛。饮食不节，损伤脾胃，脾胃虚弱，气血化源不足，故见头晕乏力。脾虚失运，水湿内停，运化失职，水谷不分，混杂而下，故腹泻，大便每日 5～6 次。舌暗红，有瘀斑，苔黄腻，脉沉，为脾肾两虚，痰瘀互结之征。本病病位主在脾和大肠，预后差。

综上所述，本例患者中医诊断为肠癌（脾胃虚弱，痰瘀互结证）。

（七）中西医初步诊断总结

西医诊断：升结肠溃疡型高分化腺癌（pT4N1M1，Ⅳ期），肺转移。

中医诊断：肠癌（脾肾两虚，痰瘀互结证）。

⊕ 三、中西医诊疗过程

治法：健脾益肾，化痰散瘀。

中药处方：香附 10g，黄芪 30g，蛤蚧 6g，川芎 10g，生姜 10g，柴胡 10g，知母 12g，人参 9g，六神曲 20g，土茯苓 30g，猪苓 12g，苍术 9g，山茱萸 12g，栀子 10g，升麻 10g，绞股蓝 60g，地黄 15g，生薏苡仁 30g，鸡血藤 15g。14 剂，每日 1 剂，水煎分 2 次服。

方解：黄芪、人参、地黄、生薏苡仁、山茱萸、六神曲、绞股蓝，健脾益肾；柴胡、香附、川芎，疏肝行气；知母、栀子，滋阴清热；蛤蚧、生姜，补肺降逆；土茯苓、猪苓、苍术，化痰除湿；鸡血藤，活血化瘀。

中成药：口服百令胶囊、金水宝胶囊，补益肺肾。

饮食禁忌：禁食寒凉、辛辣刺激、油腻食物。

　　1 个月后：患者病情相对平稳。

　　12 个月后：患者复查提示肺部病灶较前增大，于 2017 年 5 月 24 日行第一周期 XELOX 化疗方案：奥沙利铂 170mg，静脉输注，于第 1 天输注，联合卡培他滨 2g，每日 2 次，于第 1 ~ 14 天口服，每 28 天重复。后患者因不能耐受化疗副反应而拒绝行第二周期化疗。之后持续口服中药治疗。

　　30 个月后：患者病情再次进展，遂于 2018 年 11 月 13 日行卡培他滨 + 贝伐珠单抗治疗，方案：卡培他滨片 1500mg，于第 1 ~ 14 天口服，每 21 天重复 + 贝伐珠单抗 400mg，每 2 周重复。未见明显消化道反应及骨髓抑制。于 2018 年 12 月 11 日行贝伐珠单抗靶向治疗，后因患者抗拒，停用静脉注射治疗。

　　37 个月后：患者行头颅 MRI 检查提示小脑占位病变，考虑脑转移可能，于 2019 年 8 月开始放疗，共行 15 次。

　　39 个月后：患者多脏器衰竭死亡。

相关知识拓展

（一）不同部位结直肠癌临床表现的特点有哪些

（二）结肠癌的手术治疗原则有哪些

（三）早期结肠癌内镜下的治疗原则有哪些

（四）Ⅱ ~ Ⅲ期结肠癌手术的治疗原则有哪些

（五）早期直肠癌经肛门切除的原则有哪些

（扫一扫　看相关知识拓展）

（六）结直肠癌内镜下治疗的方法有哪些

（七）Ⅱ ~ Ⅲ期直肠癌手术的治疗原则有哪些

（八）直肠癌新辅助治疗的原则有哪些

（九）T4b 期结肠癌术前治疗的原则有哪些

（十）结直肠癌肝转移和（或）肺转移手术前的药物治疗有哪些

（十一）Ⅱ期结肠癌辅助治疗的原则有哪些

（十二）Ⅲ期结直肠癌的辅助化疗方案有哪些

（十三）复发 / 转移性结直肠癌全身系统治疗的原则有哪些

（十四）结直肠癌放疗的适应证有哪些

（十五）肝转移灶手术治疗的适应证、禁忌证及治疗原则有哪些

（十六）肝转移灶除手术外的局部治疗有哪些

（十七）不可切除肝转移灶的治疗原则有哪些

（十八）可切除肺转移灶的治疗方法有哪些

（十九）局部复发直肠癌的分型有哪些

（二十）局部复发直肠癌不可切除的病灶有哪些

（二十一）局部复发直肠癌的手术原则有哪些

（二十二）局部复发直肠癌的手术方式有哪些

（二十三）中医历代医家的相关论述

第二十一节 梗阻性黄疸

⊕ 一、病例介绍

苗某，男，78岁。主因"间断身、目、小便黄伴腹部疼痛半年，加重2周"于2018年2月9日门诊就诊。

（一）现病史

患者半年前因身、目、小便黄于北京某三甲医院行ERCP术，放置鼻胆管引流管后间断出现身、目、小便黄。近2周，患者身、目、小便黄加重伴腹痛，就诊于我院急诊。2018年2月9日于我院内镜中心行胆管梗阻ERCP+EST+ERBD+ERPD术，术后转入住院病房，予禁食水、补液、抗感染、抑酸抑酶等治疗。

刻下症状：身、目、小便黄，右上腹胀痛，时有反酸、胃灼热，口苦口干，皮肤瘙痒，无头晕头痛，无胸闷胸痛，发热，体温最高39.1℃，小便量少，色黄，大便1次/日，呈陶土色。近期体重变化不详。

（二）既往史、个人史、家族史

患者既往有冠心病病史30余年，未规律服药，否认高血压、糖尿病等慢性病史，否认药物过敏史，否认烟酒史，否认家族遗传病史。

（三）体格检查

T 37.5℃，P 74次/分，Bp 140/64mmHg，R 18次/分。

神清，全身皮肤及黏膜黄染，双巩膜黄染，浅表淋巴结未触及肿大，心肺（－），胸壁未见蜘蛛痣，无肝掌，舟状腹，无压痛，墨菲征（±），肝脾区叩痛（＋），肠鸣音3～4次/分。

（四）中医查体

面色黄，体态自如，语声正常，舌暗红，苔黄稍腻，脉滑数。

（五）实验室检查及其他辅助检查

1. 上腹部增强CT　胆囊未见明确显示；肝门处软组织密度影；胆总管壁增厚，管腔狭窄，至十二指肠入口处截断，其远端十二指肠内钙化，胆管癌不能除外；肝内胆管扩张，胰管轻度扩张；两下肺纤维化。

2. 生化　LIPA 373U/L，AMY 139U/L，TBil 208μmol/L，DBil 90.7μmol/L，ALP 188U/L，γ-GT 641U/L。

3. 血常规　WBC 5.27×10^9/L，N% 90.5%。

4. 肿瘤标志物　CA19-9 563.8kU/L，CEA 24mg/L。

⊕ 二、诊断思维

（一）诊断思维路径

从患者身目小便黄、右上腹胀痛等主要症状着手，遵循思维路径建立初步诊断（图5-27）。

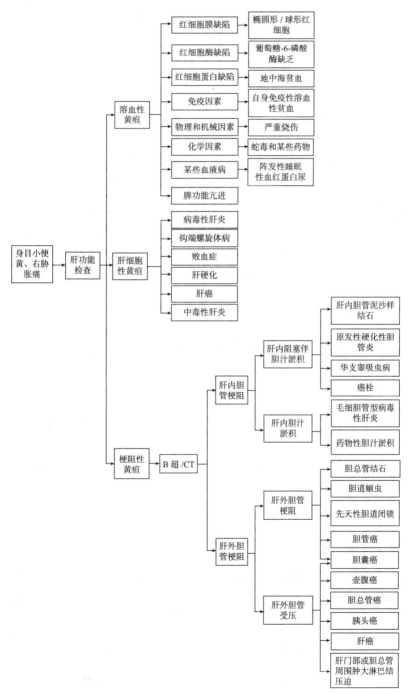

图 5-27　诊疗流程图

（二）诊断

1. 初步诊断　结合患者的病史、病程、临床症状、生化检查、上腹部 CT 等结果，考虑本例为梗阻性黄疸。

2. 定义　梗阻性黄疸是指胆道内或胆道邻近部位的良、恶性病变阻碍胆汁经由胆道流入十二指肠，引发胆道内压力增高，胆汁由肝细胞和毛细胆管逆流入血窦、窦周，使血中结合胆红素水平升高引起的黄疸。

3. 特点

（1）肤色暗黄、黄绿或绿褐色。

（2）皮肤瘙痒显著，常发生于黄疸出现前。

（3）血中胆红素增高，以结合胆红素为主，胆红素定性试验呈直接反应。

（4）尿胆红素阳性，但尿胆原减少或缺如。

（5）粪中尿胆原减少或缺如，粪便显浅灰色或陶土色。

（6）血清总胆固醇、碱性磷酸酶、γ– 谷氨酰转肽酶增高、脂蛋白 –X 阳性。

4. 发病机制　梗阻性黄疸的发病机制是由胆道内或胆道邻近部位的良、恶性病变阻碍胆汁经由胆道流入十二指肠，引发胆道内压力增高，胆汁由肝细胞和毛细胆管逆流入血窦、窦周，使血中结合胆红素水平升高引起的。可引起梗阻性黄疸的常见疾病有胆总管结石、炎性水肿、胆道肿瘤及胆道蛔虫等疾病。另外，邻近器官的占位性病变，如胰头的占位性病变，也是造成梗阻性黄疸的主要病因。

5. 临床诊断要点

（1）临床资料：详细的病史及全面的体格检查。

（2）实验室检查及其他检查：生化全项、血常规、免疫学、消化道肿瘤标志物等检查。

（3）影像学检查：超声、CT、MRI（包括 MRCP）、PET/CT，以及如经皮肝穿刺胆管造影、内镜逆行胰胆管造影、选择性血管造影等。超声、CT 是鉴别肝内、肝外胆汁淤积的一线无创性成像方法；对于慢性肝内胆汁淤积的成人患者，血清 AMA 检测是必需的；MRCP、EUS、ERCP 等是可以考虑的更进一步检查。

（4）病理学检查：肝穿刺活体组织检查、腹腔镜下或开腹活体组织检查等。

（三）鉴别诊断

1. 梗阻性黄疸与溶血性黄疸、肝细胞性黄疸（表 5–158）溶血性黄疸有溶血的相关病史，起病急剧，出现剧烈溶血反应，如寒战高热、呕吐等，慢性时可有面色苍白、乏力等贫血症状，黄疸不明显。

肝细胞性黄疸多由急性肝炎、慢性肝病引起。急性肝炎患者多有发热、乏力、食欲减退、肝区痛等症状，且肝脏肿大，有明显压痛。慢性肝病患者病程多较长，时有反复，症状可见纳呆、厌食油腻、腹泻、乏力。

表 5-158　梗阻性黄疸与溶血性黄疸、肝细胞性黄疸的鉴别

鉴别要点	梗阻性黄疸	溶血性黄疸	肝细胞性黄疸
发病年龄	中、老年多见	新生儿、青少年多见	中、老年多见
病史	胆结石等	家族遗传史、输血史、药物不良反应史等	肝炎病史、损肝药物史、酗酒史等
病因	各种原因引起的肝内、外胆管梗阻，如结石、狭窄、肿瘤等	先天性或后天获得性溶血性贫血，如海洋性贫血、自身免疫性溶血性贫血	肝细胞广泛损害的疾病，如病毒性肝炎、肝硬化、败血症等
临床表现	皮肤暗黄至黄绿色，伴皮肤瘙痒、心动过缓、尿色深、粪便浅或呈陶土色	皮肤黏膜轻度黄染呈柠檬黄色，急性溶血可有发热、寒战、腰痛、头痛、呕吐，伴贫血，尿呈酱油色或茶色，慢性溶血可有脾大	皮肤黏膜浅黄至深黄色、疲乏、食欲减退，严重者有出血倾向
TBil	增加	增加	增加
DBil	明显增加	正常	增加
DBil/TBil	> 50% ~ 60%	< 15% ~ 20%	> 30% ~ 40%
尿胆红素	++	−	+
尿胆原	减少或消失	增加	轻度增加
AST、ALT	可增高	正常	明显增高
ALP	明显增高	正常	增高
γ-GT	明显增高	正常	明显增高
PT	延长	正常	延长
对维生素 K 的反应	好	无	差
胆固醇	明显增加	正常	轻度增加或减少
血浆蛋白	正常	正常	白蛋白降低、球蛋白升高

2. 肝内梗阻性黄疸与肝外梗阻性黄疸（表 5-159）　确诊为梗阻性黄疸后，还需要鉴别是肝内梗阻性黄疸或肝外梗阻性黄疸。

表 5-159　肝内梗阻性黄疸与肝外梗阻性黄疸的鉴别

鉴别要点	肝内梗阻性黄疸	肝外梗阻性黄疸
病史	肝炎接触史或一些药物服用史等	胆道结石、占位等病史
AST、ALT	增加	增加不明显
ALP	增加不明显	增加明显
ALP 同工酶	ALP-Ⅱ增高	ALP-Ⅶ增高
γ-GT	增加不明显	增加明显
LP-X	增高 < 200mg/L	增高明显 > 300mg/L

续表

鉴别要点	肝内梗阻性黄疸	肝外梗阻性黄疸
总蛋白	降低	正常
γ 球蛋白	升高	正常
血清铁	升高	正常或偏低
PT	延长，维生素 K 不能纠正	延长，维生素 K 可以纠正
影像学表现	肝内外胆管不扩张	肝内外胆管扩张
治疗方法	多内科治疗	多外科治疗

3. 良性和恶性梗阻性黄疸（表 5–160） 恶性梗阻性黄疸是指由恶性肿瘤导致的直接或间接胆道梗阻所引起的以高胆红素血症、组织和体液黄染、胆管扩张为主要临床表现的一类疾病。良性梗阻性黄疸则是指除导致恶性梗阻性黄疸的疾病以外的其他梗阻性黄疸。

表 5–160　梗阻性黄疸良性和恶性的鉴别

鉴别要点	良性梗阻性黄疸	恶性梗阻性黄疸
发病年龄	多为青、中年人	多为中、老年人
常见的原因	胆道结石、胆道炎症、胆道蛔虫、胰腺囊肿，以及先天性胆管狭窄等	肝门部转移癌、胆管癌、胰头癌、壶腹癌等
梗阻程度	多为不完全性	多为完全性
伴随症状	腹痛、阵发性绞痛，或厌油腻食物等	无痛或疼痛不明显，多伴体重减轻
消化道肿瘤标志物	不升高	升高
影像学检查	B 超、CT。一般轻中度扩张，呈树枝状、残根状，管壁光滑，部分梗阻端呈杯口状充盈缺损	CT、MRI、MRCP 等

4. 常见的引起良性梗阻性黄疸的疾病（表 5–161）

表 5–161　常见的引起良性梗阻性黄疸疾病的鉴别

鉴别要点	胆石症	胆道寄生虫	先天性肝内胆管扩张	先天性胆道闭锁	原发性硬化性胆管炎
发病情况	多见于女性，起病急	儿童、青少年多见	多在 2 岁以前发病，亦可在成人时出现	出生后 1～2 周的婴儿	多见于 30～40 岁成人
黄疸情况	间歇性及波动性黄疸	多无黄疸，当并发急性化脓性胆管炎、胆囊炎时出现黄疸	间歇性发作	迅速加深	表现为慢性梗阻性黄疸，初期间歇性加重，后期可持续性逐渐加重

鉴别要点	胆石症	胆道寄生虫	先天性肝内胆管扩张	先天性胆道闭锁	原发性硬化性胆管炎
症状	反复发作剑突下、右上腹痛病史，多为绞痛，阵发性发作或持续性发作阵发性加剧，向右肩背部放射，腹痛发作时有恶心、呕吐、腹痛、寒战、高热、黄疸（Charcot 三联征）	阵发性剑突下钻顶样剧烈绞痛，恶心呕吐，发作后可缓解或恢复正常	典型腹痛、腹部包块、黄疸三联征，常伴有急性胆管炎症状，平时有右上腹不适，发作时有明显腹痛	发育迟缓，营养欠佳，精神萎靡，贫血，凝血功能障碍，易感冒和腹泻	伴恶心、食欲不振、乏力等症状，常出现肝硬化、门静脉高压表现，常死于肝衰竭
体征	墨菲征（＋）	剑突下轻压痛	腹部包块	腹部膨胀、肝大、脾大	重症患者可有肝大、脾大、腹水等
影像学表现	CT 显示肝管与胆总管内见类圆形高密度影或高低混杂密度影，增强扫描未见强化，典型者呈"靶征"。MRI 平扫显示胆管内见圆形或椭圆形异常信号。MRCP 可见胆管内充盈缺损，梗阻上方出现胆管扩张现象	钡餐检查及静脉胆道造影，可发现胆道内有虫体条状影。B超可见胆道内典型的虫体声像图等	B超显示胆总管部位出现局限性扩张的无回声区，多呈椭圆形或梭形，其近端胆管一般无扩张，胆囊受压、推移。PTC和ERCP可显示囊肿的部位、数量、大小和形态，有时可发现胰胆管汇合处异常	B超检查探不到胆总管，无胆囊或仅有萎缩的胆囊，而胆管扩张则表现为肝外胆管的扩张	B超不能发现肝内外胆管扩张，而显示胆管壁增厚、弥漫性管腔狭窄，或间断性多处狭窄
预后和转归	易发生感染性休克；可有腹膜刺激症状	预后较好	手术后可长期治愈。Ⅰ型和Ⅱ型预后良好，Ⅲ和Ⅵ型预后相对差	若不进行手术治疗，一般会在 2 年内死亡；若接受 Kasai 手术治疗，50%～60%患儿可生存 5 年左右。Kasai 手术＋肝移植的患儿，基本可以长期生存	最终发展为胆汁性肝硬化

5. 常见的引起恶性梗阻性黄疸的疾病（表 5-162）

表 5-162　常见的引起恶性梗阻性黄疸疾病的鉴别

鉴别要点	胆囊癌	胆管癌	胰头癌	壶腹癌	十二指肠癌	肝癌
发病年龄	45 岁以上	50～70 岁	40 岁以上	50 岁以上	50 岁以上	50～70 岁
发病人群	女性多见	无明显差别	男性多见	男性多见	男性多见	男性多于女性
黄疸情况	进行性加重，早期无症状，当发生胆管浸润，或瘤体压迫胆管，或转移的淋巴结压迫胆管后，可出现黄疸	中下段胆管癌可早期出现黄疸，上段胆管癌因肿瘤所在部位不同黄疸早晚亦不同，一旦出现黄疸就呈进行性加深，不会缓解	早期无黄疸，病变到一定程度后呈进行性加重	早期即可有黄疸，进行性加重，可有波动	黄疸进行性加重，黄疸可有波动	黄疸迅速进行性加重
其他症状	早期多无明显临床症状，后期常伴腹痛、腹胀、消瘦等	半数患者有皮肤瘙痒及体重减轻	上腹痛常为首发症状，呈持续性且向肩背部放射，进餐后加重，伴有陶土色大便、腹痛、食欲减退、体重减轻	自觉食欲不振，消瘦，但不如胰头癌明显。腹痛不明显或仅有上腹部不适。可有白色大便，可有消化道出血	可伴消化道出血，晚期可有十二指肠梗阻	伴上腹胀痛、恶心、呕吐、体重减轻
胆囊症状	胆囊肿大	中下段胆管癌一般有胆囊肿大	胆囊肿大	有胆汁性肝硬化时常可触及肿大胆囊	胆囊不大	胆囊不大
影像学表现	CT 及 PTC 可发现占位性病变	CT、MRI 显示胆管壁不规则增厚，管腔狭窄，甚至发生闭塞，或者胆管内可见偏心性软组织肿块。MRCP 图像，胆管内可见稍低信号结节，边缘模糊，局部胆管壁僵硬、不规则，胆管可呈截断样改变，梗阻段以上的胆管呈中度至重度扩张，肝内胆管明显扩张，呈软藤状	CT、MRI 扫描胰头见软组织肿块，增强扫描轻度强化。MRCP 显示梗阻端胆总管与胰管扩张，可表现为分离型"双管征"及"四管征"	CT、MRI 显示梗阻部位较低，胆管及胰管同时扩张，增强扫描见轻度强化结节。MRCP 显示梗阻端胆总管与胰管明显扩张，呈聚拢型"双管征"	十二指肠低张造影、十二指肠镜及 CT 可协助诊断	B 超、CT 及 PTC 可发现占位性病变
预后和转归	预后与其临床分期密切相关	总体预后不良	预后极差	预后好于胆管癌和胰头癌	预后较差	预后极差

（四）临床分类

1. 梗阻性黄疸的分类（表 5-163）

表 5-163　梗阻性黄疸的分类

不同情况	分类
起病缓急	急性、慢性
部位	肝外、肝内；高位、低位
梗阻程度	完全性梗阻、不完全性梗阻
胆管壁受累情况	腔内性梗阻、管壁性梗阻、胆管壁外梗阻
梗阻病理性质	良性、恶性
病因	结石性、炎症性、肿瘤性、损伤性、寄生虫性、先天性、其他原因

2. 梗阻性黄疸的分型

（1）肝内胆管梗阻：肝内胆管梗阻又分为肝内阻塞性胆汁淤滞与肝内胆汁淤滞。前者常见于肝内胆管泥沙样结石、原发性硬化性胆管炎、癌栓（多为肝癌）、华支睾吸虫病等；后者常见于毛细胆管型病毒性肝炎、药物性胆汁淤积等。

（2）肝外胆管梗阻：包括肝外胆管梗阻和肝外胆管受压。前者常见于胆管结石、胆道蛔虫、术后胆道狭窄、胆管癌及先天性胆道闭锁等；后者常见于胰头癌、肝胰壶腹癌、胆总管癌、肝癌，以及肝门部或胆总管周围肿大淋巴结（癌肿转移）压迫等。

3. 梗阻性黄疸的分度

（1）轻度黄疸：总胆红素 17.1 ～ 171μmol/L。

（2）中度黄疸：总胆红素 171 ～ 342μmol/L。

（3）重度黄疸：总胆红素 ＞ 342μmol/L。

（五）西医诊断要点

结合本例患者病情资料，综合以上诊断知识分析如下：

1. 黄疸分类　TBil 208μmol/L，DBil 90.7μmol/L，ALP 188IU/L，γ-GT 641U/L。总胆红素、直接胆红素均升高，梗阻酶 ALP、γ-GT 均明显升高，可诊断为梗阻性黄疸。

2. 梗阻性黄疸分型　上腹部 CT 提示肝内胆管扩张、胰管轻度扩张，考虑肝外胆管梗阻性黄疸。

3. 梗阻性黄疸的性质　患者老年男性，渐进性黄疸加重。上腹增强 CT 示胆囊未见明确显示；肝门处软组织密度影，胆总管壁增厚，管腔狭窄，至十二指肠入口处截断，其远端十二指肠内钙化，胆管癌不能除外。肿瘤标志物 CA19-9 563.8kU/L，CEA 24mg/L。该病例为恶性梗阻性黄疸的可能性大。

综上所述，本例患者诊断为梗阻性黄疸，肝外胆管梗阻，恶性可能性大。

（五）中医诊断要点

1. 病因病机 梗阻性黄疸属于中医学"黄疸"等范畴。其病因是肝胆气郁，湿热壅滞，胆汁淤积，煎熬成石；或热毒炽盛，化腐酿脓；或虫体内扰，上窜胆道，导致肝胆壅滞，腑气不通，引发本病。胆总管为胆囊之延续部分，中医对其并无论述，其相关疾病散见于"黄疸""胁痛"等相关论述。胆附于肝，为奇恒之腑，亦藏亦泻，以通降下行为顺，受肝之余气而藏为胆汁，赖肝之疏泄而排于小肠以助消化。肝主疏泄，性喜条达，若因寒温失调，肝郁气滞，湿热蕴结，日久煎熬成石；胆汁排泄受阻，贮留不泄而外溢，则泛溢肌肤，发为黄疸；郁久还可化火，热腐成脓，热毒内陷而生变证。

2. 中医鉴别诊断

（1）黄疸与萎黄：萎黄又称虚黄，多为脾胃虚弱所致；由大失血、大病及疟疾等病致气血亏耗而成。其与黄疸的区别在于两目不黄，面及肌肤萎黄少泽，小便通利不黄，必有头晕心悸、气短乏力。

（2）阳黄、阴黄和急黄：阳黄以湿热疫毒为主，黄色鲜明如橘皮，起病急，病程短，其中有热重于湿、湿重于热之不同。阴黄以脾虚寒湿为主，黄色晦暗如烟熏，起病缓，病程长。急黄则由疫毒引发，热毒炽盛，营血耗伤，起病急骤，色黄如金，伴神昏谵语、壮热烦渴、舌质红绛、脉弦细数或洪大等。

3. 中医辨病辨证 患者饮食不节，过食肥甘厚味，导致脾胃受伤，加上情志不舒，恼怒伤肝，肝气犯脾，郁思伤脾，日久导致脾胃虚弱，运化失司，水湿内停，湿郁化热，湿热内蕴，结于肝胆，胆汁外溢，则出现目黄、身黄、小便黄赤；肝胆失于疏泄，气机不畅，络脉失和，故胁痛口苦；湿热蕴结中焦，胃失和降，则反酸、胃灼热；舌红、苔黄稍腻、脉滑数，均为一派肝胆湿热之象。本病病位在肝胆，病理因素为湿热，病性属实。

综上所述，本例患者中医诊断为黄疸，阳黄（湿热瘀结证）。

（七）中西医初步诊断总结

西医诊断：梗阻性黄疸（肝外胆管，中度，恶性）。
中医诊断：黄疸，阳黄（湿热瘀结证）。

⊕ 三、中西医诊疗过程

治法：清热通腑，利湿退黄，佐以化瘀。
中药处方：茵陈蒿15g，栀子10g，大黄9g，黄柏12g，黄连5g，连翘15g，虎杖10g，蒲公英10g，茯苓10g，滑石10g，车前草15g，柴胡10g，龙胆10g，郁金6g，炒白术30g，赤芍12g，陈皮10g，木香6g，甘草6g，泽兰12g。14剂，每日1剂，水煎分2次服。

方解：茵陈蒿、虎杖、栀子，清热退黄；大黄、黄柏、黄连、连翘、蒲公英，清热泻下；茯苓、滑石、车前草，清热利湿；柴胡、龙胆、郁金，疏肝理气止痛；炒白术、赤芍、陈皮，健脾化湿；泽兰，活血利湿；陈皮、木香，调气和血；炙甘草，调和诸药。

饮食禁忌：禁食寒凉、辛辣油腻、刺激性食物。

2 周后：患者黄疸症状减轻，瘙痒症状也有改善，总胆红素和直接胆红素下降但不明显，WBC、N% 正常值上限，ALP、γ-GT 无变化。守上方继续服用，并行 ERCP 治疗。

4 周后：黄疸明显减轻，总胆红素和直接胆红素下降很明显，ALP、γ-GT 无变化。

3 个月后：无身目小便黄，行肝功能、肿瘤标志物等检查，肝功能处于正常上限水平，肿瘤标志物仍无变化。守上方加鳖甲煎丸加减，继续治疗。

中药处方：茵陈蒿 15g，当归 10g，大黄 9g，炒白术 30g，黄连 5g，连翘 15g，桃仁 9g，炒白芍 30g，茯苓 10g，丹参 15g，柴胡 10g，木香 6g，郁金 6g，陈皮 10g，三棱 10g，莪术 9g，甘草 6g。14 剂，每日 1 剂，水煎分 2 次服。

半年后：无身目小便黄、腹痛等症状。

相关知识拓展

（一）梗阻性黄疸的内镜治疗
（二）梗阻性黄疸应做哪些实验室检查
（三）梗阻性黄疸应做哪些影像学检查
（四）梗阻性黄疸的常见临床表现
（五）根据声像图判断梗阻所在部位的诊断要点
（六）梗阻性黄疸的分型
（七）中医对梗阻性黄疸的认识
（八）梗阻性黄疸常见并发症的治疗

（扫一扫 看相关知识拓展）

第二十二节　非酒精性脂肪性肝病

一、病例介绍

张某，男，55 岁。主因"右胁肋部胀满不适、乏力 2 月余"于 2018 年 6 月 20 日门诊就诊。

（一）现病史

患者 2 个月来，自感右胁肋部胀满不适，疲乏，时有头晕，腹胀，食纳尚可，大便不畅，血胆固醇波动在 6.11 ～ 13mmol/L。

刻下症状：右胁肋部胀满不适，无腹痛，无反酸胃灼热，偶有口苦，无头晕头痛，无胸闷胸痛，易倦怠乏力，小便可，大便 1 次 / 日，色可，质稍黏。近半年体重增加约 3kg。

（二）既往史、个人史、家族史

既往体健，否认传染病及遗传性疾病史。

（三）体格检查

T 36.5℃，P 76 次 / 分，Bp 130/70mmHg，R 18 次 / 分。

神清，精神可，皮肤巩膜无黄染，未见肝掌及蜘蛛痣，心肺查体未见异常，腹部膨隆，无压痛、反跳痛及肌紧张，麦氏点压痛阴性，肝脾肋下未及，墨菲征阴性，移动性浊音阴性，肠鸣音 3 ～ 4 次 / 分，双下肢无水肿，生理反射存在，病理反射未引出。

（四）中医查体

面色可，体态自如，语声正常，舌暗红，苔白腻，脉沉。

（五）实验室检查及其他辅助检查

1. 肝脏 B 超　密集微小波集中在前 1/3，出现中度衰减，加大增益可见逆减波型。

2. 肝功能　ALT 78U/L，AST 55U/L。

3. 肝炎分型＋抗核抗体谱＋自身抗体谱　未见异常。乙肝（－），丙肝（－）。

4. 心电图　显示轻度供血不足。

二、诊断思维

（一）诊断思维路径

从患者右胁肋部胀满不适、无腹痛等主要症状着手，遵循思维路径建立初步诊断（图 5-28）。

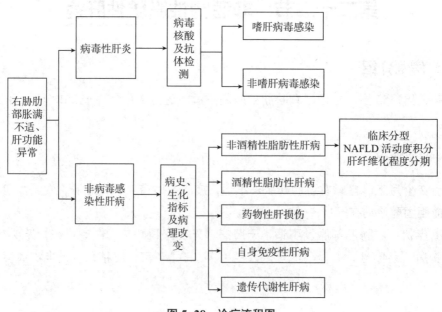

图 5-28　诊疗流程图

（二）诊断

1. 初步诊断　结合患者的病史、病程、临床症状、生化检查、肝炎分型、抗核抗体谱＋自身抗体谱、腹部 B 超等结果，考虑本例为非酒精性脂肪性肝病中的非酒精性脂肪性肝炎。

2. 定义　非酒精性脂肪性肝病（non-alcoholic fatty liver disease，NAFLD）是一种与胰岛素抵抗（insulin resistance，IR）和遗传易感密切相关的代谢应激性肝损伤，以肝实质细胞脂肪变性和甘油三酯（triglyceride，TG）蓄积（肝组织脂肪含量超过肝湿重的 5% 以上，或在组织学上有 1/3 以上肝细胞脂肪变）为特征。其病理学改变与酒精性肝病（alcoholic liver disease，ALD）相似，但患者无过量饮酒史的临床病理综合征，包括非酒精性单纯性脂肪肝（nonalcoholic fatty liver，NAFL）、非酒精性脂肪性肝炎（non-alcoholic steatohepatitis，NASH）及其相关肝硬化。

3. 特点

（1）症状：大多数 NAFLD 患者尤其是 NAFL 患者通常无自觉症状，其脂肪肝主要在健康体检或检查其他疾病时被发现。48% ～ 100% 的 NASH 患者无任何特殊不适。部分 NAFL 和 NASH 患者可出现一些非特异性症状，包括全身乏力、肝区隐痛、右上腹不适或胀满感、食欲减退、恶心，以及其他消化道症状。这些症状主要与肝大、肝包膜受到牵拉及肝功能异常有关。NASH 相关肝硬化患者可出现肝硬化的一系列症状，部分还可发生肝衰竭、败血症、食管 - 胃底静脉曲张破裂及肝细胞癌并出现相应的症状。

（2）体征：肝大是 NAFLD 常见的体征，50% ～ 75% 的 NAFLD 患者有肝大。其次是脾肿大，15% ～ 25% 的 NAFLD 患者出现脾肿大。少数患者可有轻度黄疸。如果 NAFLD 发展为肝硬化，那么患者可出现病毒性肝炎等其他原因引起的肝硬化的体征，包括肝掌、蜘蛛痣、黄疸、腹壁静脉曲张、脾肿大、腹水及下肢水肿等。

（3）肝外表现：由于 NAFLD 主要由肥胖、糖尿病和高脂血症所致，而且 NAFLD 也能诱导和加重胰岛素抵抗，促进 2 型糖尿病的发病，影响 2 型糖尿病患者的血糖控制，促进心血管疾病的发病，因此 NAFLD 常有肝外的临床表现，包括肥胖或体重超重、糖尿病及心血管疾病等相应的症状和体征。

4. 发病机制　非酒精性脂肪性肝病的发病机制非常复杂，目前公认的多重打击学说认为遗传易感性、脂源性因素、肝细胞铁沉积、线粒体功能障碍、内质网应激、肠道菌群紊乱和肠源性内毒素血症等相关因素都参与了其发病过程。随着对肠道菌群的组成和功能、肠屏障动态平衡，以及胆汁酸在肠 - 肝循环中作用认识的逐渐深入，肠 - 肝轴参与的代谢紊乱在多种慢性肝病发病机制中越来越被重视。

5. 诊断要点

（1）非酒精性脂肪性肝病诊断的"金标准"为肝组织病理学检测。

（2）如无法行肝组织穿刺、瞬时弹性成像技术、腹部 B 超、MRI、CT 可以帮助诊断。

（3）排除 HBV 或 HCV 感染、酒精性肝病、自身免疫性肝病、肝豆状核变性、药物性脂肪肝、甲状腺功能减退症、多囊卵巢综合征等。

6. 新发或者初发患者的诊断　本病患者症状可不典型，或无特殊症状，大多在体检时发现。新发或者初发患者可及时完善生化、肝炎分型、自身抗体谱＋抗核抗体谱、肝脏影像学等检查除外相关疾病后方可明确诊断。

7. 关于更名为 MAFLD 并调整诊断标准（图 5-29）　多项研究表明，NAFLD 是一组高度异质性疾病，与代谢功能紊乱密切相关。其原有的命名与诊断标准过分强调饮酒及其摄入量，忽视了 NAFLD 的代谢相关病因。2020 年国际专家组发布共识声明，正式将 NAFLD 更名为 MAFLD（metabolic associated fatty liver disease），并调整诊断标准为基于组织学（肝活体组织检查）、影像学及血液生物标志物证据提示存在肝脏脂肪积聚（肝细胞脂肪变性），同时满足以下三项条件之一：超重/肥胖、2 型糖尿病、代谢功能障碍。新的诊断标准明确而简单，将使临床诊断和试验研究更精准可靠。

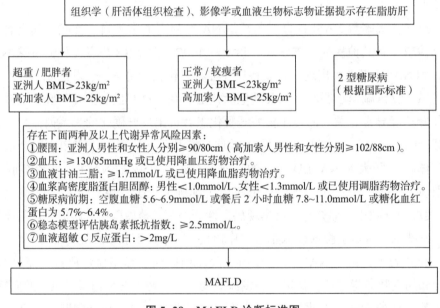

图 5-29　MAFLD 诊断标准图

（三）鉴别诊断

1. 非酒精性脂肪性肝病与酒精性肝病（表 5-164）　饮酒史是鉴别 NAFLD 和 ALD 的主要依据。NAFLD 无饮酒史或饮酒折合乙醇量＜ 210g/w（女性＜ 140g/w）。ALD 一般饮酒超过 5 年，折合乙醇量男性≥ 40g/d，女性≥ 20g/d，或 2 周内有大量饮酒史，折合乙醇量＞ 80g/d。ALD 较 NAFLD 更容易出现食欲减退、恶心呕吐、饮酒后腹泻、乏力消瘦、肝区疼痛、黄疸、脾肿大、腹腔积液、贫血等。NAFLD 转氨酶升高以 ALT 升高为主，AST/ALT 比值＜ 1。ALD 患者转氨酶升高以 AST 为主，AST/ALT ＞ 2，γ-GT 升高幅度较 NAFLD 患者更大。ALD 患者平均红细胞体积增大，且在戒酒后血清学指标可显著改善。NAFLD 常有血糖升高和血脂异常。

表 5-164 非酒精性脂肪性肝病与酒精性肝病的鉴别

鉴别要点	酒精性肝病	非酒精性脂肪性肝病
病史	长期 / 大量饮酒史	无饮酒史或饮酒折合乙醇量＜210g/w（女性＜140g/w）
临床表现	易食欲减退、恶心呕吐、酒后腹泻、乏力消瘦、肝区疼痛、黄疸、脾肿大等	大多无自觉症状，部分可出现乏力、消化不良、肝区隐痛、肝脾肿大等
AST/ALT	＞2	＜1
γ-GT	升高幅度更大	升高
MCV	增大	正常
血糖、血脂	可以正常	异常

计算方法：乙醇的摄入量（g）＝体积（mL）× 酒精度数（%）×0.8。

2. 非酒精性脂肪性肝病与 HCV 感染（表 5-165） HCV 感染引起的脂肪肝患者有 HCV 感染病史（在我国尤其是有输血史），HCV 抗体阳性，并能检测到 HCV RNA，抗病毒治疗有持续病毒应答者脂肪肝可以逆转。HCV 感染引起的肝脏炎症与 NASH 明显不同。HCV 感染引起的肝脏炎症及纤维化主要发生在肝小叶和门管区，一般没有 Mallory 透明小体。而 NASH 肝纤维化主要发生在肝细胞周围和小叶中央周围，并常有 Mallory 透明小体。

表 5-165 非酒精性脂肪性肝病与 HCV 感染的鉴别

鉴别要点	HCV 感染	非酒精性脂肪性肝病
感染史	HCV 感染史（输血等）	无感染史
抗体	HCV 抗体阳性	无
炎症发生部位	肝小叶和门管区，一般没有 Mallory 透明小体	肝细胞周围和小叶中央周围，并常有 Mallory 透明小体
抗病毒治疗	有效	无效

3. 非酒精性脂肪性肝病与 HBV 感染（表 5-166） 我国是乙型肝炎高发区，对肝功能异常的 NAFLD 患者应警惕其是否合并乙型肝炎，因此对肝功能异常伴 HBsAg 阳性的 NAFLD 患者，应鉴别其肝功能是 NAFLD 所致还是乙型肝炎引起。一般情况下，如果血清 HBV DNA 滴度低于 10^4 拷贝 / 毫升且存在代谢紊乱时，其肝功能异常应考虑由 NAFLD 所致；如果 HBV DNA 滴度高于 10^4 拷贝 / 毫升，则难以判断。肝活体组织检查有助于它们的鉴别。

表 5–166　非酒精性脂肪性肝病与 HBV 感染的鉴别

鉴别要点	HBV 感染	非酒精性脂肪性肝病
感染史	HBV 感染史（输血、胎传等）	无感染史
HBsAg	阳性	无
抗病毒治疗	有效	无效

4. 非酒精性脂肪性肝病与自身免疫性肝病（表 5–167）　约 1/3 的 NAFLD 患者抗核抗体阳性，因此需与自身免疫性肝病相鉴别。自身免疫性肝病患者以女性多见，与 NASH 相比，其血清 ALT 及胆红素明显升高，且血清 γ 球蛋白水平升高。自身免疫性肝炎患者血清抗核抗体滴度高，而 NAFLD 患者抗核抗体阳性时，其滴度低，一般不超过 1 ：160，当抗核抗体滴度 1 ：160 应进行肝穿刺病理学检查。自身免疫性肝炎肝脏组织学主要表现为汇管区炎症及其周围的界面性肝炎，细胞浸润以淋巴细胞和浆细胞为主，而 NASH 患者肝脏汇管区炎症轻且没有淋巴细胞及浆细胞性界面炎。原发性胆汁性肝硬化，多见于中年女性，以乏力和皮肤瘙痒为主要临床表现，碱性磷酸酶和 γ–GT 明显升高，免疫球蛋白 IgM 升高，血清抗线粒体抗体 M_2 为本病的特异性抗体（95% 的患者抗线粒体抗体 M_2 呈阳性）。

表 5–167　非酒精性脂肪性肝病与自身免疫性肝病的鉴别

鉴别要点	自身免疫性肝病	非酒精性脂肪性肝病
发病人群	女性多见	男女均可
ALT	明显升高	轻度升高
胆红素及血清 γ 球蛋白水平	明显升高	基本正常
抗核抗体	阳性，滴度高	可阳性，滴度低 < 1 ：160
组织病理学	汇管区炎症及其周围的界面性肝炎，细胞浸润以淋巴细胞和浆细胞为主	肝脏汇管区炎症轻且没有淋巴细胞及浆细胞性界面炎

5. 非酒精性脂肪性肝病与肝豆状核变性（表 5–168）　尽管肝豆状核变性发病率非常低，但它具有 NASH 很多组织学特征，因此应当注意其与 NAFLD 的鉴别。肝豆状核变性多发生于儿童和青年，常以肝病为首发症状。成人患者常有不明原因的肝炎病史，患者肝脏肿大、质硬而有触痛，裂隙灯下可见 K–F 环，血清铜及铜蓝蛋白降低。正常人血清铜蓝蛋白为 200 ～ 500mg/L，当 < 80mg/L 时应高度怀疑肝豆状核变性。

表 5-168　非酒精性脂肪性肝病与肝豆状核变性的鉴别

鉴别要点	肝豆状核变性	非酒精性脂肪性肝病
发病率	低	较高
好发人群	儿童及青年	各年龄均可
特殊检测	裂隙灯下可见 K-F 环，血清铜及铜蓝蛋白降低。正常人血清铜蓝蛋白为 200 ~ 500mg/L，当 < 80mg/L 时应高度怀疑肝豆状核变性	无

6. 非酒精性脂肪性肝病与药物性肝损害（表 5-169）　根据患者有无服用引起脂肪肝的药物史且停用相关药物后脂肪肝逐渐恢复可资鉴别。

表 5-169　非酒精性脂肪性肝病与药物性肝损害的鉴别

鉴别要点	药物性肝损害	非酒精性脂肪性肝病
特殊用药史	有	无
停药后	异常转氨酶可恢复	无

7. 非酒精性脂肪性肝病与甲状腺功能减退症（表 5-170）　老年女性脂肪肝患者应注意与甲状腺功能减退症相鉴别。甲状腺功能减退症的典型症状包括畏寒、乏力、手足肿胀感、嗜睡、记忆力减退、少汗、关节疼痛、体重增加、便秘、女性月经紊乱及不孕等，此外还有血清促甲状腺激素升高、四碘甲状腺原氨酸和游离四碘甲状腺原氨酸降低。

表 5-170　非酒精性脂肪性肝病与甲状腺功能减退症的鉴别

鉴别要点	甲状腺功能减退症	非酒精性脂肪性肝病
症状	畏寒、乏力、手足肿胀感、嗜睡、记忆力减退、少汗、关节疼痛、体重增加、便秘、女性月经紊乱及不孕等	可无特殊症状，或出现全身乏力、肝区隐痛、右上腹不适或胀满感、食欲减退、恶心，以及其他消化道症状
甲状腺功能	血清促甲状腺激素升高，四碘甲状腺原氨酸和游离四碘甲状腺原氨酸降低	正常

8. 非酒精性脂肪性肝病与多囊卵巢综合征（表 5-171）　对于生育期女性脂肪肝患者应注意与多囊卵巢综合征鉴别。多囊卵巢综合征临床表现为月经异常、不孕、多毛及肥胖等，血清雄激素水平明显升高，妇科 B 超检查提示明显卵巢多囊样改变。

表 5-171　非酒精性脂肪性肝病与多囊卵巢综合征的鉴别

鉴别要点	多囊卵巢综合征	非酒精性脂肪性肝病
发病人群	生育期女性脂肪肝患者	男女均可
临床表现	月经异常、不孕、多毛及肥胖等，血清雄激素水平明显升高	可无特殊症状，或出现全身乏力、肝区隐痛、右上腹不适或胀满感、食欲减退、恶心，以及其他消化道症状
妇科 B 超	卵巢多囊样改变	无

（四）分类

1. 非酒精性脂肪性肝病的病理分类

（1）NAFL：脂肪肝的病理特点为肝细胞内脂肪积聚，即肝细胞脂肪变性。根据脂滴大小，肝细胞脂肪变性被分为小泡性和大泡性。小泡性肝细胞脂肪变性的特点是脂滴直径小于5μm，数量多，弥漫性地分布于细胞质内，细胞核位于细胞的中央。大泡性脂肪变性的特点是脂滴直径大于25μm，多为孤立性，细胞核被挤至细胞的周边。NAFL的主要病理特征是大泡性或以大泡性为主的混合性肝细胞脂肪变性。成年人NAFL肝细胞脂肪变性主要位于肝腺泡3区；儿童NAFL肝细胞脂肪变性可累及整个肝腺泡。根据脂肪变性的肝细胞占所有肝细胞的比例，可将NAFL分为轻、中、重三度，轻度30%～50%；中度50%～75%；重度＞75%。

（2）NASH：NASH的组织学异常主要为肝细胞脂肪变性、肝细胞损伤和炎症细胞浸润。

1）肝细胞脂肪变性：即NAFL的大泡性或以大泡性为主的混合性肝细胞脂肪变性。

2）肝细胞损伤：主要表现为气球样变（细胞体积增大，胞质透明、淡染）。气球样变多位于肝腺泡3区脂肪变性的肝细胞中，并常与窦周纤维化有关。肝细胞损伤也表现为肝细胞凋亡和坏死。

3）炎症细胞浸润：为混合性炎症细胞浸润，包括中性粒细胞、淋巴细胞、库普弗细胞和嗜酸性粒细胞，其中以中性粒细胞为主。

4）部分NASH患者有肝纤维化，但肝纤维化不是诊断NASH的必备条件。

成年NASH患者"铁丝网"样纤维化分布于肝细胞周围，最早出现在肝腺泡3区，随着病情发展，可扩展到汇管区及其周围，出现局灶性或广泛的桥接纤维化。此外，NASH的其他病理改变还包括Mallory小体、铁沉积、糖原核蓄积、巨大线粒体、脂肪肉芽肿及胆管反应等。儿童NASH的肝组织学特点：汇管区炎症重于小叶内炎症，气球样变少，小叶内肝细胞周围纤维化不明显，而汇管区及其周围纤维化明显。

（3）NASH相关肝硬化：肝硬化的主要病理特点是正常肝小叶结构消失、再生结节及假小叶形成和广泛纤维化。根据肝硬化结节的大小分为大结节性、小结节性和混合性肝硬化。根据纤维间隔有否界面性肝炎分为活动性和非活动性肝硬化。NASH相关肝硬化主要为小结节性非活动性肝硬化。NASH相关肝硬化发生后肝细胞脂肪变性及肝脏炎症反而减轻，甚至完全消退。

2. NAFLD活动度积分（NAS）（表5-172）**和肝纤维化分期**（表5-173） 尽管人们研究制定了一些关于NAFLD肝活体组织检查病理学诊断和评估系统，但美国国立卫生研究院NASH临床研究网病理工作组制定的NAFLD活动积分（NAS）和肝纤维化分期系统相对完善，因此，我国2010年《非酒精性脂肪性肝病诊疗指南》中关于NAFLD的组织病理学诊断推荐应用该系统。

表 5-172　NAFLD 活动度积分（NAS）评定标准表

项目	内容	分值
肝细胞脂肪变性	＜ 5%	0
	5% ～ 33%	1
	34% ～ 66%	2
	＞ 66%	3
肝小叶内炎症	无	0
	＜ 2 个	1
	2 ～ 4 个	2
	＞ 4 个	3
肝细胞气球样变	无	0
	少见	1
	多见	2

评分结果：NAS ＜ 3 分者排除 NASH，＞ 4 分者诊断为 NASH，介于两者为 NASH 可能。不伴小叶内炎症、气球样变和纤维化，但肝脂肪变性＞ 33% 者为 NAFL，脂肪变性不达此程度者仅为肝细胞脂肪变性。

表 5-173　肝纤维化分期标准表

分期		纤维化程度
S0		无纤维化
S1	S1a	肝腺泡 3 区轻度窦周纤维化
	S1b	肝腺泡 3 区中度窦周纤维化
	S1c	仅门静脉周围纤维化
S2		肝腺泡 3 区窦周纤维化合并门静脉周围纤维化
S3		桥接纤维化
S4		高度怀疑或确诊为肝硬化

3. 肝弹性的轻中重度分级　检测瞬时弹性成像技术受控衰减参数（CAP）值可对肝脏脂肪含量及硬度进行测量，并无创定量诊断脂肪肝。正常值：CAP ＜ 238db/m，对应脂肪含量等级≤ 10%。轻度脂肪肝：CAP 介于 238 ～ 259db/m，对应脂肪含量等级 11% ～ 33%。中度脂肪肝：CAP 介于 259 ～ 292db/m，对应脂肪含量等级 34% ～ 66%。重度脂肪肝：CAP ＞ 292db/m 对应脂肪含量等级≥ 67%。

4. 肝脾 CT 比值分级　肝 / 脾 CT 值是判断脂肪肝轻重程度及预测后期治疗情况的临床常用指标。其比值是由肝脏密度除以脾脏密度。0.7 ＜肝 / 脾 CT 值≤ 1，为轻度脂肪肝；0.5 ＜肝 / 脾 CT 值≤ 0.7，为中度脂肪肝；肝 / 脾 CT 值≤ 0.5，属于重度脂肪肝。

5. 磁共振肝脏脂肪定量分析　肝脏 MRI 定量分析是利用独特的质子密度脂肪分数（PDFF）精准反映肝脏细胞中脂肪比例，对肝脏脂肪含量准确定量，进而评估肝脏脂肪变性程度。以脂肪肝分级标准：轻（5%～10%）、中（10%～25%）、重（＞25%）度脂肪肝作为含量参考，结合症状、体征及实验室检查，辅助临床诊疗及疗效评估。

（五）西医诊断要点

结合患者胁肋胀满、腹胀、乏力、近半年体重增加约 3kg、转氨酶轻度异常、胆固醇偏高、心电图示轻度供血不足等临床表现，考虑其为非酒精性脂肪性肝炎，伴有冠状动脉供血不足。

（六）中医诊断要点

1. 定义 非酒精性脂肪性肝病是西医学针对本病病因、病位及病理改变综合来命名的。其在中医学中无统一规范的病名，根据其症状或病因病机描述，可与古籍中的众多名称相对应。《难经》有"肝之积，名曰肥气"；《灵枢·五邪》有"邪在肝，则两胁中痛"的论述。还有如《黄帝内经》中的"肝满""肝胀""胁痛"等，《金匮要略》《景岳全书》《诸病源候论》中的"肝痞""积聚""痞积""痞满""癥瘕"等。现代中医多从症状、病因病机等方面命名，将其归属于"胁痛""痞满""肝胀""肝痞""肝癖""肝着""积聚""痰证""痰浊""湿阻""瘀证""肥气""积证"等范畴。

2. 中医辨病辨证 历代医家认为本病与饮食、情志、劳逸、体质、久病等因素相关，由饮食不节，肝失疏泄，脾失健运；或肾气亏虚，湿邪内生，聚为痰浊，郁久化热，湿热蕴结所致。患者嗜食肥甘生冷，伤及脾胃；或多逸少动，体丰痰盛，导致脾失健运，痰浊内生，痰湿日久，郁而化热，酿生湿热，壅塞肝络，结于胁下，缠绵难解，故胁痛胀满。痰湿阻滞气机，肠道传导失司，故腹胀苔腻、大便不畅。病程两月，耗气伤阴，故而乏力头晕、舌质暗红。病位在肝，涉及脾。病理基础终不离痰、湿、瘀，三者相杂兼存。证属本虚标实，脾气亏虚为本，肝失疏泄、痰浊瘀热为标。

综上所述，本例患者的中医诊断为肝胀（肝郁脾虚，痰湿瘀阻证）。

（七）中西医初步诊断总结

西医诊断：非酒精性脂肪性肝炎，冠状动脉供血不足。

中医辨证：肝胀（肝郁脾虚，痰湿瘀阻证）。

⊕ 三、中西医诊疗过程

治法：疏肝健脾，祛湿化痰，兼以化瘀。

中药处方：白术 10g，茯苓 15g，生山楂 15g，决明子 10g，绞股蓝 30g，郁金 10g，炒白扁豆 15g，神曲 10g，木香 6g，威灵仙 10g，柴胡 10g，白芥子 6g，泽兰 12g，泽泻 10g，三七 3g，延胡索 10g。14 剂，每日 1 剂，水煎分 2 次服。

方解：白术、茯苓、炒白扁豆、神曲，健脾益胃；柴胡、郁金、木香、威灵仙、延胡索，疏肝行气；泽兰、泽泻、三七，祛湿化瘀；绞股蓝、白芥子、决明子、生山楂，降脂祛浊。

西药处方：多烯磷脂酰胆碱胶囊（易善复）2 粒，每日 3 次，口服，保肝降酶。

饮食禁忌：嘱清淡饮食，忌肥甘厚味。

日常调护：建议进行中等强度有氧锻炼，推荐骑单车、快速步行、游泳、跳舞等，每周 4 次以上，累计时间不少于 150 分钟。可适度进行轻中度阻力性肌肉运动以获得更大程度的代谢改善，例如举哑铃、俯卧撑等。

1 个月后：复查肝功能正常，BMI 下降，腹部超声正常。

随访 3 年，一直稳定。

✅ 相关知识拓展

（一）非酒精性脂肪性肝炎的中医辨证分型及治法方药

（二）非酒精性脂肪性肝病名医经验

（三）非酒精性脂肪性肝病临床常用中成药

（四）非酒精性脂肪性肝病西医治疗的药物类型

（五）非酒精性脂肪性肝病的日常调护有哪些

（六）肝脏弹性测定对诊断脂肪肝的价值

（扫一扫　看相关知识拓展）

第二十三节　酒精性脂肪性肝病

⊕ 一、病例介绍

陈某，男，55 岁。主因"右侧胁肋胀痛伴全身乏力 5 年余，加重 1 个月"于 2018 年 7 月 20 日门诊就诊。

（一）现病史

患者自 2008 年起常在饮酒后出现右侧胁肋胀痛伴全身乏力，至当地医院就诊，查肝功能轻度异常（具体数据不详），间断口服护肝片治疗，症状时有缓解，未定期复查肝功能。2013 年 12 月底右侧胁肋胀痛伴全身乏力等症状逐渐加重，纳差，每餐进食量为平时的 2/3，饭后脘腹饱胀，大便溏薄，于 2014 年 1 月 2 日入住我院。

刻下症状：右胁肋部胀痛，时有反酸、胃灼热、口苦，无头晕头痛，无胸闷胸痛，易倦怠乏力，小便可，大便 1 次 / 日，色质可。近期体重变化不详。

（二）既往史、个人史、家族史

否认慢性病史；否认药物过敏史；饮酒 30 余年，每日饮 53° 白酒约半斤，折合酒精含量约 106g/d，吸烟 15 年，约 10 支 / 日。

（三）体格检查

T 36.7℃，P 84 次 / 分，Bp 140/64mmHg，R 18 次 / 分，BMI 25.43kg/m²。

神志清楚，精神尚可，面色发红，皮肤巩膜无黄染，有肝掌，未见蜘蛛痣。心肺未见异常。腹平软，无压痛、反跳痛，肝肋下及剑突下未及，墨菲征阴性，脾肋下未及，移动性浊音阴性，双下肢无水肿，扑翼样震颤阴性。

（四）中医查体

面色发红，体态自如，语声正常，舌红，苔黄腻，脉滑数。

（五）实验室检查及其他辅助检查

1. 生化检查　ALT 112U/L，AST 170U/L，γ-GT 131U/L，ALP 109 U/L，胆红素正常。
2. （甲、乙、丙、丁及戊型）肝炎病毒标志物检测　均呈阴性。
3. 腹部 B 超检查　中度脂肪肝。
4. 肝脏穿刺后病理检查　考虑慢性酒精性肝损伤，肝细胞脂肪变性约占 45%，存在广泛的气球样肝细胞，腺泡内点灶状坏死明显，出现 Mallory 小体和凋亡小体，门管区中度炎症，局灶性窦周纤维化。病变程度相当于 F2G3S1。

二、诊断思维

（一）诊断思维路径

从患者右胁肋胀满、全身乏力、肝功能异常等主要症状着手，遵循思维路径建立初步诊断（图 5-30）。

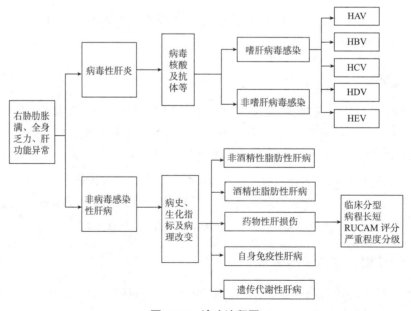

图 5-30　诊疗流程图

（二）诊断

1. 初步诊断　结合患者长期饮酒病史、病程、临床症状、生化检查、腹部 B 超及肝脏病理检查等结果，考虑本例为酒精性脂肪性肝病。

2. 定义　酒精性脂肪性肝病，又称为酒精性肝病，是由于长期过量饮酒导致的肝脏疾病。初期表现为脂肪肝，进而发展为酒精性肝炎、肝纤维化和肝硬化，严重酗酒时可诱发广泛肝细胞坏死，甚至肝功能衰竭。其主要临床表现是右上腹胀痛、食欲不振、乏力、体重减轻、黄疸等，随着病情加重，可有神经精神症状、蜘蛛痣、肝掌等表现，甚至并发肝功能衰竭和上消化道出血等。

3. 特点

（1）有长期饮酒史，一般超过 5 年；或 2 周内有大量饮酒史，折合乙醇量 > 80g/d。

（2）临床症状非特异，可无症状，或有右上腹胀痛、食欲不振、乏力、体重减轻、黄疸等。随着病情加重，可有神经精神症状、蜘蛛痣、肝掌等表现。

（3）实验室检查方面，AST/ALT > 2、γ-GT 升高、平均红细胞容积（MCV）升高为酒精性肝病的特点，禁酒后这些指标可明显下降，通常 4 周内基本恢复正常（但 γ-GT 恢复较慢）。

（4）肝脏 B 超检查可以出现弥漫性脂肪肝样改变：①肝近场回声弥漫性增强，回声强于肾脏。②肝远场回声逐渐衰减。③肝内管道结构显示不清。

4. 发病机制　酒精性脂肪性肝病发生的危险因素主要包括饮酒量、饮酒年限、饮酒方式、性别、遗传易感因素、肥胖及营养状况等。其中乙醇对肝损害的机制主要包括三个方面。

（1）乙醇代谢产物的直接损害作用。乙醛是乙醇的中间代谢产物，它是一种高反应活性分子，能与蛋白质结合形成乙醛 - 蛋白复合物。其对肝细胞存在直接损伤作用，而且可以作为新抗原诱导细胞及体液免疫反应，导致肝细胞受免疫反应的攻击。

（2）乙醇代谢过程消耗烟酰胺腺嘌呤二核苷酸（NAD）而使还原型辅酶Ⅰ（NADH）增加，导致依赖 NAD 的生化反应减弱而依赖 NADH 的生化反应增高。这一肝内代谢的紊乱是导致高脂血症和脂肪肝的原因之一。

（3）肝脏微循环障碍和低氧血症。长期大量饮酒患者血液中酒精浓度过高，肝内血管收缩、血流减少、血流动力学紊乱、氧供减少，以及酒精代谢氧耗增加，进一步加重低氧血症，导致肝细胞损害。

5. 诊断标准

（1）有长期饮酒史，一般超过 5 年，折合乙醇量男性 ≥ 40g/d，女性 ≥ 20g/d；或 2 周内有大量饮酒史，折合乙醇量 > 80g/d。但应注意性别、遗传易感性等因素的影响。乙醇量（g）换算公式 = 饮酒量（mL）× 乙醇含量（%）×0.8。

（2）临床症状为非特异性，可无症状，或有右上腹胀痛、食欲缺乏、乏力、体重减轻、黄疸等。随着病情加重，可有神经精神症状、蜘蛛痣、肝掌等表现。

（3）血清 AST、ALT、γ-GT、TBil、PT、MCV 和缺糖转铁蛋白（CDT）等指标升高，其中 AST/ALT > 2、γ-GT、MCV 升高为酒精性肝病的特点，而 CDT 测定虽然特异但临床未常规开展。禁酒后这些指标可明显下降，通常 4 周内基本恢复正常（但 γ-GT 恢复较慢），有助于诊断。

（4）肝脏 B 型超声、CT、MRI 或瞬时弹性成像有典型表现。

（5）排除嗜肝病毒现症感染，以及药物、中毒性肝损伤和自身免疫性肝病等。

酒精性脂肪性肝病无特异性临床诊断方法，长期饮酒史的询问非常重要，符合第（1）项者，排除其他原因的肝病，同时具有第（3）、（4）项者，可诊断为酒精性肝病；符合第（1）、（3）、（4）项，同时有病毒性肝炎现症感染证据者，可诊断为酒精性肝病伴病毒性肝炎。

（三）鉴别诊断

1. 酒精性脂肪性肝病与非酒精性脂肪性肝病（表 5-174）非酒精性脂肪性肝病是指除外酒精和其他明确的损肝因素所致，以肝细胞大泡性脂肪变为主要特征的临床病理综合征，与胰岛素抵抗和遗传易感性密切相关的获得性代谢应激性肝损伤，包括单纯性脂肪肝（NAFL）、非酒精性脂肪性肝炎（NASH）及其相关肝硬化。2020 年国际专家组发布共识声明，正式将 NAFLD 更名为 MAFLD（metabolic associated fatty liver disease），并调整诊断标准为基于组织学（肝活体组织检查）、影像学及血液生物标志物证据提示存在肝脏脂肪积聚（肝细胞脂肪变性），同时满足以下三项条件之一：超重 / 肥胖、2 型糖尿病、代谢功能障碍。新的诊断标准明确而简单，将使临床诊断和试验研究更精准可靠。

表 5-174　酒精性脂肪性肝病与非酒精性脂肪性肝病的鉴别

鉴别要点	非酒精性脂肪性肝病	酒精性脂肪性肝病
病史	无饮酒史或者饮酒折合乙醇量 < 20g/d（女性 < 10g/d）	有长期饮酒史，或者短期内大量饮酒史
性别	女性为主	男性为主
超重或肥胖，高血压、糖尿病等代谢性疾病	常见	有或无
肝功能检查	以 ALT 升高为主，AST/ALT < 1，可伴有 γ-GT 升高	以 AST 升高为主，AST/ALT > 2，同时伴有 γ-GT 的显著升高
病理改变	肝脂肪变性和肝细胞核空泡化常见	常见以大泡性或大泡性为主伴小泡性的肝细胞泡沫样变

2. 酒精性脂肪性肝病与病毒性肝炎（表 5-175）病毒性肝炎是由多种肝炎病毒引起的以肝脏病变为主的一种传染病。临床上以食欲减退、恶心、上腹部不适、肝区痛、乏力为主要表现。部分患者可有黄疸、发热和肝大，并伴有肝功能损害。有些患者可慢性化，甚至发展成肝硬化，少数可发展为肝癌。

表 5-175 酒精性脂肪性肝病与病毒性肝炎的鉴别

鉴别要点	病毒性肝炎	酒精性脂肪性肝病
病史	有肝炎患者密切接触史	长期饮酒史，或者短期内大量饮酒史
病毒学标志物	阳性	阴性
肝功能检查	γ-GT 改变不明显，ALT/AST < 1	以 AST 升高为主，AST/ALT > 2，同时伴有 γ-GT 的升高
抗病毒治疗	有效	无效
病理改变	汇管区周围炎症较重，导致汇管区明显扩大，并常与邻近汇管区或小叶坏死相连接形成桥接坏死	汇管区周围炎症不重，纤维化多呈星芒状或蜘蛛状，以大泡性或大泡性为主伴小泡性的肝细胞泡沫样变

3. 酒精性脂肪性肝病与血吸虫病性肝纤维化（表 5-176） 血吸虫病是血吸虫寄生于人体门静脉系统所致的一种有严重危害的地方病。其病变主要是虫卵引起的肝、肠损害。血吸虫卵在肝内可形成虫卵肉芽肿，随后肝纤维组织增生，最终导致肝硬化。

表 5-176 酒精性脂肪性肝病与血吸虫病性肝纤维化的鉴别

鉴别要点	血吸虫病性肝纤维化	酒精性脂肪性肝病
接触史	疫水接触史	无
饮酒史	无	长期饮酒史，或者短期内大量饮酒
粪便中血吸虫卵或孵化毛蚴	阳性	阴性
抗原、抗体检测	阳性	阴性
肠道组织病理	见血吸虫卵	常正常，无血吸虫卵
肝脏病理	不完全分隔性肝纤维化，其肝表面呈颗粒状或结节状，结节大小不一	主要以大泡性或大泡性为主伴小泡性的肝细胞泡沫样变

4. 酒精性脂肪性肝病与药物性肝病（表 5-177） 药物性肝病又称中毒性肝损伤，主要是指药物、外源性毒物及其代谢产物引起的肝脏损伤性病变。临床上以药物性肝损伤多见。随着医药工业的迅速发展，国内外新药不断问世，药物性肝病的发病率相应增加。其表现与人类各种肝病的表现相同，可以表现为肝细胞坏死、胆汁淤积或慢性肝炎、肝硬化等。

表 5-177 酒精性脂肪性肝病与药物性肝病的鉴别

鉴别要点	药物性肝病	酒精性脂肪性肝病
病史	有明确用药史，一般无饮酒史	饮酒史
肝功能检查	ALT、AST 均可升高，以 ALT 升高为主，同时有胆红素、γ-GT 和 ALP 升高	以 AST 升高为主，AST/ALT > 2

鉴别要点	药物性肝病	酒精性脂肪性肝病
超声检查	轻中度药物性肝病常无异常发现	脂肪肝改变
停药后	肝功能下降明显	肝功能变化不明显

5. 酒精性脂肪性肝病与自身免疫性肝炎（表 5-178） 自身免疫性肝炎是以自身免疫反应为基础，以血清 IgG 升高和存在多种自身抗体为特征的慢性进行性肝脏炎症性疾病。其临床特征为不同程度的血清转氨酶升高、高 γ 球蛋白血症、自身抗体阳性；组织学特征为以汇管区大量浆细胞浸润并向肝实质侵入形成界板炎症，严重病例可快速进展为肝硬化和肝衰竭。

表 5-178 酒精性脂肪性肝病与自身免疫性肝炎的鉴别

鉴别要点	自身免疫性肝炎	酒精性脂肪性肝病
病史	无相关饮酒史	长期饮酒史，或者短期内大量饮酒史
性别	女性常多于男性	男性常见
肝功能检查	AST、ALT 均可升高，但 γ-GT 常轻度升高或者不升高	以 AST 升高为主，AST/ALT > 2，同时伴有 γ-GT 的升高
免疫学抗体	阳性	阴性
组织病理学特点	汇管区大量浆细胞浸润并向肝实质侵入形成界板炎症	主要以大泡性或大泡性为主伴小泡性的肝细胞泡沫样变

（四）分型

1. 酒精性脂肪性肝病的临床分型（表 5-179） 酒精性脂肪性肝病根据临床症状、生化指标、影像学检查及病理改变等的不同可分为轻症酒精性肝病、酒精性脂肪肝、酒精性肝炎、酒精性肝纤维化、酒精性肝硬化五种类型。

表 5-179 酒精性脂肪性肝病的临床分型

分型	特点
轻症酒精性肝病	肝脏生化指标、影像学和组织病理学检查基本正常或轻微异常
酒精性脂肪肝	影像学诊断符合脂肪肝标准，血清 ALT、AST 或 γ-GT 可轻微异常
酒精性肝炎	血清 ALT、AST 升高或 γ-GT 升高，可有血清 TBil 升高，伴有发热、外周血中性粒细胞升高。重症酒精性肝炎可出现肝功能衰竭的表现，如凝血功能障碍、黄疸、肝性脑病、急性肾衰竭、上消化道出血等，常伴有内毒素血症
酒精性肝纤维化	临床症状、体征、常规超声显像常无特征性改变。未做肝活组织检查时，应结合饮酒史、瞬时弹性成像或 MRI、生化指标，综合评估，作出诊断
酒精性肝硬化	有肝硬化的临床表现和血清生化指标、瞬时弹性成像及影像学的改变

2. 酒精性脂肪性肝病肝脂肪变的病理分度（表 5-180） 依据肝细胞脂肪变性占据所

获取肝组织标本量的范围，分为 3 度（F0 ～ 3）。

表 5-180 酒精性脂肪性肝病肝脂肪变的病理分度表

分度	肝细胞脂肪变性占比
F0	肝细胞脂肪变＜ 5%
F1	5% ≤肝细胞脂肪变＜ 33%
F2	33% ≤肝细胞脂肪变＜ 66%
F3	肝细胞脂肪变≥ 66%

3. 酒精性脂肪性肝病的炎症程度分级 依据患者肝脏炎症程度分为 4 级（G0 ～ 4）。

G0：无炎症。

G1：腺泡 3 带呈现少数气球样肝细胞，腺泡内散在个别点灶状坏死和中央静脉周围炎。

G2：腺泡 3 带明显气球样肝细胞，腺泡内点灶状坏死增多，出现 Mallory 小体，门管区轻至中度炎症。

G3：腺泡 3 带广泛的气球样肝细胞，腺泡内点灶状坏死明显，出现 Mallory 小体和凋亡小体，门管区中度炎症和（或）门管区周围炎症。

G4：融合性坏死和（或）桥接坏死。

4. 酒精性脂肪性肝病肝纤维化程度分期（表 5-181） 依据纤维化的范围和形态分为 5 种类型（S0 ～ 4）。

表 5-181 酒精性脂肪性肝病肝纤维化程度分期

分期	范围和程度
S0	无纤维化
S1	腺泡 3 带局灶性或广泛的窦周 / 细胞周围纤维化和中央静脉周围纤维化
S2	纤维化扩展到门管区，中央静脉周围硬化性玻璃样坏死，局灶性或广泛的门管区星芒状纤维化
S3	腺泡内广泛纤维化，局灶性或广泛的桥接纤维化
S4	肝硬化

（五）西医诊断要点

1. 临床分型 本例患者饮酒史 30 余年，无用药史，症见右胁肋部胀痛，易倦怠乏力，ALT 170U/L、AST 112U/L、γ-GT 131U/L、ALP 109U/L、胆红素正常，腹部 B 超提示中度脂肪肝，可以诊为酒精性脂肪肝。

2. 分期

（1）肝脂肪变的病理分度——肝细胞脂肪变性约占 45%——F2。

（2）炎症程度分级——存在广泛的气球样肝细胞，腺泡内点灶状坏死明显，出现 Mallory 小体和凋亡小体，门管区中度炎症——G3。

（3）纤维化程度分期——局灶性窦周纤维化——S1。

根据肝活体组织检查结果，评定为 F2G3S1。

本例患者诊断总结：酒精性脂肪肝（F2G3S1）。

（六）中医诊断要点

1. 定义 中医虽无酒精性肝病的确切定义，但根据本病的病因、病理及临床特征，可将其归属于"胁痛""伤酒""酒疸""酒癖""酒胀""酒臌"等范畴。饮酒不节，酒毒湿热入于脾胃，郁于肝胆，阻滞气机，以致肝失疏泄，脾失健运，痰浊水湿内生，气、痰、湿、热胶结，血脉瘀阻，结于胁下，而发生酒精性肝病。酒精性肝病常有连续性肝损害发生，病情可由"伤酒"进展为"酒癖"，后期逐渐发展至"酒臌"。在本病的发生、发展过程中，这几种病变可单独发生，或同时存在，或以任何形式混合存在。

2. 中医辨病辨证 酒为湿热之品，患者长年大量饮酒，导致酒中湿热长期浸淫身体所致。长期饮酒，损伤正气，正气不足，湿热内蕴于肝，致肝失疏泄条达，故见胁胀满而痛、纳差、面色萎黄、形体日渐消瘦；酒毒湿热之邪蕴结于中焦，湿热稽留，蕴结中焦，阻滞气机，水谷不化，日久脾气渐虚，气血化生不足，表现为乏力、倦怠等；舌红苔黄腻，脉滑数，亦为脾虚湿热内蕴之象。

综上所述，本例患者的中医诊断为肝癖（脾虚湿热内蕴证）。

（七）中西医初步诊断总结

西医诊断：酒精性脂肪肝（F2G3S1）。

中医诊断：肝癖（脾虚湿热内蕴证）。

⊕ 三、中西医诊疗过程

治法：健脾益气，清热化湿。

中药处方：党参 15g，白术 12g，柴胡 10g，清半夏 9g，黄芩 9g，黄连 6g，陈皮 10g，厚朴 10g，车前子 15g，泽泻 10g，薏苡仁 30g，炙甘草 6g，14 剂，每日 1 剂，水煎分 2 次服。

方解：党参、白术，健脾益气；陈皮、清半夏、厚朴、柴胡，健脾理气化痰；黄芩、黄连、车前子、泽泻、薏苡仁，清热化湿；炙甘草，调和诸药。

西药处方：水飞蓟宾胶囊 70mg，每日 3 次；复方甘草酸苷片 75mg，每日 3 次。

中医调护：嘱戒酒、适量运动及低脂饮食。

2 周后：患者右胁肋胀痛较前有所减轻，轻度乏力，口苦不明显。上方加黄芪 30g，当归 12g。

1 个月后：复查肝功能示 γ-GT 74U/L，ALT 52U/L，AST 40U/L，ALP 69U/L。继

续守上方加减治疗。

4 个月后：患者乏力明显好转，右侧胁肋无明显不适。肝功能：γ-GT 49U/L，ALT 48.1U/L，AST 29.9U/L。腹部彩超：脂肪肝（轻中度）。上方黄芪减至 15g。

6 个月后：经上述药物加减治疗 6 个月，复查肝功能、彩超均正常，病情稳定。

相关知识拓展

（一）中医认为酒精性肝病具有哪些严重的后果

（二）中医古籍中的解酒方有哪些

（三）酒精性肝病的中医非药物疗法有哪些

（四）酒精性肝病的影像学检查有哪些特点

（五）肝纤维化的非创伤性评估有哪些

（六）酒精性肝病的生化检查有哪些特点

（七）酒精性肝病的病理表现有哪些

（扫一扫　看相关知识拓展）

第二十四节　病毒性肝炎

一、病例介绍

王某，男，45 岁。主因"间断右胁肋胀痛 1 年"于 2015 年 6 月 20 日门诊就诊。

（一）现病史

患者 1 年前无明显诱因出现右胁肋胀痛，于当地医院行肝炎病毒标志物检测：HBsAg（＋），抗 -HBs、HBeAg、抗 -HBe、抗 -HBc 均（－），HBV DNA 低于检测下限；抗 -HAV、抗 -HCV、抗 -HEV 均（－）。诊断为"非活动性 HBsAg 携带者"，予中药口服治疗后好转。后情绪波动时右胁肋胀痛间作，就诊于我院门诊。

刻下症状：右胁肋胀痛，无恶心呕吐，无胃痛胃胀，嗳气，无反酸胃灼热，无发热黄疸，全身乏力，食欲不振，余无其他不适。

（二）既往史、个人史、家族史

否认其他慢性病史，否认药物及食物过敏史。

（三）体格检查

T 36.7℃，P 78 次 / 分，Bp 110/70mmHg，R 18 次 / 分。

神清，皮肤巩膜无黄染，睑结膜色淡，浅表淋巴结未触及肿大，心肺（－），腹部平软，肝脾区叩痛（－），未扪及包块，右上腹压痛，移动性浊音（－）。

（四）中医查体

面色少华，体态自如，言语流利，舌淡红，苔薄白，脉弦细。

（五）实验室检查及其他辅助检查

1.肝炎病毒标志物检测 HBsAg（＋），抗 –HBs、HBeAg、抗 –HBe、抗 –HBc 均（－），HBV DNA 低于检测下限；抗 –HAV、抗 –HCV、抗 –HEV 均（－）。

2.生化检查 未见明显异常。

3.腹部超声检查 轻度脂肪肝。

二、诊断思维

（一）诊断思维路径

从患者右胁肋胀痛等主要症状着手，遵循思维路径建立初步诊断（图 5–31）。

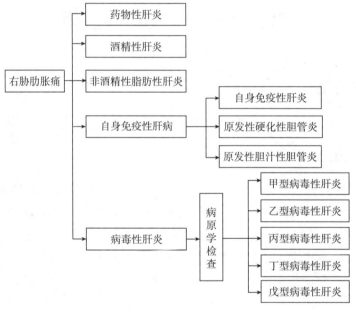

图 5–31 诊疗流程图

（二）诊断

1.初步诊断 结合患者的病史、病程、临床症状、生化检查、肝炎病毒标志物、HBV DNA 定量、腹部超声等结果，考虑本例为非活动性 HBsAg 携带者。

2.定义 病毒性肝炎是由多种肝炎病毒引起的以肝脏炎症为主要特征的一组传染病。按病原不同可分为甲型、乙型、丙型、丁型和戊型病毒性肝炎。5 种类型病毒性肝炎的临床表现基本相似。

3. 特点

（1）以食欲减退、恶心、上腹部不适、肝区痛、乏力为主要表现。部分患者可有黄疸、发热和肝大，并伴有肝功能损害。有些患者可慢性化，甚至发展成肝硬化，少数可发展为肝癌。

（2）甲型和戊型肝炎经肠道传播，乙型、丙型和丁型肝炎经肠道外途径传播。

（3）肝炎病毒标志检测：乙型肝炎病毒为 DNA 病毒，其他四型均为 RNA 病毒。

4. 发病机制 HAV 为直径 27～32nm 的球形颗粒，无包膜，呈 20 面体对称结构，属小RNA 病毒科肝病毒属。其基因组总长度约 7.5kb，为线状、单股正链 RNA；分 7 个基因型，其中 I、II、III、VII 型为人类甲型肝炎病毒，IV、V、VI 为猴类甲型肝炎病毒；只有 1 个血清型。HAV 的抵抗力较强，在室温下干燥环境中能存活数周，在 –20℃ 能存活数年；对灵长类动物如黑猩猩、狨猴、猕猴等易感；可在体外细胞培养。HAV 主要经被粪便污染的食物、水和日常生活接触传播，偶可经血液传播。经口摄入的 HAV 进入肠道后，经肠道淋巴液进入血液，在肝细胞中复制后，病毒颗粒进入血流和胆汁，并随胆汁排至肠道，最后随粪便排出体外。研究认为，HAV 无直接致细胞病变作用，肝细胞损伤可能源于机体对病毒的免疫反应，主要与 T 细胞及其他具有细胞杀伤作用的免疫细胞介导的细胞免疫反应有关。

HBV 为直径约 42nm 的球状颗粒，呈双层结构，属嗜肝 DNA 病毒科正肝 DNA 病毒属。其基因组长约 3.2kb，为部分双链环状 DNA，由正链和负链组成。正链为短链，呈半闭合型；负链为长链，呈闭合型环状，全长约 3.2kb，有 4 个开放读码框，即 S、C、P 和 X。S 区由 S、前 S_1 和前 S_2 基因组成，分别编码 HBsAg、pre-S_1 和 pre-S_2 抗原；C 区含 C 基因及前 C 基因，分别编码乙型肝炎病毒核心抗原（hepatitis B virus core antigen，HBcAg）及乙型肝炎病毒 e 抗原（hepatitis B virus e antigen，HBeAg）；P 区最长，编码DNA。按 HBeAg 抗原决定簇不同，HBV 可分为 adr、adw、ayr 和 ayw4 个主要血清型和A～H8 个基因型，并有明显的地区分布特点。HBV 对外界环境抵抗力强；除黑猩猩外，其他动物不易感；尚不能体外细胞培养。HBV 主要经血液、母婴及性接触传播。病毒颗粒经血流进入人体后，在肝细胞中复制。

HCV 为直径 40～60nm 的球状颗粒，有包膜及表面突刺结构。HCV 属黄病毒科丙型肝炎病毒属。HCV 为单股正链 RNA 病毒，基因组总长约 9.6kb，编码一个开放读码框，分为结构区和非结构区，前者编码核心蛋白、2 个包膜糖蛋白和 1 个小的 p7 蛋白；后者编码 NS_2、NS_3、NS_4A、NS_4B、NS_5A 和 NS_5B 蛋白。HCV 分为 6 个主要基因型和不同亚型。黑猩猩是公认的唯一对 HCV 易感的动物。HCV 对有机溶剂敏感，经煮沸、紫外线照射或福尔马林处理可灭活。HCV 无直接致细胞病变效应，肝细胞损伤可能源于机体对HCV 的免疫反应。此外，HCV 的核心蛋白通过损伤线粒体功能，引起肝细胞氧化应激，导致肝细胞间接损伤。核心蛋白可加重酗酒者由酒精引起的肝细胞氧化应激损伤。

HDV 为直径 35～41nm 的球状颗粒，表面无明显的突刺，可能为 20 面体对称结构。其外部包膜为 HBsAg，内部核心为 HDV 抗原与病毒基因组的疏松结合。HDV 是 δ 病毒科的唯一成员。其基因组为单股、负链、环状 RNA，长约 1.7kb。至少可分为 3 个基因型，但仅有 1 个血清型。HDV 为一种缺陷病毒，其复制需有嗜肝 DNA 病毒辅助；体外培养未获成功；可感染黑猩猩、土拨鼠和北京鸭；在外环境中相对较稳定；主要经血液、性接触和垂直传播。HDV 经血流进入肝脏，在肝细胞内复制，然后进入血液循环。

5. 诊断要点

（1）病毒性肝炎的诊断，主要结合流行病学资料、临床表现、病原学检查进行综合分析。

（2）5 种病毒性肝炎的鉴别。

（三）鉴别诊断

1. 病毒性肝炎与药物性肝炎　药物性肝炎多有明确的用药史，停药后多数患者的肝脏酶学及胆红素等指标可恢复正常。

2. 病毒性肝炎与酒精性肝炎　酒精性肝炎是由于长期大量饮酒所致的肝脏疾病。

（1）长期饮酒史：一般超过 5 年，饮酒折合乙醇量，男性 ≥ 40g/d，女性 ≥ 20g/d；或 2 周内大量饮酒，折合乙醇量 > 80g/d。

（2）可无症状，或有右上腹胀痛、食欲缺乏、乏力、体重减轻、黄疸等非特异性症状。随着病情加重，可有神经精神症状和蜘蛛痣。

（3）可有贫血，以大细胞性贫血为主；白细胞数减少，肝酶异常，白蛋白减少；血清 γ–GT 显著增高是特征性改变；血清 ALT 不增高或增高不显著，AST 与 ALT 的比值 > 2，禁酒后可明显下降，通常 4 周内基本恢复正常（但 γ–GT 恢复较慢）。

（4）超声或 CT 检查示肝表面光滑且有饱满感，内部回声细腻或有不规则低回声，肝 / 脾 CT 比值常 < 1；尾叶增大压迫下腔静脉，导致假性布加综合征（Budd–Chiari syndrome），出现顽固性腹水和下肢水肿。

（5）排除嗜肝病毒现症感染及药物、中毒性肝损伤和自身免疫性肝病等。

3. 病毒性肝炎与非酒精性脂肪性肝炎　非酒精性脂肪性肝炎是一种与肥胖、胰岛素抵抗、2 型糖尿病、高脂血症等代谢紊乱关系密切的疾病，又称为代谢性脂肪性肝炎。健康查体或肝功能检查发现转氨酶增高，进一步检查排除药物、病毒性肝炎或过量饮酒等肝损害因素，且影像学检查见脂肪肝增多应考虑非酒精性脂肪性肝炎。确诊依靠肝活体组织检查，可见肝脂肪变合并小叶内炎症和气球样变。

4. 病毒性肝炎与自身免疫性肝炎　自身免疫性肝炎是自身免疫反应介导的以淋巴细胞和浆细胞浸润为特征的慢性进行性肝炎。其缺乏单一、可靠的诊断手段，必须根据临床表现及生物化学、免疫学及病理学检查综合考虑，并需除外其他常见的肝脏疾病。①血清 AST、ALT 水平明显升高，球蛋白、γ 球蛋白或 IgG ≥ 1.5 倍正常值上限。②除外遗传代谢性疾病、酒精性或中毒性肝病。③自身抗体阳性，如抗核抗体（ANA）、抗平滑肌抗体（SMA）、抗可溶性肝抗原 / 肝胰抗原（SLA/LP）抗体、抗 F– 肌动蛋白抗体，或抗肝肾微粒体（LKM）抗体滴度 ≥ 1：80（成人）或 ≥ 1：40（儿童）。④肝脏病理学表现为大量淋巴细胞和浆细胞浸润门管区，并侵入肝实质的界面性炎症。

5.甲型、乙型、丙型、丁型、戊型病毒性肝炎的鉴别（表 5–182）

表 5–182　甲型、乙型、丙型、丁型、戊型病毒性肝炎的鉴别

	甲型肝炎	乙型肝炎	丙型肝炎	丁型肝炎	戊型肝炎
病毒	HAV	HBV	HCV	HDV	HEV
基因组	RNA	DNA	RNA	RNA	RNA
主要传播途径	粪–口途径，很少经注射或输血传播	血液/体液	血液/体液	血液/体液	粪–口途径
潜伏期	2～6 周	1～6 个月	2～6 周	1～6 个月	2～9 周
流行情况	流行，可暴发流行	散发	散发	散发	流行或散发
好发人群	儿童、青年	各年龄组	各年龄组	各年龄组	各年龄组
慢性化否	否	是	是	是	否
主动免疫	甲肝疫苗	乙肝疫苗	尚无	尚无	戊肝疫苗
被动免疫	丙种免疫球蛋白	乙肝免疫球蛋白	无	无	无
血清学检测	抗 HAV IgM 抗 HAV IgG	乙肝五项	抗 –HCV	HDVAg 抗 HDV IgM 抗 HDV IgG	抗 HEV IgM 抗 HEV IgG

（四）分型

1.病毒性肝炎的临床分型（图 5–32）

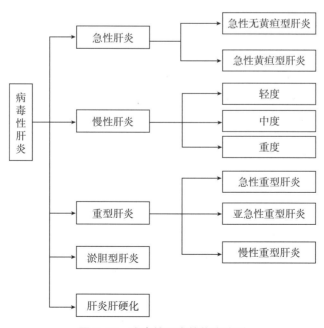

图 5–32　病毒性肝炎的临床分型

（1）急性病毒性肝炎：病原体以 HAV 和 HEV 多见（发热、黄疸亦多见），HBV、HCV 和 HDV 较少见。

1）病理特点：肝细胞坏死不严重，以肝细胞水肿、气球样变和嗜酸性变性为特点，可有点状坏死和灶性坏死。黄疸型者可有毛细胆管扩张或胆栓形成。

2）临床表现：急性病毒性肝炎多为自限性，自然病程 2～3 个月。

①急性黄疸型肝炎（表 5-183）：其特征是发热、乏力、纳差、厌油、黄疸及肝功能异常。

表 5-183　急性黄疸型肝炎分期

临床分期	主要表现	病程
黄疸前期	①发热及上感样症状。 ②乏力：全身疲乏、四肢无力。 ③消化道症状：纳差、厌油、恶心、呕吐。 ④少数可有关节痛、皮疹等表现。 ⑤体征多不明显。 ⑥后期 ALT 开始升高	数天～21 天，平均 7 天
黄疸期	①发热好转，出现黄疸（尿黄，巩膜、皮肤黄染）。 ②黄疸加深，消化道症状减轻。 ③肝脏炎症表现达到顶峰：ALT ↑↑，黄疸，部分有肝脾肿大、肝区叩痛	2～6 周，平均 3 周
恢复期	肝炎后高胆红素血症	12～16 周，平均 1 个月

②急性无黄疸型肝炎：临床无黄疸型多于黄疸型，尤其是乙肝和丙肝。与急性黄疸型肝炎比较，急性无黄疸型肝炎整个病程无黄疸，仅少数可转为黄疸型，同时临床症状、体征及肝功能损害程度较轻。

（2）慢性病毒性肝炎：感染肝炎病毒后，症状迁延或反复发作，病程超过 6 个月，称为慢性病毒性肝炎。主要见于 HBV、HCV、HDV 感染，尚无 HAV、HEV 引起慢性肝炎的证据。

1）病理特点

①轻度：类似急性病毒性肝炎，但可有轻度纤维组织增生。

②中度和重度：以碎屑样坏死或桥接坏死为特点，有明显的纤维组织增生或间隔形成。

2）临床表现

①乏力、倦怠、下肢酸软、肝区隐痛。

②纳差、腹胀、面色晦暗。

③病情较重者可有黄疸、肝掌、蜘蛛痣、男性乳房发育。

④可有肝脾肿大。

⑤少数有肝外表现，如皮疹、关节痛、乙肝相关性肾炎、乙肝相关性血小板减少性紫癜、自身抗体可阳性。

⑥ ALT 反复轻中度升高，球蛋白持续升高，严重者白蛋白减少。

（3）淤胆型肝炎：可见于各型病毒性肝炎。

1）病理特点：炎症细胞浸润及肝细胞坏死轻微，有明显毛细胆管扩张、胆汁淤积和胆栓形成。

2）临床表现

①起病类似急性黄疸型肝炎，但症状较轻，黄疸重。

②有胆汁淤积表现如皮肤瘙痒、大便颜色变浅。

③ ALT 轻度升高，TBil 显著升高，以结合胆红素升高为主；γ–GT、ALP 及胆固醇明显升高。

（4）重型病毒性肝炎：①急性重型病毒性肝炎（急重肝）：急性黄疸型肝炎起病 2 周内出现极度乏力，消化道症状明显，迅速出现Ⅱ度以上肝性脑病表现，凝血酶原活动度＜ 40% 者。②亚急性重型病毒性肝炎（亚重肝）：急性黄疸型肝炎，起病 15 天至 24 周出现重肝表现者。首先出现Ⅱ度以上肝性脑病者，称为脑病型；首先出现腹水及相关症状者，称为腹水型。③慢性重型病毒性肝炎（慢重肝）：临床表现同亚重肝，但有慢性肝炎、肝硬化或 HBsAg 携带史者，或有慢性肝病辅助诊断依据，或肝穿刺支持慢性肝炎等。

1）病理特点：重型肝炎的病理改变以大块状或亚大块状肝坏死为特征。

①急重肝：主要为大块状肝坏死，肝细胞再生不明显。

②亚重肝和慢重肝：主要为大块状肝坏死，可有肝细胞再生，假小叶形成。

2）临床表现

①极度乏力。

②消化道症状进行性加重，尤常出现频繁恶心、呕吐及顽固性呃逆。

③黄疸迅速进行性加深（血清总胆红素大于正常值上限的 10 倍，通常可以达到 171μmol/L 以上，或者每天上升幅度大于 17.1μmol/L）。

④出血倾向进行性加重，后期可出现消化道大出血。

⑤腹胀明显，腹水，后期可出现肝肾综合征。

⑥可出现肝性脑病表现。

⑦肝浊音界缩小。

⑧酶 – 胆分离。

⑨ PT 明显延长，凝血酶原活动度＜ 40%。

3）常见并发症：大出血、继发感染、肝肾综合征、肝性脑病等。

2. 慢性肝炎组织学分级、分期标准（表 5-184）

表 5-184 慢性肝炎组织学分级、分期标准表

炎症活动度（G）			纤维化程度（S）	
分级	汇管区及周围	小叶内	分期	纤维化程度
0	无炎症	无炎症	0	无
1	汇管区炎症	变性及少数点灶状坏死	1	汇管区纤维化扩大
2	轻度 PN	变性，点状、灶状坏死，嗜酸性小体形成	2	汇管区周围纤维化，纤维间隔形成，小叶结构完整
3	中度 PN	变性、坏死较重，可见 BN	3	纤维间隔形成，小叶结构紊乱，无肝硬化
4	重度 PN	BN 范围广，累及多个小叶，小叶结构失常（多小叶坏死）	4	早期肝硬化或肯定的肝硬化

（五）西医诊断要点

1. 患者有右胁肋胀痛、全身乏力、食欲不振等非特异性临床表现，无发热、黄疸等，病史超过 6 个月，可确定为慢性肝炎。

2. 患者 HBsAg（+），抗 –HBs、HBeAg、抗 –HBe、抗 –HBc 均（–），HBV DNA 低于检测下限；抗 –HAV、抗 –HCV、抗 –HEV 均（–）。确定为乙型病毒性肝炎。

本例患者诊断总结：非活动性 HbsAg 携带者。

（六）中医诊断要点

1. 定义 根据症状，本病可辨为胁痛。胁痛是以一侧或两侧胁肋部疼痛为主要表现的病症。病位主要在肝、胆。病机为湿热阻络、气滞、血瘀，或络脉失养，引发"不通则痛""不荣则痛"。

2. 中医鉴别诊断 胁痛当与胃痛鉴别，二者皆可有肝郁的病机，但胃痛的病位在胃脘，兼有嗳气频作、吞酸嘈杂等胃失和降的症状。而胁痛的部位在胁肋，常伴有目眩、口苦等少阳病的症状。

3. 中医辨病辨证 患者平素工作压力大，情志不畅，导致肝气失于条达，阻于胁络，故见右胁胀痛；气属无形，时聚时散，故疼痛走窜不定；情志变化与气之郁结关系最为密切，故疼痛每随情志变化而有所增减；肝气横逆，侵犯脾胃，导致脾胃虚弱，脾失健运，胃失和降，胃气上逆，故见食少嗳气。

综上所述，本例患者的中医诊断为胁痛（肝气郁结证）。

（七）中西医初步诊断总结

西医诊断：非活动性 HbsAg 携带者。

中医诊断：胁痛（肝气郁结证）。

三、中西医诊疗过程

治法：疏肝理气。

中药处方：柴胡 9g，香附 9g，枳壳 9g，川芎 10g，白芍 12g，炙甘草 6g，青皮 9g，川楝子 9g，郁金 9g，牡丹皮 10g，延胡索 10g，甘草 6g。14 剂，每日 1 剂，水煎分 2 次服。

方解：柴胡、香附、枳壳、青皮，疏肝行气；郁金、延胡索、川楝子，行气活血止痛；牡丹皮，清热活血；白芍、炙甘草，缓急止痛。

预后调护：禁食辛辣、滋腻食物，注意调畅情志，保持情绪稳定，劳逸结合。

2 周后：患者胁痛显著改善。

相关知识拓展

（一）HBV 标志物检测与分析

（二）慢性乙型肝炎何时进行抗病毒治疗

（三）慢性乙型肝炎的治疗

（四）治疗慢性乙型肝炎的药物

（五）乙肝特殊人群的药物治疗

（六）历代医家的相关论述

（扫一扫　看相关知识拓展）

第二十五节　药物性肝损害

一、病例介绍

陈某，女，65 岁。主因"右胁肋部胀满伴乏力半年，加重 1 个月"于 2018 年 7 月 20 日门诊就诊。

（一）现病史

患者 2018 年初无明显诱因出现右胁肋部满闷，无明显疼痛，无发热黄疸，未予重视。后患者间断自觉右胁肋部胀满伴乏力。1 个月前，患者自觉右胁肋部胀满不适感加重，遂于我院门诊就诊。

刻下症状：右胁肋部胀满隐痛不适，无明显腹痛，无反酸胃灼热，时有口苦，纳少，无头晕头痛，偶有胸闷，无胸痛，易倦怠乏力，小便略黄，大便 1 次 / 日，大便黏腻，平素情绪急躁。近期体重变化不详。

（二）既往史、个人史、家族史

2 年前确诊冠状动脉粥样硬化性心脏病、高脂血症，后规律服用辛伐他汀 20mg，睡前口服，阿司匹林肠溶片 0.1g，每日 1 次，口服；否认药物过敏史；否认烟酒史。

（三）体格检查

T 36.7℃，P 78 次 / 分，Bp 140/64mmHg，R 18 次 / 分。

神清，皮肤巩膜无黄染，睑结膜色可，浅表淋巴结未触及肿大，心肺（-），腹部平软，肝脾区叩痛（-），未扪及包块，全腹无压痛、反跳痛及肌紧张，移动性浊音（-），肠鸣音 3 ～ 4 次 / 分。

（四）中医查体

面色发红，体态自如，语声正常，舌红，苔黄稍腻，脉弦滑。

（五）实验室检查及其他辅助检查

1. 腹部 B 超检查　肝脏弥漫性损伤。
2. 生化检查　ALT 298U/L，AST 68U/L，ALP 135U/L。
3. 凝血功能检查　INR 1.2。
4. 肝炎病毒标志物检测 + 抗核抗体谱 + 自身抗体谱　未见异常。

✚ 二、诊断思维

（一）诊断思维路径

从患者右胁肋部胀满隐痛、无腹痛等主要症状着手，遵循思维路径建立初步诊断（图 5-33）。

（二）诊断

1. 初步诊断　结合患者的用药史、病程、临床症状、生化检查、腹部 B 超等结果，考虑本例为药物性肝损害。

2. 定义　药物性肝损害是指由各类处方或非处方的化学药物、生物制剂、传统中药（TCM）、天然药（NM）、保健品、膳食补充剂（DS）及其代谢产物乃至辅料等所诱发的肝损伤，是最常见和最严重的药物不良反应之一，重者可致急性肝衰竭（ALF）甚至死亡。

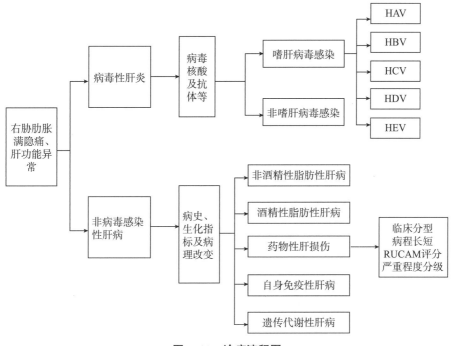

图 5-33 诊疗流程图

3. 特点

（1）药物性肝损伤的发病时间差异很大，与用药的关联常较隐蔽，缺乏特异性诊断标志物。因此，全面细致地追溯可疑药物应用史和除外其他肝损伤病因，对于建立药物性肝损伤（DILI）诊断至关重要。

（2）临床表现：急性药物性肝损害的临床表现通常无特异性。多数患者可无明显症状，仅血清 ALT、AST 及 ALP、γ-GT 等肝脏生化指标有不同程度的升高。部分患者可有乏力、食欲减退、厌油、肝区胀痛及上腹不适等。慢性 DILI 在临床上可表现为慢性肝炎、肝纤维化、代偿性和失代偿性肝硬化、自身免疫性肝炎（AIH）样 DILI、慢性肝内胆汁淤积和胆管消失综合征等。

（3）实验室检查及其他检查：多数患者的血常规较基线并无明显改变。血清 ALT 的上升较 AST 对诊断的意义可能更大，其敏感性较高，而特异性相对较低。一些急性 DILI 患者 ALT 可高达正常值上限的 100 倍以上。

4. 发病机制 药物性肝损害的发生是多因素的，药物本身的毒性、剂量，患者的年龄、性别、对药物的敏感性、免疫状态等都可能在其中起作用。其发病机制也很复杂，往往是多种机制先后或共同作用的结果，迄今尚未充分阐明。目前认为其主要机制通常可概括为药物的直接肝毒性和特异质性肝毒性作用，其过程包括药物及其代谢产物导致的"上游"事件，以及肝脏靶细胞损伤通路和保护通路失衡构成的"下游"事件。

5. 诊断要点 药物性肝损伤的诊断依赖于用药史、停药后的恢复状况，以及再用药后的反应、实验室检查等帮助综合判断。目前，我国指南推荐使用 RUCAM 因果关系评估量表（表 5-185）来进行药物性肝损害的诊断。

表 5-185　RUCAM 因果关系评估量表

指标		评分
药物治疗与症状出现的时间关系	①初次治疗 5 ～ 90 天；后续治疗 1 ～ 15 天；	+2
	②初次治疗 < 5 天或 > 90 天；后续治疗 > 15 天；	+1
	③停药时间 ≤ 15 天	+1
病程特点	①停药后 8 天内 ALT 从峰值下降 ≧ 50%；	+3
	②停药后 30 天内 ALT 从峰值下降 ≧ 50%；	+2
	③持续用药 ALT 下降水平不确定	+1
危险因素	①饮酒或妊娠；	+1
	②无饮酒或妊娠；	0
	③年龄 ≧ 55 岁；	+1
	④年龄 < 55 岁	0
伴随用药	①伴随用药与发病时间符合；	−1
	②已知伴随用药的肝毒性且与发病时间符合；	−2
	③有伴随用药导致肝损伤的证据（如再用药反应等）	−3
除外其他非药物因素：甲型、乙型或丙型病毒性肝炎；胆道阻塞；酒精性肝病（AST/ALT ≥ 2）；近期高血压或心脏病发作史；潜在其他疾病；CMV、EBV 或 HSV 感染	①除外以上所有因素；	+2
	②可除外 4 ～ 5 个因素；	+1
	③可除外 1 ～ 4 个因素；	−2
	④高度可能为非药物因素	−3
药物肝毒性的已知情况	①在说明书中已注明；	+2
	②曾有报道但未在说明书中注明；	+1
	③无相关报告	0
再用药反应	①阳性（单纯用药后 ALT 升高 > 2 倍正常值）；	+2
	②可疑阳性（ALT 升高 > 2 倍正常值，但同时伴有其他因素）；	+1
	③阴性（ALT 升高 < 2 倍正常值）；	−2
	④未再用药	0

注：最后评分 > 8 分，高度可能；6 ～ 8 分，可能性大；3 ～ 5 分，可能；1 ～ 2 分，不大可能；≦ 0 分，可除外。

（三）鉴别诊断

1. 药物性肝损害与病毒性肝炎（表 5-186）　病毒性肝炎是由多种肝炎病毒引起的以肝脏病变为主的一种传染病。临床上以食欲减退、恶心、上腹部不适、肝区痛、乏力为主要表现。部分患者可有黄疸、发热、肝大，并伴有肝功能损害。有些患者可慢性化，甚至发展成肝硬化，少数可发展为肝癌。

表 5-186　药物性肝损害与病毒性肝炎的鉴别

鉴别要点	病毒性肝炎	药物性肝损害
病史	有肝炎患者密切接触史	常有致肝损伤药物服用史
病毒学标志物	阳性	阴性
抗病毒治疗	有效	无效
停用可疑药	肝功能基本不变	肝功能可恢复正常
再次服药后	肝功能无改变	引起相同的肝损害

2. 药物性肝损害与自身免疫性肝炎（表 5-187）　自身免疫性肝炎是以自身免疫反应为基础，以血清 IgG 升高和存在多种自身抗体为特征的慢性进行性肝脏炎症性疾病。其临床特征为不同程度的血清转氨酶升高、高 γ 球蛋白血症、自身抗体阳性。组织学特征为汇管区大量浆细胞浸润并向肝实质侵入形成界面性炎症。严重病例可快速进展为肝硬化和肝衰竭。

表 5-187　药物性肝损害与自身免疫性肝炎的鉴别

鉴别要点	自身免疫性肝炎	药物性肝损害
性别特征	女性多见	无明显性别区别
起病	大部分为慢性起病	大部分呈急性起病
病史	无用药史	常有致肝损伤药物服用史
血清自身抗体	阳性	阴性
停药后	肝功能异常仍存在	肝功能可恢复正常
病理学特征	界面性肝炎、浆细胞浸润、玫瑰花结及淋巴细胞穿入现象	肝细胞脂肪变性，尤其以小泡性脂肪变性为主

3. 药物性肝损害与酒精性脂肪性肝病（表 5-188）　酒精性脂肪性肝病是由于长期过量饮酒导致的肝脏疾病。初期表现为脂肪肝，进而发展为酒精性肝炎、肝纤维化和肝硬化，严重酗酒时可诱发广泛肝细胞坏死，甚至肝功能衰竭。其主要临床表现是右上腹胀痛、食欲不振、乏力、体重减轻、黄疸等随着病情加重，可有神经精神症状、蜘蛛痣、肝掌等表现，并可并发肝功能衰竭和上消化道出血等。

表 5-188　药物性肝损害与酒精性脂肪性肝病的鉴别

鉴别要点	酒精性脂肪性肝病	药物性肝损害
病史	饮酒史	有明确用药史，一般无饮酒史
性别特征	男性多见	无明显性别区分
肝功能检查	以 AST 升高为主，AST/ALT > 2	ALT、AST 均可升高，以 ALT 升高为主，同时有胆红素、γ-GT 和 ALP 的升高

鉴别要点	酒精性脂肪性肝病	药物性肝损害
超声检查	脂肪肝改变	轻中度肝损害常无异常发现
停药后	肝功能变化不明显	肝功能下降明显

4. 药物性肝损害与非酒精性脂肪性肝病（表5-189） 非酒精性脂肪性肝病是由除外酒精和其他明确的损肝因素所致，以肝细胞大泡性脂肪变为主要特征的临床病理综合征，与胰岛素抵抗和遗传易感性密切相关的获得性代谢应激性肝损伤，包括单纯性脂肪肝（NAFL）、非酒精性脂肪性肝炎（NASH）及其相关肝硬化。

表5-189　药物性肝损害与非酒精性脂肪性肝病的鉴别

鉴别要点	非酒精性脂肪肝	药物性肝损害
病史	无饮酒史及用药史	有明确用药史
性别特征	女性为主	无明显性别区分
超重或肥胖，高血压、糖尿病等代谢性疾病	常见	有或无
血脂水平	常较高	多正常
腹部B超	脂肪肝样改变	轻中度肝损害常无异常发现
病理改变	肝脂肪变性和肝细胞空泡化常见	肝细胞脂肪变性，尤其以小泡性脂肪变性为主

6. 药物性肝损害与遗传性血色病（表5-190） 遗传性血色病，又称为血色病，属于常见的慢性铁负荷过多性疾病，是常染色体隐性遗传疾病。由于肠道铁吸收的不适当增加，导致过多的铁贮存于肝脏、心脏和胰腺等实质细胞中，导致组织器官退行性变和弥漫性纤维化、代谢和功能失常。主要临床特点为皮肤色素沉着、肝硬化、继发性糖尿病。

表5-190　药物性肝损害与遗传性血色病的鉴别

鉴别要点	遗传性血色病	药物性肝损害
病史	无明确用药史	有明确用药史
临床表现	除了右侧肝区不适之外，还有皮肤色素沉着、心衰、关节病变等肝外表现	常表现为右侧肝区不适、乏力、皮疹、瘙痒、黄疸等
血清铁	升高	无异常
病理改变	肝内铁含量增高	肝细胞脂肪变性，尤其以小泡性脂肪变性为主
停药后	无改善	肝功能可有所恢复

（四）药物性肝损伤的分型、分类和分级

1. 分型　药物性肝损害根据受损靶细胞类型的不同可以分为肝细胞损伤型、胆汁淤

积型、混合型和肝血管损伤型（表 5-191）。前三种临床分型可以根据 R 值进行计算，即 R=（ALT 实测值 /ALT ULN）/（ALP 实测值 /ALP ULN）。肝血管损伤型药物性肝损害相对少见，发病机制尚不清楚，靶细胞可为肝窦、肝小静脉和肝静脉主干及门静脉等的内皮细胞，临床类型包括肝窦阻塞综合征 / 肝小静脉闭塞病、紫癜性肝病、巴德 - 吉亚利综合征、可引起特发性门静脉高压症的肝汇管区硬化和门静脉栓塞、肝脏结节性再生性增生等。

表 5-191 药物性肝损害的分型

分型	特点
肝细胞损伤型	ALT ≥ 3ULN，且 R ≥ 5
胆汁淤积型	ALP ≥ 2ULN，且 R ≤ 2
混合型	ALT ≥ 3ULN，ALP ≥ 2ULN，且 2 < R < 5

2. 分类 根据发病的时间长短分为是急性和慢性药物性肝损害。

（1）急性药物性肝损害：药物性肝损害发生于 6 个月以内。在临床上，急性药物性肝损害占绝大多数，其中 6% ～ 20% 可发展为慢性。

（2）慢性药物性肝损害：药物性肝损害发生 6 个月后，血清 ALT、AST、ALP 及 TBil 仍持续异常，或存在门静脉高压或慢性肝损伤的影像学和组织学证据。

3. 分级 根据患者对于药物的耐受性、血清学指标的异常程度及临床表现的轻重，结合我国肝衰竭指南，将其严重程度分为 1 ～ 5 级（表 5-192）。

表 5-192 药物性肝损害的分级

分级	特点
0 级（无肝损伤）	患者对暴露药物可耐受，无肝毒性反应
1 级（轻度肝损伤）	血清 ALT 和（或）ALP 呈可恢复性升高，TBil < 2.5ULN 且 PT 国际标准化比率（INR）< 1.5。多数患者可适应。可有或无乏力、虚弱、恶心、厌食、右上腹痛、黄疸、瘙痒、皮疹或体重减轻等症状
2 级（中度肝损伤）	血清 ALT 和（或）ALP 升高，TBil ≥ 2.5ULN，或虽无 TBil 升高但 INR ≥ 1.5。上述症状可有加重
3 级（重度肝损伤）	血清 ALT 和（或）ALP 升高，TBil ≥ 5ULN，伴或不伴 INR ≥ 1.5。患者症状进一步加重，需要住院治疗或住院时间延长
4 级（ALF）	血清 ALT 和（或）ALP 水平升高，TBil ≥ 10ULN 或每日上升 ≥ 1.0mg/dL，INR ≥ 2.0 或 PTA < 40%，可同时出现腹水或肝性脑病；或与药物性肝损害相关的其他器官功能衰竭
5 级（致命）	因药物性肝损害死亡，或需接受肝移植才能存活

（五）西医诊断要点

1. 分型　根据受损靶细胞类型的不同，本例患者 ALT 298U/L、AST 68U/L、ALP 135U/L 计算 R 值为 5.1，可以评估为肝细胞损伤型。

2. 分类　目前患者药物使用及肝功能升高超过 6 个月，病程评定为慢性。

3. RUCAM 评分

（1）药物治疗与症状出现的时间关系：初次治疗大于 90 天，后续治疗大于 15 天，评分 1 分。

（2）病程特点：持续用药，ALT 水平下降确定，评分为 0 分。

（3）危险因素：年龄 65 岁，评分 1 分。

（4）伴随用药：伴随用药与发病时间符合，评分 −1 分。

（5）除外其他非药物因素：根据病史及检查结果，评分 +2 分。

（6）药物肝毒性已知情况：在说明书中有注明，评分 +2 分。

（7）用药后反应：未在用药，评分为 0 分。

综上，RUCAM 评分为 6 分（可能性大）。

4. 分级　患者血清 ALT 和 ALP 升高幅度相对不高，TBil 正常且 INR < 1.5。存在乏力、恶心、右上腹痛等症状，无明显黄疸、皮疹、瘙痒等表现，考虑严重程度 1 级（轻度肝损伤）。

本例患者诊断总结：药物性肝损害，肝细胞损伤型，RUCAM 评分 6 分（可能性大），严重程度 1 级（轻度肝损伤）。

（六）中医诊断要点

1. 定义　胁痛是以胁肋部疼痛为主要特征的病症。胁，指侧胸部，为腋以下至第十二肋骨部位的统称。其痛或发于一侧，或同时发于两胁。疼痛性质可表现为胀痛、窜痛、刺痛、隐痛，多为拒按，少有喜按者。常反复发作，一般初起疼痛较重，久之则胁肋部隐痛时发。胁痛主要责之于肝胆。若情志不舒、饮食不节、久病耗伤、劳倦过度，或外感湿热等病因，累及于肝胆，导致气滞、血瘀、湿热蕴结，肝胆疏泄不利；或肝阴不足，络脉失养，即可引起胁痛。

2. 病因病机　本病是因药物毒副作用所致的药源性疾病，为正邪相争的结果。发病主要为药毒"外邪"入侵机体，气血运行受阻，脏腑失调，湿热瘀毒，相互搏结。

3. 中医辨病辨证　患者近期感受药毒外邪，损伤肝胆，加之平素急躁，肝气不舒，气机阻滞，故见胁肋部胀满、隐痛不适；肝气不舒，肝气横逆，累及脾胃，脾失健运，故见乏力；脾胃运化失常，水湿内停，郁而化热，湿热蕴结，导致胃气上逆，故见恶心纳呆、口苦；湿热累及下焦，则见小便色黄、大便黏腻；舌红，苔黄稍腻，脉弦滑，乃是湿热蕴结的征象。

综上所述，本例患者中医诊断为胁痛（湿热内阻证）。

（七）中西医初步诊断总结

西医诊断：药物性肝损害，肝细胞损伤型，RUCAM 评分 6 分（可能性大），严重程度 1 级（轻度肝损伤）。

中医诊断：胁痛（湿热内阻证）。

🔄 三、中西医诊疗过程

治法：清热化湿，疏肝健脾。

中药处方：龙胆 6g，炒黄芩 15g，醋柴胡 10g，山栀子 6g，黄连 6g，泽泻 9g，车前子 15g，党参 10g，白术 12g，茯苓 15g，玄参 15g，知母 9g，茵陈 15g，炙甘草 6g。14 剂，每日 1 剂，水煎分 2 次服。

方解：醋柴胡、龙胆、茵陈、山栀子，清肝泻火；炒黄芩、黄连，清热燥湿；党参、白术、茯苓、泽泻、车前子，健脾益气利湿；知母、玄参，清热养阴；炙甘草，调和诸药。

西药处方：复方甘草酸苷片 75mg，每日 3 次；葡醛内酯片，每次 1 片，每日 3 次。

饮食调护：停药，清淡饮食。

2 周后：患者乏力较前减轻，仍有右侧胁肋部隐痛不适，纳食较前好转。复方甘草酸苷片、葡醛内酯片同前使用，中药于上方基础上加郁金、川楝子、延胡索各 9g。

1 个月后：复查肝功能及凝血指标示 ALT 201U/L，AST 65U/L，ALP 120U/L，INR 1.1。患者右胁肋部疼痛较前好转。继续守上方加减治疗。

4 个月后：患者胁痛、乏力等症状明显好转，复查肝功基本正常。继续服用复方甘草酸苷片、葡醛内酯片，中药改用归芍六君汤加减调养善后。

中药处方：当归 15g，白芍 15g，党参 10g，白术 15g，茯苓 15g，姜半夏 9g，陈皮 9g，炙甘草 6g，柴胡 9g，玄参 9g。14 剂，每日 1 剂，水煎分 2 次服。

6 个月后：经上述药物加减治疗患者病情稳定，停用复方甘草酸苷片、葡醛内酯片。继续服用中药配方颗粒 1 个月，每次 1 袋，每日 1 次。

💡 相关知识拓展

（一）造成药物性肝损害的可疑药物有哪些

（二）造成药物性肝损害的危险因素有哪些

（三）药物性肝损害的西医解毒药物有哪些

（四）药物性肝损害的保肝利胆退黄药有哪些

（五）药物性肝损害糖皮质激素类药物如何运用

（六）药物性肝损害如何使用人工肝支持治疗

（七）药物性肝损害什么时候需要肝移植

（八）药物性肝损害如何使用中医外治法治疗

（扫一扫　看相关知识拓展）

第二十六节　自身免疫性肝炎

⊕ 一、病例介绍

杨某，女，64岁。主因"身目黄染2个月，加重伴发热、腹胀、纳差1周"入院。

（一）现病史

患者2个月前无明显诱因出现身目黄染伴有尿黄，未予重视。近1周上述症状加重，伴发热、腹胀、纳差，为求进一步治疗收入院。

刻下症状：身黄目黄，腹部胀满，发热，微恶寒，乏力，纳差，眠差，小便黄，大便3～4日/次，质干，需开塞露辅助通便。近期体重未见明显下降。

（二）既往史、个人史、家族史

否认高血压、糖尿病、冠心病等慢性病史，否认结核等传染病史，否认手术、外伤史，否认过敏史，否认输血史，否认家族史，无吸烟、饮酒史，余无特殊。

（三）体格检查

T 38.7℃，P 102次/分，Bp 120/80mmHg，R 18次/分。

全身皮肤及巩膜中度黄染，未见肝掌、蜘蛛痣；胸廓对称，呼吸对称，咽部无充血，扁桃体不肿大，肺部呼吸音正常，未闻及明显干湿啰音；心率102次/分，未闻及明显病理性杂音；腹部平软，无压痛、反跳痛及肌紧张，肝脾未触及，墨菲征阴性，双肾叩击痛阴性，移动性浊音阴性，麦氏征阴性，肠鸣音4次/分；双下肢无水肿，无明显活动障碍；生理反射存在，病理反射未引出。

（四）中医查体

身目俱黄，黄色鲜艳，体态自如，语声较低，小便短少黄赤，大便秘结，舌质红，苔黄腻，脉弦滑数。

（五）实验室检查及其他辅助检查

1. 血常规检查　WBC 5.5×10^9/L，RBC 3.94×10^{12}/L，Hb 125g/L，PLT 203×10^9/L，N% 74.4%，L% 22.3%。

2. 肝功能检查　TP 66.6g/L，ALB 37g/L，GLB 56.7g/L，AST 286.5U/L，ALT 363.7U/L，ALP 171U/L，γ-GT 234U/L，TBil 133μmol/L，DBil 129.53μmol/L，CHE 6289U/L。

3. 免疫球蛋白测定　IgG 30.1g/L，余（-）。

4. 自身抗体检查　抗核抗体（ANA）1∶1130。

5. 肝炎病毒标志物检测　未见异常。

6. 肝活体组织检查　提示界面性肝炎，淋巴细胞、浆细胞浸润。

7. 腹部 B 超检查　肝脏回声反射增强，光点稍增密。

二、诊断思维

（一）诊断思维路径

从患者身目黄、小便黄及发热等主要症状着手，遵循思维路径建立初步诊断（图 5-34）。

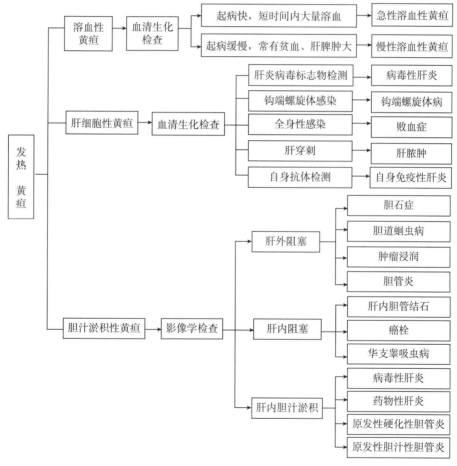

图 5-34　诊疗流程图

（二）诊断

1. 初步诊断　结合患者的病史、病程、临床症状、生化、血常规、肝炎病毒标志物、自身抗体、腹部 B 超等检查结果，本例可初步诊断为自身免疫性肝炎。

2. 定义　自身免疫性肝炎是由自身免疫反应介导的慢性进行性肝脏炎症性疾病。其临床特征为不同程度的血清转氨酶升高、高 γ - 球蛋白血症、自身抗体阳性。组织学特征为以淋巴细胞、浆细胞浸润为主的界面性肝炎。严重病例可快速进展为肝硬化和肝衰竭。

3. 特点

（1）典型症状：起病缓慢，轻者无症状，病变活动时有乏力、腹胀、食欲减退、瘙痒、黄疸等症状。早期肝大伴压痛，常有脾大、蜘蛛痣（慢性肝脏疾病时，肝脏对雌激素灭活作用降低，导致血中的雌激素水平升高，引起小动脉毛细血管扩张呈辐射状，形态似蜘蛛，故称为蜘蛛痣）等，偶见周围性水肿。约 1/3 患者诊断时已存在肝硬化表现，少数患者以食管 - 胃底静脉曲张破裂出血引起的呕血、黑便为首发症状。

（2）伴随症状：当伴有其他器官或系统性免疫疾病，如类风湿关节炎、甲状腺炎、炎症性肠病时，可能预示着本病进入活动期。不同的免疫疾病有不同表现。

1）类风湿关节炎：可表现为关节疼痛及压痛，关节肿胀，晨僵，还会伴有不同程度的关节活动受限。

2）甲状腺炎：主要表现为发热、乏力、食欲减退、心悸、多汗等症状。此外，甲状腺可因炎症而肿大，疼痛明显，并放射至耳朵，疼痛在吞咽食物时会更加明显。

3）炎症性肠病：表现为腹痛、腹泻、黏液脓血便、腹胀、食欲减退、恶心、呕吐等消化系统症状。

（3）生化检查：血清转氨酶升高、γ - 球蛋白升高。

（4）自身抗体检查：自身抗体阳性。根据血清自身抗体可将 AIH 分为 3 型：Ⅰ 型 AIH 最为常见，相关抗体为 ANA 和（或）SMA；Ⅱ 型 AIH 的特征为抗 LKM-1 阳性；Ⅲ 型 AIH 的特征为血清抗 SLA/LP 阳性。也有学者认为，Ⅲ 型应归为 Ⅰ 型。各型的病因及对糖皮质激素的疗效并无明显差异，因此分型对临床的指导意义不大。

（5）肝组织学检查：以淋巴细胞、浆细胞浸润为主的界面性肝炎是其组织学特征。

4. 发病机制　自身免疫性肝炎是遗传因素与环境因素共同作用的结果。病毒感染、药物是常见的诱发因素。目前认为其基本病因是遗传易感性和环境因素共同作用，导致自身免疫耐受被打破，从而引起针对肝细胞的自身免疫反应，导致肝细胞损伤。

5. 诊断要点

（1）自身免疫性肝炎由于没有确切的病因，也没有特异性的诊断指标，故而主要是通过综合评估，根据患者自身抗体的情况，免疫球蛋白 IgG 情况，是否有乙肝、丙肝，是否服用药物，以及肝穿病理是否符合自身免疫性肝炎的特点等，来诊断自身免疫性肝炎。

（2）排除病毒性肝炎、药物性肝炎、酒精性肝炎、非酒精性脂肪性肝炎、Wilson 病和遗传性血色病等疾病。

6. 新发或者初发患者的诊断（表 5-193）

表 5-193　IAIHG 的 AIH 简化诊断标准

变量	标准	分值	备注
ANA 或 ASMA	≥ 1：40	1	相当于我国常用的 ANA 1：100 的最低滴度
ANA 或 ASMA	≥ 1：80	2	
LKM-1	≥ 1：40	2	多项同时出现时最多 2 分
SLA/LP	阳性	2	
IgG	> ULN	1	
	> 1.1×ULN	2	
肝病理学变化	符合 AIH	1	界面性肝炎、门管区和小叶内淋巴 - 浆细胞浸润、肝细胞玫瑰样花环，以及穿入现象被认为是特征性肝组织学改变。4 项中具备 3 项为典型表现
	典型 AIH 表现	2	
排除病毒性肝炎	是	2	

结果：≤ 6 分，AIH 可能；≥ 7 分，确诊 AIH。

（三）鉴别诊断

1. 自身免疫性肝炎与病毒性肝炎（表 5-194）　病毒性肝炎即肝炎病毒感染人体后，引起病毒血症。肝炎病毒进入肝脏并复制和释放病毒，导致机体免疫活化，杀伤病毒感染的肝细胞，诱导细胞死亡或凋亡，从而引起肝脏炎症、坏死，进一步导致肝纤维化、肝硬化和肝癌。

表 5-194　自身免疫性肝炎与病毒性肝炎的鉴别

鉴别要点	病毒性肝炎	自身免疫性肝炎
临床表现	以食欲减退、恶心、上腹部不适、肝区痛、乏力为主要表现	起病缓慢，轻者无症状，病变活动时有乏力、腹胀、食欲缺乏、瘙痒、黄疸等症状
自身抗体检测	阴性	自身抗体阳性。根据血清自身抗体可将 AIH 分为 3 型：Ⅰ型 AIH 最为常见，相关抗体为 ANA 和（或）SMA；Ⅱ型 AIH 的特征为抗 LKM-1 阳性；Ⅲ型 AIH 的特征为血清抗 SLA/LP 阳性
肝炎病毒标志物检测	阳性	阴性
病理学表现	肝细胞脂肪变性，淋巴滤泡形成，肉芽肿形成	界面性肝炎、淋巴 - 浆细胞浸润、肝细胞玫瑰花环样改变、淋巴细胞穿入现象和小叶中央坏死等
是否传染	是	否

2. 自身免疫性肝炎与非酒精性脂肪性肝病（表 5-195）　非酒精性脂肪性肝病（NAFLD）是指除外酒精和其他明确的损肝因素所致的肝细胞内脂肪过度沉积为主要特

征的临床病理综合征，与胰岛素抵抗和遗传易感性密切相关的获得性代谢应激性肝损伤。

表 5-195　自身免疫性肝炎与非酒精性脂肪性肝病的鉴别

鉴别要点	非酒精性脂肪性肝病	自身免疫性肝炎
临床表现	多无自觉症状，部分患者可有乏力、消化不良、肝区隐痛、肝脾增大等非特异性症状及体征	起病缓慢，轻者无症状，病变活动时有乏力、腹胀、食欲缺乏、瘙痒、黄疸等症状
实验室检查	1/3 患者血清 ANA 可低滴度阳性，血清转氨酶轻度升高，胰岛素抵抗表现	AST 和 ALT 活性升高，而 ALP 和 γ-GT 水平正常或轻微升高；IgG 和（或）γ-球蛋白升高；ANA 和（或）SMA 阳性
病理学表现	肝细胞呈大泡脂肪变性、肝窦纤维化、门管区炎症较轻	界面性肝炎、淋巴-浆细胞浸润、肝细胞玫瑰花环样改变、淋巴细胞穿入现象和小叶中央坏死等

3. 自身免疫性肝炎与药物性肝损害（表 5-196）　药物性肝损害是指由于药物或 / 及其代谢产物引起的肝脏损害，以往没有肝炎史的健康者或原来就有严重疾病的患者，在使用某种药物后发生程度不同的肝脏损害。

表 5-196　自身免疫性肝炎与药物性肝损害的鉴别

鉴别要点	药物性肝损害	自身免疫性肝炎
临床表现	药物性肝炎可以表现为目前所知任何类型急性或慢性肝脏疾病，少数患者可发生威胁生命的暴发性或重症肝功能衰竭	起病缓慢，轻者无症状，病变活动时有乏力、腹胀、食欲缺乏、瘙痒、黄疸等症状
自身抗体检测	阴性	自身抗体阳性。根据血清自身抗体可将 AIH 分为 3 型：Ⅰ 型 AIH 最为常见，相关抗体为 ANA 和（或）SMA；Ⅱ 型 AIH 的特征为抗 LKM-1 阳性；Ⅲ 型 AIH 的特征为血清抗 SLA/LP 阳性
实验室检查	血清转氨酶升高和（或）胆汁淤积表现	AST 和 ALT 活性升高，而 ALP 和 γ-GT 水平正常或轻微升高；IgG 和（或）γ-球蛋白升
病理学表现	门管区中性粒细胞和嗜酸性粒细胞浸润，肝细胞大泡脂肪变性，肝细胞胆汁淤积，纤维化程度一般较轻（低于 S2）	界面性肝炎、淋巴-浆细胞浸润、肝细胞玫瑰花环样改变、淋巴细胞穿入现象和小叶中央坏死等
药物史	药物史明确，停用药物后好转	无药物史，停用药物后无好转

4. 自身免疫性肝炎与 Wilson 病（表 5-197）　肝豆状核变性（hepatolenticular degeneration，HLD）由 Wilson 在 1912 年首先描述，故又称为 Wilson 病（Wilson disease，WD）。其是一种常染色体隐性遗传的铜代谢障碍性疾病，以铜代谢障碍引起的肝硬化、基底节损害为主的脑变性疾病为特点。

表 5-197　自身免疫性肝炎与 Wilson 病的鉴别

鉴别要点	Wilson 病	自身免疫性肝炎
临床表现	肝损害、锥体外系症状与角膜色素环，伴有血浆铜蓝蛋白缺少和氨基酸尿症，可有角膜色素环（K-F 环）阳性	起病缓慢，轻者无症状，病变活动时有乏力、腹胀、食欲缺乏、瘙痒、黄疸等症状
实验室检查	血 ANA 可呈阳性，血清铜蓝蛋白低，24 小时尿铜升高	AST 和 ALT 活性升高，而 ALP 和 γ-GT 水平正常或轻微升高；IgG 和（或）γ-球蛋白升高；ANA 和（或）SMA 阳性
病理学表现	存在肝细胞脂肪变性、空泡状核形成、门管区炎症，可伴界面性肝炎，可有大量铜沉着	界面性肝炎、淋巴-浆细胞浸润、肝细胞玫瑰花环样改变、淋巴细胞穿入现象和小叶中央坏死等
是否属于遗传病	是	否
好发人群	青少年，男性比女性稍多	中年女性

5. 自身免疫性肝炎与酒精性肝病（表 5-198）　酒精性肝病（alcoholic liver disease，ALD），又叫酒精肝，是指因长期过量饮酒而引起的肝脏损害，最初表现为显著的肝细胞脂肪变，后可进展为脂肪性肝炎、肝纤维化和肝硬化，短期内严重酗酒也可能导致急性重症酒精性肝炎、慢加急性肝功能衰竭，甚至导致死亡。

表 5-198　自身免疫性肝炎与酒精性肝病的鉴别

鉴别要点	酒精性肝病	自身免疫性肝炎
临床表现	临床症状为非特异性，可无症状，或有右上腹胀痛、食欲不振、乏力、体重减轻、黄疸等，随着病情加重，可有神经精神症状和蜘蛛痣、肝掌等表现	起病缓慢，轻者无症状，病变活动时有乏力、腹胀、食欲缺乏、瘙痒、黄疸等症状
自身抗体检测	阴性	自身抗体阳性。根据血清自身抗体可将 AIH 分为 3 型：Ⅰ型 AIH 最为常见，相关抗体为 ANA 和（或）SMA；Ⅱ型 AIH 的特征为抗 LKM-1 阳性；Ⅲ型 AIH 的特征为血清抗 SLA/LP 阳性
实验室检查	AST/ALT > 2、γ-GT 升高、平均红细胞容积（MCV）升高是诊断酒精性肝病的敏感指标	AST 和 ALT 活性升高，而 ALP 和 γ-GT 水平正常或轻微升高，IgG 和（或）γ-球蛋白升高
病理学表现	大泡性的肝细胞脂肪变性；或者以大泡性为主，伴有小泡性的混合性肝细胞脂肪变性	界面性肝炎、淋巴-浆细胞浸润、肝细胞玫瑰花环样改变、淋巴细胞穿入现象和小叶中央坏死等
饮酒史	有长期饮酒史，一般超过 5 年	无长期饮酒史

6. 自身免疫性肝炎与遗传性血色病（表 5-199）　遗传性血色病（HHC）是因铁吸收增加导致机体组织内铁含量过多的遗传性疾病，呈常染色体隐性或显性遗传。

表 5-199　自身免疫性肝炎与遗传性血色病的鉴别

鉴别要点	遗传性血色病	自身免疫性肝炎
临床表现	皮肤色素沉着、肝硬化、性功能减退、心功能不全和继发性糖尿病等	起病缓慢,轻者无症状,病变活动时有乏力、腹胀、食欲缺乏、瘙痒、黄疸等症状
自身抗体检测	阴性	自身抗体阳性。根据血清自身抗体可将 AIH 分为 3 型:Ⅰ型 AIH 最为常见,相关抗体为 ANA 和(或)SMA;Ⅱ型 AIH 的特征为抗 LKM-1 阳性;Ⅲ型 AIH 的特征为血清抗 SLA/LP 阳性
实验室检查	血清铁蛋白、转铁蛋白饱和度增高,HFE 基因突变	AST 和 ALT 活性升高,而 ALP 和 γ-GT 水平正常或轻微升高,IgG 和(或)γ-球蛋白升高
病理学表现	肝组织纤维化、肝硬化、肝铁浓度升高,HE 染色显示肝细胞内弥漫性黄褐色颗粒的结晶氧化铁沉积,普鲁士蓝染色显示肝细胞内大量蓝色铁颗粒沉积	界面性肝炎、淋巴-浆细胞浸润、肝细胞玫瑰花环样改变、淋巴细胞穿入现象和小叶中央坏死等
是否属于遗传病	是	否

7. 自身免疫性肝炎与系统性红斑狼疮(表 5-200)　系统性红斑狼疮(systemic lupus erythematosus,SLE)是一种病因尚不明确,可以侵犯全身多系统的慢性弥漫性结缔组织病(connective tissue disease,CTD)。患者体内会产生大量自身抗体,使免疫系统攻击自身的组织,引起全身多脏器和组织受损。

表 5-200　自身免疫性肝炎与系统性红斑狼疮的鉴别

鉴别要点	系统性红斑狼疮	自身免疫性肝炎
临床表现	蝶形红斑、黏膜溃疡、关节痛、发热(低、中度热为主)、乏力、疲倦、厌食、体重下降等	起病缓慢,轻者无症状,病变活动时有乏力、腹胀、食欲缺乏、瘙痒、黄疸等症状
自身抗体检测	抗 Sm 抗体、抗 ds-DNA 抗体、抗磷脂抗体和 ANA 阳性	自身抗体阳性。根据血清自身抗体可将 AIH 分为 3 型:Ⅰ型 AIH 最为常见,相关抗体为 ANA 和(或)SMA;Ⅱ型 AIH 的特征为抗 LKM-1 阳性;Ⅲ型 AIH 的特征为血清抗 SLA/LP 阳性。抗-SLA/LP 阳性
实验室检查	贫血、白细胞计数减少、血小板降低;尿液分析可显示蛋白尿、血尿、细胞和颗粒管型;红细胞沉降率在 SLE 活动期增快,而缓解期可降至正常;ALT 和 AST 升高;补体水平减低;高同型半胱氨酸血症	AST 和 ALT 活性升高,而 ALP 和 γ-GT 水平正常或轻微升高,IgG 和(或)γ-球蛋白升高

鉴别要点	系统性红斑狼疮	自身免疫性肝炎
病理学表现	皮肤狼疮带试验阳性和"满堂亮"的肾小球表现	界面性肝炎、淋巴－浆细胞浸润、肝细胞玫瑰花环样改变、淋巴细胞穿入现象和小叶中央坏死等
好发人群	育龄女性，20～40岁多见	中年女性

（四）自身免疫性肝炎相关免疫学检查的临床意义、治疗指征、治疗策略

1. 自身免疫性肝炎相关免疫学检查的临床意义（图 5-35）

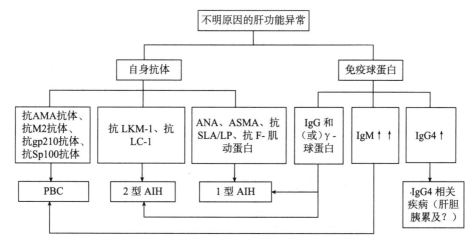

图 5-35　自身免疫性肝炎相关免疫学检查的临床意义图

2. 自身免疫性肝炎以肝组织学为依据的治疗指征（图 5-36）

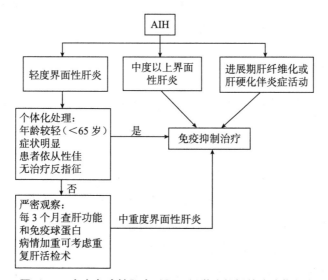

图 5-36　自身免疫性肝炎以肝组织学为依据的治疗指征图

3. 自身免疫性肝炎的治疗策略（图 5-37）

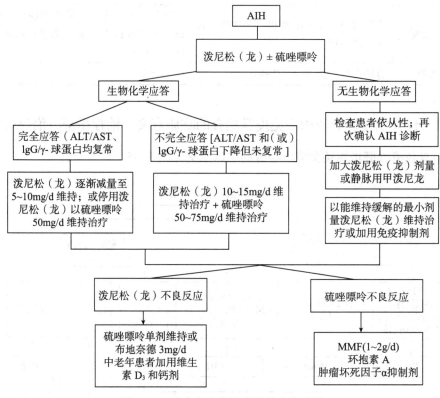

图 5-37　自身免疫性肝炎的治疗策略图

（五）西医诊断要点

结合患者发热、黄疸的典型表现，抗核抗体（+），肝活体组织检查提示界面性肝炎，故而本例"自身免疫性肝炎"诊断明确。

（六）中医诊断要点

1. 定义　黄疸是指湿热蕴结脾胃，或湿热、郁热熏蒸肝胆，胆汁外溢，或脾虚血败，不华于色所致的以目黄、身黄、小便黄为主症的病证，其中以目睛黄染尤为本病的重要特征。

2. 中医鉴别诊断　黄疸常与萎黄相鉴别，二者均可表现为皮肤色黄。萎黄的临床表现为肌肤萎黄欠润泽，而目睛与小便不黄，可伴有头晕倦怠、心悸少寐、纳少便溏等，多因饥饱劳倦、食滞虫积等，而致脾胃虚弱，气血不足，肌肤失养。黄疸肌肤色黄与目黄、小便黄同见，为湿热蕴结脾胃肝胆最为常见。

3. 中医辨病辨证　患者或因饮食不节，或因体质因素，或因情志失调，或因劳倦过度等，导致湿热蕴结脾胃，熏蒸肝胆，胆汁外溢，故见发热、黄疸；湿热阻滞肝胆气机，气机不畅，故见腹部胀满；热灼津液，故见小便短少黄赤、大便秘结；舌质红，苔黄腻，脉弦滑数均为肝胆湿热的表现。

综上所述，本例患者中医诊断为黄疸（肝胆湿热证）。

（七）中西医初步诊断总结

西医诊断：自身免疫性肝炎。

中医诊断：黄疸（肝胆湿热证）。

三、中西医诊疗过程

治法：利湿退黄，疏肝健脾。

中药处方：茵陈 15g，栀子 10g，大黄 10g，丹参 10g，泽泻 10g，柴胡 10g，黄芩 10g，赤芍 10g，茜草 10g，车前子 10g，牡丹皮 10g，白花蛇舌草 30g，黄芪 10g，党参 10g，白术 10g，薏苡仁 30g。14 剂，每日 1 剂，水煎分 2 次服。

方解：黄芪、党参、白术，健脾益气；薏苡仁、车前子、泽泻，清热祛湿；丹参、赤芍、牡丹皮、茜草，活血化瘀；茵陈、栀子、大黄，利胆退黄。诸药合用，补中寓通，共奏疏肝健脾、清热利湿退黄之效。

西药处方：5% 葡萄糖 100mL+ 谷胱甘肽 1.2g+ 维生素 K_1 30mL，静脉滴注，每日 1 次，熊去氧胆酸 0.25g，每日 2 次。

饮食调护：进食低脂富于营养而容易消化的饮食，避免食用辛辣、甘肥、醇酒。

2 周后：体温 36.6℃，黄疸消退，腹胀减轻，食欲好转。按原方继续服药 2 周。

1 个月后：病情明显好转。肝功能：TP 68.9g/L，ALB 42.1g/L，GLB 26.8g/L，AST 16.7U/L，ALT 13.9U/L，ALP 116.8U/L，γ –GT 53.6U/L，TBil 9.04mol/L，DBil 6.01μmol/L，γ –GT 28g/L，CHE 6380 U/L；免疫球蛋白：IgG 9.7g/L，抗核抗体（ANA）1∶435。

相关知识拓展

（一）中医对 AIH 的认识

（二）自身免疫性肝炎的激素治疗方案

（三）自身抗体检测如何解读

（扫一扫 看相关知识拓展）

第二十七节　酒精性肝硬化

⊕ 一、病例介绍

唐某，男，82岁。主因"腹部胀大伴双下肢水肿1月余，加重1周"于2016年7月25日门诊就诊。

（一）现病史

患者2016年7月因活动后胸闷喘憋，伴双下肢水肿就诊于心血管科。患者饮酒史多年，腹部彩色超声提示肝硬化、腹腔积液，经消化科会诊，考虑：酒精性肝硬化，遂于消化科住院治疗。予保肝、利尿、调节肠道菌群、改善凝血功能等治疗后，患者腹腔积液明显减少，双下肢水肿明显减轻。患者出院后间断饮酒，1周前腹部胀大，双下肢水肿再次加重，前来我科就诊。

刻下症状：腹部胀大，胀而不坚，厌油腻，胁下胀痛，无发热，无恶心呕吐，无腹痛腹泻，无呕血及黑便，纳差，饭后胃脘胀满，时有嗳气，眠差，入睡困难，小便短少，大便不爽。近期体重未见明显变化。

（二）既往史、个人史、家族史

既往有高血压病史10余年，否认其他慢性病史，否认药物及食物过敏史。饮酒史20余年，每日摄入白酒约500g。

（三）体格检查

T 36.7℃，P 78次/分，Bp 110/70mmHg，R 18次/分。

神清，形体偏胖，皮肤巩膜无黄染，浅表淋巴结未触及肿大，心肺查体未见明显异常，腹部膨隆，肝脾区叩痛（－），未扪及包块，全腹压痛，无反跳痛及肌紧张，移动性浊音（＋），双下肢凹陷性水肿。

（四）中医查体

面色少华，体态自如，语声较低，舌暗红，苔黄，脉弦滑。

（五）实验室检查及其他辅助检查

1. 血常规检查　WBC 4.93×10^9/L，RBC 3.09×10^{12}/L，Hb 118g/L，PLT 106×10^9/L。

2. 生化检查　ALT 85U/L，AST 59.3U/L，ALB 30g/L，TBil 200.5μmol/L，CHE 2093U/L，血氨33.4μmol/L。

3. 凝血功能检查　PT 17.9秒，APTT 44.4秒，凝血酶原比率1.56，凝血酶原活动度

46.4%，凝血酶原国际标准化比值 1.62。

4. 肝炎病毒标志物、抗核抗体＋自身抗体谱、免疫球蛋白　均未见明显异常。

5. 腹部 B 超检查　肝脏弥漫性病变，肝囊肿；胆囊壁增厚；腹腔积液，最深处约 12cm。

二、诊断思维

（一）诊断思维路径

从患者腹部胀大、双下肢水肿等主要症状着手，遵循思维路径建立初步诊断（图 5-38）。

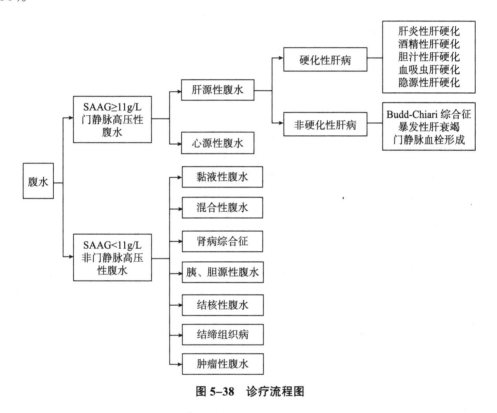

图 5-38　诊疗流程图

（二）诊断

1. 初步诊断　结合患者的病史、病程、临床症状、生化检查、腹部超声等结果，考虑本例为酒精性肝硬化。

2. 定义　酒精性肝硬化是指长期大量饮酒所致的肝硬化，是酒精性肝病的终末期表现。

3. 特点

（1）长期饮酒史，一般超过 5 年，饮酒折合乙醇量，男性 ≥ 40g/d，女性 ≥ 20g/d；或 2 周内大量饮酒，折合乙醇量＞ 80g/d。乙醇量（g）换算公式 = 饮酒量（mL）× 乙醇含量（％）×0.8。

（2）多呈渐进性发展或隐匿性发病。部分患者无明显症状，或仅表现为排便次数增多或糊状便。患者常有右季肋部不适、隐性或显性黄疸、低热和肝大，多数出现乏力、黄疸、蜘蛛痣和男性乳房发育、睾丸萎缩等；女性常出现月经不调、闭经等。面部或前胸蜘蛛痣或巨大蜘蛛痣是特异性体征。

（3）实验室检查可有贫血，以大细胞性贫血为主，白细胞数减少、转氨酶异常、白蛋白减少等。血清 γ 谷氨酰转肽酶显著增高是特征性改变；血清谷丙转氨酶不增高或增高不显著，AST/ALT > 2。

（4）超声或 CT 检查示肝脏表面光滑且有饱满感、内部回声细腻或有不规则低回声，肝 / 脾 CT 比值常 < 1；尾叶增大压迫下腔静脉导致假性 Budd–Chiari 综合征，出现顽固性腹水和下肢水肿。

（5）活体组织检查主要表现为小结节性肝硬化，极少数为大结节或混合性肝硬化。肝切面可见无数比较整齐的圆形或近圆形的岛屿状结节（正常肝细胞团），结节间有纤细的灰白色结缔组织间隔。典型的小结节呈橘黄色、黄红色或棕栗色，细小而均匀，光学显微镜显示小结节主要由脂肪变的肝细胞组成。

4. 发病机制　酒精性肝硬化的病因主要是长期大量饮酒。①乙醇的中间代谢产物乙醛结合细胞内蛋白质和 DNA 形成复合物，作为新抗原诱发机体自身免疫损伤，并造成线粒体损伤、谷胱甘肽功能抑制，促进氧化应激反应。②长期摄入酒精诱导肝微粒体乙醇氧化酶（MEOS）通路的 CYP2E1，加剧细胞氧化应激和脂质过氧化反应。③内毒素和细胞因子：患者肠菌易位，肠道通透性增加，单核 – 吞噬细胞系统清除减弱，产生内毒素血症；肝脏的库普弗细胞通过 TLR（toll–like receptor）诱发 CD_{14} 的表达，促使其与内毒素成分脂多糖（LPS）结合活化，诱导炎症信号通路活化，激活肝星状细胞（HSC），促进肝纤维化发生。

5. 诊断要点

（1）酒精性肝硬化的诊断主要结合病史、临床表现、实验室检查、影像学检查和病理组织学进行综合分析。

（2）排除乙型病毒性肝炎、非酒精性脂肪性肝病、药物和毒物、自身免疫性肝炎、慢性胆汁淤积、循环障碍、遗传代谢等因素。

（三）鉴别诊断

1. 酒精性肝硬化与肝炎肝硬化（表 5–201）　肝炎肝硬化是由乙型、丙型和丁型肝炎病毒引起的肝硬化。病毒的持续存在，中到重度的肝脏炎症、坏死及纤维化是演变为肝硬化的主要原因。

表 5-201　酒精性肝硬化与肝炎肝硬化的鉴别

鉴别要点	酒精性肝硬化	肝炎性肝硬化
饮酒病史	长期大量饮酒	可无
肝炎病史	无	有
临床表现	部分患者无明显症状	消化道症状较重，营养状况普遍差
实验室检查	γ-GT 升高 2 倍以上，AST/ALT > 2	病毒学检测阳性
抗病毒治疗	无效	有效

2. 酒精性肝硬化与胆汁性肝硬化（表 5-202）　胆汁性肝硬化包括原发性胆汁性肝硬化和继发性胆汁性肝硬化。后者是由各种原因引起的肝外胆道长期梗阻所致。高浓度胆酸和胆红素对肝细胞的毒性作用可导致肝细胞变性、坏死、纤维化，进而发展为肝硬化。

表 5-202　酒精性肝硬化与胆汁性肝硬化的鉴别

鉴别要点	酒精性肝硬化	胆汁性肝硬化
饮酒病史	长期大量饮酒	可无
发病人群	中、青年	中年女性
临床表现	部分患者无明显症状	慢性进行性胆汁淤积
实验室检查	γ-GT 升高 2 倍以上，AST/ALT > 2	血清抗线粒体抗体（AMA）阳性，特别是 AMA-M_2 阳性
组织学特点	肝小叶结构完全损毁，代之以假小叶和广泛纤维化	非化脓性损伤性胆管炎或肉芽肿性胆管炎

3. 酒精性肝硬化与血吸虫肝硬化（表 5-203）　血吸虫肝硬化是指血吸虫卵在门静脉分支中堆积，造成嗜酸性粒细胞浸润、纤维组织增生，导致窦前区门静脉高压，在此基础上发展为肝硬化。

表 5-203　酒精性肝硬化与血吸虫肝硬化的鉴别

鉴别要点	酒精性肝硬化	血吸虫肝硬化
病史	长期大量饮酒	有流行区及疫水接触史
发病人群	中、青年	农民、渔民为多，男性多于女性
临床表现	部分患者无明显症状	慢性腹泻、黏液血便
实验室检查	γ-GT 升高 2 倍以上，AST/ALT > 2	粪便检出虫卵或孵出毛蚴
治疗	对症治疗	吡喹酮

4. 酒精性肝硬化与肝癌（表 5-204）　肝癌是起源于肝细胞或肝内胆管细胞的恶性上皮细胞肿瘤。肝癌可出现腹水，为草绿色或血性，多为合并肝硬化、门静脉高压、门静脉或下腔静脉癌栓所致。肝癌腹腔内种植可引起血性腹水。肝癌破裂可从腹腔抽出不凝血。

表 5-204　酒精性肝硬化与肝癌的鉴别

鉴别要点	酒精性肝硬化	肝癌
饮酒病史	长期大量饮酒	可无
发病人群	中、青年	40～50 岁，男性比女性多见
临床表现	部分患者无明显症状	肝区疼痛、乏力、纳差、消瘦
实验室检查	γ-GT 升高 2 倍以上，AST/ALT > 2	血清甲胎蛋白持续升高
组织学特点	肝小叶结构完全损毁，代之以假小叶和广泛纤维化	可见到肿瘤细胞

（四）分型

1. 酒精性肝硬化的分期　肝硬化起病常隐匿，早期可无特异性症状、体征，根据是否出现腹水可将肝硬化分为代偿期和失代偿期。

2. 酒精性肝硬化的分级（表 5-205）

表 5-205　酒精性肝硬化的 Child-Pugh 分级

临床和生化指标	分数		
	1	2	3
肝性脑病（级）	无	1～2	3～4
腹腔积液	无	轻度	中重度
TBil（μmol/L）	< 34	34～51	> 51
白蛋白（g/L）	> 35	28～35	< 28
PT（INR）	< 1.3	1.3～1.5	> 1.5
PT 较正常延长（秒）	1～3	4～6	> 6

注：原发性胆汁性肝硬化：TBil（μmol/L）17～68，1 分；68～170，2 分；> 170，3 分。

总分：A 级 ≤ 6 分；B 级 7～9 分；C 级 ≥ 10 分。

Child-Pugh 分级与预后密切相关，1 年和 2 年的估计生存率分别为 Child-Pugh A 级 100%、85%；B 级 80%、60%；C 级 45%、35%。

（五）西医诊断要点

1. 严重程度分型　根据患者饮酒史 20 余年，每日饮酒量折合酒精含量约 100g，肝炎分型、抗核抗体＋自身抗体谱、免疫球蛋白未见明显异常，腹部彩超提示肝脏弥漫性病变，可以评估为酒精性肝硬化。

2. 根据 Child-Pugh 分级确定临床分期（分级）

（1）出现腹水——失代偿期。

（2）肝性脑病——无——1 分。

（3）腹腔积液——中重度——3 分。

（4）TBil——200.5μmol/L——3 分。

（5）白蛋白——30g/L——2 分。

（6）INR——1.62——3 分。

根据 Child-Pugh 评分，总分合计 12 分，评定为 C 级。

本例患者诊断总结：酒精性肝硬化（失代偿期，Child-Pugh C 级）。

（六）中医诊断要点

1. 定义 鼓胀是指肝病日久，肝、脾、肾功能失调，气滞、血瘀或水停于腹中所导致的腹部胀大如鼓的一类病证。临床以腹大胀满、绷急如鼓、皮色苍黄、脉络显露为特征，故名鼓胀。病变脏器主要在肝、脾，久则及肾。

2. 中医鉴别诊断 鼓胀当与水肿相鉴别，鼓胀晚期可见下肢浮肿，水肿重症也可表现为腹水，所以需要鉴别。鼓胀表现为腹部胀大坚满，一般四肢不肿，甚或枯瘦。初起腹部胀大但按之柔软，逐渐坚硬，以至脐心突起，四肢消瘦，皮色苍黄；晚期可出现四肢浮肿，甚则吐血、昏迷等危象。鼓胀多继发于黄疸、胁痛、积聚等肝系病证。其发病与情志不遂、酒食不节、感染血吸虫等相关，乃肝、脾、肾功能失调，气血水相裹，水停腹内所致。水肿表现为颜面、四肢浮肿，初起从眼睑部开始，继则延及头面四肢以至全身，也有从下肢开始水肿延及全身者，皮色一般不变。水肿重症可见腹胀满、不能平卧等症，多继发于疮疡、斑毒及消渴久病等，乃肺失宣降，脾失健运，肾失气化，三焦气化不利，水溢肌肤所致。

3. 中医辨病辨证 患者饮酒史 20 余年，每日摄入白酒约 500g，酒为湿热之品，日久伤及脾胃，导致脾胃虚弱，运化失司，水湿内停，湿郁化热，湿热壅滞，肝脾受损，日久伤肾，肾阳不足，水液不行，终至气、血、水互搏于腹中，故腹部胀大、不敢进食、小便少、大便不爽、双下肢浮肿。脾胃虚弱，运化失司，胃失和降，胃气上逆，故纳差、饭后胃脘胀满、时有嗳气。热扰心神，所以患者眠差、入睡困难。湿热壅滞，阻滞气机，气滞血瘀，不通则痛，故胁下胀痛。舌暗红，苔黄，脉弦滑均为湿热之象。本病病位在肝脾，病性虚实夹杂，证属气虚血瘀水停，湿热蕴结。

综上所述，本例患者中医诊断为鼓胀（气虚血瘀水停，湿热蕴结证）。

（七）中西医初步诊断总结

西医诊断：酒精性肝硬化（失代偿期，Child-Pugh C 级）。

中医诊断：鼓胀（气虚血瘀水停，湿热蕴结证）。

⊕ 三、中西医诊疗过程

治法：益气活血，清热利湿。

中药处方：三棱 10g，莪术 9g，当归 12g，赤芍 12g，桃仁 10g，牡丹皮 10g，大腹皮 10g，马鞭草 10g，泽兰 12g，泽泻 10g，茯苓 15g，益母草 30g，栀子 10g，酒大黄

6g，黄芪 15g，党参 15g，青皮 10g，陈皮 10g。14 剂，每日 1 剂，水煎分 2 次服。

　　方解：黄芪、党参，益气健脾；三棱、莪术、当归、赤芍、桃仁、牡丹皮，活血化瘀，消癥散结；大腹皮、青皮、陈皮，理气消胀；泽兰、马鞭草、益母草，化瘀利水；茯苓、泽泻，渗湿消肿；栀子、酒大黄，清热利湿。

　　西药处方：螺内酯片 100mg，口服，每日 1 次；呋塞米片 40mg，口服，每日 1 次。

　　饮食禁忌：低盐饮食，每日监测体重、腹围，少量多餐，多吃蔬菜、豆腐、瘦肉、鸡蛋等富于营养的食物。

　　2 周后：患者腹部胀大较前减轻，超声检查示腹水减少。

相关知识拓展

（一）肝硬化的并发症
（二）腹水的实验室检查有哪些
（三）腹水的分级与分型
（四）腹水的治疗方法
（五）怎样使用利尿剂
（六）如何补充白蛋白
（七）抽腹水的方法
（八）历代医家的相关论述

（扫一扫　看相关知识拓展）

第二十八节　食管胃静脉曲张破裂出血

一、病例介绍

　　李某，男，51 岁。主因"间断上腹痛 20 余天，伴黑便 1 周、呕血 2 次"于 2020 年 10 月 15 日入院。

（一）现病史

　　患者 20 余天前进食辛辣后出现上腹部疼痛，夜间为著，无明显规律，就诊于消化内科门诊，予抑酸、保护胃黏膜治疗后症状明显减轻。1 周前患者自服胶体果胶铋胶囊后出现黑便，大便不成形，5～7 次／日，总量不详，未予重视及特殊治疗。3 天前患者仍间断黑便，伴恶心、呕吐鲜血及血块（总量约 150mL），后出现头晕、黑蒙、晕厥伴意识丧失，急诊就诊，查血红蛋白 94g/L、OB（＋），考虑"上消化道出血、贫血、肝功能异常"，予禁食水、抑酸止血、保肝及补液支持治疗。10 月 14 日晚患者再次出现大量黑便，伴呕血 1 次，总量不详，复查血红蛋白 48g/L，上腹部 CT 平扫示肝硬化，腹腔积液，考虑"上消化道出血（肝硬化伴食管胃静脉曲张破裂出血可能）、重度贫血"，继续抑酸、止血治疗，同时输入 A 型 Rh 阳性悬浮红细胞 5U，为求进一步系统诊治收入院。

刻下症状：无明显上腹痛，无呕血黑便，偶有心慌乏力，无头晕头痛，无反酸胃灼热，无恶心呕吐，无胸闷胸痛，小便调。近期体重无明显下降。

（二）既往史、个人史、家族史

慢性乙型病毒性肝炎 30 余年，未规律治疗。饮酒史 30 余年，约 45°白酒每日 500g，折合酒精量约 90g/d。吸烟 30 余年，约 20 支/日。平时饮食偏咸、油腻。其母亲因肝癌去世（具体不详）。

（三）体格检查

T 36.1℃，P 82 次/分，Bp 116/72mmHg，R 18 次/分。

神清，全身皮肤黏膜及巩膜无黄染，睑结膜色淡，浅表淋巴结未触及肿大，无颈静脉怒张及搏动异常；心肺查体未见明显异常；腹部膨隆，无压痛、反跳痛和肌紧张，移动性浊音（±），墨菲征（－），麦氏点无压痛，肝脾肋下未及，肝脾区叩痛（－），双肾无叩痛，肠鸣音 3～4 次/分，双下肢无水肿；生理反射存在，病理反射未引出。

（四）中医查体

面色苍白，体态自如，语声较低，舌淡红，苔黄腻，脉弦细。

（五）实验室检查及其他辅助检查

（2020 年 10 月 13 日）血常规：WBC 10.92×10^9/L，N 6.98×10^9/L，L 3.47×10^9/L，RBC 2.94×10^{12}/L，Hb 94g/L。凝血功能 +DD：PT% 67.1%，APTT 21.9 秒，DD 4.91μg/mL。生化检查：AST 67U/L，γ-GT 155U/L，CHE 4131U/L，TP 58g/L，ALB 30.6g/L，A/G 1.12。便常规+隐血：黑软便，OB（＋），RBC 8～10/HP。

（2020 年 10 月 14 日）血常规：WBC 14.2×10^9/L，N% 75.9%，L% 17.6%，L 10.77×10^9/L，RBC 1.47×10^{12}/L，Hb 48g/L，HCT 13.4%。凝血功能 +DD：PT 16.3 秒，PTR 1.38，PT% 47.9%。免疫输血前检查：HBsAg（＋），HBsAb（＋），HBeAb（＋），HBcAb（＋）。上腹部 CT 平扫：考虑肝硬化，腹腔积液。血氨未见明显异常。

（2020 年 10 月 15 日）血常规 +CRP：WBC 16.1×10^9/L，RBC 2.32×10^{12}/L，Hb 72g/L，CRP12.8mg/L。肝肾功能+离子：AST 55U/L，γ-GT 93U/L，CHE 2679U/L，TP 45.9g/L，ALB 24.4g/L，Cr 8.15mmol/L，Ca^+ 2.0mmol/L，Na^+ 135.6mmol/L。床旁急诊胃镜检查：进镜至食管中下段可见曲张静脉，形态略有迂曲，延伸至胃底，最大直径约 1.0cm，红色征阴性。胃底可见曲张静脉形态迂曲，延伸至后壁，长约 4cm。胃内可见新鲜血液，胃底贲门口可见曲张静脉团，后壁近贲门可见一曲张静脉破裂出血，该血管注射 1mL 组织胶后稍有渗血，予一枚组织夹夹闭止血，于组织夹上方注射液 1mL 组织胶后冲洗观察，未见明显渗血，遂退镜。

⊕ 二、诊断思维

（一）诊断思维路径

从患者腹痛、黑便、呕血等主要症状着手，遵循思维路径建立初步诊断（图 5-39）。

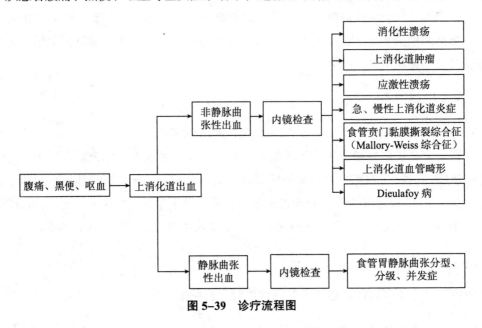

图 5-39　诊疗流程图

（二）诊断

1. 初步诊断　结合患者的病史、症状、体征，以及血常规、生化检查、免疫输血前检查、上腹部 CT、胃镜检查等结果，考虑初步诊断为食管胃静脉曲张破裂出血。

2. 定义　食管胃静脉曲张破裂出血（esophagogastric variceal bleeding，EVB）属于上消化道出血的范畴，占上消化道出血病因的 25% 左右，绝大部分由门静脉高压症所致。

3. 发病机制　门静脉高压症最常见的病因是各种原因所致的肝硬化。肝组织纤维化及结节再生所致的小血管扭曲变形，阻碍血液流动，导致门静脉系统血流受阻。此外，体循环大血管收缩占肝内血流阻力增高原因的 20% ~ 30%，导致门静脉系统血流量增加。

门静脉高压导致门体侧支循环形成。其中胃冠状静脉→食管下段静脉丛→奇静脉→上腔静脉的侧支循环形成，可引起食管下段及胃静脉丛曲张。门体侧支循环形成后，内脏小血管舒张，门静脉血流进一步增加，而门体分流并不能有效减压，门静脉血流阻力仍较高，致使门静脉高压持续存在。疾病本身导致的门静脉压力过高，或曲张的食管胃静脉受到外压、损伤，均可引起曲张的静脉破裂出血。

4.诊断要点

（1）患者有慢性肝脏疾病或酗酒的病史。

（2）通常出血量较大，呕出鲜血伴凝血块，病情凶险，病死率高。

（3）体格检查有慢性肝病的体征；大出血后，原先肿大的脾脏可缩小，甚至扪不到，蜘蛛痣在大出血后也往往消失。

（4）内镜是诊断 EVB 的唯一可靠方法。在出血 12 ～ 24 小时内进行内镜检查，如发现曲张静脉存在活动性出血（喷血或渗血），或曲张静脉上有血栓头或血凝块，且未发现其他部位有出血灶，即可确诊。

（三）鉴别诊断

作为上消化道出血的一种，静脉曲张性出血需与非静脉曲张性出血相鉴别（具体见第一章消化系统疾病常见症状与体征的鉴别诊断→第三节呕血）。

（四）病情评估

1.门静脉高压症的病情评估　由于近 50% 的门静脉高压症患者可出现食管、胃底静脉曲张，其发生率与肝功能损害的严重程度密切相关，因此需要评估门静脉高压症的病情，以预测本病的发生发展情况。肝功能 Child-Pugh 分级 A 级患者仅 40% 有静脉曲张，Child-Pugh C 级患者则为 85%。通常情况下，静脉曲张出血的发生率为 5% ～ 15%。

肝脏疾病的严重程度、内镜下静脉曲张的范围和程度，以及红色征的范围是食管胃静脉曲张破裂出血的主要危险因素。

2.静脉曲张破裂出血的相关危险因素及内镜下治疗的时机

（1）红色征（red color，RC）：RC 阳性（包括鞭痕征、血疱征等）提示曲张静脉易于出血的征象。

（2）肝弹性检测与肝静脉压力梯度（hepatic venous pressure gradient，HVPG）：用于判断食管胃静脉曲张的发生及预后。

（3）糜烂：提示曲张静脉表层黏膜受损，是近期出血的征象，需要及时内镜下治疗。

（4）血栓：无论红色或白色血栓都是即将出血的征象，需及时内镜下治疗。

（5）活动性出血：内镜下可以看到曲张静脉正在喷血或渗血。

（6）以上因素均无，但镜下可见新鲜血液并能排除非静脉曲张出血的因素。

3.食管胃静脉曲张记录方法（表 5-206）

（1）LDRf 分型：具体描述静脉曲张在消化道的位置（L）、直径（D）与危险因素（Rf）的分型方法，统一表示为"L××D 0.3 ～ 5Rf 0、1、2"。

L××：第 1 个 × 为脏器英文名称的首字母，如食管（e）、胃（g）、十二指肠（d）、空肠（j）、回肠（i）、直肠（r）；第 2 个 × 代表静脉曲张位于该器官的哪一段，如食管上段（s）、中段（m）、下段（i）。若食管静脉曲张延伸至胃底则用"Le，g"表示；若食管下段与胃底均存在静脉曲张，但不相通，则表示为"Le，Lg"。1 支以上胃曲张静脉与食管曲张静脉完全相通，但还有胃孤立曲张静脉存在多段或多部位曲张静脉，则使用相应部位代号联合表示，如"Le，g，Lg"。

D 0.3 ～ 5 表示曲张静脉的最大直径（cm）。

Rf 0、1、2 表示曲张静脉出血的 5 个危险指数。Rf 0 代表红色征阴性，未见糜烂、血栓及活动出血；Rf 1 代表红色征阳性或 HVPG > 12mmHg，未见糜烂、血栓及活动性出血；Rf 2 代表可见糜烂、血栓及活动性出血，或镜下新鲜出血，并可排除非静脉曲张出血。

表 5-206　食管胃静脉曲张记录方法

项目	食管静脉曲张的形态
位置（L）	Le：曲张静脉位于食管
	Les：曲张静脉位于食管上段
	Lem：曲张静脉位于食管中段
	Lei：曲张静脉位于食管下段
	Lg：曲张静脉位于胃部
	Lgf：曲张静脉位于胃底
	Lgb：曲张静脉位于胃体
	Lga：曲张静脉位于胃窦
	Le，g：食管曲张静脉与胃曲张静脉完全相通
	Le，Lg：食管曲张静脉与胃曲张静脉各自独立
	Le，g，Lg：一支以上胃曲张静脉与食管曲张静脉完全相通
直径（D）	D0：无曲张静脉
	D0.3：曲张静脉最大直径 ≤ 0.3cm
	D1.0：曲张静脉最大直径 > 0.3 ～ 1.0cm
	D1.5：曲张静脉最大直径 > 1.0 ～ 1.5cm
	D2.0：曲张静脉最大直径 > 1.5 ～ 2.0cm
	D3.0：曲张静脉最大直径 > 2.0 ～ 3.0cm
	D4.0：曲张静脉最大直径 > 3.0 ～ 4.0cm
	曲张静脉最大直径 > 4.0cm，按 D+ 直径数字方法表示
危险因素（Df）	Rf 0：RC 阴性，未见糜烂、血栓及活动性出血
	Rf 1：RC 阳性或 HVPG > 12mmHg，未见糜烂、血栓及活动性出血
	Rf 2：可见糜烂、血栓、活动性出血，或镜下能够见到新鲜血液，并能够排除非静脉曲张出血因素

（2）病情分级：根据静脉曲张的形态、特征和出血危险程度，分为轻、中、重 3 度。（表 5-207）

表 5-207　食管静脉曲张病情分级

分级	食管静脉曲张的形态	有无红色征
轻度（G1）	呈直线形或略有迂曲	-
中度（G2）		+
重度（G3）	呈蛇形迂曲隆起	-
		+
	呈串珠状、结节状或瘤状	+/-

4. 胃底静脉曲张的分型　通常根据其与食管静脉曲张的关系及其在胃内的位置进行分型。

（1）胃底静脉曲张（GOV）是食管静脉曲张的延伸，可分为 3 型。

1 型（GOV1）：最常见，表现为连续并沿胃小弯伸展至胃食管交界处以下 2～5cm，这种静脉曲张较直。

2 型（GOV2）：沿胃底大弯延伸，超过胃食管结合部，通常更长、更迂曲或贲门部呈结节样隆起。

3 型（GOV3）：既向小弯侧延伸，又向胃底延伸。

（2）孤立胃静脉曲张（IGV）不伴有食管静脉曲张，可分为 2 型。

1 型（IGV1）：位于胃底，迂曲交织，呈串珠样、瘤样和结节样等。

2 型（IGV2）：罕见，常位于胃体、胃窦或者幽门周围。

若出现 IGV1 胃底静脉曲张，需排除脾静脉受压或血栓形成。

（五）西医诊断要点

1. 是否可以确诊食管胃静脉曲张破裂出血　根据患者呕吐鲜血及血块，出血量较大，内镜检查可见明确胃底静脉曲张破裂出血，结合慢性乙肝病史、影像学检查提示肝硬化，可确诊。

2. EVB 分型、分级　根据内镜检查，LDRf 分型为 Lei，gD1.0Rf2，食管静脉曲张为轻度（G1），胃底静脉曲张为 1 型（GOV1）。

（六）中医诊断要点

1. 定义　吐血属于血证的范畴，是指血从胃或食管而来，随呕吐而出，呈紫红、暗紫或鲜红色，常夹有食物残渣等胃内容物，属胃腑疾患。

2. 病因病机　吐血的发病概由胃络受损所致。因胃腑本身或他脏疾患的影响，导致胃络损伤，血溢胃内，以致胃气上逆，血随气逆，经口吐出。其中以暴饮暴食、饥饱失常、过食辛辣厚味，致使胃中积热，胃络受损；或肝气郁结，脉络阻滞，郁久化火，逆乘于胃，胃络损伤；或劳倦过度，中气亏虚，气不摄血，血溢胃内等情况所致的吐血。

3. 中医辨证要点

（1）辨病证之不同：即吐血的鉴别诊断。吐血应与咳血、齿衄、舌衄相鉴别（表5-208）。

表5-208　吐血与咳血、齿衄、舌衄的鉴别

鉴别要点	吐血	咳血	齿衄/舌衄
病史	胃、食管疾病	肺系疾病	口腔、鼻咽部疾病
血的来源	胃、食管	肺	口腔
颜色与性状	鲜红或暗紫，可为血块，夹杂食物残渣	鲜红，常混有痰液	纯血或随唾液而出
出血量	不定	不定	较小
伴随症状	胃脘不适、胃痛、恶心等	咳嗽、胸闷、喉痒等	常有口腔、鼻咽部病变的相应症状
其他特点	粪便多呈黑色	咳血量少或未吞入较多咳出的血则粪便不呈黑色	—

（2）辨证候之缓急、病性之虚实、火热之有无：吐血初起多见病势急，病性以实、热者为多，吐血量多时易致气随血脱，继而气虚不摄。

4. 中医辨病辨证　患者长期吸烟饮酒，烟酒为湿热毒邪之品，日久损伤脾胃，导致运化失司，湿热阻滞中焦，中焦气机升降失调，胃气壅滞，不通则痛，故见上腹痛；胃为多气多血之腑，湿热阻滞，热灼血络，血溢脉外，胃气上逆，故见吐血；热迫血行，故见黑便；舌淡红，苔黄腻，脉弦细均为脾胃虚弱、湿热内蕴之象。

综上所述，本例患者中医诊断为胃脘痛，血证（吐血、便血）（脾胃虚弱，湿热内蕴证）。

（七）中西医初步诊断总结

西医诊断：食管胃底静脉曲张破裂出血，乙肝合并酒精性肝硬化失代偿期，肝功能B级（Child-Pugh 9分），腹腔积液。

中医诊断：胃脘痛，血证（吐血、便血）（脾胃虚弱，湿热内蕴证）。

三、中西医诊疗过程

（一）西医诊疗

西医治疗：①监护、吸氧、禁食水。②积极完善入院检查，及时行胃镜检查，明确出血原因，并据情况进行曲张静脉出血套扎术等镜下治疗。③抑酸、止血、补液、抗炎、营养支持、输血等。

西药处方：0.9%生理盐水40mL+奥美拉唑钠32mg，10mL/h，泵入；0.9%生理盐

水 54mL+ 奥曲肽 0.6mg，5mL/h，泵入；0.9% 生理盐水 30mL+ 白眉蛇毒血凝酶 5KU，口服，每日 3 次；0.9% 生理盐水 250mL+ 莫西沙星注射液 0.4g，静脉滴注，每日 1 次。

（二）中医诊疗

治法：本病急性期以西医治疗为主。中医治疗以活血止血为法，可酌情应用止血散加减：大黄粉、白及面、三七粉各 3g，水调服。

待患者生命体征平稳、血红蛋白含量稳定、便隐血转阴，考虑无活动性出血，可进软食时，中医治以健脾益气、养血补血、清热化湿。

中药处方：党参 15g，茯苓 15g，白术 12g，炙甘草 6g，山药 15g，炒白扁豆 15g，生黄芪 30g，当归 10g，酒白芍 15g，熟地黄 10g，焦山楂 10g，焦神曲 10g，焦麦芽 10g，黄芩炭 15g，黄连 3g，威灵仙 10g，灵芝 10g，大枣 10g。7 剂，每日 1 剂，水煎分 2 次服。

方解：党参、茯苓、白术、山药、炙甘草，健脾益气；生黄芪、灵芝、当归、熟地黄、大枣，补益气血；焦山楂、焦神曲、焦麦芽，消食和胃；黄芩炭、黄连，清热利湿；威灵仙，通络止痛；大黄粉、白及面、三七粉，清热化瘀止血。

饮食宜忌：低盐、低脂、适量蛋白、易消化、产气少的食物，进食不宜过快、过多，食物不宜过于辛辣和粗糙；在进食带骨的肉类时，应注意避免吞下刺或骨。

（三）治疗转归

2 周后：患者无明显上腹痛，无呕血、黑便等不适，生命体征平稳。血常规：RBC 2.63×10^{12}/L，Hb 81g/L，HCT 24.20%。便常规 + 隐血：黄软便，未见红、白细胞，OB（－）。肝肾功能：γ-GT 199.0U/L，ALP 144U/L，CHE 3839U/L，TP 61.30g/L。凝血功能 +DD：PT% 73.6%，FDP 7.20μg/mL，DD 2.18μg/mL。复查内镜：镜下观察静脉曲张基本消失。

4 周后：患者无明显上腹痛，无呕血、黑便等不适，生命体征平稳。血常规：RBC 3.56×10^{12}/L，Hb 108g/L，HCT 31.50%。便常规 + 隐血：黄软便，未见红、白细胞，OB（－）。肝肾功能：γ-GT 411U/L，ALP 177U/L，CHE 4448，A/G 1.21。凝血功能 +DD；PT% 77.4%，FDP 6.0μg/mL，DD 1.45μg/mL。

6 周后：患者无明显上腹痛，无呕血、黑便等不适，生命体征平稳。血常规：RBC 4.02×10^{12}/L，Hb 115g/L，HCT 35.6%。便常规 + 隐血：黄软便，未见红、白细胞，OB（－）。肝肾功能：γ-GT 236U/L，ALP 143U/L，CHE 3956。凝血功能 +DD：PT% 80.2%，FDP 5.2μg/mL，DD 1.20μg/mL。患者诸症平稳，门诊随诊。

综上所述，患者内镜治疗 6 周后未见活动性出血，考虑 EVB 暂时得到了控制，第 2 周复查内镜，镜下观察静脉曲张基本消失，后期以治疗肝硬化等原发病为主。

🔆 相关知识拓展

（一）EVB 治疗后，如何评估病情

（二）为何应用抗生素？选用何种抗生素

（三）治疗 EVB 的药物有哪些类别

（四）作为治疗急性 EVB 的首选药物，生长抑素及其类
似物的作用机制是什么？其用法、效果如何？有 **（扫一扫 看相关知识拓展）**
何不良反应及禁忌证

（五）食管胃静脉曲张的内镜治疗方法有哪些？如何应用？内镜治疗的禁忌证有
哪些

（六）食管胃静脉曲张的介入和手术治疗有哪些？如何应用

（七）肝硬化患者的内镜检查随访频率如何

（八）如何应用气囊压迫止血

（九）历代医家的相关论述

第二十九节　肝性脑病

➕ 一、病例介绍

王某，男，45 岁。主因"反复腹胀大、身目小便黄 1 年，加重伴嗜睡 1 天"收住
入院。

（一）现病史

1 年前患者出现反复腹胀大、乏力、身目小便黄，就诊于某医院，诊断为"酒精性
肝硬化失代偿期"，予螺内酯、呋塞米等药物治疗（具体不详），腹胀、黄疸间断好转。1
天前症状加重并出现嗜睡现象，可唤醒，醒后很快再次入睡，遂收入院治疗。

刻下症状：嗜睡，呼之可应，呼吸气促，面赤黄，腹胀大，双下肢轻度水肿，身目
黄，小便短赤，近 5 日未大便。

（二）既往史、个人史、家族史

否认其他慢性病史；饮酒 20 余年，平均每日饮用 50° 白酒 150mL，折合酒精含量
60g/d。

（三）体格检查

T 36.7℃，P 78 次 / 分，Bp 130/80mmHg，R 18 次 / 分。

嗜睡，可唤醒，皮肤巩膜黄染，可见蜘蛛痣及肝掌，心肺查体未见明显异常，腹部膨隆，质软，无压痛、反跳痛及肌紧张，肝肋下未扪及，脾肋下 2cm，移动性浊音（＋），腱反射及肌张力亢进，可引出扑翼样震颤。

（四）中医查体

面色赤黄，语声低微，嗜睡状态，舌红，苔黄腻，脉滑数。

（五）实验室检查及其他辅助检查

1. 血常规检查　RBC 3.78×10^{12}/L，Hb 95g/L，PLT 99×10^9/L。

2. 生化检查　K^+3.21mmol/L，ALB 27.8g/L，TBil 69.7μmol/L，DBil 34μmol/L，γ-GT 326U/L，ALP 180U/L，CHE 2642U/L，ALT 81U/L，AST 63U/L，血氨 98μmol/L。

3. 凝血功能检查　PT% 52%，PT（秒）15 秒。

4. 上腹部 CT 检查　肝硬化可能，脾大，腹腔积液。

5. 腹水超声　中、下腹部液性暗区，最深处约 7cm。

二、诊断思维

（一）诊断思维路径

从患者腹胀大、黄疸、嗜睡等主要症状及肝硬化病史着手，遵循思维路径建立初步诊断（图 5-40）。

（二）诊断

1. 初步诊断　结合患者的病史、症状、体征、生化检查、上腹部 CT 等临床资料，本例初步诊断为肝性脑病。

2. 定义　肝性脑病（hepatic encephalopathy，HE）是由急、慢性肝功能严重障碍或各种门静脉 - 体循环分流（以下简称门 - 体分流）异常所致的、以代谢紊乱为基础、轻重程度不同的神经精神异常综合征。轻微型肝性脑病（minimal hepatic encephalopathy，MHE）常无明显临床症状，只有通过神经心理测试才能发现。绝大多数肝硬化患者在病程中的某些阶段会出现不同程度的轻微型肝性脑病和（或）肝性脑病。HE 是严重肝病常见的并发症及死亡原因之一。

3. 病因、诱因及发病机制

（1）病因

1）导致肝功能严重障碍的肝脏疾病：各种原因引起的急性肝功能衰竭及肝硬化是肝性脑病的主要原因，占 90% 以上。

2）门 - 体分流异常：患者存在明显的门 - 体分流异常，可伴或不伴有肝功能障碍。

3）其他代谢异常：尿素循环的关键酶异常或其他任何原因导致血氨升高，如先天性尿素循环障碍，均可诱发肝性脑病，而肝活组织检查证实肝组织学正常。

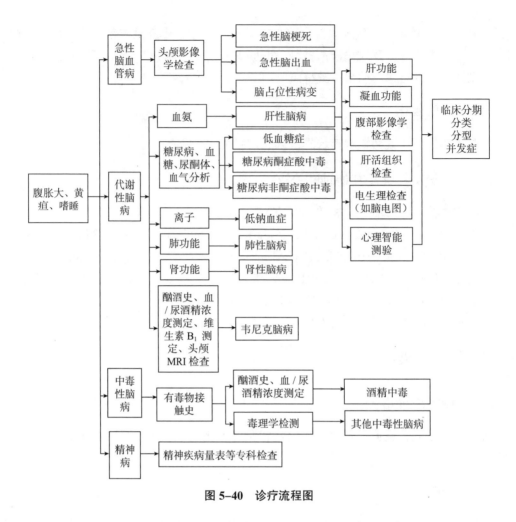

图 5-40　诊疗流程图

（2）常见诱因：消化道出血、大量排钾利尿、放腹水、高蛋白饮食、使用催眠镇静药或麻醉药、便秘、尿毒症、外科手术及感染等。

（3）发病机制：本病的发病机制尚未明确，目前主要有如下假说。

1）氨中毒：HE 的主要发病机制之一。饮食中的蛋白质在肠道经细菌分解产氨增加，再加上肠壁通透性增加，导致进入门脉的氨增多，肝功能不全导致血氨不能经鸟氨酸循环有效解毒；同时门 - 体分流致含有血氨的门脉血流直接进入体循环。血氨进入脑组织使星状胶质细胞合成谷氨酰胺增加，导致细胞变性、肿胀及退行性变，引发急性神经认知功能障碍。氨还可直接导致兴奋性和抑制性神经递质比例失调，产生临床症状，并损害颅内血流的自动调节功能。

2）炎症反应损伤：目前认为，高氨血症与炎症介质相互作用可促进 HE 的发生发展。炎症可导致血脑屏障破坏，从而使氨等有毒物质及炎症细胞因子进入脑组织，引起脑实质改变和脑功能障碍。同时，高血氨能够诱导中性粒细胞功能障碍，释放活性氧，促进机体产生氧化应激和炎症反应，造成恶性循环。另一方面，炎症过程所产生的细胞因子又反过来加重肝损伤，增加 HE 的发生率。

3）假性神经递质：肝对肠源性酪胺和苯乙胺的清除发生障碍，此两种胺进入脑组织，分别形成 β - 羟酪胺和苯乙醇胺。由于其化学结构与正常神经递质去甲肾上腺素相似，但不能传递神经冲动或作用很弱，被称为假性神经递质。假性神经递质使脑细胞神经传导发生障碍。

4）其他：如氨基酸失衡学说、γ - 氨基丁酸／苯二氮䓬复合受体假说、锰中毒学说、脑干网状系统功能紊乱等。

4. 辅助检查

（1）血生化检查

1）肝功能：如胆红素升高和白蛋白、凝血酶原活动度明显降低等，提示有肝功能严重障碍。慢性肝病时，ALT 和 AST 常呈轻、中度升高。肝硬化时，肝脏病理以肝纤维化、肝细胞萎缩为主，很多患者 ALT 及 AST 正常。

2）血氨：患者多有血氨升高，但血氨水平与病情严重程度之间无确切关系。急性肝性脑病患者血氨可正常。

3）血浆氨基酸：正常人血中支链氨基酸与芳香氨基酸的比值＞ 3，门 - 体分流性脑病患者的这一比值＜ 1。

（2）电生理检查

1）脑电图：在所有代谢性脑病中均可出现类似变化，对 0 期和 1 期肝性脑病的诊断价值较小，对肝性脑病预后判断有一定价值。

2）诱发电位：是大脑皮质或皮质下层接收由各种感觉器官受刺激的信息后所产生的电位，有别于脑电图所记录的大脑自发性电活动，可用于轻微肝性脑病的诊断与研究。

3）临界视觉闪烁频率：视网膜胶质细胞病变可作为肝性脑病时大脑星形胶质细胞病变的标志。通过测定临界视觉闪烁频率可辅助诊断肝性脑病，一般用于检测轻微肝性脑病。

（3）心理智能测验：一般将木块图试验、数字连续试验及数字符号试验联合应用，筛选轻微肝性脑病。老年人和教育层次比较低者在进行测试时较为迟钝，影响结果。

（4）影像学检查

1）头部 CT 或 MRI 检查：急性肝性脑病患者可发现脑水肿；慢性肝性脑病患者可发现不同程度的脑萎缩。此外，头颅影像学检查可排除脑血管意外及颅内肿瘤等疾病。

2）磁共振波谱分析：是一种可测定慢性肝病患者大脑枕部灰质和顶部皮质胆碱、谷氨酰胺、肌酸等含量变化的方法。肝性脑病、轻微肝性脑病甚至一般的肝硬化患者可有某种程度的改变。

5. 诊断要点

（1）有严重肝病和（或）广泛门、体侧支循环形成的基础及肝性脑病的诱因。

（2）出现精神紊乱、昏睡或昏迷，可引出扑翼样震颤。

（3）肝功能生化指标明显异常及（或）血氨升高。

（4）脑电图异常。

（5）心理智能测验、诱发电位及临界视觉闪烁频率异常。

（6）头部 CT 或 MRI 排除脑血管意外及颅内肿瘤等疾病。

（三）鉴别诊断

1. 肝性脑病与脑血管病（表 5-209） 脑血管病是指因脑血管病变而引起意识障碍、躯体障碍的一类疾病的总称，主要包括脑出血、蛛网膜下腔出血、动脉血栓性脑梗死、脑栓塞。

表 5-209 肝性脑病与脑血管病的鉴别

鉴别要点	肝性脑病	脑出血	蛛网膜下腔出血	动脉血栓性脑梗死	脑栓塞
发病年龄	中老年多见	中老年多见	青壮年多见	老年多见	青壮年多见，亦见于中老年
主要病因	肝硬化、肝功能衰竭、门-体分流等	高血压及动脉硬化，血压突然升高引起动脉破裂	先天性动脉瘤或脑血管畸形或动脉硬化性动脉瘤破裂	脑动脉硬化，脑动脉内膜炎，脑血管管腔变窄	风湿性瓣膜病、亚急性细菌性心内膜炎、冠状动脉粥样硬化性心脏病等的血栓或细菌性栓子堵塞脑血管
发病形式	多为慢性肝脏病史急性发作，亦可见于急性肝损伤	急骤，多在活动或情绪波动时出现	急骤，起病时有剧烈疼痛	发病稍慢	最急，多在活动时发生
意识状态	可出现嗜睡、昏睡、昏迷、谵妄等	昏迷较深，多呈持续性	常为短期轻度昏迷	清醒或有不同程度的昏迷	昏迷较轻，且易恢复
瘫痪	无	最常见	可有一侧动眼神经麻痹，肢体瘫痪较少	最常见	单瘫或不完全偏瘫
脑膜刺激征	无	大约半数患者	明显	少见	少见
颅内压增高症	A 型肝性脑病可见	多有	多有	少见	少见
脑脊液	A 型肝性脑病可增高	压力高，多为血性	压力高，血性	压力正常或增高，清亮	压力正常或增高，清亮
血氨	多升高	正常	正常	正常	正常
头颅 CT 或 MRI	急性肝性脑病 CT 或 MRI 检查可发现脑水肿；慢性肝性脑病患者则可发现有不同程度的脑萎缩	脑内高密度灶	蛛网膜下腔有高密度影	脑内低密度灶	脑内低密度灶
脑 DSA	大动脉多无闭塞	大动脉多无闭塞	动脉瘤或脑血管畸形	大动脉多见狭窄或闭塞	大动脉可见狭窄或闭塞

2. 肝性脑病与其他代谢性脑病　代谢性脑病是由代谢障碍性疾病、系统性疾病或功能衰竭引起的内环境紊乱而导致脑功能紊乱的一组疾病。肝性脑病为代谢性脑病的一种。其他常见的代谢性脑病还包括糖尿病酮症酸中毒、高血糖高渗性非酮症综合征、低血糖症、低钠血症、肺性脑病、肾性脑病和韦尼克脑病等。

（1）糖尿病酮症酸中毒：为最常见的糖尿病急症，以高血糖、酮症和酸中毒为主要表现，是胰岛素不足和拮抗胰岛素过多共同作用所致的严重代谢紊乱综合征。病情加重可导致酮症酸中毒昏迷。（表5-210）

（2）高血糖高渗性非酮症综合征：是糖尿病急性代谢紊乱的另一临床类型，以严重高血糖、高血浆渗透压、脱水为特点，无明显酮症。患者可有不同程度的意识障碍或昏迷（< 10%）。超过2/3的患者原无糖尿病病史。（表5-210）

表5-210　肝性脑病与糖尿病酮症酸中毒昏迷和高血糖高渗性非酮症综合征的鉴别

鉴别要点	糖尿病酮症酸中毒昏迷	高血糖高渗性非酮症综合征	肝性脑病
发病年龄	青年人或中年人多见（多在50岁以下）	老年人多见（50岁以上）	中老年人多见
病因	饮食不当、感染、停用胰岛素	液体摄入受限，急性胃肠炎，应用利尿剂、皮质激素、苯妥英钠等，肝病，胰腺疾病，烧伤，腹膜透析，低温等	肝硬化、肝功能衰竭、门-体分流等
呼吸	酸中毒大呼吸，有酮味	无酮味	正常
临床特点	大多无周围循环衰竭	脱水严重，低血容量性休克较突出，常有四肢抽动的表现	出现精神紊乱、昏睡或昏迷，可引出扑翼样震颤
血糖	大多< 600mg/dL（33.3mmol/L）	常> 600mg/dL，甚至达到1000mg/dL以上	正常
血浆CO_2结合力	明显降低	正常或稍低	正常
尿酮体	升高	正常或降低	正常
渗透压	< 350mOsm/L	> 350mOsm/L	正常

（3）低血糖症：是一组由多种病因引起的以静脉血浆葡萄糖浓度过低，临床上以交感神经兴奋和脑细胞缺糖为主要特点的综合征。正常人血糖低于2.8mmol/L为低血糖，糖尿病患者低于3.9mmol/L即可视为低血糖，如不及时干预，可导致昏迷。（表5-211）

（4）低钠血症：是指血清钠< 135mmol/L的一种疾病生理状态，与体内总钠量无关，主要包括缺钠性低钠血症、稀释性低钠血症、消耗性低钠血症。（表5-211）

表 5-211　肝性脑病与低血糖昏迷和低钠血症的鉴别

鉴别要点	低血糖昏迷	低钠血症	肝性脑病
病因	①常见于应用胰岛素过量的糖尿病患者，或注射胰岛素后未及时进食；②重症肝病也可引起低血糖昏迷，在乙醚麻醉后尤易激发；③胰岛素功能亢进症，如患有胰岛素瘤或胰岛 B 细胞弥漫性增生症，也易引起低血糖昏迷	①缺钠性低钠血症：常见于使用大剂量利尿剂、肾上腺皮质功能减退、选择性醛固酮分泌不足，以及经消化道、皮肤丢失钠等；②稀释性低钠血症：多由于慢性心力衰竭、肝硬化腹水、肾病综合征等，使有效循环血量减少，致抗利尿激素和醛固酮分泌增多，水增多，血钠下降；也可见于肾脏滤过或稀释功能障碍致水的排泄减少；③消耗性低钠血症：见于慢性消耗性疾病晚期，如恶性肿瘤、肝硬化晚期、营养不良等	肝硬化、肝功能衰竭、门－体分流等
临床特点	皮肤湿润、瞳孔散大（后期可缩小）；静脉血浆葡萄糖浓度 < 60mg/dL（3.3mmol/L）	当血浆渗透压 < 125mmol/L 时，有厌食、表情淡漠、恶心、呕吐、皮下组织肿胀等表现；当血浆胶体渗透压降至 115～120mmol/L 时，出现头痛、嗜睡、神志错乱、谵妄等症状；当降至 110mmol/L 以下时，可发生抽搐或昏迷	出现精神紊乱、昏睡或昏迷，可引出扑翼样震颤

（5）肺性脑病：是慢性肺源性心脏病的严重并发症，一般见于肺部感染或感染恶化之际。（表 5-212）

表 5-212　肝性脑病与肺性脑病的鉴别

鉴别要点	肺性脑病	肝性脑病
病因	慢性肺源性心脏病的基础，应用镇静安眠药为常见诱因	肝硬化、肝功能衰竭、门－体分流等
临床特点	肺、心功能衰竭及精神症状：$PaCO_2$ > 80mmHg 时，表现为神志模糊、嗜睡、肢体颤动、扑翼样震颤、心动过速、视网膜充血等；$PaCO_2$ > 120mmHg 时，出现腱反射抑制、病理反射、昏迷、视盘水肿等	出现精神紊乱、昏睡或昏迷，可引出扑翼样震颤
血气分析	$PaCO_2$ 升高，PaO_2 降低；pH 值降低，存在呼吸性酸中毒	长期钠摄入不足及利尿、放腹水及继发性醛固酮增多，可导致电解质紊乱及代谢性碱中毒

（6）肾性脑病：又称尿毒症脑病（UE），是尿毒症患者出现精神、神经等中枢神经系统方面异常，以精神、神经症状为主要临床表现的一种综合征。（表 5-213）

表 5-213　肝性脑病与肾性脑病的鉴别

鉴别要点	肾性脑病	肝性脑病
病因	肾功能不全，导致代谢产物排泄障碍，肾脏对水、电解质、酸碱平衡调节功能障碍，引起体内代谢产物潴留、酸中毒、渗透压改变、电解质紊乱，以及高血压、贫血等	肝硬化、肝功能衰竭、门-体分流等
临床特点	①出现倦怠、嗜睡、定向障碍、意识模糊等症状，随着病情的进一步恶化，患者可出现扑翼样震颤、腱反射亢进、踝震挛、癫痫等，直至昏迷、死亡；②血清尿素氮、肌酐、血钾升高及代谢性酸中毒，但其严重程度与尿毒症脑病的症状不相关	出现精神紊乱、昏睡或昏迷，可引出扑翼样震颤

（7）韦尼克脑病（WE）：是一种由硫胺素（维生素 B_1）缺乏导致的严重的神经系统综合征。患者典型表现为意识障碍、眼肌麻痹和共济失调三联征。（表 5-214）

表 5-214　肝性脑病与韦尼克脑病的鉴别

鉴别要点	韦尼克脑病	肝性脑病
病因	①婴儿致病原因：主要是喂养方式不当；②成人致病原因：最常见原因为酗酒导致的慢性酒精性中毒，其他因素包括胃肠外科手术、胃内球囊治疗、妊娠剧吐、晚期肿瘤化疗、透析、胰腺炎、肠外营养等	肝硬化、肝功能衰竭、门-体分流等
辅助检查	①血、尿酒精浓度的测定：有诊断酒精中毒及评估中毒程度的意义；②维生素 B_1 测定：血清硫胺素、硫胺素焦磷酸浓度下降；③ MRI 检查：是诊断 WE 最有效的方法；早期可见双侧丘脑及脑干对称性病变；急性期的典型改变是第三脑室和导水管周围对称性 T2WI 高信号，恢复期（6～12 个月后）高信号降低或消失；乳头体萎缩是 WE 的特征性神经病理变化	①肝功能生化指标明显异常及（或）血氨升高；②脑电图异常；③心理智能测验、诱发电位及临界视觉闪烁频率异常

3. 肝性脑病与中毒性脑病（表 5-215）　中毒性脑病，一般指外因性中毒，如工业毒物、药物、农药、酒精、重金属等中毒，可通过追寻相应病史和（或）相应毒理学检测进行鉴别。

表 5-215　肝性脑病与中毒性脑病的鉴别

鉴别要点	中毒性脑病	肝性脑病
病因	有毒物接触史，如过度饮酒史、药物过量服用史，或工业毒物、农药、重金属等接触史	肝硬化、肝功能衰竭、门-体分流等
辅助检查	相应毒理学检测，如血清、尿液、胃内容物、呕吐物等	①肝功能生化指标明显异常及（或）血氨升高；②脑电图异常；③心理智能测验、诱发电位及临界视觉闪烁频率异常

4. 肝性脑病与精神疾病（表5-216） 精神疾病，又称精神病，是指在各种生物学、心理学及社会环境因素影响下，大脑功能失调，导致认知、情感、意志和行为等精神活动出现不同程度障碍为临床表现的疾病。以精神症状如性格改变或行为异常等为唯一突出表现的肝性脑病易被误诊为精神疾病。因此，凡遇有严重肝脏疾病或有门 – 体分流病史的患者出现神经、精神异常，应警惕 HE 的可能。

表 5-216 肝性脑病与精神疾病的鉴别

鉴别要点	精神疾病	肝性脑病
病因	①生物学因素：如大脑结构异常、神经传递物质不平衡等； ②心理因素：遭遇过心理危机、心理创伤等； ③社会因素：重大事件和情境	肝硬化、肝功能衰竭、门 – 体分流等
临床特点	排除其他病变，精神疾病专科检查证实	出现精神紊乱、昏睡或昏迷，可引出扑翼样震颤

（四）分期、分型

1. 肝性脑病的临床分期（表5-217）

表 5-217 肝性脑病的临床分期

分期	临床表现及检测
0 期 （潜伏期）	无行为、性格的异常，无神经系统病理征。脑电图正常，只在心理测试或智力测试时有轻微异常
1 期 （前驱期）	轻度性格改变和精神异常，如焦虑、欣快激动、淡漠、睡眠倒错、健忘等，可有扑翼样震颤。脑电图多数正常。此期临床表现不明显，易被忽略
2 期 （昏迷前期）	嗜睡、行为异常（如衣冠不整或随地大小便）、言语不清、书写障碍及定向力障碍，有腱反射亢进、肌张力增高、踝阵挛及 Babinski 征阳性等体征，有扑翼样震颤。脑电图有特征性异常
3 期 （昏睡期）	昏睡，但可唤醒，醒时尚能应答，常有神志不清或幻觉，各种神经体征持续或加重，有扑翼样震颤，肌张力高，腱反射亢进，锥体束征常阳性。脑电图有异常波形
4 期 （昏迷期）	昏迷，不能唤醒。患者不能合作而无法引出扑翼样震颤。浅昏迷时，腱反射和肌张力仍亢进；深昏迷时，各种反射消失，肌张力降低。脑电图明显异常

2. 肝性脑病的分型（表5-218） 按照原发肝病类型，可将 HE 分为 A、B、C 三型。A 型 HE 发生在急性肝功能衰竭基础上，其重要特征是脑水肿和颅内高压；B 型 HE 由门 – 体分流所致，无明显肝功能障碍，肝活体组织检查显示肝组织学结构正常；C 型 HE 发生于慢性肝损伤及肝硬化等肝病基础上。

表 5-218　肝性脑病分型

HE 类型	定义	亚类	亚型
A 型	急性肝功能衰竭相关 HE	无	无
B 型	门静脉 – 体循环分流相关 HE，无肝细胞损伤相关肝病	无	无
C 型	肝硬化相关 HE，伴门静脉高压或门静脉 – 体循环分流	发作型 HE	伴诱因

（五）西医诊断要点

1. 患者多年肝硬化病史，近年有肝病相关症状，在此基础上出现神经、精神症状，逐渐进入嗜睡状态，查体引出扑翼样震颤，可拟诊肝性脑病。结合其具体症状、体征，考虑为肝性脑病 2 期，属于 C 型肝性脑病。

2. 患者有长期大量饮酒史，依据酒精量，考虑符合酒精性肝硬化，结合影像学检查及肝性脑病情况，诊断为酒精性肝硬化（失代偿期、腹腔积液、脾大）；依据 Child-Pugh 分级计算，评分为 13 分，属肝功能 C 级。

3. 结合生化、凝血功能、血常规等指标，建立其他诊断。

综上所述，本例的西医诊断：肝性脑病（2 期）；酒精性肝硬化失代偿期，肝功能 C 级，腹腔积液，脾大；凝血功能障碍；低钾血症；低蛋白血症；轻度贫血。

（六）中医诊断要点

1. 定义　神昏属于失神的一种表现，可见精神萎靡，言语不清；或神昏谵语，循衣摸床，撮空理线；或猝倒而目闭口开，面色晦暗，表情淡漠；或呆板，目暗睛迷，精神呆滞，反应迟钝，动作失灵，强迫体位；或呼吸气微或喘，周身大肉已脱。神昏是多种疾病发展到一定阶段出现的危重证候。

2. 中医鉴别诊断　神昏当和厥证相鉴别。神昏为多种疾病发展到一定阶段出现的危重证候。一般来说，神昏发生较为缓慢，有一个昏迷前的临床过程，先轻后重，由烦躁、嗜睡、谵语渐次发展，一旦昏迷后，持续时间一般较长，恢复较难，苏醒后原发病仍然存在。厥证常为突然发生，常由情志刺激、饮食不节、劳倦过度、亡血失津等导致，病情重者可发展至神昏。

3. 中医辨病辨证　患者酒食不节，酒为湿热之品，加上过食肥甘厚味，脾胃受伤，运化失司，水湿内停，湿郁化热，湿热熏蒸肝胆，则见周身面目俱黄。日久不愈，聚湿成痰，痰郁化热，痰热互结，在上蒙蔽清窍则见嗜睡、呼之可应、呼吸气促、面赤黄，在中焦痰热阻滞气机，气机阻滞，日久气滞血瘀，气血痰互结成积块，故见脾大、积块日久不消，气血水互结于腹中，故则见腹胀大。气机阻滞，大便传导失司，故见大便不通。湿热下注，故见小便短赤。舌红、苔黄腻、脉滑数，均为湿热之象。

综上所述，本例患者中医诊断为神昏（痰热闭窍证）、鼓胀（气血水互结证）。

（七）中西医初步诊断总结

西医诊断：肝性脑病（2期）；酒精性肝硬化失代偿期，肝功能C级，腹腔积液，脾大；凝血功能障碍；低钾血症；低蛋白血症；轻度贫血。

中医诊断：神昏（痰热闭窍证）；鼓胀（气血水互结证）。

⊕ 三、中西医诊疗过程

治法：清热化痰，开窍醒神，通腑泄热。

中药处方：黄连9g，竹茹10g，清半夏9g，陈皮9g，茯苓15g，枳实10g，茵陈12g，虎杖15g，芒硝6g，生大黄9g。2剂，每日1剂，水煎分2次，送服安宫牛黄丸，每次1丸。

方解：安宫牛黄丸清热凉血，醒神开窍；清半夏、黄连、竹茹，清热燥湿化痰；大黄、芒硝、虎杖、枳实，通腑泄热；茯苓、陈皮，健脾理气利湿。

西药处方：30%白醋100mL，保留灌肠，每日1次（禁忌肥皂水灌肠）；5%葡萄糖注射液250mL+门冬氨酸鸟氨酸10g，静脉滴注，每日1次；复方氨基酸口服溶液100mL，口服，每日1次/每日2次；10%葡萄糖注射液250mL+还原型谷胱甘肽1.8g，静脉滴注，每日1次；20%人血白蛋白10g，静脉滴注，隔日1次；呋塞米注射液20mg，静脉推注，每日1次；利福昔明片0.4g，口服，每日3次；地衣芽孢杆菌三联活菌胶囊0.5g，口服，每日3次；双歧杆菌三联活菌胶囊0.63g，口服，每日2次；乳果糖溶液15mL，口服，每日2次。

注意事项：①及时正确评估患者的营养状态，早期进行营养干预，制定合理的营养方案，保证机体能量摄入，鼓励少食多餐，避免长时间过度严格限制蛋白质饮食。②对已有食管-胃底静脉曲张者，进食不宜过快、过多，食物不宜过于辛辣和粗糙。③根据电解质及出入量情况合理限盐限水。④每日保持2～3次软便，观察大小便颜色、性状等。

2天后：患者意识逐渐转清，血氨恢复正常。

4周后：黄疸减轻，胸腹水减少，白蛋白、血钾恢复正常。

后间断服用中药+西药，未再发肝性脑病。

💡 相关知识拓展

（一）消化道产生的氨如何导致肝性脑病

（二）肝性脑病的西医治疗原则

（三）乳果糖的作用机制

（四）利福昔明如何治疗肝性脑病

（五）微生态制剂如何治疗肝性脑病

（六）肝性脑病患者的营养支持治疗如何进行

（七）神昏的常见证型及治法、方药

（扫一扫 看相关知识拓展）

第三十节　肝肾综合征

🞧 一、病例介绍

王某，女，74 岁。主因"发现肝硬化 3 月余，伴进行性消瘦、少尿 3 周"于 2019 年 10 月 22 日入院。

（一）现病史

患者 3 个月前因腹部胀大伴右上腹疼痛于我科就诊，完善腹部 CT 示肝硬化、脾大、腹水、食管 – 胃底静脉曲张，肝内多发小囊肿，胆石症，大量腹腔积液，考虑为"肝硬化腹水"，经保肝、保肾、利尿、调节肠道菌群、控制血压、促胆红素排泄、抗感染等治疗后好转出院。3 周前患者无明显诱因出现进行性消瘦、乏力、纳差、少尿，为求进一步诊治收入院。

刻下症状：神清，精神可，腹部胀大，食后腹胀加重，偶有恶心呕吐，呕吐物为胃内容物，无反酸胃灼热，乏力，纳差，眠可，小便量少，色深黄，大便色黄质稀，1 ～ 2 次 / 日。近 1 个月体重下降 3kg。

（二）既往史、个人史、家族史

3 个月前于我院诊断为胆汁淤积性肝炎，高氨血症，肝功能衰竭，凝血功能障碍，低蛋白血症，盆腹腔积液，低钙血症，低钠血症，反流性食管炎。否认高血压、糖尿病、冠心病等慢性病史，否认结核病等传染病史，否认手术、外伤史，否认过敏史，否认输血史，否认家族史。平素嗜食肥甘厚味，饮酒 40 余年，平均每日饮酒折合酒精含量 36g/d，已戒酒 10 年；否认吸烟史。

（三）体格检查

T 36.8℃，P 92 次 / 分，BP 136/82mmHg，R 18 次 / 分。

面色萎黄，形体瘦弱，睑结膜色淡，全身皮肤黏膜及巩膜未见黄染，肝掌（–），蜘蛛痣（–）；胸廓对称、呼吸对称，咽部无充血，扁桃体不肿大，双肺呼吸音粗，左肺可及哮鸣音；腹部膨隆，无压痛、反跳痛及肌紧张，肝、脾未触及，墨菲征阴性，双肾叩击痛阴性，移动性浊音（＋），麦氏征阴性，肠鸣音 3 次 / 分；双下肢无水肿，无明显活动障碍。

（四）中医查体

面色萎黄，形体消瘦，体态自如，语声弱，舌淡红，苔白腻，脉细弱。

（五）辅助检查

1. 血常规检查 WBC 2.1×10^9/L，Hb 7.5g/dL，RBC 2.33×10^{12}/L，PLT 102×10^9/L。

2. 尿常规检查 pH 5.5，PRO（－）。

3. 凝血功能检查 PT 14.1 秒，PT% 76%，DD 5111μg/L。

4. 乙肝病毒标志物 HBV DNA 2.7×10^3copies/mL。

5. 生化检查 BUN 15.2mmol/L，SCr 336μmol/L，ALB 28g/L，ALT 38U/L，AST 162U/L，TBil 12μmol/L，K^+ 4.0mmol/L，Na^+ 130mmol/L，Cl^- 96mmol/L，NH_3 28.7μmol/L。

6. 腹部 CT 检查 肝硬化、脾大、腹水、食管－胃底静脉曲张，肝内多发小囊肿，胆石症，大量腹腔积液。

二、诊断思维

（一）诊断思维路径

从患者腹水、少尿等主要症状着手，遵循思维路径建立初步诊断（图 5-41）。

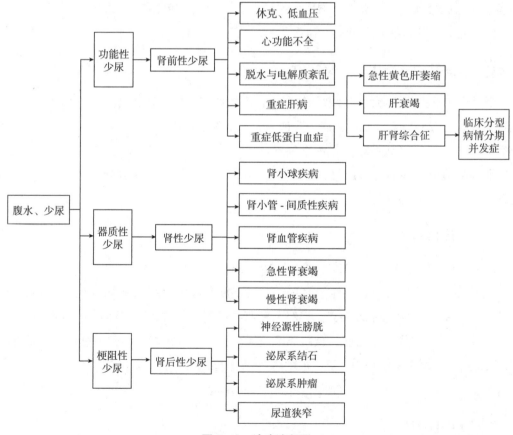

图 5-41　诊疗流程图

（二）诊断

1. 初步诊断　结合患者的病史、病程、临床症状、血常规、尿常规、生化、腹部 CT 等结果，考虑本例为肝肾综合征。

2. 定义　肝肾综合征（hepatorenal syndrome，HRS）是一种功能性肾损害，多发于门静脉高压或（和）重症肝功能障碍疾病基础之上，临床表现为动脉循环障碍、肾功能障碍等特征。

3. 特点

（1）同时具有肝功能失代偿及功能性肾衰竭两大类症状，多见于肝病终末期。

（2）是一种功能性的急性肾功能障碍，肾脏在组织学上并无显著的变化。

（3）HRS 的发生与肝脏疾病的严重程度呈正比。

（4）常发生在使用强效利尿剂大量利尿，或大量放腹水和消化道大出血后。

（5）血生化检查：①低钠血症。②低氯。③ BUN 和 SCr 升高。

（6）肝功能检查：①丙氨酸氨基转移酶升高。②白蛋白降低。③胆红素升高。④胆固醇降低。⑤血氨升高。

4. 发病机制　肝肾综合征的病因及发病机制尚不十分明确。目前 HRS 的发病机制主要有几种假说，包括外周动脉血管扩张假说、心功能不全假说、肝肾直接相关假说、二次打击学说等，但主要集中在肾血管收缩和体循环舒张调节机制上，认为全身内脏血管扩血管物质活性超过缩血管物质的活性，从而导致动脉低血压、肾脏灌注不良，而肾脏局部释放的缩血管物质的活性超过了扩血管物质的活性。

5. 诊断要点

（1）由于缺乏特异性的检测指标，诊断 HRS 是一种排除性诊断。

（2）排除了肝硬化导致的肾衰竭的其他可能原因。

HRS 诊断标准：①肝硬化伴腹水。②符合 ICA–AKI 诊断（SCr 水平在 48 小时内升高 ≥ 0.3mg/dL（26.5μmol/L）；在前 7 天内 SCr 测值比基线值（明确或预测）上升 ≥ 50%）。③连续 2 天白蛋白扩容（1g/kg，最多 100g/d）和停用利尿剂后 SCr 没有好转。④无休克史。⑤目前或近期未使用肾毒性药物治疗（氨基糖苷类药物等）。⑥无肉眼可见的结构性肾损伤征象，即无蛋白尿（> 500mg/d）或无微量血尿（> 50/HP）或肾脏超声检查正常。

（三）鉴别诊断

1. 肝肾综合征与单纯肾前性氮质血症（表 5–219）　单纯肾前性氮质血症又称单纯肾前性急性肾功能衰竭，是指由于各种原因引起的液体丢失和出血，有效动脉血容量减少导致肾实质有效灌注减少和肾内血流动力学改变。

表 5-219　肝肾综合征与单纯肾前性氮质血症的鉴别

鉴别要点	肝肾综合征	单纯肾前性氮质血症
诱因	多为自发性，少数有出血、感染、手术、利尿、放腹水等	呕吐、腹泻、利尿、放腹水
起病方式	突然或逐渐出现	较急
低血压	出现较晚	出现较早
腹水	大量	无
肝功能障碍	严重	无
扩容治疗	效果不显著	疗效好
尿钠浓度	降低	不变
病程	一般较长	短

2. 肝肾综合征与急性肾小管坏死（表 5-220）　急性肾小管坏死（ATN）为急性肾衰竭最常见的一种类型，是各种病因所引起的肾组织缺血和 / 或中毒性损害导致肾小管上皮细胞损伤、坏死，因而肾小球滤过率（GFR）急剧降低而出现的临床综合征。一般表现为进行性氮质血症，水、电解质与酸碱平衡失调和相关的一系列症状。

表 5-220　肝肾综合征与急性肾小管坏死的鉴别

鉴别要点	肝肾综合征	急性肾小管坏死
诱因	多为自发性，少数有出血、感染、手术、利尿、放腹水等	低血压
起病方式	突然或逐渐出现	较急
低血压	出现较晚	出现较早
肝功能障碍	严重	不定
尿比重	升高	降低
尿钠浓度	降低	升高
尿溶菌酶测定	阴性	阳性
病程	一般较长	短

3. 肝肾综合征与肾病综合征（表 5-221）　肾病综合征（NS）可由多种病因引起，主要为肾小球基膜通透性增加，表现为大量蛋白尿、低蛋白血症、重度水肿、高脂血症的一组临床症候群。

表 5-221　肝肾综合征与肾病综合征的鉴别

鉴别要点	肝肾综合征	肾病综合征
肝病表现	有	无

鉴别要点	肝肾综合征	肾病综合征
尿蛋白	正常或微量	大于 3.5g/L
血脂升高	无	有
激素治疗	无效	有效

4. 肝肾综合征与慢性肾小球肾炎（表5–222）　慢性肾小球肾炎，简称慢性肾炎，以蛋白尿、血尿、高血压、水肿为基本临床表现，起病方式各有不同，病情迁延，病变缓慢进展，可有不同程度的肾功能减退，最终发展为慢性肾衰竭的一组肾小球病。

表5–222　肝肾综合征与慢性肾小球肾炎的鉴别

鉴别要点	肝肾综合征	慢性肾小球肾炎
肝病症状	有	无
血压	后期出现低血压	升高
肾脏病理性改变	无	肾小球病变
血尿、蛋白尿	无	有

5. 肝肾综合征与低血容量性休克（表5–223）　低血容量性休克，是指多种原因引起的循环容量（人体内循环的血液）丢失，而导致的有效循环血量与心排血量减少、组织灌注不足（即组织局部或器官血液供应不足）、细胞代谢紊乱和功能受损的病理生理过程。

表5–223　肝肾综合征与低血容量性休克的鉴别

鉴别要点	肝肾综合征	低血容量性休克
肝病表现	有	无
失血或体液丢失	无	有
低灌注表现	无	意识淡漠、皮肤湿冷、血压降低、心率增快
扩容治疗	无效	有效
血红蛋白	正常	降低

6. 肝肾综合征与慢性右心衰竭（表5–224）　右心衰竭是由于各种器质性心脏病发展到一定程度导致的右心功能不全，主要引起体循环淤血，早期可以引起静脉压升高导致下肢的肿胀，随着病情的发展症状可能会逐渐加重，开始出现腹水、胃肠道淤血或胸腔积液等方面的症状。

表5–224　肝肾综合征与慢性右心衰竭的鉴别

鉴别要点	肝肾综合征	慢性右心衰竭
肝颈静脉反流征	阴性	阳性

鉴别要点	肝肾综合征	慢性右心衰竭
心脏体征	无	右心室显著扩大，心脏听诊杂音
尿量	减少	不变
BNP	正常	升高

7. 肝肾综合征与系统性红斑狼疮（表 5-225） 系统性红斑狼疮（SLE）是一种有多系统损害的慢性自身免疫性疾病。其血清具有以抗核抗体为代表的多种自身抗体。主要病理改变为炎症反应和血管异常，可以出现在任何器官。

表 5-225 肝肾综合征与系统性红斑狼疮的鉴别

鉴别要点	肝肾综合征	系统性红斑狼疮
好发人群	中老年人	青少年和中年女性
皮肤黏膜表现	无	蝶形红斑、盘状红斑
肌肉关节表现	无	对称性多关节疼痛、肿胀
抗核抗体谱	阴性	阳性
免疫抑制治疗	无效	有效

8. 肝肾综合征与过敏性紫癜性肾炎（表 5-226） 过敏性紫癜，是一种常见的血管变态反应性疾病，因机体对某些致敏物质产生变态反应，导致毛细血管脆性及通透性增加，血液外渗，产生紫癜或黏膜及某些器官出血。

表 5-226 肝肾综合征与过敏性紫癜性肾炎的鉴别

鉴别要点	肝肾综合征	过敏性紫癜性肾炎
好发人群	中老年	青少年
过敏史	无	有
皮肤黏膜表现	无	四肢、皮肤紫癜
尿液情况	少尿或无尿	血尿、蛋白尿

9. 肝肾综合征与肝病合并慢性肾炎（表 5-227） 慢性肾小球肾炎简称慢性肾炎，以蛋白尿、血尿、高血压、水肿为基本临床表现，起病方式各有不同，病情迁延，病变缓慢进展，可有不同程度的肾功能减退，最终将发展为慢性肾衰竭的一组肾小球病。

表 5-227 肝肾综合征与肝病合并慢性肾炎的鉴别

鉴别要点	肝肾综合征	肝病合并慢性肾炎
既往肾病史	无	有
起病方式	突然出现或逐渐出现	缓慢
肝功能障碍	严重	可有

鉴别要点	肝肾综合征	肝病合并慢性肾炎
尿溶菌酶测定	阴性	阴性或阳性
肾脏大小	正常	缩小

（四）分型和临床分期

1. 肝肾综合征的分型

（1）原 HRS 分为两种类型（表 5-228）

表 5-228 原 HRS 分型

分型	临床表现
Ⅰ型	进展性肾功能损害，2 周内血肌酐成倍上升，超过基础水平 2 倍，≥ 2.5mg/dL，或 24 小时肌酐清除率下降＞ 50%，≤ 20mL/min
Ⅱ型	肾功能缓慢进展性损害

Ⅰ型 HRS 预后极差，其发生常有诱因，通常与肾外器官包括心、脑、肝的功能迅速恶化有关，中位生存期为 2 周。Ⅱ型 HRS 常伴有难治性腹水，中位生存期为 4 ～ 6 个月。大多数患者最初表现为 Ⅱ型 HRS，而在发生自发性细菌性腹膜炎、消化系出血等诱因之后进一步发展为 Ⅰ型 HRS。

（2）新 HRS 分型：基于肾功能异常是急性、亚急性或慢性分别定义为 AKI、急性肾脏病（AKD）或慢性肾脏病（CKD）（表 5-229、表 5-230）。

表 5-229 新 HRS 分型

原分型	新分型		标准
HRS-Ⅰ	HRS-AKI		① 48 小时内血清肌酐增加 ≥ 0.3mg/dL；和 / 或 ② 尿量 ≤ 0.5mL/（kg·h）超过 6 小时；或 ③ 血清肌酐增加 ≥ 50%，以 3 个月内门诊血清肌酐的最后可用值作为基线值
HRS-Ⅱ	HRS-NAKI	HRS-AKD	① eGFR ＜ 60mL/（min·1.73m^2），排除其他（结构性）原因，持续＜ 3 个月；② 以 3 个月内门诊 SCr 的最后可用值作为基线，SCr 增加 ＜ 50% 的肾功能不全
		HRS-CKD	eGFR ＜ 60mL/（min·1.73m^2），排除其他（结构性）原因，持续 ≥ 3 个月

注：AKD，急性肾脏疾病；AKI，急性肾损伤；CKD，慢性肾脏病；eGFR，估计肾小球滤过率；HRS，肝肾综合征；SCr，血清肌酐。

表 5-230　IAC 关于 AKI 的定义和分级

1 级	SCr 在 48 小时内上升超过 0.3mg/dL 或比基线高 0.5 ～ 1 倍
2 级	SCr 在 48 小时内比基线高 1 ～ 2 倍
3 级	SCr 在 48 小时内比基线高 2 倍以上或 SCr > 4mg/dL 且急性升高超过 0.5mg/dL 或需要透析治疗

2. 肝肾综合征的临床分期　根据临床表现 HRS 可分为四期，即氮质血症前期、氮质血症期、氮质血症晚期和终末期。

（1）氮质血症前期：指内生肌酐清除率已降低，但血尿素氮和血肌酐在正常范围，尿钠明显减少。

（2）氮质血症期：肝功能进一步恶化，黄疸加深，有出血倾向，腹水增多，低钠血症出现，血尿素氮和血肌酐已升高，表现为烦躁不安、皮肤及舌干燥、乏力、嗜睡、脉搏细数、血压偏低、脉压小。

（3）氮质血症晚期：上述症状更趋严重，并出现恶心、呕吐、精神淡漠和昏睡，血尿素氮和血肌酐明显升高，肾小球滤过率显著降低，出现少尿甚至无尿。

（4）终末期：除肝、肾功能衰竭外，多数患者出现肝性脑病及昏迷。

（五）西医诊断要点

1. 分型　本例患者 eGFR < 60mL/（min · 1.73m²），持续 < 90 天，且无结构性损伤，可以评估为 HRS-NAKI。

2. 临床分期　患者肝功能进一步恶化，腹水增多，低钠血症出现，血肌酐已升高，表现为皮肤及舌干燥、乏力、脉搏细数。根据临床表现判定为氮质血症期。

综上，本例患者诊断为肝肾综合征（HRS-NAKI，氮质血症期）。

（六）中医诊断要点

1. 定义　鼓胀是指肝病日久，肝脾肾功能失调，气滞、血瘀、水停于腹中所导致的腹部胀大如鼓的一类病证，临床以腹大胀满、绷急如鼓、皮色苍黄、脉络显露为特征，故名鼓胀。其病变脏器主要在肝、脾，久则及肾。

2. 中医鉴别诊断　鼓胀当与水肿鉴别。鼓胀晚期可见下肢浮肿，水肿重症也可表现为腹水，所以需要鉴别。鼓胀表现为腹部胀大坚满，一般四肢不肿，甚或枯瘦。初起腹部胀大但按之柔软，逐渐坚硬，脐心突起，四肢消瘦，皮色苍黄，晚期可出现四肢浮肿，甚则吐血、昏迷等危象，多继发黄疸、胁痛、积聚等肝系病证。其发病与情志不遂、酒食不节、感染血吸虫等有关，乃肝、脾、肾功能失调，气血水相裹，水停腹内所致。水肿表现为颜面、四肢浮肿，初起从眼睑部开始，继则延及头面四肢以至全身，也有从下肢开始水肿延及全身者，皮色一般不变。水肿重症可见腹胀满、不能平卧等症。鼓胀多继发于疮痍、斑毒及消渴久病等，乃肺失宣降，脾失健运，肾失气化，三焦气化不利，水溢肌肤所致。

3. 中医辨病辨证　患者酒食不节，恣食甘肥厚味，酿湿生热，蕴聚中焦，清浊相混，壅阻气机，水谷精微失于输布，湿浊内聚，遂成鼓胀。初起，肝脾先伤，肝失疏泄，脾失健运，两者互为相因，乃至气滞湿阻，清浊相混，进而湿浊内蕴中焦，阻滞气机，既可郁而化热，而致水热互结，导致脾胃受伤，脾胃虚弱，运化失司，表现为纳差乏力、食后腹胀加重、大便质稀。脾失健运，胃失和降，胃气上逆，故出现恶心呕吐，呕吐物为胃内容物；久则气血凝滞，脉道壅塞，瘀结水留更甚。肝脾日虚，病延及肾，肾火虚衰，无力温助脾阳，而致小便不利，大便稀溏。气机失于条畅，以致肝气郁结，日久横逆犯脾，水湿血瘀壅结，日久不化，浸渐及肾，开阖不利，故小便量少、色深黄。迁延日久，致脾肾亏虚，痰湿内生，痰浊阻滞络脉，气机不畅，瘀血内阻，津液运行不畅，表现为脉细弱。

综上所述，本例患者中医诊断为鼓胀（脾肾亏虚，气滞血瘀水停证）。

（七）中西医初步诊断总结

西医诊断：肝肾综合征（HRS-NAKI，氮质血症期）。

中医诊断：鼓胀（脾肾亏虚，气滞血瘀水停证）。

🔵 三、中西医诊疗过程

治法：温补脾肾，行气利水，祛痰化瘀。

中药处方：生地黄12g，山茱萸7g，丹皮8g，茯苓15g，炮附片10g（先煎），桂枝10g，川牛膝10g，人参6g（冲服），当归12g，桃仁10g，熟大黄6g（后下），法半夏9g，陈皮8g，白术10g，炙甘草6g。14剂，每日1剂，水煎分2次服。

保留灌肠方：大黄20g，厚朴24g，枳实24g，丹参30g，蒲公英30g。14剂，每日1剂，保留灌肠。

内服方解析：生地黄、山茱萸、炮附片、川牛膝、人参，温补脾肾；丹皮、茯苓、桂枝、当归、白术，行气利水；法半夏、陈皮、白术、桃仁、熟大黄，祛痰化瘀；炙甘草，调和诸药。

保留灌肠方解析：大黄，利湿逐瘀；厚朴、枳实，逐水下气消肿；丹参、蒲公英，活血散结。

西药处方：特利加压素联合人血白蛋白静脉注射（第1天1g/kg，随后20～40g/d）。

预后调护：低盐饮食，禁生冷、油腻、辛辣、油炸、粗糙、坚硬食物。避免受凉受风，以防感冒。注意饮食清洁，避免急性胃肠感染。少吸烟饮酒，避免血吸虫、疫水、肝毒性物质接触。

1周后：患者24小时尿量400mL（较前有所增加），大便2次，色黄质稠，乏力，腹胀，恶心，未再呕吐。

2周后：24小时尿量700mL，复查BUN 18.5mmol/L、SCr 437.3μmol/L，舌苔厚腻明显。上方加藿香12g，蝉蜕6g，防风6g，白花蛇舌草30g，生、炙黄芪各15g。

3 周后：复查 BUN 16.5mmol/L，SCr373.9μmol/L。藿香改为 15g，熟大黄改为 10g，加苍术 15g，佩兰 12g，生薏苡仁 30g，泽泻 12g。

1 个月后：复查 BUN 15.24mmol/L，SCr241.0μmol/L。

2 个月后：血肌酐维持在 120～150μmol/L 水平。

相关知识拓展

（一）肝肾综合征的发病率

（二）肝肾综合征的药物治疗

（三）肝肾综合征的首选药物及其临床使用方法

（四）治疗终末期肝病和逆转 HRS-AKI 最有效的治疗方法是什么

（五）肝肾综合征的危险因素有哪些

（六）肝肾综合征的促发因素有哪些

（七）如何预防肝肾综合征

（八）肝肾综合征的预后如何

（九）中医论治肝肾综合征的思路

（扫一扫 看相关知识拓展）

第三十一节 自发性细菌性腹膜炎

一、病例介绍

刘某，男，68 岁。主因"间断腹部胀大 3 个月，加重 1 周"于 2018 年 8 月 16 日门诊就诊。

（一）现病史

患者 3 个月前无明显诱因出现腹部胀大、腹痛，无发热，无呕血及黑便，自行服用大柴胡颗粒、茵栀黄颗粒、水飞蓟素胶囊后腹部胀大症状未见改善。1 周前，患者自觉腹部胀大加重，小便量减少，自行口服螺内酯、呋塞米后效果欠佳，并出现发热、轻微腹痛，遂来我科就诊。

刻下症状：腹部胀大，腹痛，发热，偶有反酸胃灼热，偶有恶心呕吐，双目黄染，时有咳嗽，咳少量白痰，晨起胸闷，无头晕头痛，偶有乏力，纳可，眠差，小便量减少，色深，大便 3 次/日，质稀，无便血及黑便。

（二）既往史、个人史、家族史

2006年因腹水、黄疸诊断为"酒精性肝硬化，失代偿期，Child-Pugh B级"，平素间断口服螺内酯、呋塞米、复方鳖甲软肝片、大柴胡颗粒、甘草酸二铵等利尿保肝药物。2017年8月因黑便来我科住院，补充诊断"上消化道出血，胆汁淤积性肝炎，腹腔积液，肠道菌群失调"。否认药物过敏史。

（三）体格检查

T 38.3℃，P 96次/分，Bp 130/86mmHg，R 22次/分。

神清，精神尚可，双眼巩膜黄染，周身皮肤及黏膜黄染，颈部及胸壁可见蜘蛛痣，未见肝掌；心肺（-）；腹部膨隆，可见腹壁静脉曲张，未见肠型及蠕动波，有压痛、反跳痛及肌紧张，肝脾区叩痛（-），双肾叩痛（-），移动性浊音（+）；肠鸣音3～4次/分，双下肢无水肿。

（四）中医查体

面色黄，体态自如，言语清晰，舌暗红，苔黄腻，脉细。

（五）实验室检查及其他辅助检查

1. 血常规检查　WBC 20.0×10^9/L，Hb 106g/L，N% 90%。

2. 腹水生化检查　葡萄糖定量6.2mmol/L，蛋白25.5g/L，腺苷脱氢酶123.3U/L，李凡他试验阳性。腹水多形核白细胞≥ 0.25×10^9/L。腹水细菌培养阳性。

3. 胸腹部CT检查　两肺气肿；肝脏异常改变（考虑肝硬化），脾大，食管-胃底静脉曲张，脐静脉增宽；腹腔大量积液。

二、诊断思维

（一）诊断思维路径

从患者腹部胀大、腹痛、发热等主要症状着手，遵循思维路径建立初步诊断（图5-42）。

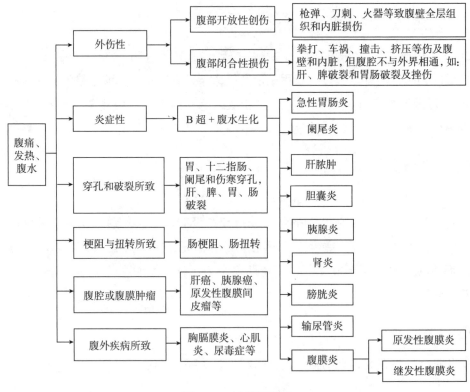

图 5-42 诊疗流程图

（二）诊断

1. 初步诊断 结合患者的病史、病程、临床症状、血常规、生化、腹水常规、腹水生化和培养等结果，考虑本例为自发性细菌性腹膜炎。

2. 定义 自发性细菌性腹膜炎（spontaneous bacterial peritonitis，SBP），也称原发性腹膜炎，是指在无腹腔内邻近器官直接细菌感染的情况下原发于腹腔的感染。致病菌可以经过机体的淋巴系统、肠道及血液到达腹腔，是重症肝炎患者和肝硬化失代偿期患者常见的严重并发症。

3. 特点

（1）腹胀，持续性腹痛，开始部位不明确，很快弥漫全腹，腹膜刺激征（＋），肠鸣音减弱或消失，常伴有恶心呕吐、发热、脉数等全身中毒症状。

（2）原有肝硬化腹水者，腹水可急剧增加；半数以上为顽固性腹水。

（3）SBP临床表现多样，常不典型或被基础疾病所掩盖，且腹水细菌培养阳性率低，不利于早期诊断。

4. 发病机制 目前，SBP的发病机制尚未完全明确，主要观点认为肝硬化患者肠道通透性增加，黏膜屏障作用减弱，造成胃肠道内的细菌易位至腹腔，引起腹腔感染。现在比较认可的发病机制主要包括以下三个方面：一是肠道黏膜的屏障作用减弱。因为门静脉压力高，静脉血液回流入肝受阻，导致胃肠血管淤血水肿，肠黏膜因为缺乏营养供给，所以其屏障作用大大减弱。二是机体自身的免疫力下降。患者肝脏合成各种免疫蛋白及免疫因子的能力降低。另外，肝内单核巨噬细胞系统的吞噬功能也在下降，导致患者特异性和非特异性免疫功能均出现下降。三是患者肠道菌群的过度繁殖。正常情况下，患者肠道内有少量的革兰阴性杆菌，但肝硬化患者的肠道内菌群失调，乳酸菌及双歧杆菌等有益菌的数量明显减少，肠球菌及肠杆菌属等有害细菌过度生长。各种有害菌及其产生的毒素可通过受损的屏障系统进入腹腔内引起腹水污染。

SBP 的发生涉及 3 条途径：

（1）淋巴途径：肠道细菌 – 肠淋巴循环 – 体循环，即细菌从肠腔转移到淋巴结中，然后发生菌血症和腹水感染。这是主要途径。

（2）门脉系统：肠道细菌 – 肠壁毛细血管 – 门静脉系统 – 体循环。

（3）腹膜：肠道细菌 – 肠黏膜 – 腹膜。

5. 自发性细菌性腹膜炎的临床诊断要点

（1）诊断主要依靠病史、临床表现及腹腔穿刺术等。

（2）自发性细菌性腹膜炎诊断的"金标准"是腹水培养阳性（通过手工细胞计数法测得腹水多核细胞数 $\geq 250/mm^3$）。

（3）排除继发性腹膜炎和腹腔内明确感染灶所致的腹膜炎。

6. 新发或者初发患者细菌性腹膜炎的诊断

（1）临床疑诊：具有典型临床表现。

（2）临床拟诊：病史、临床表现和实验室检查具有上述特征。

（3）临床确诊：上述诊断标准加上腹水培养结果阳性。

（三）鉴别诊断

1. 自发性细菌性腹膜炎与结核性腹膜炎（表 5–231）　结核性腹膜炎是由结核分枝杆菌引起的慢性弥漫性腹膜感染。本病可见于任何年龄，以中青年多见，男女之比约为 1 ∶ 2。

表 5–231　自发性细菌性腹膜炎与结核性腹膜炎的鉴别

鉴别要点	结核性腹膜炎	自发性细菌性腹膜炎
病史	结核病史	肝硬化等病史
病程	起病缓慢，病程长	起病急，病程短
腹水培养	细菌培养阴性	细菌培养阳性
结核菌素试验	强阳性	阴性
抗结核治疗	有效	无效

2. 自发性细菌性腹膜炎与继发性腹膜炎（表 5–232）　继发性腹膜炎是继发于腹内脏器疾病、腹部创伤或手术等，引起的腹膜急性化脓性炎症，是腹腔重症感染性疾病之一。

419

表 5-232　自发性细菌性腹膜炎与继发性腹膜炎的鉴别

鉴别要点	自发性细菌性腹膜炎	继发性腹膜炎
病因	原发性，腹腔无原发病灶	继发于腹腔空腔脏器穿孔、外伤
致病菌种类	单一细菌感染	混合型细菌感染
主要致病菌	溶血性链球菌、肺炎球菌或大肠杆菌	大肠杆菌、厌氧粪杆菌、链球菌、变形杆菌
腹膜三联征	不典型	典型

3. 自发性细菌性腹膜炎与急性肠系膜淋巴结炎（表 5-233）　急性肠系膜淋巴结炎又称非特异性肠系膜淋巴结炎，由 Brenneman 首先提出，常见于儿童和青少年，以发热、急性腹痛为临床特点。一般病例药物治疗有效，少数患者肠系膜淋巴结炎化脓后形成脓肿，则需外科治疗。

表 5-233　自发性细菌性腹膜炎与急性肠系膜淋巴结炎的鉴别

鉴别要点	自发性细菌性腹膜炎	急性肠系膜淋巴结炎
病史	体弱、肾炎、肝硬化、儿童、妇女多见，常先有呼吸道感染	儿童多见，随呼吸道感染发病
腹痛部位	全腹	脐周或右下腹旁中线，不转移
腹部体征	广泛腹膜刺激，肠麻痹，转移性浊音	右下腹或脐周压痛，无肌紧张
实验室检查	白细胞增高，血培养可能阳性	白细胞增高
辅助检查	腹腔穿刺得脓性渗出液，培养链球菌及肺炎双球菌（＋）	无

4. 自发性细菌性腹膜炎与急性胰腺炎（表 5-234）　急性胰腺炎是指胰酶在胰腺内被激活后引起胰腺组织自身消化的急性化学性炎症。

表 5-234　自发性细菌性腹膜炎与急性胰腺炎的鉴别

鉴别要点	自发性细菌性腹膜炎	急性胰腺炎
病史	体弱、肾炎、肝硬化、儿童、妇女多见，常先有呼吸道感染	暴饮暴食后急骤起病
腹痛部位	全腹	先上腹中部偏右，后可扩散
腹痛性质	持续性钝痛	持续性剧烈刀割样痛
腹部体征	广泛腹膜刺激，肠麻痹，转移性浊音	上腹压痛，肌痉挛至严重强直，脐部及左胁部可见瘀斑，转移性浊音可减弱
实验室检查	白细胞增高，血培养可能阳性	白细胞增高，血、尿淀粉酶升高
其他表现	呕吐、腹泻、稀便、发热、中毒性休克	反射性呕吐，出血型可迅速出现休克
辅助检查	腹腔穿刺得脓性渗出液，培养链球菌及肺炎双球菌（＋）	腹部平片可见扩大空肠曲

5. 自发性细菌性腹膜炎与急性胆囊炎、胆石症（表 5–235） 急性结石性胆囊炎是由于结石阻塞胆囊管，造成了胆囊内胆汁滞留，继发细菌感染而引起的急性炎症。大多数急性胆囊炎为结石性胆囊炎。

表 5–235 自发性细菌性腹膜炎与急性胆囊炎、胆石症的鉴别

鉴别要点	自发性细菌性腹膜炎	急性胆囊炎、胆石症
病史	体弱、肾炎、肝硬化、儿童、妇女多见，常先有呼吸道感染	中年女性多见，多于脂餐后发作，起病急骤
腹痛部位	全腹	中上腹向剑突下及右上腹
腹痛性质	持续性钝痛	先胀痛，继绞痛，向右肩及背部放射
腹部体征	广泛腹膜刺激，肠麻痹，转移性浊音	右上腹明显压痛，肌痉挛，Murphy 征阳性，或可扪及胆囊炎肿块
实验室检查	白细胞增高，血培养可能阳性	白细胞增高
其他表现	呕吐、腹泻、稀便、发热、中毒性休克	恶心、呕吐、发热、毒血症，可有轻度黄疸
辅助检查	腹腔穿刺得脓性渗出液，培养链球菌及肺炎双球菌（＋）	B超可见胆石影，胆囊肿大增厚；X线胆囊不显影，可见结石征

6. 自发性细菌性腹膜炎与急性胃肠炎（表 5–236） 急性胃肠炎是由理化及生物因素所致的一种胃肠道黏膜的急性炎症，多见于病毒或细菌感染，夏秋季多发。

表 5–236 自发性细菌性腹膜炎与急性胃肠炎的鉴别

鉴别要点	自发性细菌性腹膜炎	急性胃肠炎
病史	体弱、肾炎、肝硬化、儿童、妇女多见，常先有呼吸道感染	发病急，有暴饮暴食或不洁饮食史
腹痛部位	全腹	中上腹或全腹
腹痛性质	持续性钝痛	持续性胀痛，阵发性剧痛
腹部体征	广泛腹膜刺激，肠麻痹，转移性浊音	中上腹或脐周压痛，无肌紧张，肠鸣亢进
实验室检查	白细胞增高，血培养可能阳性	白细胞增高，呕吐物或大便有不消化物
辅助检查	腹腔穿刺得脓性渗出液，培养链球菌及肺炎双球菌（＋）	无

7. 自发性细菌性腹膜炎与阑尾炎（表 5–237） 阑尾炎属于外科常见病，是指位于人体右下腹的阑尾发生感染，出现炎性改变。本病主要由阑尾管腔阻塞、细菌感染、阑尾先天畸形、胃肠道功能障碍等因素引起，以右下腹痛为主要表现，也可出现胃肠道症状和全身症状。

表 5-237　自发性细菌性腹膜炎与阑尾炎的鉴别

鉴别要点	自发性细菌性腹膜炎	阑尾炎
病史	体弱、肾炎、肝硬化、儿童、妇女多见，常先有呼吸道感染	无诱因
腹痛部位	全腹	先中上腹后右下腹
腹痛性质	持续性钝痛	转移性腹痛，先中上腹钝痛、胀痛，后右下腹持续性痛，逐渐加剧
腹部体征	广泛腹膜刺激，肠麻痹，转移性浊音	右下腹麦氏点压痛，肌紧张和痉挛
实验室检查	白细胞升高，血培养可能阳性	白细胞、中性粒细胞升高

8. 自发性细菌性腹膜炎与胃、十二指肠穿孔（表 5-238）　胃、十二指肠溃疡穿孔是由于胃、十二指肠溃疡向深部发展，穿通胃或十二指肠壁引起穿孔，是胃、十二指肠溃疡严重并发症，为常见的外科急腹症。

表 5-238　自发性细菌性腹膜炎与胃、十二指肠穿孔的鉴别

鉴别要点	自发性细菌性腹膜炎	胃、十二指肠穿孔
病史	体弱、肾炎、肝硬化、儿童、妇女多见，常先有呼吸道感染	中年男性多见，有溃疡病史，多于食后突然出现
腹痛部位	全腹	先在中上腹，随后可扩散至全腹
腹痛性质	持续性钝痛	剧烈持续性刀割样痛
腹部体征	广泛腹膜刺激，肠麻痹，转移性浊音	上腹压痛，肌痉挛明显呈板样强直，肝浊音界消失，转移性浊音（+），肠鸣音消失
实验室检查	白细胞增高，血培养可能阳性	白细胞增高
其他表现	呕吐、腹泻、稀便、发热、中毒性休克	严重病例呈现休克征
辅助检查	腹腔穿刺得脓性渗出液，培养链球菌及肺炎双球菌（+）	X线透视或摄片见膈下气腹，腹腔穿刺可抽出渗液

9. 自发性细菌性腹膜炎与异位妊娠破裂（表 5-239）　异位妊娠是指孕囊没有着床在正常的部位，而是着床在异常的部位。异位妊娠的结局一般多是流产和破裂，属于妇产科常见的急腹症。

表 5-239 自发性细菌性腹膜炎与异位妊娠破裂的鉴别

鉴别要点	自发性细菌性腹膜炎	异位妊娠破裂
病史	体弱、肾炎、肝硬化、儿童、妇女多见，常先有呼吸道感染	见于育龄妇女，有停经史，发病突然
腹痛部位	全腹	先一侧下腹，继扩展至全腹，但仍以下腹为著
腹痛性质	持续性钝痛	开始可能尖锐，继而呈持续性腹痛，伴阵发性加剧
腹部体征	广泛腹膜刺激，肠麻痹，转移性浊音	下腹部压痛伴肌紧张，有转移性浊音
实验室检查	白细胞增高，血培养可能阳性	进行性贫血，妊娠试验可呈阳性
其他表现	呕吐、腹泻、稀便、发热、中毒性休克	失血性休克征
辅助检查	腹腔穿刺得脓性渗出液，培养链球菌及肺炎双球菌（＋）	后穹隆穿刺可抽出鲜血

10. 自发性细菌性腹膜炎与肝、脾、肠系膜破裂（表 5-240） 肝、脾、肠系膜破裂多有腹部外伤史，发病后腹痛较轻，腹膜刺激征不显著而多呈现失血性休克表现。

表 5-240 自发性细菌性腹膜炎与肝、脾、肠系膜破裂的鉴别

鉴别要点	自发性细菌性腹膜炎	肝、脾、肠系膜破裂
病史	体弱、肾炎、肝硬化、儿童、妇女多见，常先有呼吸道感染	腹部受到暴力压迫或挫伤后发病，起病迅速
腹痛部位	全腹	全腹，但以肝脾或系膜部位较明显
腹痛性质	持续性钝痛	尖锐至持续性钝痛
腹部体征	广泛腹膜刺激，肠麻痹，转移性浊音	肝、脾或系膜区压痛，肌紧张明显，波及全腹，有转移性浊音
实验室检查	白细胞增高，血培养可能阳性	进行性红细胞及血红蛋白下降
其他表现	呕吐、腹泻、稀便、发热、中毒性休克	失血性休克征
辅助检查	腹腔穿刺得脓性渗出液，培养链球菌及肺炎双球菌（＋）	腹腔穿刺抽出鲜血，肝损伤可混有胆汁

11. 自发性细菌性腹膜炎与粘连性肠梗阻（表 5-241） 粘连性肠梗阻，是各种原因引起的肠道粘连或腹腔内粘连所导致的肠内容物在肠道中不能顺利通过而发生的肠梗阻。

表 5-241　自发性细菌性腹膜炎与粘连性肠梗阻的鉴别

鉴别要点	自发性细菌性腹膜炎	粘连性肠梗阻
病史	体弱、肾炎、肝硬化、儿童、妇女多见，常先有呼吸道感染	既往有腹部手术或腹膜炎史，突然发作
腹痛部位	全腹	脐周或全腹
腹痛性质	持续性钝痛	阵发性绞痛
腹部体征	广泛腹膜刺激，肠麻痹，转移性浊音	脐周或全腹压痛，可见肠型、肠蠕动波，肠鸣音亢进，除非绞窄，无腹膜刺激征
实验室检查	白细胞增高，血培养可能阳性	白细胞一般正常
其他表现	呕吐、腹泻、稀便、发热、中毒性休克	伴恶心、呕吐、肠鸣、腹胀、便秘，可完全不排气
辅助检查	腹腔穿刺得脓性渗出液，培养链球菌及肺炎双球菌（+）	X 线平片见扩大肠曲，内有液平面，完全性肠梗阻者结肠充气

12. 自发性细菌性腹膜炎与肠套叠（表 5-242）　肠套叠是指一段肠管套入与其相连的肠腔内，并导致肠内容物通过障碍。肠套叠占肠梗阻的 15% ~ 20%。临床上常见的是急性肠套叠。慢性肠套叠一般为继发性。

表 5-242　自发性细菌性腹膜炎与肠套叠的鉴别

鉴别要点	自发性细菌性腹膜炎	肠套叠
病史	体弱、肾炎、肝硬化、儿童、妇女多见，常先有呼吸道感染	婴儿多见，起病急
腹痛部位	全腹	腹中部或全腹
腹痛性质	持续性钝痛	阵发性绞痛
腹部体征	广泛腹膜刺激，肠麻痹，转移性浊音	回盲部可扪及腊肠形包块，有压痛，无肌痉挛，阵痛时发硬，间歇时松软，髂凹呈现空虚
实验室检查	白细胞增高，血培养可能阳性	钡灌肠见钡柱在套入处呈环形影
其他表现	呕吐、腹泻、稀便、发热、中毒性休克	呕吐频繁见肠蠕动波，排黏液血便，体温不高，白细胞增高，粪便见黏液及红细胞

13. 自发性细菌性腹膜炎与 Meckel 憩室炎（表 5-243）　美克耳（Meckel）憩室又称先天性回肠末端憩室，是由卵黄管的肠端未闭所致。憩室可发生炎症，临床表现为急腹症。

表 5-243　自发性细菌性腹膜炎与 Meckel 憩室炎的鉴别

鉴别要点	自发性细菌性腹膜炎	Meckel 憩室炎
病史	体弱、肾炎、肝硬化、儿童、妇女多见，常先有呼吸道感染	婴儿及儿童多见，发病急，无诱因，多有腹痛病史
腹痛部位	全腹	右下腹脐旁，不转移
腹痛性质	持续性钝痛	持续性钝痛
腹部体征	广泛腹膜刺激，肠麻痹，转移性浊音	脐旁压痛，无明显肌痉挛
实验室检查	白细胞增高，血培养可能阳性	白细胞增高
辅助检查	腹腔穿刺得脓性渗出液，培养链球菌及肺炎双球菌（＋）	阴性

14. 自发性细菌性腹膜炎与卵巢囊肿蒂扭转（表 5-244）　卵巢囊肿蒂扭转是指患有卵巢病变，如卵巢上皮性囊肿、畸胎瘤等疾病，由于患者剧烈运动、妊娠等因素，出现病变的囊肿或瘤体发生蒂扭转，导致血液回流受阻，瘤体或囊肿破裂出血等，从而出现突发一侧剧烈下腹疼痛、恶心呕吐等症状。

表 5-244　自发性细菌性腹膜炎与卵巢囊肿蒂扭转的鉴别

鉴别要点	自发性细菌性腹膜炎	卵巢囊肿蒂扭转
病史	体弱、肾炎、肝硬化、儿童、妇女多见，常先有呼吸道感染	可能原有腹部包块，突然发作腹痛
腹痛部位	全腹	下腹一侧，可遍及中上腹
腹痛性质	持续性钝痛	阵发性剧烈绞痛
腹部体征	广泛腹膜刺激，肠麻痹，转移性浊音	有压痛及肌紧张，可扪及压痛肿块，盆腔检查发现与附件有关系
实验室检查	白细胞增高，血培养可能阳性	白细胞增多
其他表现	呕吐、腹泻、稀便、发热、中毒性休克	恶心、呕吐，一般不发热

15. 自发性细菌性腹膜炎与 Crohn 病（表 5-245）　克罗恩病（CD）病因未明，是一种慢性炎性肉芽肿性疾病，多见于末段回肠和邻近结肠，但从口腔至肛门各段消化道均可受累，呈节段性分布。

表 5-245　自发性细菌性腹膜炎与 Crohn 病的鉴别

鉴别要点	自发性细菌性腹膜炎	Crohn 病
病史	体弱、肾炎、肝硬化、儿童、妇女多见，常先有呼吸道感染	青壮年男性较多见，起病缓，可能反复发作
腹痛部位	全腹	脐周或右下腹旁中线，不转移
腹痛性质	持续性钝痛	阵发性或持续性钝痛

鉴别要点	自发性细菌性腹膜炎	Crohn 病
腹部体征	广泛腹膜刺激，肠麻痹，转移性浊音	腹痛部位压痛、反跳痛，或有肌紧张
实验室检查	白细胞增高，血培养可能阳性	白细胞增高，红细胞减低
其他表现	呕吐、腹泻、稀便、发热、中毒性休克	一般体弱，可见贫血、腹泻、稀便、发热、便血、肛门病变等
辅助检查	腹腔穿刺得脓性渗出液，培养链球菌及肺炎双球菌（+）	钡餐示节段性肠黏膜不规则粗乱，充盈缺损，纤维结肠镜见溃疡呈卵石状，活体组织检查可证实

16. 自发性细菌性腹膜炎与胆道蛔虫病（表 5-246） 胆道蛔虫病是指一种由各种原因引起的肠道蛔虫运动活跃，钻入胆道，从而引发的疾病。

表 5-246　自发性细菌性腹膜炎与胆道蛔虫病的鉴别

鉴别要点	自发性细菌性腹膜炎	胆道蛔虫病
病史	体弱、肾炎、肝硬化、儿童、妇女多见，常先有呼吸道感染	青中年多见，起病急，有吐蛔、驱蛔史
腹痛部位	全腹	剑突下
腹痛性质	持续性钝痛	剧烈钻顶样痛，疼痛难忍，辗转不安
腹部体征	广泛腹膜刺激，肠麻痹，转移性浊音	剑突下深压痛，无肌痉挛，与腹痛程度不相称
实验室检查	白细胞增高，血培养可能阳性	白细胞增高，嗜酸性粒细胞增多，大便有蛔虫卵
其他表现	呕吐、腹泻、稀便、发热、中毒性休克	恶心、呕吐，可吐出蛔虫，间歇期隐痛或完全不痛
辅助检查	腹腔穿刺得脓性渗出液，培养链球菌及肺炎双球菌（+）	B 超、静脉胆道造影可见蛔虫征

（四）分类、临床分型

1. 自发性细菌性腹膜炎的分类（表 5-247）

表 5-247　根据腹水结果将 SBP 分为 3 类

	典型 SBP	中性粒细胞性腹水	细菌性腹水
腹水多形核白细胞（PMN）	$\geq 0.25 \times 10^9/L$	$\geq 0.25 \times 10^9/L$	$< 0.25 \times 10^9/L$
腹水细菌培养	阳性	阴性	阳性

2. 自发性细菌性腹膜炎的临床分型（表 5-248）

表 5-248 SBP 的临床分型

分型	临床表现
普通型	有典型的发热、腹痛、腹部压痛、反跳痛
无症状型	没有腹膜炎的临床症状，但腹水检查支持 SBP
肝性脑病型	肝昏迷为主要症状
顽固腹水型	腹水进行性增多，利尿效果差，腹水顽固不易消退
休克型	出现休克

（五）西医诊断要点

1. 分类 根据腹水结果，本例患者腹水多形核白细胞 ≥ 0.25×10⁹/L，腹水细菌培养阳性，属于典型 SBP。

2. 临床分型 本例患者有典型的发热、腹痛、腹部压痛、反跳痛，属于普通型。

本例患者诊断总结：自发性细菌性腹膜炎（典型 SBP，普通型）。

（六）中医诊断要点

1. 定义 鼓胀是指肝病日久，肝、脾、肾功能失调，气滞、血瘀、水停于腹中所导致的腹部胀大如鼓的一类病证。临床以腹大胀满、绷急如鼓、皮色苍黄、脉络显露为特征，故名鼓胀。病变脏器主要在肝、脾，久则及肾。

2. 中医鉴别诊断 鼓胀当与腹痛相鉴别，二者主要从主症及兼症方面进行鉴别。鼓胀主要为肝、脾、肾受损，气、水互结于腹中，四肢肿不甚明显。晚期可出现肢体浮肿，每兼见面色晦暗，面颈部有血痣赤缕，胁下癥积坚硬，腹皮青筋显露。腹痛病位在胃脘以下、耻骨毛际以上部位，以腹部疼痛为主，多伴有恶寒发热、恶心呕吐、腹泻或便秘等。

3. 中医辨病辨证 患者饮食不节，嗜酒和嗜食肥甘厚味，湿浊内蕴生热，郁结中焦。疾病初起，肝脾受损，肝气不疏，肝气犯脾，脾失健运，两者互相影响，土壅木郁，则肝气失于疏泄，气血郁滞而瘀阻不行，气血水交阻而成鼓胀。湿浊内蕴中焦，阻滞气机，气郁化热，水热互结，湿热瘀毒蕴于中焦，故而反酸、胃灼热；湿热之邪气下行，则小便量少、色深；肝脾疏泄运化受损，水谷精微不能正常布散，水湿内停，气机运行不畅，血运受阻，瘀血内结，湿、热、瘀蕴于中焦，不通则痛，故腹痛；舌暗红，苔黄腻，脉细，均提示患者气阴两虚且伴有湿热瘀阻，水湿内停。

综上所述，本例患者中医诊断为鼓胀（气阴两虚，湿热瘀阻，水湿内停证）。

（七）中西医初步诊断总结

西医诊断：自发性细菌性腹膜炎（典型 SBP，普通型）。

中医诊断：鼓胀（气阴两虚，湿热瘀阻，水湿内停证）。

⊕ 三、中西医诊疗过程

治法：益气养阴，清热化湿，活血利水。

中药处方：黄芪15g，地黄15g，女贞子12g，赤芍12g，泽兰12g，木香6g，车前子10g，赤小豆30g，生白术30g，枳实10g，郁金10g，栀子10g，白芍15g，虎杖15g，茵陈15g，莪术15g，鳖甲30g。7剂，每日1剂，水煎分2次服。

保留灌肠方：赤芍30g，丹参30g，生大黄30g，厚朴15g、枳实20g。14剂，每日1剂，保留灌肠。

中药敷脐疗法：采用中药（甘遂、吴茱萸、麝香、莱菔子、猪苓、消鼓利水贴、消鼓散等）外敷于肚脐，即中医的神阙穴（属任脉穴）。

内服方解析：生黄芪、生白术，益气健脾；地黄、女贞子，养阴益肾；赤芍、鳖甲，凉血化瘀散结；枳实、木香、莪术、郁金，行气化痰；泽兰、赤小豆、车前子，清热利水；茵陈、虎杖、栀子，清热退黄。

保留灌肠方解析：赤芍、丹参、大黄，活血化瘀清热；厚朴，行气除满；枳实，消痞散结。

西药处方：头孢噻肟2g，静脉注射，每8小时1次，连用1周。

预后调摄：禁生冷、油腻、辛辣、油炸、粗糙、坚硬食物。忌饮酒，少吸烟，避免与血吸虫、疫水、肝毒性物质接触。

1周后：患者腹部胀大较前好转，腹痛较前减轻。

2周后：患者腹部胀大明显好转，无明显腹痛。

3周后：症状、体征改善；血白细胞计数和分类下降至正常；腹水较前消退，病原菌检查由阳性变成阴性。

💡 相关知识拓展

（一）质子泵抑制剂（PPI）可能会增加自发性细菌性腹膜炎的发生风险吗

（二）当前临床用于检测腹膜炎的方法有哪些

（三）西医治疗自发性细菌性腹膜炎的具体措施有哪些

（四）SBP的危险因素有哪些

（五）引起自发性细菌性腹膜炎的细菌种类有哪些

（六）首选治疗自发性细菌性腹膜炎的抗生素有哪些

（扫一扫　看相关知识拓展）

第三十二节　肝　癌

⊕ 一、病例介绍

刘某，女，87 岁。主因"右胁胀痛伴进食减少半月余"于 2016 年 9 月 14 日以"肝内多发实性占位"收入病房。

（一）现病史

2016 年 8 月 31 日患者无明显诱因出现右胁胀痛，伴食欲不振，进食量明显减少，约为既往进食量的 1/3，无腹泻，无吞咽困难，无恶心呕吐，无反酸胃灼热，未予重视。2016 年 9 月 6 日患者症状未见缓解，就诊于我院门诊，查腹部 B 超提示肝内多发实性占位伴腹腔淋巴结肿大，肝内胆管扩张，胆囊息肉。

刻下症状：偶有右胁胀痛，进食减少，约为既往 1/3，食后偶有腹胀，乏力，恶心呕吐，无反酸胃灼热，无腹痛腹泻，无黄疸，眠可，小便调，大便干结，常规口服通便药或外用开塞露，近期体重无明显下降。

（二）既往史、个人史、家族史

既往有高血压、冠心病病史。

（三）体格检查

T 36.4℃，P 60 次 / 分，Bp 140/60mmHg，R 16 次 / 分。

神清，皮肤巩膜无黄染，浅表淋巴结未触及肿大，肺（－），心率 65 次 / 分，律不齐，心脏听诊未闻及明显病理性杂音，腹部平软，剑突下轻微压痛，未扪及包块，麦氏点轻度压痛，无反跳痛和肌紧张，移动性浊音（－），墨菲征（－），肝脾肋下未及，肝脾区叩痛（－），双肾无叩痛。

（四）中医查体

面色少华，形体适中，体态自如，言语流利，声音洪亮，舌暗红，苔少，脉细弦。

（五）实验室检查及其他辅助检查

腹部 B 超　肝内多发实性占位伴腹腔淋巴结肿大，肝内胆管扩张，胆囊息肉。

⊕ 二、诊断思维

（一）诊断思维路径

从患者右胁胀痛、食欲减退等主要症状着手，遵循思维路径建立初步诊断（图5-43、图5-44）。

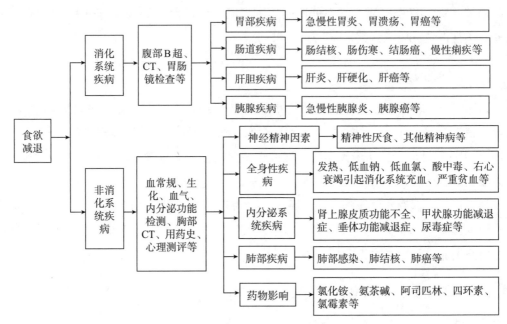

图5-43 食欲减退诊疗疗程图

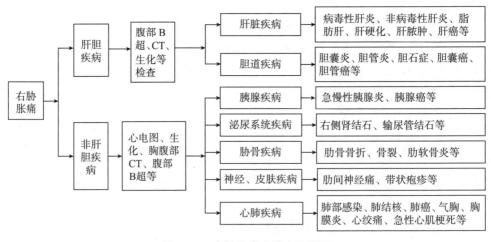

图5-44 右胁肋疼痛诊疗流程图

（二）诊断

1.初步诊断 结合患者的病史、病程、临床症状、腹部 B 超等结果，考虑本例为肝恶性肿瘤可能性大，待查肿瘤标志物、增强 CT 等进一步明确诊断。

2. 定义 肝癌，全称原发性肝癌，是指由肝细胞或肝内胆管上皮细胞发生的恶性肿瘤。主要症状为肝区疼痛、黄疸等，随病情轻重可有不同程度的全身症状。

3. 特点

（1）早期可无任何典型症状，中晚期可出现肝区疼痛、食欲减退、消瘦乏力、发热甚至高热、急性腹痛、消化道出血等。

（2）早期体征可缺如。晚期则可出现肝大、脾大、腹水、黄疸，以及肝硬化相关体征如肝掌、蜘蛛痣、腹壁静脉曲张等，或有转移癌相关体征如肋骨、脊柱疼痛，锁骨上淋巴结肿大等。

（3）伴癌综合征是指肝癌患者由于癌肿本身代谢异常或癌组织对机体影响而引起内分泌或代谢异常的一组症候群。主要表现为自发性低血糖症、红细胞增多症。其他罕见的有高钙血症、高脂血症、类癌综合征等。

（4）甲胎蛋白（AFP）是诊断肝细胞癌特异性的标志物，阳性率约为 70%。血清 AFP ≥ 400μg/L，或 AFP 逐渐升高不降或 > 200μg/L 持续 8 周，排除妊娠、慢性或活动性肝病、生殖腺胚胎源性肿瘤及消化道肿瘤后，高度提示肝癌。

4. 流行病学特点

（1）存在地域差异。

（2）男性高于女性，其比例为 5∶1。

（3）多见于中年男性，高发年龄为 40 ～ 60 岁。

5. 发病机制 肝癌的病因尚无明确的结论，大量循证医学研究考虑与下列因素有关。

（1）病毒性肝炎：病毒性肝炎与肝癌的关系已涉及乙型肝炎、丙型肝炎与丁型肝炎 3 种。在我国，肝癌患者中约 90% 有 HBV 感染的背景。HBV 感染→慢性肝炎→肝硬化→肝癌是最主要的发病机制。西方国家以 HCV 感染常见，也多循上述机制进展至肝癌。部分患者在慢性肝炎阶段就可发展为肝癌。

（2）饮酒：长期大量饮酒导致酒精性肝病，在此基础上的肝纤维化及肝硬化过程都可能引发肝癌。此外，HBV 及 HCV 感染者经常饮酒，将加速肝硬化的形成和发展，促进肝癌的发生。

（3）食物及饮水：长期进食霉变食物（粮食受黄曲霉毒素污染）或含亚硝胺的食物，或食物缺乏微量元素及饮用被藻类毒素污染的水等都与肝癌的发生有密切关系。

（4）毒物与寄生虫：亚硝胺类、偶氮芥类、有机氯农药等化学物质是可疑的致肝癌物质。血吸虫及华支睾吸虫感染均易导致肝癌。

（5）遗传因素：肝癌的家族聚集现象既与遗传易感性有关，也与家族饮食习惯及生活环境有关。不同种族人群肝癌发病率不同。

6 病理特点

（1）大体病理：①块状型：多见，呈单个、多个或融合成块，直径 5 ～ 10cm；

> 10cm 者称巨块型。多呈圆形，也有不规则样，质硬，呈膨胀性生长，可见包膜。此型肿瘤中心易坏死、液化及出血。位于肝包膜附近者，肿瘤易破裂，导致腹腔内出血及直接播散。此型可分为单块、多块和融合块状 3 个亚型。肿块边缘可有小或散在的卫星结节。②结节型：呈大小和数目不等的癌结节，小于 5cm，与周围肝组织的分界不如块状形清楚，常伴有肝硬化。此型可分为单结节、多结节和融合结节 3 个亚型。有时结节旁有细小癌结节。单个癌结节小于 3cm 或相邻两个癌结节直径之和小于 3cm 者称为小肝癌。患者无临床症状，但血清 AFP 呈阳性。③弥漫型：少见，呈米粒至黄豆大的癌结节弥漫地分布于整个肝脏，不易与肝硬化区分。患者常因肝功能衰竭而死亡。

（2）组织学分类：①肝细胞型：最为多见，约占原发性肝癌的 90%，大多伴肝硬化。癌细胞来自肝细胞，异型性明显，胞质丰富，呈多角形，核大、核仁明显、胞质丰富，癌细胞排列成巢状或索状，癌巢之间有丰富的血窦，癌细胞有向血窦内生长的趋势，有包膜者生长较缓慢。肿瘤分化程度按 Edmondson 标准分 4 级，以 II、III 级为多，但同一病灶可呈现不同分化程度。纤维板层样癌包绕癌巢有板层状纤维，手术切除率高，以年轻人多，预后较普通型肝癌好。正常肝脏的肝动脉供血约占 30%，与之显著不同的是，肝细胞肝癌的肝动脉供血超过 90%。②胆管细胞型：较少见，癌细胞由胆管上皮细胞发展而来，细胞呈立方形或柱状，排列成腺样，纤维组织较多、血窦较少。③混合型：最少见，部分组织形似肝细胞，部分似胆管细胞，有些癌细胞呈过渡形态。

（3）扩散和转移方式

1）肝内转移：肝内自行转移发生最早，也最常见，可侵犯门静脉并形成癌栓。癌栓脱落在肝内可引起多发性转移病灶；门静脉主干瘤栓可引起门静脉高压和顽固性腹水。

2）肝外转移：①血行转移：最常见，常转移至肺，其他部位有胸、肾上腺、肾及骨骼等，甚至可见肝静脉中癌栓移至下腔静脉及右心房。②淋巴转移：常见肝门淋巴结转移，也可转移至胰、脾、主动脉旁及锁骨上淋巴结。③种植转移：少见，从肝表面脱落的癌细胞可种植在腹膜、横膈、盆腔等处，引起血性腹水、胸水。女性可有卵巢转移。

7. 诊断要点 满足下列三项中的任意一项，即可诊断肝癌。

（1）具有两种典型影像学（腹部超声、增强 CT、MRI 或选择性肝动脉造影）表现，病灶 > 2cm。

（2）一项典型的影像学表现，病灶 > 2cm，AFP > 400ng/mL。

（3）肝脏活体组织检查呈阳性。

有典型临床症状的患者，往往已届晚期，为争取对肝癌的早诊早治，应对高危人群（各种原因所致的慢性肝炎、肝硬化，以及 > 35 岁的 HBV 或 HCV 感染者）每 6 ~ 12 个月行 1 次 US 和 AFP 检测，如有阳性改变，应进一步检查。筛查流程如图 5-45。

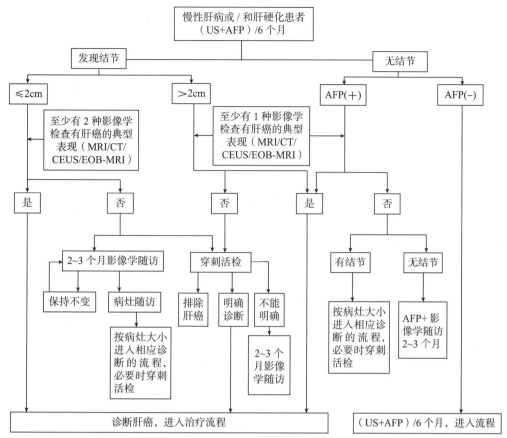

注：典型表现：增强动脉期（主要动脉晚期）病灶明显强化，门静脉或平衡期强化下降，呈"快进快出"强化方式。不典型表现：缺乏动脉期病灶强化或门静脉和平衡期强化没有下降或下降不明显，甚至强化稍有增加等。MRI：磁共振动态增强扫描。CT：CT 动态增强扫描。CEUS：超声造影（contrast-enhanced ultrasonography），使用超声对比剂实时观察正常组织和病变组织的血流灌注情况。EOB-MRI：肝细胞特异性对比剂钆塞酸二钠（Gd-EOB-DTPA）增强磁共振扫描。AFP（＋）：超过血清 AFP 检测正常值。

图 5-45　筛查流程图

（三）鉴别诊断

1. 肝癌与毗邻肝脏的肝外肿瘤（表 5-249）　毗邻肝脏的肝外肿瘤，即后腹膜、右肾、胆囊、胰腺、胃、结肠等器官的肿瘤。这些器官的恶性肿瘤有时可紧贴或直接侵入肝脏。

表 5-249　肝癌与毗邻肝脏的肝外肿瘤的鉴别

鉴别要点	肝癌	毗邻肝脏的肝外肿瘤
既往史、个人史、家族史	一般有病毒性肝炎、肝硬化病史	一般无肝炎、肝硬化病史，可有其他特征性病史，如慢性胆囊炎、慢性胰腺炎等
AFP	一般升高，且＞ 400ng/mL	一般不高或轻度升高

续表

鉴别要点	肝癌	毗邻肝脏的肝外肿瘤
增强 CT	肝占位	肝外占位
病理	表现为肝细胞或肝内胆管细胞来源的恶性肿瘤细胞	表现为肝外组织来源的恶性肿瘤细胞

2. 肝癌与继发性肝癌（表 5–250） 继发性肝癌是其他原发恶性肿瘤通过直接种植或血行转移而在肝脏上发生恶性肿瘤的疾病。

表 5–250　肝癌与继发性肝癌的鉴别

鉴别要点	肝癌	继发性肝癌
其他原发癌证据	没有	一般有
肝病背景	一般有	一般没有
影像学表现	各种显像常示肝内有一个或多个散在或融合、一般大小不等的占位病变，且多有肝硬化表现。肝动脉造影可见肿瘤血管丰富	各种显像常示肝内有多个散在、大小相仿的占位病变。超声显像可见"牛眼征"，且多无肝硬化表现。肝动脉造影可见肿瘤血管较少
病理	表现为肝细胞或肝内胆管细胞来源的恶性肿瘤细胞	表现为原发癌来源的恶性肿瘤细胞

3. 肝癌与肝脓肿（表 5–251） 肝脓肿，由于溶组织阿米巴滋养体从肠道病变处经血流进入肝脏，或其他细菌感染经血流进入肝脏，而使肝发生坏死而形成局部脓肿的疾病。

表 5–251　肝癌与肝脓肿的鉴别

鉴别要点	肝癌	肝脓肿
感染性疾病史	常有病毒性肝炎史	常有痢疾或化脓性疾病史
肝硬化病史	一般有	一般无
感染征象	一般无	一般有
腹部超声	一般提示占位性病变，穿刺一般无脓液	超声显像边界多不清且无晕圈，超声引导下肝穿刺有脓液
肝动脉造影	多发肿瘤血管	无肿瘤血管与染色
病理	表现为肝细胞或肝内胆管细胞来源的恶性肿瘤细胞	一般不需病理检查。脓液有特征性颜色，单纯阿米巴性者应为巧克力色，细菌性者则可为黄色、绿色、灰色等。脓液培养可见细菌菌落或阿米巴滋养体

4. 肝癌与肝血管瘤（表 5–252） 肝血管瘤是肝脏最常见的良性肿瘤，几乎全为海绵状血管瘤，多为单发。

— 434 —

表 5-252　肝癌与肝血管瘤的鉴别

鉴别要点	肝癌	肝血管瘤
肝病背景	一般有	一般没有
性别差异	男性高于女性，其比例约为 5∶1	女性多
AFP	一般升高，且＞ 400ng/mL	一般不高或轻度升高
腹部超声	一般提示占位性病变	超声显像小于 3cm 者常为高回声光团，边清而无声晕，有时可见血管伸入占位性病灶内；大于 3cm 者常为低回声占位，但有晕圈，表浅者加压可凹陷
增强 CT	增强动脉期（主要动脉晚期）病灶明显强化，门静脉或平衡期强化下降，呈"快进快出"强化方式	常呈强填充，并首先自占位周边开始
病理	表现为肝细胞或肝内胆管细胞来源的恶性肿瘤细胞	可见为数众多、大小不等的囊性间隙充满血液，其壁为扁平上皮细胞，囊腔之间有纤维间隔，其中含有血管

5. 肝癌与肝囊肿（表 5-253）　肝囊肿是常见的肝脏良性病变。

表 5-253　肝癌与肝囊肿的鉴别

鉴别要点	肝癌	肝囊肿
肝病背景	一般有	一般没有
一般情况	早期无特殊，随病情加重可出现不同程度的全身症状，如乏力、贫血、消瘦等	全病程一般情况良好
AFP	一般升高，且＞ 400ng/mL	一般不高或轻度升高
腹部超声	一般提示占位性病变	超声示液性占位，囊壁多薄，常伴多囊肾
病理	表现为肝细胞或肝内胆管细胞来源的恶性肿瘤细胞	无恶性肿瘤细胞表现

6. 肝癌与肝包虫病（表 5-254）　肝包虫病是指棘球属虫种的幼虫感染所致的慢性寄生虫病，是一种人畜共患病，可分为肝囊状棘球蚴病和肝泡状棘球蚴病。

表 5-254　肝癌与肝包虫病的鉴别

鉴别要点	肝癌	肝包虫病
肝病背景	一般有	一般没有
一般情况	早期无特殊，随病情加重可出现不同程度的全身症状，如乏力、贫血、消瘦等	全病程一般情况良好
AFP	一般升高，且＞ 400ng/mL	一般不高或轻度升高
个人史	可无特殊	常有疫区居住史

鉴别要点	肝癌	肝包虫病
包虫皮内试验	阴性	阳性
病理	表现为肝细胞或肝内胆管细胞来源的恶性肿瘤细胞	无恶性肿瘤细胞表现

7. 肝癌与肝腺瘤（表 5-255） 肝腺瘤是来源于肝细胞或毛细胆管上皮的良性肿瘤，多为单发。

表 5-255 肝癌与肝腺瘤的鉴别

鉴别要点	肝癌	肝腺瘤
性别差异	男性高于女性，其比例约为 5 : 1	女性多见，常有口服避孕药史
肝病背景	一般有	一般没有
AFP	一般升高，且 > 400ng/mL	一般不高或轻度升高
病理	表现为肝细胞或肝内胆管细胞来源的恶性肿瘤细胞	较正常肝细胞稍大，可以有空泡形成，基质为毛细血管及数量不等的结缔组织，质地较松软。在电子显微镜下观察则与正常肝细胞有更多的不同，线粒体数目较少，Golgi 复合体较小，有为数甚多的脂肪微粒，内质网发育较差，其中有扩张的小池

8. 肝癌与肝肉瘤（表 5-256） 肝肉瘤是原发于肝脏间叶组织的恶性肿瘤。

表 5-256 肝癌与肝肉瘤的鉴别

鉴别要点	肝癌	肝肉瘤
肝病背景	一般有	一般没有
AFP	一般升高，且 > 400ng/mL	一般不高或轻度升高
病理	表现为肝细胞或肝内胆管细胞来源的恶性肿瘤细胞	表现为肝间叶组织来源的恶性肿瘤

（四）肝癌的分期

1. 中国肝癌的分期方案（China liver cancer staging，CNLC）

CNLC Ⅰa 期：体力活动状态（performance status，PS）评分 0 ～ 2 分，肝功能 Child-Pugh A/B 级，单个肿瘤、直径 ≤ 5cm，无血管侵犯和肝外转移。

CNLC Ⅰb 期：PS 0 ～ 2 分，肝功能 Child-Pugh A/B 级，单个肿瘤、直径 > 5cm，或 2 ～ 3 个肿瘤、最大直径 ≤ 3cm，无血管侵犯和肝外转移。

CNLC Ⅱa 期：PS 0 ～ 2 分，肝功能 Child-Pugh A/B 级，2 ～ 3 个肿瘤、最大直径 > 3cm，无血管侵犯和肝外转移。

CNLC Ⅱ b 期：PS 0～2分，肝功能 Child-Pugh A/B 级，肿瘤数目≥4个、肿瘤直径不论，无血管侵犯和肝外转移。

CNLC Ⅲ a 期：PS 0～2分，肝功能 Child-Pugh A/B 级，肿瘤情况不论，有血管侵犯而无肝外转移。

CNLC Ⅲ b 期：PS 0～2分，肝功能 Child-Pugh A/B 级，肿瘤情况不论，血管侵犯不论，有肝外转移。

CNLC Ⅳ 期：PS 3～4分，或肝功能 Child-Pugh C 级，肿瘤情况不论，血管侵犯不论，肝外转移不论。

（1）PS 是评定肝癌患者具有独立功能，维持正常生活和工作能力的可靠依据，是测量患者非静态状态下维持正常机体功能能力的指标。评定肝癌患者 PS 的常用工具主要是美国东部肿瘤协作组（ECOG）评分标准，具体如表 5-257。

表 5-257　ECOG 评分标准

级别	体力状态
0	活动能力完全正常，与起病前活动能力无任何差异
1	能自由走动及从事轻体力活动，包括一般家务或办公室工作，但不能从事较重的体力活动
2	能自由走动，生活自理，但已丧失工作能力，日间不少于一半时间可以起床活动
3	生活仅能部分自理，日间一半以上时间卧床或坐轮椅
4	卧床不起，生活不能自理
5	死亡

（2）Child-Pugh 评级（表 5-258）

表 5-258　Child-Pugh 评级

临床生化指标	1分	2分	3分
肝性脑病（期）	无	1～2	3～4
腹水	无	轻度	中、重度
总胆红素（μmol/L）	< 34	34～51	> 51
白蛋白（g/L）	> 35	28～35	< 28
PT 延长（秒）	< 4	4～6	> 6

注：如果是 PBC（原发性胆汁性肝硬化）或 PSC（原发性硬化性胆管炎），总胆红素（μmol/L）17～68 为1分，68～170 为2分，> 170 为3分。

A级：5～6分，手术危险度小，预后最好，1～2年存活率100%～85%。

B级：7～9分，手术危险度中等，1～2年存活率80%～60%。

C级：≥10分，手术危险度较大，预后最差，1～2年存活率45%～35%。

（3）肝性脑病临床分期：根据意识障碍程度、神经系统表现和脑电图改变，分为四期。

一期（前驱期）：轻度性格改变和行为失常，可有扑击样震颤，脑电图正常。

二期（昏迷前期）：以意识错乱、睡眠障碍、行为失常为主，有扑击样震颤及明显神经体征，脑电图有特征性异常。

三期（昏睡期）：以昏睡和精神错乱为主，各种神经体征持续或加重，可引出扑击样震颤，脑电图异常。

四期（昏迷期）：神志完全丧失，不能唤醒，无扑击样震颤。浅昏迷，生理反射可有，肌张力增高；深昏迷，各种反射消失，肌张力降低。

（4）腹水分度：临床腹水分有三度，有两种分法：①以肚脐为标准，肚脐低于两侧髂骨连线者为一度，相同水平者为二度，高出甚至肚脐膨出为三度。②移动性浊音低于腋中线为一度，界于锁骨中线与腋中线者为二度，超出锁骨中线为三度。

（5）腹水 B 超分度：少量——腹水出现于肝肾间隙、盆腔及肝右前上间隙。中量——除上述部位外，于胆囊床、膀胱周围、网膜囊及脾周围均可见无回声区。大量——于肝脾周围、盆腔、肠袢周围均可见无回声区，并可见肠系膜、肠管在无回声区漂动。

2. 巴塞罗那临床肝癌分期系统（Barcelona Clinic Liver Cancer Staging System，BCLC Staging System）（表 5-259）

表 5-259　巴塞罗那临床肝癌分期系统

分期	肝功能状态	肿瘤数目	肿瘤大小	PS 评分
0 期：极早期	没有门脉高压	单个	< 2cm	0
A 期：早期	Child-PughA ～ B	单个	任何	0
B 期：中期	Child-PughA ～ B	3 个以内	< 3cm	0
C 期：进展期	Child-PughA ～ B	多结节肿瘤	任何	1 ～ 2
D 期：终末期	Child-PughC	门脉侵犯 N1、M1	任何	3 ～ 4

3. 美国癌症联合会（American Joint Committee on Cancer，AJCC）肝细胞癌 TNM 分期

（1）原发肿瘤（T）（表 5-260）

表 5-260　原发肿瘤（T）分期

TX	原发肿瘤不能评价
T0	无原发肿瘤证据
T1	单发肿瘤 ≤ 2cm，或 > 2cm 但无血管侵犯
T1a	单发肿瘤 ≤ 2cm
T1b	> 2cm 但无血管侵犯
T2	单发肿瘤 > 2cm 伴血管侵犯，或多发肿瘤但没有一个 > 5cm
T3	多发肿瘤，至少有一个 > 5cm
T4	任意大小单发或多发肿瘤，侵犯门静脉或肝静脉的主要分支，或肿瘤直接侵犯邻近器官（但胆囊除外）或穿透脏腹膜

（2）局部淋巴结（N）（表 5-261）

表 5-261　局部淋巴结（N）分期

NX	局部淋巴结不能评价
N0	无局部淋巴结转移
N1	有局部淋巴结转移

（3）远处转移（M）（表 5-262）

表 5-262　远处转移（M）分期

M0	无远处转移
M1	有远处转移

（4）解剖分期／预后分组（表 5-263）

表 5-263　解剖分期／预后分组

Ⅰ A 期	T1a	N0	M0
Ⅰ B 期	T1b	N0	M0
Ⅱ 期	T2	N0	M0
Ⅲ A 期	T3	N0	M0
Ⅲ B 期	T4	N0	M0
Ⅳ A 期	任何 T	N1	M0
Ⅳ B 期	任何 T	任何 N	M1

（5）组织学分级（G）（表 5-264）

表 5-264　组织学分级（G）

GX	分级不能评价
G1	高分化
G2	中分化
G3	低分化
G4	未分化

（6）纤维化评分（F）（表 5-265）：因为其对总生存期的预后价值，故推荐 Ishak 纤维化评分系统，这个系统用 0 ～ 6 作为评分标准。

表 5-265　纤维化评分（F）

F0	纤维化评分 0 ～ 4（无到中度纤维化）
F1	纤维化评分 5 ～ 6（严重纤维化或肝硬化）

4. AJCC 肝内胆管癌 TNM 分期

（1）原发肿瘤（T）（表 5-266）

表 5-266　原发肿瘤（T）

TX	原发肿瘤不能评价
T0	无原发肿瘤证据
Tis	原位癌（胆管内肿瘤）
T1	单发肿瘤但无血管侵犯，≤ 5cm，或 > 5cm
T1a	单发肿瘤 ≤ 5cm 但无血管侵犯
T1b	单发肿瘤 > 5cm 但无血管侵犯
T2	单发肿瘤伴肝内血管侵犯；或多发肿瘤，有或无血管侵犯
T3	肿瘤穿透脏腹膜
T4	肿瘤通过直接侵犯累及局部肝外结构

（2）局部淋巴结（N）（表 5-267）

表 5-267　局部淋巴结（N）

NX	局部淋巴结无法评价
N0	无局部淋巴结转移
N1	有局部淋巴结转移

（3）远处转移（M）（表 5-268）

表 5-268　远处转移（M）

M0	无远处转移
M1	有远处转移

（4）解剖分期 / 预后分组（表 5-269）

表 5-269　解剖分期 / 预后分组

0 期	Tis	N0	M0
Ⅰ A 期	T1a	N0	M0
Ⅰ B 期	T1b	N0	M0
Ⅱ 期	T2	N0	M0
Ⅲ A 期	T3	N0	M0

Ⅲ B 期	T4	N0	M0
Ⅲ B 期	任何 T	N1	M0
Ⅳ期	任何 T	任何 N	M1

（5）组织学分级（G）（表5-270）

表 5-270　组织学分级（G）

GX	分级不能评价
G1	高分化
G2	中分化
G3	低分化

（五）西医诊断要点

1. 辅助检查补充　AFP 520ng/mL，γ-GT 48U/L，PT% 78.8%，余未见异常。PET-CT 检查：①肝脏巨大略低密度肿块影，代谢增高，肝癌可能性大。肝左叶肝管局部扩张。②肝脏多发转移可能性大；肝门区、胰头旁、腹膜后多发淋巴结转移可能性大。③左侧胸膜下软组织密度结节影，代谢增高，转移不除外；右肺上叶小结节影，建议随诊观察；左肺下叶片状影，代谢增高，炎性病变（待查），建议治疗后复查。④两侧胸膜局部增厚；纵隔4、6区及两肺门多发淋巴结影，代谢增高，反应性增生可能性大。⑤两侧甲状腺略低密度结节影，无代谢增高，良性结节可能性大；左侧肾上腺局部代谢增高，考虑生理性摄取或腺瘤，建议随诊。⑥两侧脑室前后角旁梗死灶；脑部显像未见明确异常高代谢征象。

2. CNLC 分期　患者 PS 评分 2 分，Child-Pugh A 级，CNLC Ⅲ b 期。

3. BCLC 分期　C 期。

4. TNM 分期　cT2N1M1 Ⅳ期。

5. 病理检查　未取活体组织检查。

本例患者诊断总结：肝恶性肿瘤（cT2N1M1 Ⅳ期），胸膜转移。

（六）中医诊断要点

1. 定义　肝积，病证名，五积之一，以其聚于胁下，如覆杯突出，如肉肥盛之状，故又名肥气。《难经·五十六难》曰："肝之积名曰肥气。"症见"脉弦而细，两胁下痛，邪走心下，足肿寒，胁痛引少腹，男子积疝，女子瘕淋，身无膏泽，喜转筋，爪甲枯黑"（《脉经·平五脏积聚脉证》）。治宜大七气汤煎熟待冷却，以铁器烧通红，以药淋之，趁热服，兼吞肥气丸。西医的肝硬化、肝癌属此范畴。

2. 中医鉴别诊断　肝积当与肝痈相鉴别。痈生于肝脏，称为肝痈。本病多因肝郁化火，肝胆不和，或膏粱厚味，湿热虫积，壅结于肝；也有因闪挫跌仆等外伤而致血络瘀阻，郁结而成。初起有右侧胁肋隐痛，并逐渐加剧，甚至不能向右侧卧，影响呼吸。起病急缓不定，常有恶寒发热等全身症状；如因痰火而成者则起病较缓，大多无全身症状，脉弦滑；由瘀血而成者，则疼痛较甚，无寒热，脉多弦涩。以后肝脏逐渐肿大，腹满挛急，患者明显消瘦，最后肝脏局部化脓而变软，如不及时治疗，则脓肿溃破，脓呈咖啡色而带臭秽，或并发咳吐脓血，或并发剧烈腹痛、下痢脓血及虚脱等症。本病类似于西医学的肝脓肿。肝积是因多种原因导致肝络瘀滞不通，肝体失却柔润，疏泄失职，以右胁痛，或胁下肿块、腹胀纳少及肝瘀证候为主要表现的积聚类疾病。两者体征相似，但症状有别，且预后差异较大，结合病史及理化检查不难鉴别。

3. 中医辨病辨证　患者为老年女性，天癸已竭，气阴两虚，脾胃虚弱，脾失健运，胃失和降，脾胃升降失常，气机壅滞，气机不畅，血行受阻，久则瘀血内生，痰瘀互结，发为肝积。脾胃虚弱，运化功能失常，可致纳差；土壅木郁，肝失疏泄，气机不畅，不通则痛，气虚日久，伤及肝阴，肝阴不足，失于濡养，不荣则痛，故见右胁胀痛；气阴两虚，肠道传导无力，肠道失润，故大便干结；舌暗红，苔少，脉细弦，皆为气阴两虚，痰瘀互结之象。本病病位在肝、脾、胃，辨证以虚为主，属气阴两虚，痰瘀互结证。

综上所述，本例患者中医诊断为肝积（气阴两虚，痰瘀互结证）。

（七）中西医初步诊断总结

西医诊断：肝恶性肿瘤（cT2N1M1 Ⅳ期），胸膜转移。

中医诊断：肝积（气阴两虚，痰瘀互结证）。

🔢 三、中西医诊疗过程

治法：益气养阴，化痰散瘀。

中药处方：南沙参15g，北沙参12g，五味子6g，桃仁9g，川楝子10g，枸杞子10g，鳖甲10g，白花蛇舌草30g，夏枯草15g，知母10g，全瓜蒌30g，柴胡9g，天冬12g，半枝莲30g，麦冬12g，石斛12g，生黄芪15g，玉竹12g，炙甘草6g。7剂，每日1剂，水煎分2次服。

方解：南沙参、北沙参、生黄芪、玉竹、天冬、麦冬、石斛、五味子，益气养阴；桃仁，活血化瘀；枸杞子，补益肝肾；鳖甲，化痰软坚；川楝子、柴胡，疏肝行气；白花蛇舌草、夏枯草、半枝莲，清热解毒，抗肿瘤；炙甘草，调和诸药。

中成药处方：消癌平注射液及白介素，静脉滴注，抗肿瘤治疗；口服金龙胶囊、西黄丸，清热解毒，抗肿瘤。

西药处方：静脉滴注胸腺五肽注射液，增强免疫力。

饮食禁忌：禁食寒凉、辛辣刺激、油腻食物。

1个月后：患者病情相对平稳，症状较前缓解。

10个月后：患者 γ-GT、ALP、胆红素、血氨较前升高。予丁二磺酸腺苷蛋氨酸1g，静脉滴注，促进胆汁排出；门冬氨酸鸟氨酸10g，静脉滴注，降血氨。患者胆汁淤积，建议行经皮肝穿胆道引流术（PTCD），患者及家属拒绝。

11个月后：患者出现腹腔积液。

16个月后：患者出现胸腔积液。

17个月后：患者多脏器衰竭死亡。

💡 相关知识拓展

（一）肝癌切除术的适应证有哪些

（二）肝癌肝移植的适应证有哪些

（三）肝癌常见的消融手段有哪些

（四）肝癌经动脉化疗栓塞术（TACE）的适应证有哪些

（五）肝癌 TACE 治疗的禁忌证有哪些

（六）肝癌外放射治疗的适应证有哪些

（七）肝癌外放射治疗的禁忌证有哪些

（八）肝癌内放射治疗是指什么

（九）肝癌姑息一线、二线系统治疗的适应证有哪些

（十）肝癌姑息一线、二线系统治疗的相对禁忌证有哪些

（十一）肝癌一线治疗药物有哪些

（十二）肝癌二线治疗药物有哪些

（十三）中国肝癌临床分期及治疗路线图是什么

（十四）历代医家的相关论述

（扫一扫　看相关知识拓展）

第三十三节　胆石症

⊕ 一、病例介绍

彭某，女，78岁。主因"间断右中上腹痛2月余，加重1周"于2020年8月12日急诊就诊。

（一）现病史

患者自诉2个月前无明显诱因出现右中上腹疼痛，伴有恶心呕吐，大便时干时稀，未予重视及治疗。后患者间断出现右中上腹疼痛不适、恶心症状。1周前患者右上腹痛加重，时有恶心呕吐，呕吐物为胃内容物、量不多，大便质稀、量少，于我院门诊就诊。肝功能检查：ALT 157U/L，AST 163U/L，γ-GT 571U/L，ALP 581U/L，TBil 96.2μmol，DBil 51.4μmol/L，IBil 44.8μmol/L；CRP 20.7mg/L。上腹部CT示胆总管下段结石。考虑"胆石症"，建议住院治疗。现患者为求ERCP取石收入我科。

刻下症状：间断右中上腹痛，时有恶心呕吐，身目小便黄，偶有反酸、胃灼热，无心慌胸闷胸痛，无头晕头痛，无发热，乏力，大便1～2次/日，量少质稀，食欲减退，眠可。近期体重下降约4kg。

（二）既往史、个人史、家族史

否认其他慢性病史。2018年行左侧拇趾外翻手术。否认其他手术史及输血史。否认药物及食物过敏史。

（三）体格检查

T 36.5℃，P 90次/分，Bp 144/76mmHg，R 18次/分。

神志清，精神萎靡，全身皮肤及黏膜黄染，浅表淋巴结未触及肿大，心肺未触及异常，右上腹轻压痛，余腹无压痛、反跳痛和肌紧张，Murphy征（-），肝脾区叩痛（-），未扪及包块，移动性浊音（-）。

（四）中医查体

面色黄，体态自如，语声较低，舌红，苔黄稍腻，脉弦滑。

（五）实验室检查及其他辅助检查

1. 胰腺两项检查　脂肪酶56 U/L，血淀粉酶56U/L。
2. 上腹部CT检查　胆总管下段结石，伴上游胆道系统扩张；胆囊内小结石。

二、诊断思维

（一）诊断思维路径

从患者中上腹疼痛、恶心呕吐、黄疸等主要症状着手，遵循思维路径建立初步诊断（图5-46）。

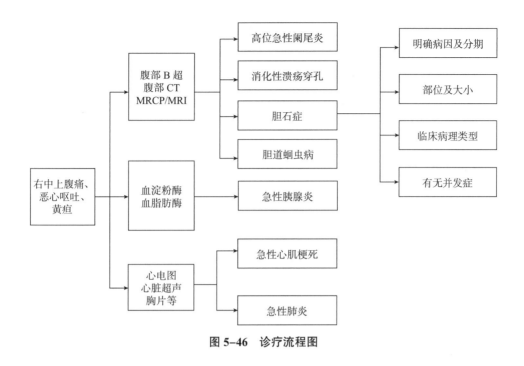

图 5-46　诊疗流程图

（二）诊断思路

1.初步诊断　结合患者的病史、病程、临床症状、生化检查、上腹部 CT 检查结果等，考虑本例为胆总管结石；胆囊结石；肝功异常，肝损害；梗阻性黄疸；左侧拇趾外翻手术后。

2.定义　胆石症是指胆道系统（包括胆囊和胆管）的任何部位发生结石的疾病。

3.特点

（1）临床表现：取决于结石的部位与大小，尤其与是否造成梗阻和感染关系密切。如无梗阻或嵌顿者，大多无临床症状，或仅有轻度上腹或右上腹不适、隐痛、嗳气、腹胀、大便不畅或便溏等症状，或由胆囊结石引起慢性胆囊炎症状。一旦发生梗阻则容易诱发胆道感染，如急性胆囊炎、胆源性胰腺炎、急性化脓性胆管炎，表现为上腹疼痛、恶心呕吐、纳差、黄疸、发热寒战、脉速，重者出现休克。饮酒、饱餐或进食油腻食物、受凉和劳累是其常见的原因。

（2）体征：右上腹压痛及叩击痛，发生梗阻或合并感染时，可有皮肤及巩膜黄染、右上腹压痛及反跳痛、Murphy 征阳性等表现，严重者可有弥漫性腹膜炎及感染性休克。肝内胆管结石晚期患者，如合并肝功能不全，可有移动性浊音、肝掌、蜘蛛痣等表现。

（3）影像学检查：腹部超声常作为首选常规检查，表现为胆石呈强回声，后方可见声影，并随体位变化移动。MRCP 和 CT 可显示胆囊、肝内外胆管结石的大小和位置，以及胆管有无扩张。内镜下逆行胰胆管造影（ERCP）是诊断与治疗胆总管结石的首选方法。

（4）实验室检查及其他检查：胆结石导致感染容易引起白细胞计数增多伴中性粒细胞比例增高；导致梗阻会引起转氨酶、碱性磷酸酶或胆红素增高。

4. 发病机制　胆囊结石可由代谢因素、胆道感染、胆汁 pH 值过低及维生素 A 缺乏等造成。原发性胆管结石可能与胆道感染、胆管狭窄、胆道寄生虫感染（尤其是蛔虫感染）有关。近年来，由于饮食卫生及营养水平的不断提高，寄生虫感染所导致的胆石症有所减少。继发性胆管结石继发于胆囊结石，系某些原因导致胆囊结石下移至胆总管而成。

5. 诊断要点　胆石症的诊断主要是根据临床表现和影像学检查。根据典型的临床特征，如剑突下或右上腹疼痛，伴有恶心、呕吐、发热、黄疸；查体发现剑突下或右上腹压痛，伴肌紧张、Murphy 征阳性、右肋缘下扪及肿大的胆囊。

影像学检查明确结石发生的位置、大小及胆管有无扩张。超声、CT、MRI 提示阳性结石征象。内镜下逆行胰胆管造影（ERCP）是诊断胆总管结石的"金标准"。MRCP 为非侵入性检查，能清晰显示胆囊壁、胆总管、肝内胆管的形态、结石的位置和大小。实验室检查有白细胞计数升高和中性粒细胞增多，肝功能轻度异常。

需排除高位急性阑尾炎、急性胰腺炎等急性炎症性疾病，排除胆道蛔虫病、胃十二指肠穿孔、心绞痛等疾病。

（三）鉴别诊断

1. 胆石症与高位急性阑尾炎（表 5-271）　急性阑尾炎是常见的急腹症，也是临床上引起急性右下腹疼痛的主要疾病之一。高位阑尾炎的疼痛、腹壁压痛及肌紧张均可局限在上腹部，有时容易与胆石症混淆。

表 5-271　胆石症与高位急性阑尾炎的鉴别

鉴别要点	胆石症	高位急性阑尾炎
好发人群	中老年人	青年人
症状	上腹或右上腹绞痛，向肩胛部和背部放射	疼痛持续，不放射，有转移性右下腹痛
影像学检查	B 超、CT、MRI 提示有阳性结石的征象	B 超可见右下腹肿胀的阑尾、脓肿或积液

2. 胆石症与急性胰腺炎（表 5-272）　急性胰腺炎是指多种原因导致胰腺被胰蛋白酶消化，引起胰腺水肿、出血及坏死等炎性损伤。

表 5-272　胆石症与急性胰腺炎的鉴别

鉴别要点	胆石症	急性胰腺炎
诱因	饱餐或进食油腻食物后	酗酒、暴饮暴食后突发
症状	上腹或右上腹绞痛，向肩胛部和背部放射，伴有恶心呕吐，甚至出现寒战、高热等症状	腹痛，常向左腰背部放射，伴有腹胀、恶心、发热等症状

续表

鉴别要点	胆石症	急性胰腺炎
胰腺功能检查	血淀粉酶及脂肪酶未超过正常上限3倍	血淀粉酶及脂肪酶超过正常上限3倍
影像学检查	B超、CT、MRI提示有阳性结石的征象	CT示胰腺急性水肿、渗出

3. 胆石症与胆道蛔虫病（表5-273） 胆道蛔虫病是蛔虫从小肠逆行进入胆道，引起胆管和oddi括约肌痉挛，使患者突然感到剧烈右上腹疼痛的急性疾病。

表5-273 胆石症与胆道蛔虫病的鉴别

鉴别要点	胆石症	胆道蛔虫病
病史	反复右上腹及剑突下疼痛	吐蛔虫史、便蛔虫史
症状	上腹或右上腹绞痛，向肩胛部和背部放射，伴有恶心呕吐，甚至出现寒战、高热等症状	突然发生阵发性上腹部剧烈钻顶痛，痛时辗转呻吟，全身汗出，常伴恶心呕吐，有时可吐蛔，间歇期安静如常人
影像学检查	B超、CT、MRI提示有阳性结石的征象	B超示胆总管扩张及胆囊肿大，并可判断蛔虫在胆总管或肝总管的部位、数量、蠕动和死亡情况

4. 胆绞痛与心绞痛（表5-274） 稳定型心绞痛，又称为劳力性心绞痛，当冠脉狭窄或部分阻塞时，心肌耗氧量增加，不能满足心肌对血液的需求，即可引发心绞痛。

表5-274 胆绞痛与心绞痛的鉴别

鉴别要点	胆绞痛	心绞痛
诱因	饱餐或进食油腻食物后	体力劳动或情绪激动
症状	上腹或右上腹部阵发性或持续性疼痛阵发性加剧，可向肩胛部和背部放射，多伴恶心呕吐，甚至出现寒战、高热等症状	主要是胸骨后疼痛，可波及心前区，常放射至左肩、左臂内侧达无名指和小指，疼痛为压迫、紧缩性，偶伴有濒死感。发作时间多为3～5分钟，不超过半小时。舌下含服硝酸甘油可在几分钟之内缓解

5. 胆囊结石和胃、十二指肠溃疡穿孔（表5-275） 胃、和十二指肠溃疡穿孔是胃和十二指肠溃疡的常见并发症，因溃疡向深部发展，穿通胃或十二指肠壁而成。

表5-275 胆囊结石和胃、十二指肠溃疡穿孔的鉴别

鉴别要点	胆囊结石	胃、十二指肠溃疡穿孔
病史	反复右上腹及剑突下疼痛	消化道溃疡、反复腹痛病史
症状	临床表现差异很大，可无任何症状，或出现其他腹内脏器的慢性疾病共同的胃肠道症状，如右上腹不适、隐痛、腹胀、消化不良等症状，或出现右上腹绞痛，甚至寒战、高热	突发上腹部刀割样疼痛，可累及全腹，板状腹，伴有恶心呕吐，同时合并休克。至腹膜炎阶段可出现发热等症状，一般无黄疸
影像学检查	B超、CT、MRI提示有阳性结石的征象	X线检查可发现膈下游离气体

（四）分类和分期

1. 分类（表 5-276）

表 5-276 胆石症的分类

分类依据	分型
解剖部位	胆囊结石、肝外胆管结石、肝内胆管结石
化学成分	胆固醇结石、胆红素结石、混合型结石

2. 临床分期（表 5-277）

表 5-277 胆石症的临床分期

分期	症状	血常规	血生化
发作期	右上腹或剑突下持续性隐痛、胀痛、阵发性剧痛，向右肩背部放射，伴有恶心、呕吐、腹胀、食欲不振等症状，进食后加重，严重时可见寒战、高热、黄疸	白细胞计数和中性粒细胞计数增高	ALT、AST 升高，梗阻明显时血清胆红素亦升高，以直接胆红素升高为主，尿胆红素阳性
缓解期（包括无症状者）	疼痛不明显，或时发时止，可伴有嗳气、反酸、腹胀、食欲不振等消化不良症状，（部分患者完全没有临床症状，仅在体检或其他检查时发现）	无明显变化	无明显变化

（五）西医诊断要点

结合患者的病情资料，综合以上诊断知识分析，本例为胆石症发作期。

患者出现间断右中上腹痛，时有恶心呕吐，皮肤及黏膜轻度黄染；上腹部 CT 平扫示胆总管下段结石，伴上游胆道系统扩张，胆囊内小结石；实验室检查示肝功能异常。

本例患者诊断总结：胆总管结石；胆囊结石；梗阻性黄疸；肝功能异常，肝损害；左侧拇趾外翻手术后。

（六）中医诊断要点

1. 定义 胆胀是指以右胁胀痛为主要临床表现的疾病。临床可见右胁胀痛，可兼有刺痛、烧灼感，久病者可表现为隐痛，常伴有脘腹胀满、恶心、口苦、嗳气、善太息等症状，病情急重者可见往来寒热、呕吐、右胁剧烈胀痛、痛引肩背、身目小便黄等症状。本病因过食肥腻、忧思暴怒、外感湿热、虚损劳倦、胆石或蛔虫上扰等导致胆腑气机郁滞，或郁而化火，胆液失于通降而成。

2. 中医鉴别诊断 胆胀需要与胁痛、腹痛和胃痛相鉴别。胆胀除有右上腹疼痛不适等症状外，还需存在胆结石，胁痛、腹痛和胃痛则无胆腑结石。胁痛、腹痛、胃痛均有腹部疼痛，但具体位置不同。胁痛为左右胁肋部疼痛。腹痛部位在鸠尾至两肋连线至耻骨毛际之间，多伴有便秘、泄泻等肠病症状。胃痛部位在鸠尾至两肋连线以上梯形区域，常有嗳气、反酸、胃灼热、恶心呕吐等胃肠病症状。

3. 中医辨病辨证　患者为老年女性，五脏功能衰退，脾胃渐虚，运化失常，湿浊内生，日久化热，湿热内蕴，熏蒸肝胆，胆汁炼液为石，故见胆管结石；湿热蕴结中焦，阻滞气机，不通则痛，故见腹部疼痛；湿热阻滞中焦，导致胃气上逆，故见恶心呕吐、反酸、胃灼热；脾胃运化无力，气血生化乏源，故见乏力；舌红，苔黄稍腻，脉弦滑亦为肝胆湿热之象。

综上所述，本例患者中医诊断为胆胀（肝胆湿热证）。

（七）中西医初步诊断总结

西医诊断：肝总管结石；胆囊结石；梗阻性黄疸；肝功能异常，肝损害；左侧拇趾外翻手术后。

中医诊断：胆胀（肝胆湿热证）。

三、中西医诊疗过程

治法：清肝利胆，化湿排石。

中药处方：柴胡10g，黄芩10g，茯苓15g，厚朴10g，大黄12g，郁金10g，枳实10g，甘草10g，茵陈15g，海金沙15g，金钱草30g，鸡内金6g。7剂，每日1剂，水煎分2次服。

方解：茵陈、茯苓，利湿退黄；柴胡、黄芩、郁金，疏肝理气；大黄、枳实、厚朴，泻下除胀；金钱草、海金沙、鸡内金，利胆排石；甘草，调和诸药。

西药治疗：注射用泮托拉唑钠40mg+0.9%氯化钠注射液100mL，静脉滴注，每日1次；头孢唑肟钠4g+0.9%氯化钠注射液100mL，静脉滴注，每日2次；左奥硝唑氯化钠注射液0.5g+0.9%化钠注射液100mL，静脉滴注，每日2次；还原型谷胱甘肽1.2g+0.9%化钠注射液100mL，静脉滴注，每日1次；盐酸哌替啶50mg，肌内注射，1次。

入院第2天：患者间断右中上腹疼痛，时有恶心呕吐，呕吐物为胃内容物，偶有反酸、胃灼热。实验室检查：ALT 98.4U/L，AST 97.5U/L，ALB 40.18g/L，TBil 31.65μmol/L，DBil 25.45μmol/L。予中药口服治疗，处方同上。另予患者耳穴压丸，选取神门、肝、胆、脾等穴位，疏肝利胆，促进胆结石排出。

入院第4天：患者右中上腹痛减轻，未诉明显恶心呕吐，身目小便黄，偶有反酸胃灼热。行ERCP术，术中可见多发胆总管结石，胆总管结石部分取出，留置胆管支架一枚。术程顺利，术后患者无明显不适，予禁食水、补液、抗感染、抑酸抑酶、保肝治疗，预防术后胰腺炎的发生。另予自拟清胰利胆合剂灌肠，清利湿热，泻腑通便。

保留灌肠方：柴胡10g，黄芩15g，半夏9g，枳实10g，大黄10g，厚朴10g，丹参30g，金钱草30g，郁金10g，茵陈15g，炙甘草6g，海金沙15g，鸡内金10g。2剂，每日1剂，保留灌肠。

入院第6天：患者右上腹痛较前明显好转，未诉恶心呕吐，身目小便黄减轻，反酸、胃灼热好转。实验室检查：ALT 55U/L，AST 23U/L，ALB 32g/L，TBil 21.3μmol/L，DBil 2μmol/L。术后监测，血淀粉酶正常，血白细胞、中性粒细胞降低，谷丙转氨酶、胆红素降低。继续当前治疗方案。

入院第 9 天：患者右上腹痛较前好转，复查血常规、血尿淀粉酶、离子、肝功能正常，准予出院。

3 个月后：行第二次 ERCP 手术。

💡 **相关知识拓展**

（一）胆道系统疾病的影像学检查如何选择
（二）胆石症西医的常用治疗方法
（三）胆石症最常见的并发症是什么
（四）ERCP 最常见的术后并发症及相关术后检查是什么
（五）腹腔镜胆囊切除术的适应证和禁忌证是什么
（六）该患者回家后应该如何预防胆石症复发
（七）如何中西医结合防治 ERCP 术后胰腺炎及高淀粉酶血症
（八）如何辨证选用耳穴治疗胆石症
（九）如何辨证应用针灸治疗胆石症
（十）如何应用灌肠法治疗术后胰腺炎

（扫一扫 看相关知识拓展）

第三十四节　急性胆管炎

➕ **一、病例介绍**

梁某，女，88 岁。主因"间断上腹痛伴发热 1 天"于 2019 年 10 月 17 日入院。

（一）现病史

患者昨日无明显诱因出现间断上腹疼痛，无肩背部放射痛，疼痛无规律，呕吐 3 次，呕吐物为胃内容物，吐后觉舒，自服吉法酯后无明显缓解，呕吐后恶寒，伴发热，最高体温 39.7℃，无黄疸，就诊于我院急诊。查血常规：WBC 6.23×10^9/L，N% 91.3%，Hb 114g/L，CRP 3.2mg/L。生化检查：ALT 799U/L，AST 1333U/L，γ-GT 506U/L，ALP 106U/L，TBil 33.7μmol/L，DBil 12.3μmol/L，IBil 21.4μmol/L，Na$^+$ 131mmol/L，血淀粉酶 96U/L。上腹部 CT：胆总管多发结石，结石以上胆总管及肝内外胆管扩张；胆囊切除术后改变；食管裂孔疝。考虑"胆总管结石伴急性胆管炎，肝功能异常"，予厄他培南联合左奥硝唑氯化钠注射液抗炎、还原型谷胱甘肽注射液静脉滴注保肝、间苯三酚注射液静脉滴注止痛后，患者症状较前好转。现患者为求进一步系统诊治，由门诊收入我科。

刻下症状：间断上腹痛，无肩背部放射痛，时有反酸胃灼热，口苦口干，乏力，无发热黄疸，无恶心呕吐，眠可，小便调，大便每日 2 次，色黄成形。近期体重无明显下降。

（二）既往史、个人史、家族史

反流性食管炎病史 7 年。7 年前于友谊医院行胆囊切除术。否认其他慢性病史，否认病毒性肝炎、结核等传染病史，否认过敏史。

（三）体格检查

T 36.5℃，P 90 次 / 分，Bp 144/76mmHg，R 18 次 / 分。

神志清楚，全身皮肤及黏膜无黄染，周身浅表淋巴结未触及肿大，腹部平软，上腹部轻压痛，无反跳痛和肌紧张，移动性浊音（－），墨菲征（－），麦氏点无压痛，肝脾肋下未及，肝脾区叩痛（－），双肾无叩痛。

（四）中医查体

面色少华，舌暗红，苔黄腻，脉弦细。

（五）实验室检查及其他辅助检查

1.血常规检查　WBC 6.23×10^9/L，N% 91.3%，Hb 114g/L，CRP 3.2mg/L。

2.肝肾功能检查　ALT 799U/L，AST 1333U/L，γ-GT 506U/L，ALP 106U/L，TBil 33.7μmol/L，DBil 12.3μmol/L，IBil 21.4μmol/L，Na^+ 131mmol/L，血淀粉酶 96U/L。

2.腹部 CT 检查　胆总管多发结石，结石以上胆总管及肝内外胆管扩张，胆囊缺如；食管裂孔疝。

⊕ 二、诊断思维

（一）诊断思维路径

从患者腹痛、发热、腹部压痛的主要症状着手，遵循思维路径建立初步诊断（图 5-47）。

（二）诊断

1.初步诊断　结合患者的病史、病程、临床症状、体征、影像学检查等，考虑本例为急性胆管炎，胆总管结石，肝功能异常。

2.定义　急性胆管炎是指胆道内的急性细菌感染，常继发于胆管结石和狭窄。主要症状有腹痛、高热寒战和黄疸，即 Charcot 三联征。

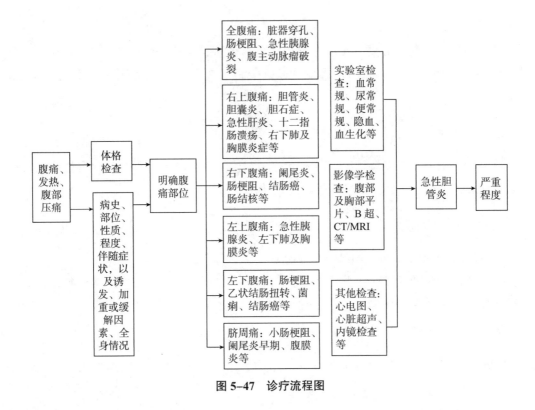

图 5-47　诊疗流程图

3. 特点

（1）症状和体征：胆道疾病史，腹痛及腹部压痛（右上腹或中上腹），高热和（或）寒战，黄疸。

（2）临床特点：肝外胆管结石的患者多有典型的三联征表现；肝内胆管结石的患者以反复高热为主，腹痛和黄疸的发生率较低；肿瘤患者则以发热和黄疸多见。

（3）急性胆管炎病情发展迅速，有可能因全身炎症反应综合征和（或）脓毒血症导致多器官功能障碍（MODS）。

（4）实验室检查及其他检查：炎症反应指标（白细胞、C反应蛋白升高等）异常，肝功能异常。

（5）影像学检查：胆管扩张或狭窄。

4. 发病机制

（1）胆道梗阻：结石、寄生虫、内支架、胆管狭窄、介入性的操作（包括ERCP、PTC）等因素。

（2）胆道细菌感染：胆道存在梗阻时，淤积的胆汁为细菌的繁殖创造了良好的条件；胆管内的结石又能破坏胆管壁的结构，进一步降低其抵抗细菌生长繁殖的能力。

（3）胆管高压：当结石嵌顿堵塞胆管时，胆管内压力迅速上升，当压力超过肝内最大分泌压时，胆管内的细菌和内毒素就能逆流入肝静脉和毛细胆管，并随之进入体循环。临床上表现为高热、寒战等全身感染征象。

5. 诊断要点

（1）症状和体征≥2项，结合实验室检查及影像学检查，可确诊急性胆管炎。

（2）对于仅有症状和体征≥2项的疑似病例，应排除急性胰腺炎、急性胆囊炎、胸膜炎、大叶性肺炎等急性炎症疾病，排除上消化道穿孔、急性肠梗阻等疾病。

（三）鉴别诊断

1. 急性胆管炎与急性胆囊炎（表5-278） 急性胆囊炎是由于胆囊管梗阻、化学刺激和细菌感染等因素引起的急性胆囊炎症。

表5-278 急性胆管炎与急性胆囊炎的鉴别

鉴别要点	急性胆管炎	急性胆囊炎
症状和体征	腹痛及腹部压痛，高热和（或）寒战，黄疸	发热，右上腹疼痛（可向右肩背部放射），Murphy征阳性，右上腹包块，压痛，肌紧张，反跳痛
实验室检查	白细胞、C反应蛋白升高，肝功能异常	C反应蛋白升高（≥30mg/L）、白细胞升高
影像学检查	胆管扩张或狭窄	胆囊增大，胆囊壁增厚，胆囊颈部结石嵌顿，胆囊周围积液

2. 急性胆管炎与急性胰腺炎（表5-279） 急性胰腺炎是指多种原因导致胰腺被胰蛋白酶消化，引起胰腺水肿、出血及坏死等炎性损伤。

表5-279 急性胆管炎与急性胰腺炎的鉴别

鉴别要点	急性胆管炎	急性胰腺炎
诱因	一般无	酗酒、暴饮暴食后突发
症状	以腹痛、发热、黄疸为典型症状，严重时可伴有低血压和神志改变	腹痛，常向左腰背部放射，伴有腹胀、恶心、发热等
胰腺功能检查	血淀粉酶及脂肪酶未超过正常上限3倍	血淀粉酶及脂肪酶超过正常上限3倍
影像学检查	胆管扩张或狭窄	CT示胰腺急性水肿、渗出

3. 急性胆管炎和急性细菌性肝脓肿（表5-280） 细菌性肝脓肿（pyogenic liver abscess，PLA）是指由化脓性细菌侵入肝脏形成的肝内化脓性感染病灶。

表 5-280　急性胆管炎和急性细菌性肝脓肿的鉴别

鉴别要点	急性胆管炎	急性细菌性肝脓肿
症状、体征	腹痛及腹部压痛，高热和（或）寒战、黄疸	寒战和高热，右腹（肝区）疼痛，肝区压痛，肝大，可伴乏力、食欲不振、恶心呕吐
实验室检查	白细胞、C反应蛋白升高，肝功能异常	白细胞升高，血培养可有致病菌生长
影像学检查	胆管扩张或狭窄	超声表现为囊壁厚，内缘不光滑，呈虫蚀样，边界不清，脓腔内可见浮动点状回声，短期内呈动态改变

4.急性胆管炎和胸膜炎、大叶性肺炎（表5-281）　胸膜炎是指由病毒或细菌刺激胸膜所致的胸膜炎症。大叶性肺炎，又名肺炎链球菌肺炎，是由肺炎链球菌等细菌感染引起的呈大叶性分布的肺部急性炎症。右侧胸膜炎与右下大叶性肺炎可有不同程度的腹痛。

表 5-281　急性胆管炎和胸膜炎和大叶性肺炎的鉴别

鉴别要点	急性胆管炎	右侧胸膜炎、右下大叶性肺炎
症状	以腹痛、发热、黄疸为典型症状，伴有恶心、呕吐等消化系统症状，严重时可伴有低血压和神志改变	可有发热、腹痛等症状，伴有咳嗽、咳痰、胸痛等呼吸道症状
影像学检查	B超示肝内外胆管不同程度的扩张	胸部CT示炎性改变

（四）分级

根据症状、体征、治疗效果的不同，将急性胆管炎分为轻、中、重三级（表5-282）。

表 5-282　急性胆管炎的分级

严重程度	评估标准
轻度	对于支持治疗和抗菌治疗有效
中度	对于支持治疗和抗菌治疗无效，但不合并MODS
重度	①低血压，需要使用多巴胺＞5μg/（kg·min）维持，或需要使用多巴酚丁胺；②意识障碍；③氧合指数＜300mmHg（1mmHg=0.133kPa）；④PT国际标准化比值＞1.5；⑤少尿（尿量＜17mL/h），血肌酐＞20mg/L；⑥血小板＜$10×10^9$/L

注： 重度胆管炎，符合重度评估标准①～⑥项中任何一项，即可诊断。

（五）西医诊断要点

本例患者无明显诱因出现间断右上腹疼痛，呕吐，恶寒，伴发热，无黄疸；腹部 CT 示胆总管多发结石，结石以上胆总管及肝内外胆管扩张。给予抗炎和保肝治疗后症状好转。根据症状、体征和治疗效果，可评估为轻度。

本例患者诊断总结：急性胆管炎（轻度），胆总管结石，肝功能异常。

（六）中医诊断要点

1.定义 胆胀是指以右胁胀痛为主要临床表现的疾病。临床可见右胁胀痛，可兼有刺痛、烧灼感，久病者可表现为隐痛，常伴有脘腹胀满、恶心、口苦、嗳气、善太息等症状，病情急重者可见往来寒热、呕吐、右胁剧烈胀痛、痛引肩背、身目小便黄等症状。本病因过食肥腻、忧思暴怒、外感湿热、虚损劳倦、胆石或蛔虫上扰等导致胆腑气机郁滞，或郁而化火，胆液失于通降而成。

2.中医鉴别诊断 胆胀当与胁痛相鉴别。胆胀和胁痛都可有胁肋部疼痛，但胆胀为右胁胀痛，除胁痛外尚有发热寒战、黄疸（身黄、目黄、小便黄）等表现。胆胀与过食肥腻、忧思暴怒、外感湿热、虚损劳倦、胆石或蛔虫上扰等有关，病机为胆腑气机郁滞，或郁而化火，胆液失于通降。胁痛与情志不遂、饮食不节、跌扑损伤、久病体虚有关，病机为肝气郁结，湿热、瘀血阻滞脉络，或肝阴不足，脉络失养。

3.中医辨病辨证 患者为老年女性，慢性起病，间断上腹痛伴发热 1 天。腹部 CT 提示胆管结石，符合中医"胆胀"诊断。患者平素喜食肥甘厚味，损伤脾胃，脾胃渐虚，运化失常，湿浊内生，日久化热，湿热内蕴，熏蒸肝胆，胆汁炼液为石，故见胆管结石；湿热蕴于中焦，阻滞气机，不通则痛，故见腹痛；舌暗红，苔黄腻，脉弦细，为肝胆湿热之象。本病病位在肝胆，病性以实为主，证属肝胆湿热。

综上所述，本例患者中医诊断为胆胀（肝胆湿热证）。

（七）中西医初步诊断总结

西医诊断：急性胆管炎（轻度），胆总管结石，肝功能异常。
中医诊断：胆胀（肝胆湿热证）。

⊕ 三、中西医诊疗过程

治法：清利湿热，清利肝胆。

中药处方：柴胡 10g，黄芩 10g，清半夏 9g，枳实 10g，大黄 9g，厚朴 10g，丹参 15g，金钱草 30g，郁金 10g，茵陈 15g，炙甘草 6g，鸡内金 6g，海金沙 15g，熊胆粉 0.5g。3 剂，每日 1 剂，水煎分 2 次服。

方解：柴胡、黄芩、半夏、茵陈，清少阳之邪，除肝胆之热，兼解表热；四金散（金钱草、海金沙、鸡内金、郁金）、熊胆粉，疏肝利胆化石；大黄、枳实、厚朴，除阳明热结，顺降胃气，行气止痛；丹参，活血止痛；甘草，调和诸药。

西药处方：还原型谷胱甘肽 1.2g，静脉滴注，每日 1 次；奥美拉唑 80mg，静脉滴注，每日 2 次；头孢噻肟钠舒巴坦 4.5g，静脉滴注，每日 2 次；左奥硝唑氯化钠注射液 0.5g，静脉滴注，每日 2 次。

治疗性逆行性胆胰管造影（ERCP）检查：胆总管轻度扩张，直径约 11mm，内见两枚充盈缺损影，大小约 1.0cm×1.1cm、0.6cm×0.8cm，行乳头切开 0.6cm，应用机械碎石网篮分别套住结石，后反复应用取石网篮、取石气囊拖取结石，取净后复查胆道造影未见充盈缺损影，沿导丝放置一根鼻胆管引流。

饮食禁忌：忌油腻、辛辣、刺激性食物。

入院第 2 天：症状减轻，无黄疸，体温 37.8℃，右上腹压痛，CRP 73.7mg/L，ALT 514U/L，AST 237.8U/L，TBil 21.37μmol/L，IBil 10.45μmol/L，γ-GT 457.5U/L。

入院第 3 天：症状好转，右上腹压痛。

入院第 6 天：症状好转，无发热黄疸，右上腹压痛，CRP 20mg/L，ALT 175U/L，AST 43U/L，γ-GT 278U/L。

入院第 7 天：ALT 111U/L，γ-GT 235U/L。行 ERCP 术，取净结石后查胆道造影。术后 4 小时，脂肪酶 235U/L，血淀粉酶 452U/L。泵入生长抑素，维持胰腺功能。

入院第 8 天：ALT 116U/L，AST 63U/L，γ-GT 243U/L，血淀粉酶 348U/L。

入院第 9 天：鼻胆管留置，上腹疼痛不明显，无发热，墨菲征（－），血淀粉酶 153U/L。针对胆石症予大柴胡颗粒口服，清肝利胆。

入院第 12 天：少量进食，上腹疼痛不明显，下腹轻度腹胀，墨菲征（－），WBC 4.52×10⁹/L，CRP 9.2mg/L，ALT 47U/L，AST 19U/L，γ-GT 168U/L，脂肪酶 397U/L。拔除鼻胆管。

入院第 14 天：进食明显增多，无腹痛腹胀，无黄疸发热，墨菲征（－），下腹部 CT 示胆总管结石较前减少，肝内胆管积气（新发）。患者病情稳定，准予出院。

相关知识拓展

（一）急性胆管炎如何选择抗菌药物

（二）什么是 ERCP、EST

（三）ERCP 的适应证和禁忌证是什么

（四）ERCP+EST 取石治疗

（五）什么是 Charcot 三联征、Reynolds 五联征

（扫一扫　看相关知识拓展）

第三十五节　急性梗阻性化脓性胆管炎

一、病例介绍

赵某，女，55 岁。主因"上腹部疼痛 3 小时，伴寒战高热 1 小时"于 2018 年 4 月 20 日急诊就诊。

（一）现病史

患者于 2018 年 4 月 20 日 7 时无明显诱因突然出现上腹部持续性胀痛，1 小时前出现高热，体温达 39.5℃，伴寒战，遂来我院急诊就诊。

刻下症状：右上腹胀痛，伴发热，体温 39.6℃，恶心，纳差，口干口苦，小便色深，大便正常。

（二）既往史、个人史、家族史

既往胆囊结石病史 3 年，平时进食油腻后上腹部偶有不适。否认其他慢性病史。对阿莫西林、阿司匹林及头孢类抗生素过敏。

（三）体格检查

T 39.6℃，P 120 次 / 分，Bp 87/50mmHg，R 23 次 / 分。

神志清，精神萎靡，皮肤巩膜黄染，四肢湿冷，浅表淋巴结未触及肿大，心肺未触及异常，右上腹压痛，腹肌紧张，无反跳痛，Murphy 征（－），肝脾区叩痛（－），未扪及包块，移动性浊音（－）。

（四）中医查体

面色黄，语声较低，舌红，苔黄糙，脉弦数。

（五）实验室检查及其他辅助检查

1. 血常规检查　WBC 22.5×10^9/L，中性粒细胞百分比 97%，RBC 4.45×10^{12}/L，Hb 135g/L，PLT 173×10^9/L；C 反应蛋白 104mg/L。

2. 肝功能检查　TBil 53.3μmol/L，DBil 33.6μmol/L，ALT 500U/L，AST 899 U/L。

3. 血气分析　pH 7.29，$PaCO_2$ 43mmHg，PaO_2 102mmHg，LaC 4.5mmol/L。

4. 淀粉酶　50U/L。

5. 电解质　Na^+ 137mmol/L，Cl^- 98mmol/L，K^+ 5.2mmol/L。

6. B 超检查　肝脏大小、形态正常，肝实质回声均匀，肝内管道清晰，门静脉内径正常，肝内胆管无扩张，胆囊大小、形态正常，囊壁增厚毛糙，腔内透声好，胆囊腔内探及多发颗粒样强回声团，后伴声影，可随体位移动，大者约 1.0cm×0.9cm。胆总管增粗，内可见点状强回声光团，大者约 0.9cm×1.2cm。

⊕ 二、诊断思维

（一）诊断思维路径

从患者腹痛、发热和黄疸等主要症状着手，遵循思维路径建立初步诊断（图 5-48）。

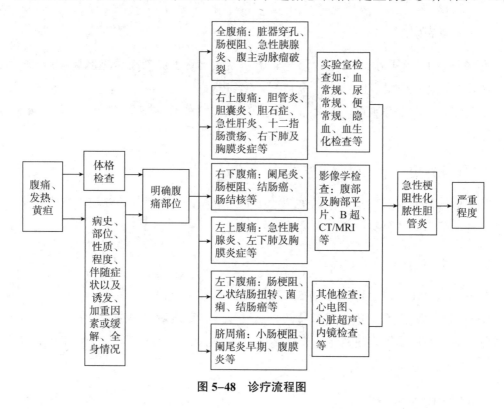

图 5-48　诊疗流程图

（二）诊断

1. 初步诊断　结合患者的病史、病程、临床症状，考虑本例为急性梗阻性化脓性胆管炎，感染性休克，胆囊结石。

2. 定义　急性梗阻性化脓性胆管炎（acute obstructive suppurative cholangitis，AOSC）是胆道感染的严重阶段，多因急性胆道梗阻并继发细菌性化脓性感染所致，亦称为急性重症胆管炎。

3. 特点

（1）突发持续的腹痛、高热及黄疸是胆道感染的典型症状，即 Charcot 三联征。除此之外，还可出现低血压和神志改变，与之前的症状统称为 Reynolds 五联征。值得注意的是，左右肝管汇合以上部位发生梗阻合并感染的患者，症状表现不典型，可有腹痛及寒战高热，黄疸较轻；一侧肝管梗阻时，可出现不对称性肝大。

（2）体征：体温持续在 39 ～ 40℃以上，脉搏快而弱，可达 120 次 / 分以上，血压降低，皮肤巩膜黄染，剑突下及右上腹可有不同程度的压痛及肌紧张。合并肝脓肿时可触及肿大的肝脏。胆总管梗阻时可扪及肿大的胆囊。

（3）影像学检查可发现肝内外胆管不同程度的扩张。

（4）发病急骤，病情进展迅速，如未予及时有效治疗，病情继续恶化，可短时间内出现感染性休克，严重者可短期内死亡。

4. 发病机制

（1）胆管梗阻：包括胆总管结石、胆管肿瘤、胆道寄生虫、胆道良性狭窄、先天性胆道畸形，以及原发性硬化性胆管炎等引起的胆道梗阻，其中胆总管结石是最常见的原因。值得注意的是，随着手术水平及微创介入治疗的发展，放置内支架引起的狭窄逐渐增多。

（2）胆道感染：正常胆道是无菌的，造成 AOSC 的致病菌以革兰阴性杆菌为主，最常见者为大肠埃希菌。在革兰阳性杆菌感染中，以肠球菌为主，常合并厌氧菌感染。

（3）胆管高压：梗阻后，梗阻部位以上胆管扩张，胆管内压力逐渐升高，胆管壁黏膜充血水肿，炎性细胞浸润，上皮细胞糜烂、坏死、脱落，管壁增厚，散在溃疡形成，进一步加重梗阻及增加胆管内压力。当胆管内压力＞ $30mmH_2O$ 时，胆汁内细菌及毒素可逆行入肝窦，通过肝静脉进入体循环，引起全身炎症反应、血流动力学改变，导致感染性休克。

（4）肝脏损害：在胆管高压的作用下，可伴有肝细胞肿胀、变形，汇管区炎性细胞浸润，胆小管内胆汁淤积。病情后期肝细胞发生大片坏死，形成肝内脓肿；胆小管破裂，可形成胆小管门静脉瘘。

5. 诊断要点

（1）依据典型的 Charcot 三联征伴休克，或 Reynolds 五联征可诊断。

（2）即使不完全具备 Reynolds 五联征，也不能排除本病。无休克的患者满足以下 6 项中 2 项即可诊断：①精神症状。②脉搏＞ 120 次 / 分。③白细胞计数＞ $20×10^9/L$。④体温＞ 39℃或＜ 36℃。⑤胆汁为脓性或者伴有胆道压力明显增高。⑥血培养阳性或内毒素增高。

（3）排除急性胰腺炎、急性胆囊炎、胸膜炎、大叶性肺炎等急性炎症疾病，排除上消化道穿孔、急性肠梗阻等疾病。

（三）鉴别诊断

1. 急性梗阻性化脓性胆管炎与急性胆囊炎（表 5-283） 急性胆囊炎是由胆囊管梗阻、化学刺激和细菌感染等因素引起的急性胆囊炎症。病情严重者或胆囊内结石脱落至胆总管也会引起 AOSC。

表 5-283　急性梗阻性化脓性胆管炎与急性胆囊炎的鉴别

鉴别要点	急性梗阻性化脓性胆管炎	急性胆囊炎
诱因	一般无	常在进食油腻食物后发作
症状	以腹痛、发热、黄疸为典型症状，可有低血压和神志改变	上腹部或右上腹绞痛，向肩胛部和背部放射，伴有恶心呕吐，甚至出现寒战、高热等症状
影像学检查	腹部 B 超或 CT 示肝内外胆管不同程度的扩张	腹部 B 超示胆囊壁毛糙、渗出、增厚，胆囊内结石

2. 急性梗阻性化脓性胆管炎与急性胰腺炎（表 5-284）　急性胰腺炎是指多种原因导致胰腺被胰蛋白酶消化，引起胰腺水肿、出血及坏死等炎性损伤。

表 5-284　急性梗阻性化脓性胆管炎与急性胰腺炎的鉴别

鉴别要点	急性梗阻性化脓性胆管炎	急性胰腺炎
诱因	一般无	酗酒、暴饮暴食后突发
症状	以腹痛、发热、黄疸为典型症状，可有低血压和神志改变	腹痛，常向左腰背部放射，伴有腹胀、恶心、发热等症状
胰腺功能检查	血淀粉酶及脂肪酶未超过正常上限 3 倍	血淀粉酶及脂肪酶超过正常上限 3 倍
影像学检查	腹部 B 超或 CT 示肝内外胆管不同程度的扩张	腹部 CT 示胰腺急性水肿、渗出

3. 急性梗阻性化脓性胆管炎与右侧胸膜炎、右下大叶性肺炎（表 5-285）　胸膜炎是指由病毒或细菌刺激胸膜所致的胸膜炎症。大叶性肺炎，又名肺炎链球菌肺炎，是由肺炎链球菌等细菌感染引起的呈大叶性分布的肺部急性炎症。右侧胸膜炎与右下大叶性肺炎可有不同程度的腹痛。

表 5-285　急性梗阻性化脓性胆管炎与右侧胸膜炎、右下大叶性肺炎的鉴别

鉴别要点	急性梗阻性化脓性胆管炎	右侧胸膜炎、右下大叶性肺炎
症状	以腹痛、发热、黄疸为典型症状，伴有恶心、呕吐等消化系统症状，严重者可有低血压和神志改变	可有发热、腹痛等症状，伴有咳嗽、咳痰、胸痛等呼吸道症状
影像学检查	腹部 B 超或 CT 示肝内外胆管不同程度的扩张	胸部 CT 示炎性改变

4. 急性梗阻性化脓性胆管炎与胃、十二指肠溃疡穿孔（表 5-286）　胃、十二指肠溃疡穿孔是胃、十二指肠溃疡的常见并发症，因溃疡向深部发展，穿通胃或十二指肠壁，引起穿孔。

表 5-286　急性梗阻性化脓性胆管炎与胃、十二指肠溃疡穿孔的鉴别

鉴别要点	急性梗阻性化脓性胆管炎	胃、十二指肠溃疡穿孔
病史	胆石症病史	消化道溃疡、反复腹痛病史
症状	以腹痛、发热、黄疸为典型症状，可有低血压和神志改变	突发上腹部刀割样疼痛，可累及全腹。板状腹，伴有恶心呕吐，同时合并休克。至腹膜炎阶段可出现发热等症状，一般无黄疸
影像学检查	腹部 B 超或 CT 示肝内外胆管不同程度的扩张	腹部 X 线片示膈下游离气体

5. 急性梗阻性化脓性胆管炎与急性机械性肠梗阻（表 5-287）　急性机械性肠梗阻多因肠道内、外或肠壁本身的各种器质性病变或其他因素使肠腔变小，肠腔内容物通过受阻所致，常见于肠扭转、肠套叠、肠粘连，或粪块、腹腔内巨大肿瘤阻塞等。

表 5-287　急性梗阻性化脓性胆管炎与急性机械性肠梗阻的鉴别

鉴别要点	急性梗阻性化脓性胆管炎	急性机械性肠梗阻
症状	以腹痛、发热、黄疸为典型症状，可有低血压和神志改变	腹胀、腹痛、呕吐及停止排便排气
影像学检查	腹部 B 超或 CT 示肝内外胆管不同程度的扩张	腹部立位片可见气液平面及肠腔扩张

（四）分级

急性梗阻性化脓性胆管炎根据严重程度可分为 4 级（表 5-288）。

表 5-288　急性梗阻性化脓性胆管炎的分级

分级	特征
1 级	单纯 AOSC，病变局限于胆管内，以毒血症为主，血培养为阳性且为一过性
2 级	伴有感染性休克，胆管炎加重，胆管周围化脓性炎症进展，胆管、毛细血管及肝窦屏障进一步受损，败血症及脓毒败血症发生率增多
3 级	伴胆源性肝脓肿，胆管外感染物质大量释放，仅做胆管减压引流已不能制止病情发展
4 级	伴多器官功能衰竭

（五）西医诊断要点

患者出现血压下降、心率增快、精神萎靡、四肢湿冷等休克症状，腹部 B 超检查提示肝脏大小、形态正常，肝实质回声均匀，未见不均匀、边界不清的低回声区病灶，提示病情未发展至肝脓肿阶段，可评估为 2 级。

本例患者诊断总结：急性梗阻性化脓性胆管炎（2 级），感染性休克，胆囊结石。

（六）中医诊断要点

1. 定义　腹痛是以腹部疼痛为主的一种自觉症状，是内科常见症状之一，指胃脘以下、耻骨毛际以上部位发生的疼痛。其病位涉及脾、胃、肝、胆、肾、膀胱、大肠、小肠等器官。其基本病机为脏腑气机不利，气血阻滞，不通则痛；或气血不足，筋脉失养，脏腑失煦，不荣则痛。

2. 中医鉴别诊断　腹痛当与胃痛相鉴别。胃痛在心下及胃脘部，腹痛在胃脘下、耻骨毛际以上。二者伴随症状不同，胃痛常伴有恶心、嗳气等症状，腹痛可伴有便秘、腹泻或尿频尿急等症状。

3. 中医辨病辨证

患者饮食不节，湿浊内生，过食肥甘厚味，则湿从热化，湿热郁结胆道，胆汁瘀滞日久成砂，阻塞胆道，胆失通降，气机不利，则见腹痛；胆汁不循常道，则见目黄、身黄、小便黄；胆热炽盛化毒，毒陷营血，扰乱心营，故见精神萎靡、高热、寒战、口干口苦；胆胃不和，则见恶心、纳差；舌质红，苔黄糙，脉弦数，亦是胆腑郁热，邪毒内陷的表现。

综上所述，本例患者中医诊断为：腹痛（胆腑郁热，邪毒内陷证）。

（七）中西医初步诊断总结

西医诊断：急性梗阻性化脓性胆管炎（2 级），感染性休克，胆囊结石。

中医诊断：腹痛（胆腑郁热，邪毒内陷证）。

⊕ 三、中西医诊疗过程

治法：清肝利胆，化湿退黄。

中药处方：金银花 15g，连翘 15g，蒲公英 15g，黄芩 10g，柴胡 10g，大黄 12g，芒硝 10g，枳实 10g，丹参 15g，茵陈 15g，金钱草 30g，海金沙 10g。7 剂，每日 1 剂，水煎分 2 次服。

方解：金银花、连翘、蒲公英、黄芩，清热解毒；柴胡，疏肝理气；大黄、芒硝、枳实，泻下通便；丹参，活血化瘀；茵陈、金钱草、海金沙，清热利湿退黄。

西药处方：复方氯化钠注射液 1000mL，静脉滴注，每日 1 次；羟乙基淀粉 130/0.4 氯化钠注射液 500mL，静脉滴注，每日 1 次；亚胺培南西司他丁 0.5g，静脉滴注，每日

1 次；异甘草酸镁注射液 200mg，静脉滴注，每日 1 次；多烯磷脂酰胆碱注射液 465mg，静脉滴注，每日 1 次；多巴胺注射液持续泵入 10 ～ 20μg/（kg·min）（入院当天，根据患者血压情况动态调整）。

急诊行治疗性逆行性胆胰管造影（ERCP）：术中见十二指肠乳头水肿，胆总管扩张，直径约 12mm。切开十二指肠乳头，扩张胆管下端开口，取出大量泥沙样结石，留置鼻胆管于胆总管。

入院第 2 天：患者腹痛、黄疸等症状较前减轻，鼻胆管引流液体为脓性絮状物；LaC 4.0mmol/L，WBC 19.5×10⁹/L，CRP 103mg/L，TBil 43.3μmol/L，DBil 23.6μmol/L，ALT 345U/L，AST 422 U/L。

入院第 5 天：LaC 1.6mmol/L，WBC 15×10⁹/L，CRP 30mg/L，TBil 34μmol/L，DBil 15μmol/L，ALT 150U/L，AST 203U/L。血培养回报为大肠埃希菌感染，药敏结果显示对亚胺培南西司他丁敏感。

入院第 7 天：患者腹痛、黄疸、发热等症状消失，舌红，苔薄白微腻，脉滑数。鼻胆管引流液体为淡黄色，无絮状物。LaC 1.6mmol/L，WBC 9.6×10⁹/L，TBil 17.0μmol/L，DBil 7μmol/L，ALT 90U/L，AST 13U/L。

入院第 8 天：行胆鼻管造影，未见明显结石残余，症状明显缓解，拔出鼻胆管，准予出院。

相关知识拓展

（一）急性梗阻性化脓性胆管炎的抗菌药物选择及持续用药时间是多少

（二）如果没有条件施行 ERCP，是否可以单纯抗菌治疗该病

（三）治疗急性梗阻性化脓性胆管炎的常见胆道减压引流的方法有哪些？每种方法的适用条件是什么

（四）ERCP 最常见的术后并发症及相关术后检查是什么

（五）感染性休克的患者应立即开始复苏，早期复苏的目标是什么

（六）该患者是否会复发急性梗阻性化脓性胆管炎

（扫一扫 看相关知识拓展）

第三十六节　原发性胆汁性胆管炎

🔒 一、病例介绍

患者，女，74岁，因"厌食、乏力、腹水7年，加重伴双下肢浮肿1个月"于门诊就诊。

（一）现病史

患者7年前无明显诱因反复出现厌食、腹水、乏力等，行相关检查明确诊断为"肝硬化"，先后行3次食管静脉曲张套扎治疗。3年前患者因厌食、乏力、腹水症状加重，就诊于本院。考虑肝硬化原因为自身免疫性肝病引起的可能性大，给予保肝、对症及支持治疗后好转出院。1个月前患者上述症状加重，且出现双下肢水肿，遂入院治疗。

刻下症状：腹部胀满，绷急如鼓，全身乏力，偶有恶心未吐，无发热恶寒，下肢浮肿，纳眠差，小便可，大便1次/日，成形。近期体重未见明显下降。

（二）既往史、个人史、家族史

否认高血压、糖尿病、冠心病等慢性病史，否认结核病等传染病史，否认手术、外伤史，否认过敏史，否认输血史，否认家族史，无吸烟、饮酒史，余无特殊。

（三）体格检查

T 36.5℃，P 74次/分，BP 103/60mmHg，R 18次/分。

胸廓对称、呼吸对称，肺部呼吸音正常，未闻及明显干湿啰音；心界不大，未闻及明显病理性杂音；慢性肝病面容，可见蜘蛛痣、肝掌。腹部明显膨隆，肝大，剑突下5cm，质硬，边缘钝。脾高度肿大，第Ⅰ线测量（甲乙线）8cm，第Ⅱ线测量（甲丙线）10cm，第Ⅲ线测量（丁戊线）2cm。移动性浊音阳性，墨菲征阴性，麦氏点无压痛，双肾叩击痛阴性，肠鸣音3次/分；双下肢中度凹陷性水肿；生理反射存在，病理反射未引出。

（四）中医查体

面色苍白，腹部膨隆，下肢水肿，语声低微，舌淡，苔薄白，脉弦细弱。

（五）实验室检查及其他辅助检查

1.肝功能检查　ALT 14.1U/L，AST 61.9 U/L，ALP 143.1U/L，γ-GT 89U/L，CHE 1072 U/L，总蛋白46.2 g/L，ALB 22.9 g/L，白球比0.98，TBil 51.1μmol/L，DBil 32.1μmol/L，

总胆汁酸 93.0μmol/L。

2. 免疫三项（免疫球蛋白 G、A、M） 未见明显异常。

3. 复查抗组织细胞抗体 抗线粒体 M2 抗体阴性，抗核抗体阳性。

4. 上腹＋下腹＋盆腔 CT 平扫 ①肝硬化，脾大，腹水，门静脉高压伴侧支循环开放；肝组织密度不均，建议复查或进一步检查。②胆囊 2 枚结石，胆囊炎不除外。③胰腺多发囊状液体密度影，建议进一步检查。④双肾稍高密度结节，考虑复杂囊肿。⑤腹腔脂肪间隙混浊，部分消化道壁厚，密度减低，考虑水肿所致。⑥盆腔钙化灶。⑦腹壁水肿，脐周所见。

⊕ 二、诊断思维

（一）诊断思维路径

从患者厌食、乏力、腹水等主要症状着手，遵循思维路径建立初步诊断（图 5-49）。

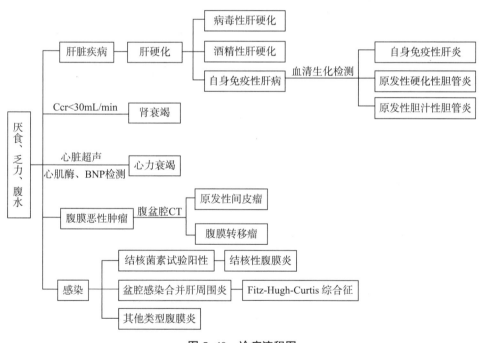

图 5-49 诊疗流程图

（二）诊断

1. 初步诊断 结合患者的病史、病程、临床症状、肝功能检查、抗组织细胞抗体检查等结果，考虑本例为原发性胆汁性胆管炎。

2. 定义 原发性胆汁性胆管炎（PBC）又称原发性胆汁性肝硬化，是器官特异性的慢性胆汁淤积性自身免疫性肝病。

3. 特点

（1）PBC 多见于中老年女性，最常见的临床表现为乏力和皮肤瘙痒，临床可分为 4 期，即胆管炎期、汇管区周围炎期、进行性纤维化期、肝硬化期。

（2）其病理特点为进行性、非化脓性、破坏性肝内小胆管炎，最终可发展至肝硬化。

（3）血清抗线粒体抗体（AMA）阳性，特别是 AMA-M2 亚型阳性对本病诊断具有很高的敏感性和特异性。

4. 发病机制 PBC 的病因和发病机制尚未明确，目前认为可能是遗传因素与环境因素相互作用导致的异常自身免疫反应。此外，泌尿系感染、激素替代治疗、染指甲和吸烟可能是 PBC 发病的高危因素。

5. 原发性胆汁性胆管炎的临床诊断要点 根据《原发性胆汁性胆管炎诊疗规范》（2021），下述 3 条满足 2 条，可诊断为 PBC。

（1）ALP 升高等反映胆汁淤积的血清生物化学证据。

（2）血清 AMA/AMA-M2 或抗 sp100 抗体、抗 gp210 抗体阳性。

（3）肝脏组织病理学提示非化脓性破坏性胆管炎和小叶间胆管破坏等改变。

6. 新发或者初发患者的诊断标准

（1）临床疑诊：具有典型临床表现。

（2）临床拟诊：临床表现和血清生化和（或）免疫学检查具有上述特征。

（3）临床确诊：上述诊断标准加上组织学检查具有上述特征。

（4）暂不确诊：初发病例如临床表现、血清生化和（或）组织学改变不典型者，继续随访观察 6 周以上。

（三）鉴别诊断

1. 原发性胆汁性胆管炎与病毒性肝炎（表 5-289） 病毒性肝炎即肝炎病毒感染人体后，引起病毒血症，肝炎病毒进入肝脏并复制和释放病毒，导致机体免疫活化，杀伤病毒感染的肝细胞，诱导细胞死亡或凋亡，从而引起肝脏炎症、坏死，进一步导致肝纤维化、肝硬化和肝癌。

表 5-289　原发性胆汁性胆管炎与病毒性肝炎的鉴别

鉴别要点	病毒性肝炎	原发性胆汁性胆管炎
临床表现	以食欲减退、恶心、上腹部不适、肝区痛、乏力为主要表现	乏力和皮肤瘙痒是其主要临床表现
自身抗体检测	阴性	抗线粒体抗体阳性（当抗线粒体抗体为阴性时，抗核抗体往往阳性）
肝炎病毒标志物检测	阳性	阴性

续表

鉴别要点	病毒性肝炎	原发性胆汁性胆管炎
病理学表现	肝细胞脂肪变性，淋巴滤泡形成，肉芽肿形成	非化脓性破坏性胆管炎和小叶间胆管损伤
是否传染	是	否

2. 原发性胆汁性胆管炎与自身免疫性肝炎（表 5-290）　自身免疫性肝炎（AIH）是由自身免疫反应介导的慢性进行性肝脏炎症性疾病。自身免疫性肝炎与原发性胆汁性胆管炎都属于自身免疫性肝病的范畴。

表 5-290　原发性胆汁性胆管炎与自身免疫性肝炎的鉴别

鉴别要点	自身免疫性肝炎	原发性胆汁性胆管炎
临床表现	起病缓慢，轻者无症状，病变活动时有乏力、腹胀、食欲缺乏、瘙痒、黄疸等症状	乏力和皮肤瘙痒是其主要临床表现
实验室检查	AST 和 ALT 活性升高，而 ALP 和 γ-GT 水平正常或轻微升高，IgG 和（或）γ-球蛋白升高	胆汁淤积指标升高为主（碱性磷酸酶、γ-谷氨酰转肽酶升高）
病理学表现	界面性肝炎、淋巴-浆细胞浸润、肝细胞玫瑰花环样改变、淋巴细胞穿入现象和小叶中央坏死等	非化脓性破坏性胆管炎和小叶间胆管损伤
自身抗体检测	自身抗体阳性，根据血清自身抗体可将 AIH 分为 3 型：Ⅰ型 AIH 最为常见，相关抗体为 ANA 和（或）SMA；Ⅱ型 AIH 的特征为抗 LKM-1 阳性；Ⅲ型 AIH 的特征为血清抗 SLA/LP 阳性	抗线粒体抗体阳性（当抗线粒体抗体为阴性时，抗核抗体往往阳性）

3. 原发性胆汁性胆管炎与胆管癌（表 5-291）　胆管癌（carcinoma of bile duct）是指源于肝外胆管包括肝门区至胆总管下端的胆管的恶性肿瘤。

表 5-291　原发性胆汁性胆管炎与胆管癌的鉴别

鉴别要点	胆管癌	原发性胆汁性胆管炎
临床表现	逐渐加重的持续性黄疸，伴瘙痒和体重减轻，大便灰白，尿色深黄如浓茶	乏力和皮肤瘙痒是其主要临床表现
实验室检查	血总胆红素、直接胆红素、碱性磷酸酶和 γ-谷氨酰转肽酶可显著升高，转氨酶一般轻度异常	胆汁淤积指标升高为主（碱性磷酸酶、γ-谷氨酰转肽酶升高）
病理学表现	以癌细胞浸润为主	非化脓性破坏性胆管炎和小叶间胆管损伤

鉴别要点	胆管癌	原发性胆汁性胆管炎
自身抗体检测	阴性	抗线粒体抗体阳性（当抗线粒体抗体为阴性时，抗核抗体往往阳性）

4. 原发性胆汁性胆管炎与继发性胆汁性肝硬化（表5-292） 继发性胆汁性肝硬化（SBC）又称为阻塞性胆汁性肝硬化，由肝外胆管长期机械性阻塞所致，是肝外胆管梗阻少见的并发症。

表5-292 原发性胆汁性胆管炎与继发性胆汁性肝硬化的鉴别

鉴别要点	继发性胆汁性肝硬化	原发性胆汁性胆管炎
有无肝外胆管梗阻的病史	有	无
病理学表现	肝细胞呈网状或羽毛状坏死，毛细胆管淤胆、胆栓形成，"胆汁湖"形成，小胆管增生，汇管区有多量中性粒细胞浸润	非化脓性破坏性胆管炎和小叶间胆管损伤
自身抗体检测	阴性	抗线粒体抗体阳性（当抗线粒体抗体为阴性时，抗核抗体往往阳性）

5. 原发性胆汁性胆管炎与酒精性肝病（表5-293） 酒精性肝病，又叫酒精肝，是指因长期过量饮酒而引起的肝脏损害，最初表现为显著的肝细胞脂肪变，后可进展为脂肪性肝炎、肝纤维化和肝硬化。短期内严重酗酒也可能导致急性重症酒精性肝炎、慢加急性肝功能衰竭，甚至导致死亡。

表5-293 原发性胆汁性胆管炎与酒精性肝病的鉴别

鉴别要点	酒精性肝病	原发性胆汁性胆管炎
临床表现	临床症状为非特异性，可无症状，或有右上腹胀痛、食欲不振、乏力、体重减轻、黄疸等；随着病情加重，可有神经精神症状和蜘蛛痣、肝掌等表现	乏力和皮肤瘙痒是其主要临床表现
自身抗体检测	阴性	抗线粒体抗体阳性（当抗线粒体抗体为阴性时，抗核抗体往往阳性）
实验室检查	AST/ALT > 2、γ-GT升高、平均红细胞容积（MCV）升高是诊断酒精性肝病的敏感指标	胆汁淤积指标升高为主（碱性磷酸酶、γ-谷氨酰转肽酶升高）

鉴别要点	酒精性肝病	原发性胆汁性胆管炎
病理学表现	大泡性的肝细胞脂肪变性，或者以大泡性为主，伴有小泡性的混合性肝细胞脂肪变性	非化脓性破坏性胆管炎和小叶间胆管损伤
饮酒史	有长期饮酒史，一般超过 5 年	无长期饮酒史

（四）分期

1. 临床分期

（1）早期：常有轻度乏力和间歇性瘙痒，半数有轻度肝大，少于 1/4 患者有脾大。ALP 及 γ–谷氨酰转肽酶（γ–GT）增高常为唯一阳性发现。也可有抗线粒体抗体（AMA）阳性。瘙痒有日轻夜重的特点，黄疸可发生于瘙痒之后或同时。

（2）无黄疸期：此期已有胆管破坏及减少，胆固醇增高，掌、跖、胸背皮肤、眼内眦有黄疣。

（3）黄疸期：黄疸持续加深。此期相当于肝纤维化期，胆管已消失，可有骨质疏松、脂溶性维生素缺乏、维生素 D 代谢障碍等。

（4）晚期：肝脾均明显增大，乏力加重，可出现腹水、门静脉高压及食管静脉曲张，已达肝硬化期。其他症状包括指端增大（杵状指）、骨、周围神经、肾异常，粪便灰白、油腻伴恶臭等。后期肝硬化所有症状和并发症都会出现。

2. 病理分期

（1）Ⅰ期：胆管炎期。汇管区炎症，淋巴细胞及浆细胞浸润，或有淋巴滤泡形成，导致直径 100μm 以下的间隔胆管和叶间胆管破坏。胆管周围淋巴细胞浸润且形成肉芽肿者称为旺炽性胆管病变（florid duct lesions），是 PBC 的特征性病变，可见于各期，但以Ⅰ期、Ⅱ期多见。

（2）Ⅱ期：汇管区周围炎期。小叶间胆管数目减少，有的完全被淋巴细胞及肉芽肿所取代，这些炎性细胞常侵入临近肝实质，形成局灶性界面炎。随着小胆管数目的不断减少，汇管区周围可出现细胆管反应性增生。增生细胆管周围水肿、中性粒细胞浸润伴间质细胞增生，常伸入临近肝实质破坏肝细胞，形成细胆管性界面炎，这些改变使汇管区不断扩大。

（3）Ⅲ期：进行性纤维化期。汇管区及其周围的炎症、纤维化，使汇管区扩大，形成纤维间隔并不断增宽。此阶段肝实质慢性淤胆加重，汇管区及间隔周围肝细胞呈现明显的胆盐淤积改变。

（4）Ⅳ期：肝硬化期。肝实质被纤维间隔分隔成拼图样结节，结节周围肝细胞胆汁淤积，可见毛细胆管胆栓。

（五）西医诊断要点

1. 本例患者腹部明显膨隆，肝大，剑突下 5cm，质硬，边缘钝，脾高度肿大，可以评估为晚期。

2. 本例患者 CT 平扫见肝硬化，脾大，腹水，门静脉高压伴侧支循环开放，可以评估为Ⅳ期。

本例患者诊断总结：原发性胆汁性胆管炎（晚期，Ⅳ期）

（六）中医诊断要点

原发性胆汁性胆管炎临床表现复杂，很难归属于某一固定的中医病证。根据疾病进展过程中的临床表现大致可归属于"黄疸""胁痛""积聚""鼓胀"等病证。本例患者腹部明显膨隆，伴有呕血、厌食、乏力等症状，中医诊断应属于"鼓胀"。

1. 定义　鼓胀是指肝病日久，肝、脾、肾功能失调，气滞、血瘀、水停于腹中所导致的腹部胀大如鼓的一类病证。临床以腹大胀满、绷急如鼓、皮色苍黄、脉络显露为特征，故名鼓胀。病变脏器主要在肝、脾，久则及肾。

2. 中医鉴别诊断　鼓胀当与水肿相鉴别。鼓胀晚期可见下肢浮肿，水肿重症也可表现为腹水，所以需要鉴别。鼓胀表现为腹部胀大坚满，一般四肢不肿，甚或枯瘦。初起腹部胀大但按之柔软，逐渐坚硬，以至脐心突起，四肢消瘦，皮色苍黄，晚期可出现四肢浮肿，甚则吐血、昏迷等危象。多继发黄疸、胁痛、积聚等肝系病证。其发病与情志不遂、酒食不节、感染血吸虫等相关。乃肝、脾、肾功能失调，气、血、水相裹，水停腹内所致。水肿表现为颜面、四肢浮肿，初起从眼睑部开始，继则延及头面四肢以至全身，也有从下肢开始水肿延及全身者，皮色一般不变。水肿重症可见腹胀满、不能平卧等症。多继发于疮疡、斑毒及消渴久病等。乃肺失宣降，脾失健运，肾失气化，三焦气化不利，水溢肌肤所致。

3. 中医辨病辨证　患者或因情志伤肝，或因饮食不节伤脾，或因虫毒感染直接伤肝，导致肝脾受损。肝主疏泄，司藏血；脾居中焦，主运化水湿；肾居下焦，司开阖，调节全身水液代谢。肝病则疏泄不行，气滞血瘀，或肝气乘脾，脾病则运化失健，水湿内聚，土壅则木郁，以致肝脾俱病，水湿内停于腹中，故见腹部胀大、皮色苍黄、腹壁脉络暴露。病延日久，累及于肾，肾虚导致气化不利，出现水湿不化，水为湿邪，其性趋下，故见下肢水肿。舌淡，苔白腻，脉弦细弱，皆为肝脾受损，肾阳虚衰，水湿内聚的表现。

综上所述，本例患者中医诊断为鼓胀（阳虚水停证）。

（七）中西医初步诊断要点

西医诊断：原发性胆汁性胆管炎（晚期，Ⅳ期）。

中医诊断：鼓胀（阳虚水停证）。

⊕ 三、中西医诊疗过程

治法：健脾温肾，行气利水。

中药处方：炙黄芪 30g，党参 12g，苍术 9g，白术 12g，肉桂 8g，陈皮 10g，大腹皮 10g，炮附子 6g（久煎），木瓜 9g，草果 6g，薏苡仁 20g，当归 10g，川芎 6g，白芍 15g，丹参 15g，木香 8g，猪苓 12g，茯苓 15g，泽泻 10g，砂仁 8g（后下），葫芦皮 20g，炙甘草 6g。14 剂，每日 1 剂，水煎分 2 次服。

方解：炙黄芪、大腹皮、木瓜、薏苡仁、猪苓、茯苓、泽泻，化湿利水消肿；炙黄芪、党参、白术、当归、炙甘草，健脾养血补气；苍术、白术、陈皮、草果，燥湿健脾；砂仁，温脾理气；炮附子、肉桂，补肾助阳；白芍，柔肝；川芎、木香、丹参，行气活血（治水需行气，气行水不聚；治水需活血，血行水易灭）；葫芦皮，解毒消肿；炙甘草，调和诸药。

西药处方：抑酸、改善肝功能药等对症支持治疗；口服熊去氧胆酸，每日 2 粒，早晚各 1 次。

日常调护：嘱清淡饮食、低盐低脂，禁食生冷、油腻、辛辣、油炸、粗糙和坚硬食物，适当多吃新鲜蔬菜水果及富有营养的食物。

1 周后：食欲较前无明显好转，仍乏力，腹水较前减少，下肢水肿减轻。

2 周后：复查 ALT 20.4 U/L，AST 50.9U/L，γ–GT 56.5U/L，ALP 130.9U/L，CHE 5124U/L，总蛋白 50.3g/L，ALB 26g/L，白球比 1.02，TBil 45.7μmol/L，DBil 28.5μmol/L，总胆汁酸 60.7μmol/L。患者仍觉乏力，纳差。原方去炮附子，加焦三仙各 15g，木香改为 15g。

1 个月后：食欲好转，乏力减轻，腹水减少，双下肢无水肿。继续原方服用。

3 个月后：复查 ALT 23.5U/L，AST 45.6U/L，γ–GT 45.7U/L，ALP 120.4U/L，CHE 5107U/L，总蛋白 52.5g/L，ALB 30g/L，白球比 1.54，TBil 24.5μmol/L，DBil 17.8μmol/L，总胆汁酸 40.7μmol/L。患者偶有腹胀。原方去党参、炙黄芪，加车前子 12g。

6 个月后：复查 ALT 24.5U/L，AST 44.5U/L，γ–GT 45.8U/L，ALP 115.4U/L，CHE 5278U/L，总蛋白 68g/L，ALB 36g/L，白球比 1.98，TBil 16.4μmol/L，DBil 6.1μmol/L，总胆汁酸 20.1μmol/L。腹水消失。

💡 相关知识拓展

（一）AMA 阴性的 PBC 如何诊断

（二）PBC 患者什么时候应该进行肝移植

（三）熊去氧胆酸的使用方法

（四）中医对原发性胆汁性胆管炎的认识

（扫一扫　看相关知识拓展）

第三十七节　原发性硬化性胆管炎

⊕ 一、病例介绍

患者，男，63岁。主因"发热、身目黄染伴上腹痛间断发作2年，加重伴瘙痒2天"于2017年9月12日入院。

（一）现病史

患者2015年9月因"乏力、身目黄染"于当地医院诊断为原发性硬化性胆管炎、肝硬化，给予口服熊去氧胆酸等治疗。近2年来患者持续乏力，反复发作发热、身目黄染及上腹痛，多次生化检查提示胆汁淤积（ALP、γ-GT持续升高，波动在200～600U/L），多次转氨酶及血清胆红素升高，在当地医院行抗感染治疗后间断缓解。2017年9月12日患者再次出现发热，皮肤巩膜黄染伴上腹部隐痛不适，并伴全身瘙痒，为求进一步诊治，收入院治疗。

刻下症状：身目、小便黄，瘙痒，上腹部隐痛，乏力，偶有恶心未吐，发热微恶寒，纳差，眠差，大便2～3日1次，质干，需开塞露辅助通便。近期体重未见明显下降。

（二）既往史、个人史、家族史

否认高血压、糖尿病、冠心病等慢性病史，否认结核病等传染病史，否认手术、外伤史，否认过敏史，否认输血史，否认家族史，无吸烟、饮酒史，余无特殊。

（三）体格检查

T 37.8℃，P 108次/分，BP 110/70mmHg，R 18次/分。

神志清，精神可，全身皮肤及巩膜黄染，咽部无充血，扁桃体不肿大，胸廓对称、呼吸对称，肺部呼吸音正常，未闻及明显干湿啰音；心率108次/分，未闻及明显病理性杂音；腹部平软，上腹部有压痛，无反跳痛及肌紧张；肝大，剑突下4cm，质硬，边缘钝，脾脏未及肿大，墨菲征阴性，移动性浊音阴性，麦氏点无压痛，双肾叩击痛阴性；双下肢无水肿，无明显活动障碍；生理反射存在，病理反射未引出。

（四）中医查体

身目俱黄，黄色鲜明，体态自如，语声较低，小便短少黄赤，大便秘结，舌红苔黄腻，脉弦数。

（五）实验室检查及其他辅助检查

1. 血常规检查 WBC 18.16×10^9/L，Hb 84.8g/L，N% 92%。

2. 生化检查 ALT 44U/L，AST 41U/L，ALP 289U/L，γ-GT 476U/L，TBil 63.9μmol/L，DBil 47.2μmol/L。肾功能、电解质均无异常。

3. 肿瘤标志物 CA19-9 48.58U/mL。

4. 甲状腺功能、传染病检查均无异常。IgG 4：1.02（正常）、自身抗体（-）。

5. MRCP 肝内胆管扩张、走形僵直，肝门部肝管、肝总管及胆总管管腔狭窄，胆总管最狭窄处 1.45mm；胆囊不大，其内未见明显异常信号；胰管未见明显扩张。

二、诊断思维

（一）诊断思维路径

从患者发热、身目黄染，伴上腹痛等主要症状着手，遵循思维路径建立初步诊断（图 5-50）。

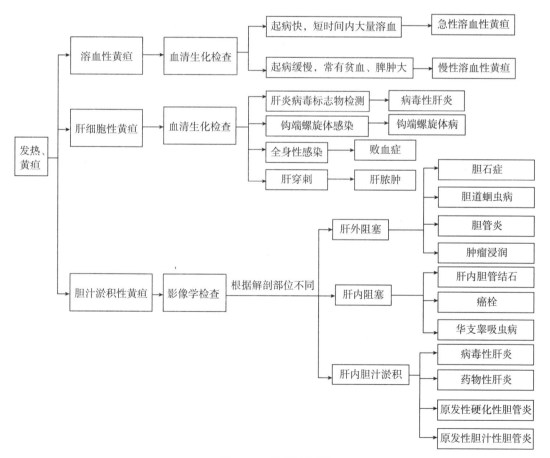

图 5-50 诊疗流程图

（二）诊断

1. 初步诊断　结合患者的病史、病程、临床症状、肝功能检查、影像学检查等结果，考虑本例为原发性硬化性胆管炎，属于自身免疫性肝病的一种。

2. 定义　原发性硬化性胆管炎（primary sclerosing cholangitis，PSC）以特发性肝内外胆管炎症和纤维化为特征，导致多灶性胆管狭窄。临床以慢性胆汁淤积病变为主要表现。多以中年男性为主，男女之比为 2∶1。50% ~ 70% 的 PSC 患者伴发溃疡性结肠炎。

3. 特点

（1）起病隐匿，早期多无症状，黄疸和瘙痒是其典型表现，可伴有乏力、发热及右上腹疼痛。

（2）影像学检查：ERCP 可见肝内外胆管多灶性、短节段性、环状狭窄，胆管壁僵硬缺乏弹性，似铅管样，狭窄上端的胆管可扩张呈串珠样；严重者可呈长段狭窄和胆管囊状或憩室样扩张，当肝内胆管广泛受累时，可有枯树枝样改变。

（3）病理学特征：PSC 的特征性肝组织病理学改变为胆管周围"洋葱皮"样环形纤维化和炎症细胞浸润。

（4）血清生化检查：一般有 ALP、γ-GT 升高，而 ALT、AST 正常。

4. 发病机制　原发性硬化性胆管炎的病因及发病机制当前尚不十分明确。目前认为 PSC 与炎症性肠病强烈相关，胆管上皮细胞为主要受损靶细胞。尚未发现确切的自身抗体，对免疫抑制治疗无效，与自身免疫因素、感染、毒素等原因有关。

5. 诊断要点

（1）经内镜逆行性胰胆管造影（ERCP）是诊断 PSC 的"金标准"。

（2）黄疸和瘙痒是其典型临床表现。

（3）同心圆性"洋葱皮"样纤维化是其典型的病理学表现。

（三）鉴别诊断

1. 原发性硬化性胆管炎与继发性硬化性胆管炎（表 5-294）　继发性硬化性胆管炎是指由于胆囊颈部或胆囊管结石嵌顿和（或）其他良性疾病压迫或炎症波及引起肝总管或胆总管不同程度梗阻，导致的以胆管炎、梗阻性黄疸为特征的一系列的症候群。

表 5-294　原发性硬化性胆管炎与继发性硬化性胆管炎的鉴别

鉴别要点	继发性硬化性胆管炎	原发性硬化性胆管炎
病因是否明确	有明确的病因。常继发于胆总管结石、胆道手术创伤、反复发作的化脓性胆管炎等	病因不明

2. 原发性硬化性胆管炎与原发性胆汁性胆管炎（表 5-295）　原发性胆汁性胆管炎（PBC）又称原发性胆汁性肝硬化，是器官特异性的慢性胆汁淤积性自身免疫性肝病。

表 5-295　原发性硬化性胆管炎与原发性胆汁性胆管炎的鉴别

鉴别要点	原发性胆汁性胆管炎	原发性硬化性胆管炎
血清生化检查	以胆汁淤积指标升高为主（ALP、γ-GT 升高）	一般有 ALP、γ-GT 升高，而 ALT、AST 正常
病理学表现	非化脓性破坏性胆管炎和小叶间胆管损伤	胆管周围"洋葱皮"样环形纤维化和炎症细胞浸润
自身抗体检测	抗线粒体抗体阳性（当抗线粒体抗体为阴性时，抗核抗体往往阳性）	尚未发现明确的特异性自身抗体。33%～85% 的 PSC 患者血清抗中性粒细胞核周抗体（pANCA）阳性；50% 的患者血 IgM 轻至中度升高
影像学检查	肝硬化，脾大，腹水，门静脉高压伴侧支循环开放	肝内外胆管多灶性、短节段性、环状狭窄，胆管壁僵硬缺乏弹性，似铅管样，狭窄上端的胆管可扩张呈串珠样

3. 原发性硬化性胆管炎与自身免疫性肝炎（表 5-296）　自身免疫性肝炎（AIH）是由自身免疫反应介导的慢性进行性肝脏炎症性疾病。自身免疫性肝炎与原发性硬化性胆管炎都属于自身免疫性肝病的范畴。

表 5-296　原发性硬化性胆管炎与自身免疫性肝炎的鉴别

鉴别要点	自身免疫性肝炎	原发性硬化性胆管炎
好发人群	女性多发，男女比例为 1∶4	中年男性多发，男女比例为 2∶1
血清生化检查	AST 和 ALT 升高，而 ALP 和 γ-GT 水平正常或轻微升高；IgG 和（或）γ-球蛋白升高	一般有 ALP、γ-GT 升高，而 ALT、AST 正常
病理学表现	界面性肝炎、淋巴-浆细胞浸润、肝细胞玫瑰花环样改变、淋巴细胞穿入现象和小叶中央坏死等	胆管周围"洋葱皮"样环形纤维化和炎症细胞浸润
自身抗体检测	自身抗体阳性。根据血清自身抗体可将 AIH 分为 3 型：Ⅰ型 AIH 最为常见，相关抗体为 ANA 和（或）SMA；Ⅱ型 AIH 的特征为抗 -LKM1 阳性；Ⅲ型 AIH 的特征为血清抗 -SLA/LP 阳性	尚未发现明确的特异性自身抗体。33%～85% 的 PSC 患者血清抗中性粒细胞核周抗体（pANCA）阳性；50% 的患者血 IgM 轻至中度升高

4. 原发性硬化性胆管炎与药物性肝损伤（表 5-297）　药物性肝损伤是指由于药物和（或）其代谢产物引起的肝脏损害。以往没有肝炎史的健康者或原来就有严重疾病的患者，在使用某种药物后发生程度不同的肝脏损害。

表 5-297 原发性硬化性胆管炎与药物性肝损伤的鉴别

鉴别要点	药物性肝损伤	原发性硬化性胆管炎
临床表现	药物性肝炎可以表现为目前所知任何类型急性或慢性肝脏疾病的症状，如乏力、厌食油腻、黄疸、胁肋部隐痛等	黄疸和瘙痒
血清生化检查	血清氨基转移酶水平升高和（或）胆汁淤积指标升高表现	一般有 ALP、γ-GT 升高，而 ALT、AST 正常
病理学表现	门管区中性粒细胞和嗜酸性粒细胞浸润，肝细胞大泡脂肪变性，肝细胞胆汁淤积，纤维化程度一般较轻（低于 S2）	胆管周围"洋葱皮"样环形纤维化和炎症细胞浸润
药物史	药物史明确，停用药物后好转	无药物史，停用药物后无好转

5. 原发性硬化性胆管炎与慢性活动性肝炎（表 5-298） 慢性活动性肝炎是指有肝炎病史，病程在 1 年以上，反复出现肝脏炎症加重和缓解的慢性肝脏炎症性疾病。

表 5-298 原发性硬化性胆管炎与慢性活动性肝炎的鉴别

鉴别要点	慢性活动性肝炎	原发性硬化性胆管炎
临床表现	食欲差、乏力、厌油腻、恶心呕吐、腹胀	黄疸和瘙痒
肝炎病史	有	无
是否传染	慢性活动性病毒性肝炎具有传染性	否
血清生化检查	ALT 反复异常，浊度和絮状试验持续升高，血浆白蛋白减少，球蛋白增加，蛋白比值异常，血清蛋白电泳 γ-球蛋白明显增加	一般有 ALP、γ-GT 升高，而 ALT、AST 正常

6. 原发性硬化性胆管炎与酒精性肝病（表 5-299） 酒精性肝病（alcoholic liver disease，ALD），又叫酒精肝，是指因长期过量饮酒而引起的肝脏损害，最初表现为显著的肝细胞脂肪变，后可进展为脂肪性肝炎、肝纤维化和肝硬化。短期内严重酗酒也可能导致急性重症酒精性肝炎、慢加急性肝功能衰竭，甚至导致死亡。

表 5-299 原发性硬化性胆管炎与酒精性肝病的鉴别

鉴别要点	酒精性肝病	原发性硬化性胆管炎
血清生化检查	AST/ALT > 2、γ-GT 升高、平均红细胞容积（MCV）升高是诊断酒精性肝病的敏感指标	一般有 ALP、γ-GT 升高，而 ALT、AST 正常
病理学表现	大泡性的肝细胞脂肪变性，或者以大泡性为主，伴有小泡性的混合性肝细胞脂肪变性	胆管周围"洋葱皮"样环形纤维化和炎症细胞浸润
饮酒史	有长期饮酒史，一般超过 5 年	无长期饮酒史
临床表现	临床症状为非特异性，可无症状，或有右上腹胀痛、食欲不振、乏力、体重减轻、黄疸等；随着病情加重，可有神经精神症状和蜘蛛痣、肝掌等表现	黄疸和瘙痒

鉴别要点	酒精性肝病	原发性硬化性胆管炎
自身抗体检测	阴性	尚未发现明确的特异性自身抗体。33% ～ 85% 的 PSC 患者血清抗中性粒细胞核周抗体（pANCA）阳性；50% 的患者血 IgM 轻至中度升高

（四）分期

根据 2019 年英国胃肠病学会和英国原发性硬化性胆管炎协作组指南：原发性硬化性胆管炎的诊断和治疗，可将 PSC 分为 4 期。

（1）门静脉周围炎症。

（2）门静脉周围纤维化。

（3）胆管缺失和桥接纤维化。

（4）肝硬化。

（五）西医诊断要点

1. 按受损部位分型 本例肝内胆管扩张、走形僵直，肝门部肝管、肝总管及胆总管管腔狭窄，属于全胆管型。

2. 病理分期 本例生化指标符合胆汁淤积改变，即长期持续的 ALP、γ–GT 升高，并出现肝硬化，评定为 4 期。

（六）中医诊断要点

1. 定义 黄疸是湿热蕴结脾胃，或湿热、郁热熏蒸肝胆，胆汁外溢，或脾虚血败，不华于色所致的以目黄、身黄、小便黄为主症的病证。其中目睛黄染尤为本病的重要特征。

2. 中医鉴别诊断 黄疸当与萎黄相鉴别，两者均可表现为皮肤色黄。萎黄的临床表现为肌肤萎黄欠润泽，而目睛与小便不黄，可伴有头晕倦怠、心悸少寐、纳少便溏等，多因饥饱劳倦、食滞虫积等而致脾胃虚弱，气血不足，肌肤失养。黄疸肌肤色黄与目黄、小便黄同见，为湿热蕴结脾、胃、肝、胆。

3. 中医辨病辨证 患者或因饮食不节，或因体质因素，或因情志失调，或因劳倦过度等，导致湿热蕴结脾胃，熏蒸肝胆，胆汁外溢，故见发热、黄疸。湿热阻滞，肝胆气机不畅，不通则痛，故见上腹部隐痛不适。热灼津液，故见小便短少黄赤、大便秘结。舌苔黄腻，脉象弦数，均为肝胆湿热的表现。

综上所述，本例患者中医诊断为黄疸（肝胆湿热，热重于湿证）。

（七）中西医初步诊断总结

西医诊断：原发性硬化性胆管炎（全胆管型，4期）。

中医诊断：黄疸（肝胆湿热，热重于湿证）。

三、中西医诊疗过程

治法：清热通腑，利湿退黄。

中药处方：茵陈15g，栀子10g，大黄15g，牡丹皮12g，丹参15g，赤芍12g，白芍15g，连翘10g，板蓝根15g，白花蛇舌草20g，炙甘草6g。14剂，每日1剂，水煎分2次服。

方解：茵陈、栀子、大黄、白花蛇舌草，清热利湿退黄；牡丹皮、赤芍、连翘、板蓝根，清热凉血；白芍，柔肝止痛；炙甘草，调和诸药。

西医治疗：抗感染（左氧氟沙星、奥硝唑）、护肝（还原型谷胱甘肽＋多烯磷脂酰胆碱）等治疗。3天后患者感染情况控制，无发热，复查白细胞4.34×10^9/L，中性粒细胞百分比71.6%。因患者胆管严重狭窄，与患者及家属沟通后，于2017年9月21日给予ERCP治疗：进十二指肠镜，食管未见明显静脉曲张，视野所见食管、胃及十二指肠黏膜未见明显异常，乳头型乳头，切开后开口，沿着导丝插入切开刀，调整导丝进入肝内胆管，探条扩张肝总管及胆总管狭窄处，抽取脓性胆汁送培养，留置鼻胆管于右肝管，操作顺利，引流通畅。胆汁培养出大肠埃希菌（左氧氟沙星、哌拉西林他唑巴坦、头孢吡肟、美罗培南等抗生素敏感）。术后给予抗感染等治疗，患者无腹痛、发热及其他并发症发生。

饮食调护：进食低脂、富于营养且容易消化的饮食，避免食用辛辣、甘肥食物及饮酒。

1周后：黄疸逐渐消退，上腹部隐痛减轻。复查肝功能：ALT 28U/L，AST 27U/L，ALP 370U/L，γ-GT 806U/L，TBil 79.8μmol/L，DBil 38.9μmol/L。

1个月后：复查肝功能：ALT 30U/L，AST 28U/L，ALP 218U/L，γ-GT 247U/L，TBil 40.5μmol/L，DBil 20.8μmol/L。

2个月后：腹部超声示胆总管上段内径0.6cm。复查肝功能：ALT 31U/L，AST 30U/L，ALP 125U/L，γ-GT 126U/L，TBil 19.2μmol/L，DBil 18.7μmol/L。

相关知识拓展

（一）什么是ERCP

（二）注射用还原型谷胱甘肽治疗肝脏疾病的使用方法

（三）PSC的免疫抑制治疗

（四）PSC在什么情况下可以采用中药治疗

（扫一扫　看相关知识拓展）

第三十八节　急性胆囊炎

⊕ 一、病例介绍

董某，男，29 岁。主因"右上腹痛 4 天、发热 3 天，加重 1 天"于 2017 年 6 月 8 日来我院就诊。

（一）现病史

患者 4 天前因进食辛辣刺激性食物及饮酒后出现右上腹疼痛，呈持续性刺痛，可放射至右肩背部，伴恶心呕吐，呕吐 1 次，呕吐物为胃内容物，非喷射状，未见咖啡样物质，无胸闷胸痛，无反酸胃灼热，无发热寒战，遂于我院急诊就诊。考虑为急性胃肠炎，予抑酸、补液等对症治疗，腹痛症状无明显缓解。3 天前患者出现发热伴腹痛，最高体温 37.9℃，无寒战，未系统诊治。1 天前患者因右上腹疼痛加重伴发热就诊于我院普外科，查腹部 B 超示急性胆囊炎、胆汁淤积，考虑为急性胆囊炎，予以禁食水、抗感染、补液等对症支持处理，腹痛症状无明显缓解。现患者为求进一步系统诊治收入院。

刻下症状：右上腹持续性刺痛伴绞痛，伴右肩背部放射痛，全腹胀痛，皮肤黏膜无黄染，发热，无寒战，无恶心呕吐，无反酸胃灼热，无头晕头痛，无胸闷胸痛，无咳嗽咳痰，眠差，近日未进食，大便 3 日未解，小便量少、色黄。近期无明显体重下降。

（二）既往史、个人史、家族史

既往体健，否认其他慢性病史，幼儿时期曾行睾丸积水手术。

（三）体格检查

T 37.6℃，P 80 次 / 分，BP 110/60mmHg，R 20 次 / 分。

神清，皮肤巩膜无黄染，浅表淋巴结未触及肿大，心肺未触及异常，腹部平软，右上腹压痛明显，墨菲征（＋），肝脾区叩痛（－），双肾无叩击痛，未扪及包块，肠鸣音减弱，2 次 / 分，移动性浊音（－）。

（四）中医查体

神清，精神可，面色如常，被动体位，言语流利，语声正常，未闻及特殊气味，舌质红，苔黄腻，脉弦滑。

（五）实验室检查及其他辅助检查

1. 血常规　WBC 23.87×10^9/L，N 21.34×10^9/L，N% 89.4%，L 2.75×10^9/L，L% 2.9%。

2. 肝功能＋血淀粉酶　ALT 4U/L，AST 29U/L，γ-GT 30U/L，ALP 66U/L，B-AMY 76U/L。

3. 腹部 B 超　脂肪肝，急性胆囊炎，胆汁淤积。

二、诊断思维

（一）诊断思维路径

从患者右上腹痛等主要症状着手，遵循思维路径建立初步诊断（图 5-51）。

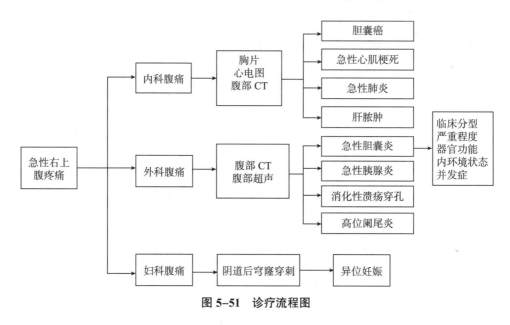

图 5-51　诊疗流程图

（二）诊断

1. 初步诊断　结合患者的病史、病程、临床症状、体征及腹部 B 超、生化检查等结果，考虑本例为急性胆囊炎。

2. 定义　急性胆囊炎（acute cholecystitis，AC）是由胆囊管梗阻、化学性刺激和细菌感染等引起的胆囊急性炎症性病变，主要表现为右上腹压痛、反跳痛、腹肌紧张，是临床常见的急腹症之一。

3. 特点

（1）右上腹疼痛，开始时仅有右腹胀痛，逐渐发展至阵发性绞痛。夜间发作常见，饱餐、进食油腻食物为常见诱发因素。疼痛可放射至右肩部、肩胛和背部，伴恶心、呕吐、厌食、便秘等消化道症状。如病情发展，疼痛可为持续性，阵发性加剧。常伴轻度至中度发热，通常无寒战，可有畏寒。10%～20% 的患者可出现轻度黄疸。

（2）查体可见右上腹压痛，可伴有反跳痛、腹肌紧张，或 Murphy 征阳性。有些患者可触及肿大胆囊并有触痛。

（3）超声检查是急性胆囊炎的首选影像学检查手段，典型表现为胆囊肿大（横径 ≥ 4cm）、壁增厚（≥ 3mm）或毛糙，呈"双边征"，多伴有胆囊结石；若胆囊腔内出现稀疏或密集的细小光点样回声，考虑胆囊积脓；若胆囊壁局部膨出或缺损，以及胆囊周围出现局限性积液，则考虑胆囊坏疽穿孔。（图 5-52、图 5-53）

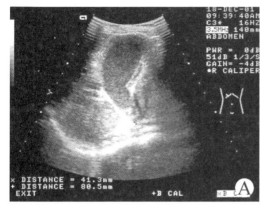 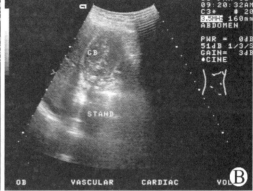

图 5-52　急性胆囊炎合并胆泥淤积超声图　　　　图 5-53　胆囊炎超声图

4. 发病机制

（1）胆囊管梗阻，胆汁排出受阻：90% 的 AC 患者合并胆囊结石，其中许多结石在胆囊管或胆囊壶腹部嵌顿，提示胆囊管阻塞是 AC 的最常见病因。单纯胆囊管的病变，如过长扭曲或慢性炎症等，也可以导致胆汁排出受阻。胆囊管受阻时，存留在胆囊内的浓缩胆汁无法排入肠道，高浓度的胆盐损伤胆囊黏膜，引起急性炎症改变。

（2）致病菌入侵：胆道是细菌侵入胆管的主要途径，致病菌多为肠道菌属，其中以大肠杆菌最为常见，其次为链球菌、梭状芽孢杆菌、沙门杆菌等。血行感染引起的急性胆囊炎比较少见。

（3）化学性刺激：创伤或手术后胆囊收缩功能明显降低，胆汁淤滞，胆盐浓度增高，对胆囊黏膜的刺激增大。经肝动脉行肝脏肿瘤化学栓塞时，化疗药物和碘油可经胆囊动脉进入胆囊壁，引起化学性 AC。此外，胰液反流至胆道内，亦可能是引起 AC 的原因之一。

（4）高龄人群，特别是患有糖尿病、动脉粥样硬化等代谢性疾病的患者，常合并胆囊壁微循环障碍，亦是引发 AC 的重要原因。

（5）其他：大创伤、大出血、严重过敏等使血管痉挛，胆囊局部缺血，可致胆囊水肿，胆汁淤积。

5. 诊断要点　①局部炎症表现：可触及右上腹肿块、压痛和反跳痛，Murphy 征阳性。②全身炎症反应：发热，CRP 水平升高，WBC 计数升高。③影像学检查：提示为急性胆囊炎的特征。

若存在①中任意一项 + ②中任意一项，应高度怀疑急性胆囊炎。在此基础上，若③进一步支持，则可明确诊断。

（三）鉴别诊断

1. 急性胆囊炎与消化性溃疡穿孔（表 5-300） 消化性溃疡（PU）主要指胃和十二指肠溃疡，主要是黏膜的局限性组织缺损、炎症与坏死性病变，可深达黏膜肌层。病变主要与黏膜被胃酸、胃蛋白酶自身消化有关，故称消化性溃疡。按其发生部位及性质分为胃溃疡、十二指肠溃疡及特殊类型溃疡（如隐匿性溃疡、复合性溃疡、幽门管溃疡、球后溃疡、巨大溃疡等）。由于其发病与幽门螺杆菌（Hp）感染、非甾体抗炎药（NSAID）关系密切，故对 Hp 感染者又称 Hp 相关性溃疡，对服用 NSAID 者又称 NSAID 相关性溃疡。

表 5-300　急性胆囊炎与消化性溃疡穿孔的鉴别

鉴别要点	消化性溃疡穿孔	急性胆囊炎
病史	消化道溃疡、反复腹痛病史	常在进食油腻后发作
症状	腹痛较急性胆囊炎更为急迫，突发上腹部刀割样疼痛，可累及全腹；板状腹，伴有恶心呕吐，同时合并休克。至腹膜炎阶段可出现发热等症状，一般无黄疸	右上腹疼痛，可向右肩部、肩胛部、背部放射
体征	腹膜刺激征明显	墨菲征（+）、右上腹包块、压痛、肌紧张、反跳痛
影像学检查	腹部 X 线示膈下游离气体	胆囊肿大，囊壁增厚或毛糙，可见"双边征"

2. 急性胆囊炎与急性阑尾炎（表 5-301） 急性阑尾炎是指因肠壁内淋巴组织、肠道内结石等造成阑尾管腔的阻塞，引起感染，细菌迅速繁殖，导致阑尾发炎肿胀的疾病。以转移性右下腹疼痛为主要临床表现，还可伴有发热、恶心呕吐、腹胀等。

表 5-301　急性胆囊炎与急性阑尾炎的鉴别

鉴别要点	急性阑尾炎	急性胆囊炎
腹痛性质	右下腹转移性疼痛，疼痛持续、不放射	右上腹疼痛，可向右肩部、肩胛部、背部放射
体征	麦氏点压痛、反跳痛	墨菲征（+）
影像学检查	阑尾直径增大，管腔扩张，管壁增厚	胆囊肿大，囊壁增厚或毛糙，可见"双边征"

3. 急性胆囊炎与急性胰腺炎（表 5-302） 急性胰腺炎（acute pancreatitis，AP）是一种以胰腺急性炎症和组织学上腺泡细胞破坏为特征的疾病，是急诊科常见消化系统急症之一，常由局部发展累及全身器官及系统而成为重症急性胰腺炎（severe acute pancreatitis，SAP）。

表 5-302　急性胆囊炎与急性胰腺炎的鉴别

鉴别要点	急性胰腺炎	急性胆囊炎
症状	腹痛，常向左腰背部放射，伴有腹胀、恶心、发热等症状	右上腹疼痛，可向右肩部、肩胛部、背部放射
胰腺功能检查	血淀粉酶及脂肪酶超过正常上限 3 倍	血淀粉酶及脂肪酶未超过正常上限 3 倍
影像学检查	CT 示胰腺急性水肿、渗出	胆囊肿大，囊壁增厚或毛糙，可见"双边征"

4. 急性胆囊炎与急性心肌梗死（表 5-303）　急性心肌梗死（AMI）是指各种原因造成冠状动脉血供急剧减少或完全中断，使相应心肌严重而持久的急性缺血所致的心肌细胞坏死的疾病。典型的疼痛症状为胸骨后或心前区剧烈的压榨样疼痛，并且向左上臂、颈或颌部放射，持续时间常超过 10～20 分钟，休息或服用硝酸甘油难以缓解，常伴有烦躁不安、出汗、恐惧，甚至有濒死感。部分患者疼痛部位不典型，个别患者无胸痛症状，还有一些患者以呼吸困难、心律失常、休克或急性心力衰竭为原发临床表现。

表 5-303　急性胆囊炎与急性心肌梗死的鉴别

鉴别要点	急性心肌梗死	急性胆囊炎
病史	多有心绞痛病史	常在进食油腻后发作
症状	心前区、胸骨后疼痛可向左臂、左肩部放射	右上腹疼痛，可向右肩部、肩胛部、背部放射
心电图	ST 段弓背向上型抬高，异常持久的 Q 波或 QS 波	无明显异常
心肌标志物	可见肌酸激酶、乳酸脱氢酶升高，肌钙蛋白、肌红蛋白升高	无明显异常

5. 急性胆囊炎与胆囊癌（表 5-304）　胆囊癌是指发生于胆囊（包括胆囊底部、体部、颈部及胆囊管）的恶性肿瘤，以右季肋区疼痛、包块、进行性黄疸等为主要临床表现。

表 5-304　急性胆囊炎与胆囊癌的鉴别

鉴别要点	胆囊癌	急性胆囊炎
病史	病程较长，右上腹痛、胆囊肿大病史	病程较短，急性起病，常在进食油腻后发作
肿瘤标志物	癌胚抗原（CEA）等肿瘤标志物升高	阴性
影像学检查	早期表现与急性胆囊炎相似。晚期 CT 示胆囊壁增厚不均匀，胆囊黏膜线多中断，轮廓多模糊。其胆道梗阻位低	CT 示胆囊壁均匀增厚，胆囊黏膜线多完整，轮廓多清晰。其胆道梗阻位高

（四）分级

急性胆囊炎的严重程度不同，治疗方案亦不同，预后也不同。根据患者的病情严重程度将急性胆囊炎分为轻、中、重度 3 级。

1. 轻度急性胆囊炎　胆囊炎症较轻，未达到中、重度评估标准。

2. 中度急性胆囊炎　患者伴有以下情况之一时，应考虑病情较重：① WBC 升高，计数 > $18×10^9/L$。②可触及右上腹肿块。③病程超过 3 天。④已出现明显局部炎症，如坏疽性胆囊炎、胆囊周围脓肿、肝脓肿、胆源性腹膜炎或胆囊穿孔。

3. 重度急性胆囊炎　患者出现以下任何一个器官或系统功能障碍时，则提示病情危重：①心血管系统：需要使用多巴胺（5μg/kg 以上）或者去甲肾上腺素维持血压。②神经系统：出现意识障碍，表现为嗜睡、昏睡或昏迷。③呼吸系统：$PaO_2/FiO_2 < 300mmHg$（1mmHg = 0.133kPa）。④肾功能：少尿，肌酐 > 2mg/dL。⑤凝血功能：INR > 1.5。⑥血液系统：血小板低于 $100×10^9/L$。

（五）西医诊断要点

本例患者病程已超过 3 天，WBC > $18×10^9/L$，其他系统及功能尚正常，因此可评估为急性胆囊炎（中度）。

本例患者诊断总结：急性胆囊炎（中度），胆汁淤积症，脂肪肝。

（六）中医诊断要点

1. 定义　胁痛是肝胆气机阻滞，疏泄不利，或阴血不足，肝络失养，或肝胆筋脉拘急；或气机阻痹所致的以一侧或双侧胁肋部疼痛为主要临床表现的病证。

2. 中医鉴别诊断　胁痛当与胃痛相鉴别。胁痛尤其是气滞、湿热胁痛等，可兼有脘腹疼痛、胀满等；胃痛尤其是气滞胃痛可攻冲两胁，所以二者需要鉴别。胁痛以一侧或两侧胁痛为主症，常伴有恶心、厌食油腻、口苦等症状，属肝胆疾病。而胃痛中心病位在胃脘，常伴有反酸、嘈杂等，属于胃病。

3. 中医辨病辨证　患者为青年男性，平素嗜食辛辣刺激性食物，日久酿生湿热，湿热内蕴，土壅木郁，导致肝失疏泄，气机阻滞，不通则痛，故发为胁痛；湿热内蕴，胃失和降，胃气上逆，故见发热、恶心呕吐、食欲不振；湿热阻滞气机，腑气不通，大便则秘结不行；患者舌脉，均为湿热蕴结之征。

综上所述，本例患者中医诊断为胁痛（湿热蕴结证）。

（七）中西医初步诊断总结

西医诊断：急性胆囊炎（中度），胆汁淤积症，脂肪肝。

中医诊断：胁痛（湿热蕴结证）。

⊕ 三、中西医诊疗过程

治法：清热利湿，理气通腑。

中药处方：柴胡 10g，黄芩 9g，半夏 9g，虎杖 12g，金钱草 12g，郁金 10g，鸡内金 10g，木香 6g，槟榔 9g，熟大黄 12g，赤白芍 20g。14 剂，每日 1 剂，水煎分 2 次服。

方解：柴胡、黄芩，和解少阳，清泻郁火；郁金，清肝火，行气利湿止痛；半夏、生姜，和胃降逆止呕，行气消痞；虎杖、大黄，泻下热结；芍药，缓急止痛；木香、槟榔，调畅三焦气机。

辅以中医灌肠方灌肠以通腑泄热。针刺选穴以肝俞、期门、阳陵泉、支沟及局部阿是穴为主，可辅以梅花针局部叩刺以通络止痛。

西医处方：头孢他啶 2g，静脉滴注；左奥硝唑氯化钠注射液 1 瓶，静脉滴注；盐酸雷尼替丁注射液 50mg，入壶，一次（入院当天）；注射用美罗培南 1g，静脉滴注，2 次；注射用复方甘草酸苷 3 支，静脉滴注，每日 1 次。

饮食禁忌：忌辛辣刺激、肥甘厚味之品，忌饮酒。

入院第 2 天：患者腹痛较前减轻，解大便一次，仍发热。

入院第 3 天：患者仍发热，腹痛较前明显减轻，仍诉腹胀。复查血常规：WBC 10.64×10^9/L。

入院第 6 天：患者自诉隐隐腹痛，无腹胀，无发热，有自主排气排便，适量进半流质饮食。复查腹部 B 超示胆囊胆泥形成，胆周积液。

入院第 9 天：患者无明显腹胀腹痛。复查血常规：WBC 9.55×10^9/L。

入院第 12 天：患者无腹胀腹痛，血象恢复正常，肝功能较前好转，考虑病情稳定，予以出院。

相关知识拓展

（一）急性结石性胆囊炎的根本治疗原则是什么

（二）急性胆囊炎的常见并发症及处理措施

（三）急性胆囊炎抗感染治疗中抗生素使用的疗程及
种类

（四）历代医家的相关论述

（扫一扫 看相关知识拓展）

第三十九节 急性胰腺炎

⊕ 一、病例介绍

张某，女，49岁。主因"上腹胀痛5天"于2019年7月16日入院。

（一）现病史

患者5天前食油腻食物后出现上腹胀痛、呃逆，乏力，无呕吐反酸，就诊于北京某三甲医院急诊科，查血常规示中性粒细胞绝对值$7×10^9$/L，Na^+ 129.2mmol/L，谷丙转氨酶61U/L，考虑"急性胃肠炎"，予左氧氟沙星抗感染治疗（具体不详）。1天前患者仍腹痛、腹胀，再次就诊于北京某三甲医院急诊科，查CRP 261mg/L，Hb 113g/L，Na^+ 132.4mmol/L，Ca^{2+} 2.59mmol/L，ALT 47U/L，AST 56.4U/L，腹部CT提示胰头、胰体及周围改变；胃窦部胃壁增厚，周围多发索条影，炎性病变伴周围渗出（待查）；肝肾体积增大；重度脂肪肝；盆腔少量积液；心腔密度减低，提示贫血可能。诊断为"急性胰腺炎"，现患者为求进一步系统治疗，收入我科。

刻下症状：上腹胀痛，呃逆，口干，乏力，无恶心呕吐，无胸痛胸闷，无后背痛，无头晕头痛，已禁食水，眠可，小便少，大便日1行。近期体重下降3kg。

（二）既往史、个人史、家族史

2型糖尿病病史4年，现口服盐酸二甲双胍缓释片1g，每晚1次；高脂血症病史8年，现口服非诺贝特胶囊0.2g，每日1次；重度脂肪肝病史8年；甲状腺癌切除术后2年，现口服优甲乐125μg，每日1次。否认高血压、冠心病等其他慢性病史，否认肝炎、结核等传染病史，否认外伤、中毒史，否认其他手术史，否认药物及食物过敏史。

（三）体格检查

神志清楚，全身皮肤及黏膜无黄染，周身浅表淋巴结未触及肿大，腹部平软，上腹部压痛，无反跳痛和肌紧张，移动性浊音（－），墨菲征（＋），麦氏点无压痛，肝脾肋下未及，肝脾区叩痛（＋），双肾无叩痛，肠鸣音2次/分。

（四）中医查体

双目有神，面色如常，形体正常，语言清晰，对答切题，未闻及特殊气味，舌红，苔薄黄稍腻，脉弦滑。

（五）实验室检查及其他辅助检查

1. 生化检查 CRP 261 mg/L，Hb 113g/L，Na^+ 132.4mmol/L，Ca^{2+} 2.59mmol/L，ALT 47U/L，

AST 56.4U/L，脂肪酶 60.0U/L，血淀粉酶 38.0U/L。

2. CT 检查　①胰头、胰体及周围改变。②胃窦部胃壁增厚，周围多发索条影，炎性病变伴周围渗出（待查）。③肝肾体积增大。④重度脂肪肝。⑤盆腔少量积液。⑥心腔密度减低，提示贫血可能。

二、诊断思维

（一）诊断思维路径

从患者腹痛的主要症状着手，遵循思维路径建立初步诊断（图 5-54、图 5-55）。

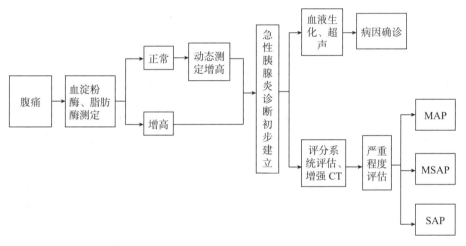

图 5-54　诊疗流程图

（二）诊断

1. 初步诊断　结合患者的病史、病程、临床症状、体征、影像学检查等考虑本例为急性胰腺炎（轻度高三酰甘油血症性），肝功能异常，2 型糖尿病，高脂血症，重度脂肪肝，甲状腺癌切除术后，低钠血症，贫血，盆腔积液。

2. 定义　急性胰腺炎（AP）是指多种病因引起的胰酶激活，继以胰腺局部炎性反应为主要特征，伴或不伴器官功能改变的疾病。

3. 特点

（1）发作前常有慢性胆系病史，多发生于酒后或饱餐之后。

（2）水肿型常突然发生上腹或左上腹疼痛，向左腰部放射，伴见发热、恶心呕吐。出血坏死型病情严重，除上述症状外，还可见到休克、腹膜炎、胸膜炎、麻痹性肠梗阻、消化道出血、腰部及脐部皮肤可出现瘀斑。少数患者可伴有呼吸窘迫综合征、急性肾功能衰竭等。有些患者可并发胰腺假性囊肿。

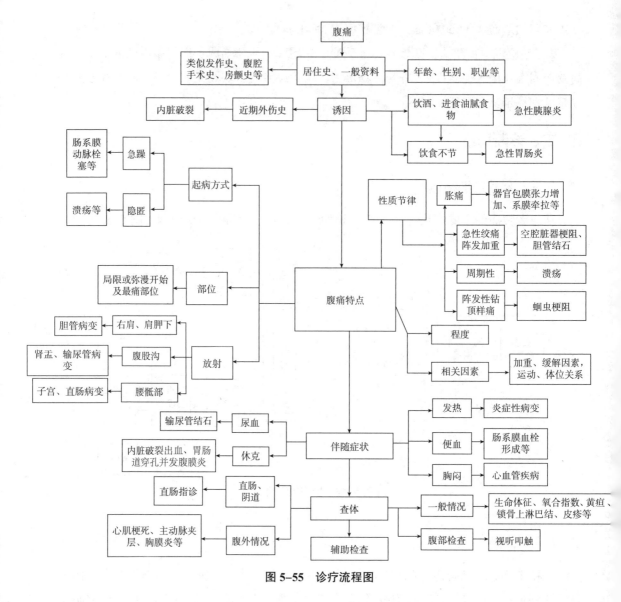

图 5-55　诊疗流程图

（3）血清淀粉酶发病 6～8 小时后升高，3～5 日内恢复正常。尿淀粉酶发病 8～12 小时后升高，持续 1～2 周后恢复正常。胸水、腹水淀粉酶明显升高。淀粉酶肌酐清除比率成倍增加。血脂肪酶有时也可升高。出血坏死型的血、尿淀粉酶可不升高，但血糖升高，血钙降低，高铁血红蛋白阳性。

（4）B 超示胰腺普遍增大，光点增多。

（5）根据 CT 表现可将胰腺炎症的严重程度分为 A～E 级。

A 级：影像学为正常胰腺。

B 级：胰腺实质改变，包括胰腺局部或弥漫性肿大，胰腺内小范围积液（侧支胰管或直径＜ 3cm 的胰腺坏死所致）。

C 级：胰腺实质及周围炎性改变，除 B 级所述胰腺实质的变化外，胰腺周围软组织也有炎性改变。

D 级：胰腺外的炎性改变，以胰腺周围改变为突出表现而非单纯的液体积聚。

E 级：广泛的胰腺外积液和脓肿，包括胰腺内显著的积液坏死，胰腺周围的积液和脂肪坏死，胰腺脓肿。

4. 发病机制

（1）胆源性：胆石症是我国 AP 的主要病因。急性胆源性胰腺炎诊断和处理时机至关重要，尤其应注意胆道微结石。

（2）酒精性：是急性胰腺炎的第二大常见病因。

（3）高甘油三酯血症性：随着我国人民生活水平的提高和饮食结构的改变，高甘油三酯血症性急性胰腺炎日渐增多，且呈年轻化、重症化态势，有超越酒精性 AP 成为第二大病因的趋势，需引起重视。其机制可能与甘油三酯分解的游离脂肪酸对胰腺本身的毒性作用及其引起的胰腺微循环障碍有关。当血清甘油三酯 ≥ 11.3mmol/L 时，极易发生 AP；当甘油三酯 < 5.65mmoL/L 时，发生 AP 的危险性减少。

（4）其他病因：奥狄括约肌功能障碍、胰腺肿瘤、药物和毒物、胰腺外伤、高钙血症、血管炎症、遗传因素、病毒或细菌感染、自身免疫反应、α_1– 抗胰蛋白酶缺乏症等。

（5）特发性：经临床与影像学、生物化学等检查，不能确定病因者，称为特发性胰腺炎。

5. 诊断要点

（1）诊断标准：临床上符合下述 3 项标准中的 2 项，即可诊断为 AP。

1）急性、突发、持续、剧烈的上腹部疼痛，可向背部放射。

2）血清淀粉酶和（或）脂肪酶活性至少高于正常上限值 3 倍。

3）增强 CT 或 MRI 呈 AP 典型影像学改变（胰腺水肿或胰周渗出积液）。

（2）分类诊断

1）MAP（轻症急性胰腺炎）：符合 AP 诊断标准，不伴有器官功能衰竭及局部或全身并发症。

2）MSAP（中重症急性胰腺炎）：伴一过性的器官衰竭（48 小时内可以恢复），或伴有局部或全身并发症。

3）SAP（重症急性胰腺炎）：伴持续（> 48 小时）的器官功能衰竭，改良 Marshall 评分 ≥ 2 分。

（3）病因诊断：包括胆源性 AP、酒精性 AP、高甘油三酯血症性 AP、PEP 等。

（三）鉴别诊断

1. 急性胰腺炎与急性胆囊炎（表 5–305）　急性胆囊炎是由于胆囊管梗阻、化学刺激和细菌感染等因素引起的急性胆囊炎症。

表 5-305　急性胰腺炎与急性胆囊炎的鉴别

鉴别要点	急性胰腺炎	急性胆囊炎
诱因	酗酒、暴饮暴食后突发	饱餐或进食油腻食物
症状	腹痛，常向左腰背部放射，伴有腹胀、恶心、发热等	上腹或右上腹绞痛，向肩胛部和背部放射，伴有恶心呕吐，甚至出现寒战、高热等症状
胰腺功能检查	血淀粉酶及脂肪酶超过正常上限 3 倍	血淀粉酶及脂肪酶未超过正常上限 3 倍
影像学检查	CT 示胰腺急性水肿、渗出	胆囊增大，胆囊壁增厚，胆囊颈部结石嵌顿，胆囊周围积液等表现

2. 急性胰腺炎与胃、十二指肠溃疡穿孔（表 5-306）　胃、十二指肠溃疡穿孔是胃和十二指肠溃疡的常见并发症，因溃疡向深部发展，穿通胃或十二指肠壁而致。

表 5-306　急性胰腺炎与胃、十二指肠溃疡穿孔的鉴别

鉴别要点	急性胰腺炎	胃、十二指肠溃疡穿孔
病史	反复右上腹及剑突下疼痛、胆石症、高脂血症病史等	消化道溃疡、反复腹痛病史
症状	腹痛，常向左腰背部放射，伴有腹胀、恶心、发热等	突发上腹部刀割样疼痛，可累及全腹；板状腹，伴有恶心呕吐，同时合并休克。至腹膜炎阶段可出现发热等症状，一般无黄疸
胰腺功能检查	血淀粉酶及脂肪酶超过正常上限 3 倍	血淀粉酶及脂肪酶未超过正常上限 3 倍
影像学检查	CT 示胰腺急性水肿、渗出	X 线检查可发现膈下有半月形游离气体

3. 急性胰腺炎和急性肠梗阻（表 5-307）　急性肠梗阻是由于肠内及肠外各种原因引起的小肠肠道机械性堵塞的疾病。

表 5-307　急性胰腺炎与急性肠梗阻的鉴别

鉴别要点	急性胰腺炎	急性肠梗阻
症状、体征	反复右上腹及剑突下疼痛	腹胀、腹痛、呕吐、停排大便
实验室检查	血淀粉酶及脂肪酶超过正常上限 3 倍	血淀粉酶及脂肪酶未超过正常上限 3 倍
影像学检查	CT 示胰腺急性水肿、渗出	腹部平片可见气液平

4. 急性胰腺炎和心绞痛（表 5-308）　稳定型心绞痛也称为劳力性心绞痛，当冠脉狭窄或部分阻塞时，心肌耗氧量增加，不能满足心肌对血液的需求时，即可引发心绞痛。

表 5-308　急性胰腺炎和心绞痛的鉴别

鉴别要点	急性胰腺炎	心绞痛
诱因	进食油腻食物、饮酒、高脂血症等，或无明显诱因	体力劳动或情绪激动
症状	持续性上腹部疼痛，刀割样剧烈疼痛，向后背放射，可伴有恶心、呕吐、腹胀及发热等	主要是胸骨后疼痛，可波及心前区，常放射至左肩、左臂内侧达无名指和小指，疼痛为压迫、紧缩性，偶伴有濒死感。发作时间为 3～5 分钟，不超过半小时。舌下含服硝酸甘油可在几分钟之内缓解
心电图	无明显异常	心电图显示心肌缺血或心肌梗死图形或无明显异常

（四）分级

根据症状、体征的不同，可将急性胰腺炎分为轻症、中度重症、重症三级（表5-309）。

表 5-309　急性胰腺炎分级

严重程度	评估标准
轻症 AP（MAP）	①具备 AP 的临床表现和生物化学改变。 ②不伴有器官功能衰竭及局部或全身并发症。 ③通常在 1～2 周内恢复，不需反复的胰腺影像学检查，病死率极低
中度重症 AP（MSAP）	①具备 AP 的临床表现和生物化学改变。 ②伴有一过性的器官功能衰竭（48 小时内可以恢复），或伴有局部或全身并发症。 ③对于有重症倾向的 AP 患者，要定期监测各项生命体征并持续评估
重症 AP（SAP）	①具备 AP 的临床表现和生物化学改变。 ②必须伴有持续（＞48 小时）的器官功能衰竭。 ③如后期合并感染则病死率极高

（五）西医诊断要点

本例患者因食油腻食物后，出现上腹胀痛、呃逆、乏力，无呕吐反酸，查 CRP 261mg/L，Hb 113g/L，Na^+ 132.4mmol/L，Ca^{2+} 2.59mmol/L，ALT 47U/L，AST 56.4U/L，LIPA 60.0U/L，B-AMYL 38.0U/L。腹部 CT 提示：胰头、胰体及周围改变；胃窦部胃壁增厚，周围多发索条影，炎性病变伴周围渗出（待查）；肝肾体积增大；重度脂肪肝；盆腔少量积液；心腔密度减低，提示贫血可能。

根据症状、体征和检查，可评估为轻症 AP。

本例患者诊断总结：急性胰腺炎（轻症，高甘油三酯血症性），肝功能异常；2 型糖尿病；高脂血症；重度脂肪肝；甲状腺癌切除术后；低钠血症；贫血；盆腔积液。

（六）中医诊断要点

1. 定义 腹痛是以腹部疼痛为痛苦的一种自觉症状，是内科常见症状之一，是指胃脘以下、耻骨毛际以上部位发生的疼痛。其病位涉及脾、胃、肝、胆、肾、膀胱、大肠、小肠等脏腑器官。其基本病机为脏腑气机不利，气血阻滞，不通则痛；或气血不足，筋脉失养，脏腑失煦，不荣则痛。

2. 中医鉴别诊断 腹痛当与胃痛相鉴别，胃处腹中，与肠相连，腹痛与胃痛从大范围看均为腹部的疼痛，腹痛常伴胃痛的症状，胃痛亦时伴腹痛的表现，故有心腹痛的提法，因此二者需要鉴别。胃痛在上腹胃脘部，位置相对较高；腹痛在胃脘以下、耻骨毛际以上的部位，位置相对较低。胃痛常伴脘闷、嗳气、泛酸等胃失和降，胃气上逆之症；而腹痛常伴有腹胀、矢气、大便性状改变等腹疾症状。相关部位的 X 线检查、纤维胃镜或肠镜检查、B 超检查等有助于鉴别诊断。

3. 中医辨病辨证 患者老年女性，急性起病，以上腹胀痛 5 天入院，符合中医腹痛诊断。患者既往喜食辛辣油腻食物，助生湿热，湿热内蕴，壅滞中焦，气机郁滞，不通则痛，发为腹痛。气机失调，胃气上逆，故有恶心呕吐。舌红，苔薄黄，脉弦滑，为湿热内蕴之象。本病病位在脾、胃，证属湿热内蕴。

综上所述，本例患者的中医诊断为腹痛（湿热内蕴证）。

（七）中西医初步诊断总结

西医诊断：急性胰腺炎（轻症，高三酰甘油血症性），肝功能异常；2 型糖尿病；高脂血症；重度脂肪肝；甲状腺癌切除术后；低钠血症；贫血；盆腔积液。

中医诊断：腹痛（湿热内蕴证）。

🔅 三、中西医诊疗过程

治法：清利湿热。

中药处方：北柴胡 10g，黄芩 10g，大黄 3g，厚朴 10g，枳实 10g，丹参 15g，炙甘草 6g，白术 10g，香附 10g，蒲公英 10g，绞股蓝 10g，茯苓 15g。7 剂，每日 1 剂，水煎分 2 次服。

方解：北柴胡、黄芩、香附，清少阳之邪，除肝胆之热，兼解表热；大黄、枳实、厚朴，除阳明热结，顺降胃气，行气止痛；蒲公英、绞股蓝，消炎解毒；茯苓，利水渗湿；丹参，活血止痛；甘草，调和诸药。

西药处方：还原型谷胱甘肽 1.2g，静脉滴注，每日 1 次；奥美拉唑 80mg，静脉滴注，每日 2 次；乌司他丁 10 万 U，静脉滴注，每日 2 次；奥曲肽 0.6mg，泵入；头孢噻肟钠舒巴坦 4.5g，静脉滴注，每日 2 次；左奥硝唑氯化钠注射液 0.5g，静脉滴注，每日 2 次。

饮食禁忌：忌油腻、辛辣、刺激性食物。

入院第 2 天：腹痛症状减轻，无恶心呕吐，无胸闷胸痛，无后背痛。

入院第 3 天：腹痛症状好转，仍时有呃逆。

入院第 6 天：恢复肠内营养，减少补液量，嘱患者多饮水。患者上腹胀叩诊呈鼓音，继续予中药灌肠及口服厚朴排气合剂以促进排气。

入院第 9 天：患者上腹胀好转，无其他不适，谷草转氨酶 79U/L，白蛋白 32.g/L，谷氨酰转肽酶 106U/L。患者病情稳定，准予出院。嘱患者出院后按时服药，清淡饮食，定期复查肝功能、血常规、淀粉酶。

相关知识拓展

（一）急性胰腺炎的常见并发症有哪些

（二）急性胰腺炎的局部并发症有哪些

（三）胆源性急性胰腺炎 ERCP 的指征是什么

（四）急性胰腺炎的手术适应证

（五）急性胰腺炎如何维护各器官功能

（六）急性胰腺炎中医外治法的特色

（七）中医药指南共识意见的分型、方药及常用中成药

（八）如何诊断 IgG4 相关胰腺炎

（扫一扫 看相关知识拓展）

第四十节 胰腺癌

一、病例介绍

刘某，女，81 岁。主因"腹胀 3 月余，伴身目小便黄 10 余日"于 2016 年 6 月 29 日以"胰头占位性质待定"收入院。

（一）现病史

2016 年 3 月患者无明显诱因出现腹胀，食后加重，无明显疼痛，就诊于我院，腹部增强 CT 示胰头占位，胰头癌可能；双肾囊肿，胸腰椎体退行性变，部分椎体压缩。消化道肿瘤标志物：癌胚抗原 10.21ng/mL，血清 CA19-9 486.6U/mL。建议外院穿刺取活检明确诊断，患者及家属未予重视及系统治疗。

2016 年 6 月 27 日患者出现皮肤巩膜黄染，进行性加重，小便色黄如浓茶，排陶土样便，成形，无发热恶寒，厌食油腻，食欲不振，偶有恶心无呕吐。于社区医院检查：ALT 119.5U/L，AST 86.0U/L，γ-GT 843.4U/L，ALP 286.0U/L，TBA 36.8μmol/L，TBil 232.60μmol/L，DBil 253.80μmol/L。腹部超声示肝内外胆管扩张；胆囊肿大；胰头占位

性病变；胰管扩张；左肾囊肿。

刻下症状：腹胀，身目俱黄，黄色鲜明，乏力，恶闻油腻，食欲不振，口苦，偶有恶心无呕吐，无发热恶寒，大便陶土色，每日 1 次，成形，小便色黄如浓茶，睡眠欠佳，近期体重下降不明显。

（二）既往史、个人史、家族史

既往有冠心病、糖尿病病史。否认肝炎、结核等传染病史，否认外伤、中毒史，否认药物及食物过敏史。

（三）体格检查

T 36.4℃，P 60 次 / 分，BP 136/62mmHg，R 20 次 / 分。

全身皮肤及黏膜黄染，巩膜黄染，腹部平软，未扪及包块，全腹无压痛、反跳痛和肌紧张，移动性浊音（-），墨菲征（-），麦氏点无压痛，肝脾肋下未及，肝脾区叩痛（-），双肾无叩痛，双下肢无凹陷性水肿。

（四）中医查体

神志清楚，身目黄染，黄色鲜明，发育良好，形体适中，语声适中，呼吸均匀，无异常气味，舌暗红，苔黄腻，脉弦数。

（五）实验室检查及其他辅助检查

1. 生化检查　ALT 119.5U/L，AST 86.0U/L，γ-GT 843.4U/L，ALP 286.0U/L，TBA 36.8μmol/L，TBil 232.60μmol/L，DBil 253.80μmol/L，ALB 36.7g/L，A/G 1.44；Urea 6.24mmol/L，Cr 55μmol/L，GLU 11.3mmol/L，UA 211.0μmol/L；CHO 8.0mmol/L，TG 2.58mmol/L，HDL 0.8mmol/L，LDL 6.69mmol/L。

2. 肿瘤标志物检查　CEA 10.21ng/mL，CA19-9 486.6U/mL。

3. 腹部增强 CT 检查　胰头占位性病变，胰头癌可能；双肾囊肿；胸腰椎体退行性变，部分椎体压缩。

4. 腹部超声检查　肝内外胆管扩张（肝外胆管内径 2.1cm）；胆囊肿大；胰头占位性病变；胰管扩张；左肾囊肿。

二、诊断思维

（一）诊断思维路径

从患者腹胀、身目小便黄等主要症状着手，遵循思维路径建立初步诊断（图 5-56、图 5-57）。

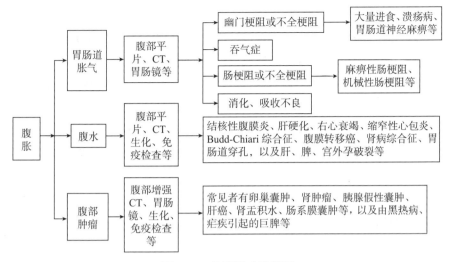

图 5-56 腹胀诊疗流程图

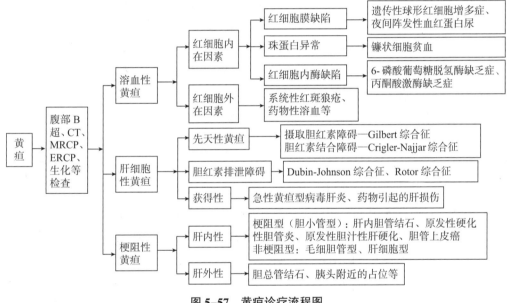

图 5-57 黄疸诊疗流程图

（二）诊断

1. 初步诊断 结合患者的病史、病程、临床症状、腹部增强 CT、肿瘤标志物等结果，考虑本例为胰腺恶性肿瘤的可能性大。

2. 定义 胰腺癌是指胰腺外分泌腺上皮来源的恶性肿瘤。表现为腹痛、食欲不振、消瘦和黄疸。恶性程度高，整个病程短，病情发展快，迅速恶化、死亡，预后差。

3. 特点

（1）胰腺癌具有高发病率、高复发转移率、高死亡率、低早期诊断率、低切除率、低药物有效率和低生存率的特点。早诊率仅为 5%，5 年生存率仅为 7.2%。胰腺癌患者的 5 年生存率在恶性肿瘤中最低。

（2）早期无特殊症状，出现明显症状时，病程多已进入晚期。

1）腹痛：腹痛常为首发症状。早期腹痛较轻或部位不清，以后逐渐加重且腹痛部位相对固定。典型腹痛为持续、进行性加剧的中上腹痛或持续腰背部剧痛，可有阵发性绞痛，餐后加剧，仰卧与脊柱伸展时加剧，俯卧、蹲位、弯腰坐位或蜷膝侧卧位可使腹痛减轻。腹痛用解痉镇痛药难以奏效，常需用麻醉药品，甚至可致成瘾。

2）体重减轻：90%的患者有明显的体重减轻，其中部分患者可不伴腹痛和黄疸。晚期常呈恶病质状态。消瘦原因包括癌的消耗、食欲不振、焦虑、失眠、消化和吸收功能障碍等。

3）黄疸：胰头癌的突出症状，病程中约90%出现黄疸。大多数病例的黄疸因胰头癌压迫或浸润胆总管引起。

4）发热：约有10%患者出现低热；少数病例因伴有感染而呈现高热。

5）其他症状：常见食欲不振和消化不良，与胆总管下端和胰腺导管被肿瘤阻塞，胆汁和胰液不能进入十二指肠有关。常有恶心、呕吐与腹胀。因胰腺外分泌功能不全，可致腹泻，脂肪泻多是晚期表现。少数胰腺癌患者可因病变侵及胃、十二指肠壁而发生上消化道出血。多数患者有持续或间歇性低热。精神忧郁、焦虑、个性改变等精神症状可能与腹痛、失眠有关。可出现胰源性糖尿病或原有糖尿病加重。有时出现血栓性静脉炎的表现，尤其双下肢游走性静脉炎。

（3）早期体征可缺如。随病情进展可见消瘦、上腹压痛和黄疸。出现黄疸时，常因胆汁淤积而有肝大，其质硬、表面光滑。腹部可扪及囊状、无压痛、表面光滑并可推移的肿大胆囊，称 Courvoisier 征，是诊断胰腺癌的重要体征。胰腺肿块多见于上腹部，呈结节状或硬块。肿块可以是肿瘤本身，也可是腹腔内转移的淋巴结。胰腺癌的肿块一般较深，不活动，而肠系膜或大网膜的转移癌则有一定活动性。部分胰体、尾癌压迫脾动脉或主动脉时，可在左上腹或脐周听到血管杂音。晚期患者可有腹水，多因腹膜转移所致。少数患者可有锁骨上淋巴结肿大，或直肠指检触及盆腔转移癌。

（4）CA19-9 是目前最常用的胰腺癌诊断标志物，具有以下特点：①血清 CA19-9 > 37U/mL 时，诊断胰腺癌的灵敏度和特异度分别为 78.2% 和 82.8%。②约 10% 的胰腺癌患者呈 Lewis 抗原阴性。此类患者 CA19-9 不升高，需结合其他肿瘤标志物如 CA125 和（或）癌胚抗原（CEA）等协助诊断。血清 CA19-9 升高者，排除胆道梗阻或胆道系统感染等因素后，应高度怀疑胰腺癌。

（5）增强三维动态 CT 薄层扫描是目前诊断胰腺癌最常用的手段，能清晰显示肿瘤大小、位置、密度及血供情况，并依此判断肿瘤与血管（必要时采用计算机断层血管成像）、邻近器官的毗邻关系，评估肿瘤的可切除性及新辅助治疗的效果。

（6）MRI 除显示胰腺肿瘤解剖学特征外，还可清晰显示胰周淋巴结和肝内有无转移病灶；且在与水肿型或慢性肿块型胰腺炎鉴别方面优于 CT 检查。磁共振胰胆管造影（MRCP）与 MRI 薄层动态增强联合应用，有助于明确胰腺为囊性还是实性病变（尤其是囊腺瘤、导管内乳头状瘤等的鉴别诊断），并进一步明确胰管、胆管的扩张及受累情况，诊断价值更高。

4. 流行病学特点

（1）男性高于女性，其比例为 1.58 ： 1。

（2）随着年龄的增加，胰腺癌发病率逐渐增加，70 ～ 80 岁为发病高峰期。

5. 发病机制 胰腺癌的病因尚无明确的结论，可能与患者的生活习惯、饮食习惯、食物中的致癌物及遗传易感性等有关。

（1）吸烟：胰腺癌的发生可能与吸烟有一定的关系，吸烟者的发病危险性要比不吸烟者高 2 倍，因为烟叶中含亚硝胺等致癌物质，其在动物实验中可诱发胰腺癌。此外，烟中的致癌物质可通过肝脏排到胆汁中，反流到胰管内致癌，亦可通过血液进入胰腺；且大量吸烟可使血脂增高，而高血脂被认为与胰腺癌的发病有关。

（2）饮食：有人发现高脂肪、高蛋白的饮食可能与胰腺癌的发病有关。在发达国家中，胰腺癌的发病率都很高，而在贫困国家则较低，赤道附近是本病发病率最低的地区。有研究认为，有些食物中含有致癌物质，如亚硝胺等，经肠道吸收，经过肝脏排入胆汁，胆汁反流入胰管内则成为一种对胰管的长期刺激因素，而高肉食及脂肪饮食可引起胆囊收缩素 - 促胰酶素（CCK/PZ）水平的升高，长期的高水平可致胰腺组织的增生和肥大，这可能增加了胰腺对各种致癌物刺激的敏感性而导致癌变。近代流行病学研究认为，胰腺癌的发病可能与饮食咖啡有一定的关系，而且认为与饮量有关，但这一观点目前尚有争议。

（3）胰腺炎：长期的慢性胰腺炎及外分泌功能的不足和胰腺癌的发生已被认为是相关的因素，慢性胰腺炎患者的胰腺癌发病率明显高于正常人。另一方面，慢性胰腺炎又是胰腺癌的伴发病，因胰导管腺癌往往引起导管梗阻，使管腔内压增高，胰液外溢而致发生慢性胰腺炎。因此，胰腺癌往往与慢性胰腺炎并存。

（4）糖尿病：胰腺癌的发生与糖尿病密切相关。糖尿病患者胰腺癌的发生率比正常人群的发病率高 2 ～ 4 倍。糖尿病患者群中胰腺癌的死亡率要比预期高。糖尿病的发生可能是胰腺癌发展上的一个先驱症状。

（5）致癌物质：亚硝酸胺类物质被认为可以导致胰腺癌的发生，亦已被动物实验所证实，并且诱发的肿瘤皆来自胰管上皮细胞，与人类的很相似。因此，在日常生活中应避免过多食用含亚硝酸盐的东西，如食物的防腐剂、酸菜等。工业化因素作为某种职业原因可被怀疑与胰腺癌发病率增高有关，如与汽油密切接触的工作者其发病率明显高于对照组。

（6）遗传及家族史：存在胰腺癌易感基因，如 ATM、BRCA1、BRCA2、CDKN2A、MLH1、MSH2、MSH6、EPCAM、PALB2、STK11、TP53 等致病或可能致病的胚系突变；家族内具有胰腺癌病史（一级或二级亲属）的个体，胰腺癌发生率高于普通人群。癌基因激活与抑癌基因失活，以及 DNA 修复基因异常在胰腺癌的发生中起着重要作用，如 90% 的胰腺癌患者可有 K-Ras 基因第 12 号密码子的点突变。

（7）其他因素：内分泌因素可能与胰腺癌的发病有一定关系。患胰腺癌的妇女中的子宫内膜及卵巢皮质层的增生发生率，以及其他内分泌疾病的发生率很高。酗酒也被认为与胰腺癌的发生相关。此外，手术史，如胆囊切除史、胃次全切除史、扁桃体切除史等，也被认为与胰腺癌的发生有关。

6. 高危人群 ①老年人。②长期大量吸烟、饮酒、饮咖啡者。③高脂饮食、体重指数超标者。④长期接触某些化学物质，如 F–萘酸胺、联苯胺、烃化物等的个体。⑤糖尿病患者。⑥慢性胰腺炎患者。⑦存在胰腺癌易感基因，如 ATM、BRCA1、BRCA2、CDKN2A、MLH1、MSH2、MSH6、EPCAM、PALB2、STK11、TP53 等致病或可能致病的胚系突变，或家族内具有胰腺癌病史（一级或二级亲属）的个体。

7. 病理特点 胰腺癌可发生于胰腺任何部位，胰头癌约占 60%，胰体尾癌约占 20%，弥漫性的约占 10%，还有少数部位不明。

（1）组织学分类：腺泡细胞癌、腺泡细胞囊腺癌、导管腺癌（腺鳞癌、胶样癌、肝样癌、髓样癌、印戒细胞癌、浸润性微乳头状癌、未分化癌、未分化癌伴破骨细胞样巨细胞）、导管内乳头状黏液性肿瘤伴浸润性癌、混合性腺泡–导管癌、混合性腺泡–内分泌癌、混合性腺泡–神经内分泌–导管癌、混合性导管–内分泌癌、黏液性囊性瘤伴相关的浸润性癌、胰母细胞瘤、浆液性囊腺癌、实性假乳头状瘤。其中导管腺癌最为常见，占胰腺癌的 90% 以上。

（2）扩散和转移方式：①直接扩散：可直接蔓延至胆总管末端、胃、十二指肠、左肾、脾及邻近大血管。②淋巴转移：经淋巴管转移至邻近器官、肠系膜及主动脉周围等处的淋巴结。③血行转移：经血液循环转移至肝、肺、骨、脑和肾上腺等器官。④沿神经鞘转移：常沿神经鞘浸润或压迫腹腔神经丛，引起顽固剧烈的腹痛和腰背痛。

8. 诊断要点

（1）胰腺癌的早期诊断困难。出现明显食欲减退、上腹痛、进行性消瘦和黄疸，上腹扪及肿块，影像学检查发现胰腺有占位时，诊断胰腺癌并不困难，但属晚期，绝大多数已丧失手术的时机。

（2）对于 40 岁以上，近期出现下列临床表现：①持续性上腹不适，进餐后加重伴食欲下降。②不能解释的进行性消瘦。③不能解释的糖尿病或糖尿病突然加重。④多发性深静脉血栓或游走性静脉炎。⑤有胰腺癌家族史、大量吸烟、慢性胰腺炎者。应密切随访检查。

（3）胰腺癌诊断的"金标准"是组织病理学检查，对于可疑病例均应取得组织病理学检查结果明确诊断。

（三）鉴别诊断

1. 胰腺癌与黄疸型肝炎（表 5–310） 黄疸型肝炎是指各种病因（包括肝炎病毒、酒精、药物、自身免疫等）引起的，同时伴有皮肤黏膜黄染、血清胆红素超过 17.1μmol/L 的肝炎。

表 5-310　胰腺癌与黄疸型肝炎的鉴别

鉴别要点	胰腺癌	黄疸型肝炎
发病	一般比较隐匿，持续时间较长	发病急
非胆汁淤积性肝炎	不一定有	一般有
腹部影像学检查	胰腺占位性病变	无明显占位性病变
黄疸消退时间	梗阻不解除难以消退	一般 2 ~ 3 周消退

2. 胰腺癌与胆总管结石（表 5-311）　胆总管结石是指位于胆总管内的结石，大多数为胆色素结石或以胆色素为主的混合结石，好发于胆总管下端。根据其来源可分为原发性胆总管结石和继发性胆总管结石。在胆管内形成的结石称为原发性胆管结石，其形成与胆道感染、胆汁淤积、胆道蛔虫密切相关。胆管内结石来自胆囊者，称为继发性胆管结石，以胆固醇结石多见。

表 5-311　胰腺癌与胆总管结石的鉴别

鉴别要点	胰腺癌	胆总管结石
胆绞痛	一般无	一般有
全身症状	早期可无，中晚期可出现营养不良、消瘦与恶病质	一般没有
腹部 CT	胰腺占位性病变	阳性结石

3. 胰腺癌与壶腹周围癌（表 5-312）　壶腹周围癌是生长在 Vater 壶腹、十二指肠乳头、胆总管下端、胰管开口处、十二指肠内侧壁癌的总称。其共同特点是在癌肿较小时即可引起胆总管和主胰管的梗阻，因此患者黄疸出现早。其发病年龄多在 40 ~ 70 岁，男性居多，主要表现为黄疸、上腹痛、发热、体重减轻、肝大、胆囊肿大等。

表 5-312　胰腺癌与壶腹周围癌的鉴别

鉴别要点	胰腺癌	壶腹周围癌
黄疸	进行性加重	呈波动性
腹痛	典型腹痛为持续、进行性加剧的中上腹痛或持续腰背部剧痛，可有阵发性绞痛，餐后加剧，仰卧与脊柱伸展时加剧，俯卧、蹲位、弯腰坐位或蜷膝侧卧位可使腹痛减轻；用解痉止痛药难以奏效，常需用麻醉药品，甚至导致成瘾	腹痛不显著，有 1/3 以上病例完全无腹痛
胆管炎	一般无	常并发胆管炎，反复发热、寒战较多见
消化道出血	少见	可为初发症状，出现腹痛后壶腹癌溃疡多出血
病理	表现为胰腺外分泌上皮来源的恶性肿瘤	表现为壶腹周围组织来源的恶性肿瘤

4. 胰腺癌与原发性肝癌（表 5-313） 原发性肝癌是指由肝细胞或肝内胆管上皮细胞发生的恶性肿瘤，主要症状为肝区疼痛、黄疸等，随病情轻重，可有不同程度的全身症状。

表 5-313　胰腺癌与原发性肝癌的鉴别

鉴别要点	胰腺癌	原发性肝癌
肝炎、肝硬化病史	一般无	一般有
血清肿瘤标志物	一般 CA19-9 升高明显	一般 AFP 升高明显
腹部 B 超、CT 或 MRI	胰腺占位性病变	肝占位性病变
病理	表现为胰腺外分泌上皮来源的恶性肿瘤	表现为肝细胞或肝内胆管上皮细胞来源的恶性肿瘤

5. 胰腺癌与胃癌（表 5-314） 胃癌是指原发于胃内黏膜上皮组织的恶性肿瘤，主要症状为胃脘或上腹部不适、疼痛、恶心呕吐等，随病情轻重，可有不同程度的全身症状。

表 5-314　胰腺癌与胃癌的鉴别

鉴别要点	胰腺癌	胃癌
黄疸	胰头癌多见	一般没有
上腹痛	典型腹痛为持续、进行性加剧的中上腹痛或持续腰背部剧痛，可有阵发性绞痛，餐后加剧，仰卧与脊柱伸展时加剧，俯卧、蹲位、弯腰坐位或蜷膝侧卧位可使腹痛减轻；用解痉止痛药难以奏效，常需用麻醉药品，甚至导致成瘾	偏于胃脘部。初起多为不适、膨胀感、沉重感或隐隐作痛，无规律性，进食不缓解或反而加重，但往往按"胃病"治疗获得暂时的缓解，随病情进展疼痛逐渐加重，药物治疗不能缓解或不完全缓解
消化道钡剂造影	可无明显异常。胰头癌时，十二指肠曲扩大或十二指肠降段内侧呈反"3"形等征象	充盈缺损，巨大龛影，黏膜皱襞破坏，胃轮廓变形或蠕动异常
胃镜	一般无异常	典型胃癌溃疡形态多不规则，常 > 2cm，边缘呈结节状，底部凹凸不平，覆污秽状苔。典型胃癌隆起形态多不规则，呈菜花样
病理	表现为胰腺外分泌上皮来源的恶性肿瘤	表现为胃内黏膜上皮细胞来源的恶性肿瘤

6. 胰腺癌与消化性溃疡（表 5-315） 消化性溃疡是指胃肠道黏膜被自身消化而形成的溃疡，可发生于食管、胃、十二指肠、胃 – 空肠吻合口附近及含有胃黏膜的 Meckel 憩室。胃、十二指肠球部溃疡最为常见。

表 5-315　胰腺癌与消化性溃疡的鉴别

鉴别要点	胰腺癌	消化性溃疡
黄疸	胰头癌多见	一般没有
上腹痛	典型腹痛为持续、进行性加剧的中上腹痛或持续腰背部剧痛，可有阵发性绞痛，餐后加剧，仰卧与脊柱伸展时加剧，俯卧、蹲位、弯腰坐位或蜷膝侧卧位可使腹痛减轻；用解痉止痛药难以奏效，常需用麻醉药品，甚至导致成瘾	典型腹痛为慢性过程，病史可达数年或十余年；周期性发作，发作期可为数周或数月，缓解期亦长短不一，发作有季节性，多在秋冬和冬春之交发病；部分患者有与进餐相关的节律性上腹痛，如饥饿痛或餐后痛；腹痛可被抑制或抗酸剂缓解
消化道钡剂造影	可无明显异常。胰头癌时，十二指肠曲扩大或十二指肠降段内侧呈反"3"形等征象	直接X线征象为龛影，间接征象为局部压痛、胃大弯侧痉挛性切迹、十二指肠球部激惹及球部畸形等
胃镜	一般无异常	胃溃疡多见于胃角和胃窦小弯，活动期消化性溃疡一般为单个，也可为多个，呈圆形或卵圆形。大多数活动性溃疡直径 < 10mm，边缘光整，底部由肉芽组织构成，覆以灰黄色渗出物，周围黏膜常有炎症水肿。可累及胃壁肌层甚至浆膜层，累及血管时可导致出血，侵及浆膜层时引起穿孔。愈合期溃疡，可见瘢痕。十二指肠溃疡多发生在球部，以紧邻幽门环的前壁或后壁多见

7. 胰腺癌与慢性胰腺炎（表 5-316）　慢性胰腺炎是指由于各种原因导致的胰腺局部、节段性或弥漫性的慢性进展性炎症，导致胰腺组织和（或）胰腺功能的不可逆损害。临床上表现为反复发作性或持续性腹痛、腹泻或脂肪泻、消瘦、黄疸、腹部包块和糖尿病。

表 5-316　胰腺癌与慢性胰腺炎的鉴别

鉴别要点	胰腺癌	慢性胰腺炎
腹部平片	显影较差	部分患者可见胰腺区域的钙化灶、结石影
病理	表现为胰腺外分泌上皮来源的恶性肿瘤	胰腺腺泡萎缩，有弥漫性纤维化或钙化腺管有多发性狭窄和囊状扩张，管内有结石、钙化和蛋白栓。胰管阻塞区可见局灶性水肿、炎症和坏死，也可合并假性囊肿

（四）胰腺癌的分段和分期

1. 胰腺癌 TNM 分期

（1）胰腺癌的 T（原发肿瘤）分级标准

Tx：原发肿瘤无法评估。

T0：无原发肿瘤证据。

Tis：原位癌。

T1：肿瘤最大径≤ 2cm。

T1a：肿瘤最大径≤ 0.5cm。

T1b：肿瘤最大径＞ 0.5cm 且＜ 1cm。

T1c：肿瘤最大径≥ 1cm 且≤ 2cm。

T2：肿瘤最大径＞ 2cm 且≤ 4cm。

T3：肿瘤最大径＞ 4cm。

T4：肿瘤不论大小，累及腹腔干、肠系膜上动脉和（或）肝总动脉。

（2）胰腺癌的 N（区域淋巴结）分级标准

Nx：区域淋巴结无法评估。

N0：无区域淋巴结转移。

N1：1 ～ 3 枚区域淋巴结转移。

N2：4 枚及以上区域淋巴结转移。

（3）胰腺癌的 M（区域以外的淋巴结或器官转移——远处转移）分级标准

M0：无远处转移。

M1：有远处转移。

（4）胰腺癌 TNM 预后分组（表 5-317）

表 5-317　胰腺癌 TNM 预后分组表

分期	T	N	M
0	Tis	N0	M0
ⅠA	T1	N0	M0
ⅠB	T2	N0	M0
ⅡA	T3	N0	M0
ⅡB	T1 ～ 3	N1	M0
Ⅲ	T4	任何 N	M0
	任何 T	N2	M0
Ⅳ	任何 T	任何 N	M1

（五）西医诊断要点

1. 辅助检查补充　腹盆增强 CT 示胰头占位（45mm×30mm），恶性病变可能；肝内外胆管、胆总管扩张，胆囊增大，右肝钙化；左肾囊肿，肾上腺饱满；胰周及腹膜后多发淋巴结可见，部分融合强化（＞ 4 枚）；腰椎退行性改变。ERCP 病理检查可见癌细胞，腺癌可能性大。

2. TNM 分期　cT3N2M0 Ⅲ期。

（六）中医诊断要点

1. 定义 "伏梁"之名，意为伏藏于腹腔内，外视有形或无形，以手寻按可感知其形状及坚硬有根与否。如吴崑注云："伏梁，言如潜伏之桥梁，为患深著之名。"张景岳释云："疆梁坚硬之谓。"二指横亘之梁木，暗指本病病机为木郁升降不能，气滞出入不得，而成食积败血，痰涎瘀滞。历代主要有三种观点：

（1）心积症。其症有积自脐上至心下，其大如臂，状似屋舍栋梁。《灵枢·邪气脏腑病形》曰："心脉……微缓为伏梁，在心下，上下行，时唾血。"《难经·五十六难》载："心之积名曰伏梁，起脐上，大如臂，上至心下。久不愈，令人病烦心。"治宜化瘀消积，用伏梁丸等方。

（2）髀股（骺）皆肿，环脐而痛的疾患。《素问·腹中论》载："人有身体髀股（骺）皆肿，环脐而痛，是为何病？岐伯曰：病名伏梁，此风根也。其气溢于大肠而着于肓，肓之原在脐下，故环脐而痛也。"

（3）指少腹内之痛肿。《素问·腹中论》曰："病有少腹盛，上下左右皆有根……病名曰伏梁……裹大脓血，居肠胃之外。"《儒门事亲·卷三》云："其一伏梁，上下左右皆有根，在肠胃之外，有大脓血，此伏梁义同肚痈。"其相当于西医学的腹部肿瘤及一些水肿病。

2. 中医鉴别诊断 伏梁当与肥气相鉴别，两者都属于腹部积聚类疾病。伏梁意为伏藏于腹腔内，外视有形或无形，以手寻按可感知其形状及坚硬有根，西医学多考虑其与胰腺癌相关。肥气又名肝积，是胁下形成的有形痞块，西医学考虑其与肝癌、肝硬化相关。

3. 中医辨病辨证 患者老年女性，平素喜食肥甘厚味，助生湿热，湿热中阻，阻滞气机，气机不畅，日久气滞血瘀，湿郁日久成痰，痰瘀互结，结于胰腺，发为胰癌。气机不畅，故见腹胀；湿热熏蒸肝胆，胆汁外溢，则见身目小便黄；热重于湿，故见黄色鲜明。舌暗红，苔黄腻，脉弦数，亦为湿热内蕴，痰瘀互结之象。

综上所述，本例患者中医诊断为胰癌（湿热内蕴，痰瘀互结证）。

（七）中西医初步诊断总结

西医诊断：胰头癌（cT3N2M0，Ⅲ期）。

中医诊断：胰癌（湿热内蕴，痰瘀互结证）。

三、中西医诊疗过程

治法：清利湿热，活血化痰。

中药处方：茵陈 15g，栀子 10g，生大黄 3g，蒲公英 15g，紫花地丁 9g，紫背天葵 9g，金银花 12g，野菊花 12g，丹参 15g，白术 12g，陈皮 9g，法半夏 9g，白花蛇舌草 15g。7 剂，每日 1 剂，水煎分 2 次服。

方解：茵陈、栀子、生大黄、蒲公英、紫花地丁、紫背天葵、金银花、野菊花、白花蛇舌草，清热化湿解毒；白术、陈皮、法半夏，燥湿化痰；丹参，活血化瘀。

中成药处方：康莱特注射液，静脉滴注，化瘀消癥。

饮食禁忌：禁食寒凉、辛辣刺激、油腻食物。

3 天后：患者行胆总管狭窄 ERCP+EST+ 金属支架置入术，之后黄疸逐渐缓解。

3 个月后：患者食欲减退，不欲进食，时有呕吐，胃镜检查提示十二指肠梗阻，考虑为肿瘤侵袭所致，遂行内镜下空肠营养管置入术。

4 个月后：患者希望自主进食，遂行幽门十二指肠梗阻支架置入术，术后患者可自主进清流食。

9 个月后：患者反复肺部感染，出现腹水，对应抗感染、抗肿瘤、支持、利尿治疗后症状可缓解。

1 年后：患者多脏器功能衰竭死亡。

相关知识拓展

（一）可切除胰腺癌的手术治疗有哪些

（二）胰腺癌的可切除性评估有哪些

（三）胰腺癌不同术式对应的手术范围有哪些

（四）可切除胰腺癌的化疗原则有哪些

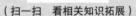

（扫一扫 看相关知识拓展）

（五）交界可切除胰腺癌的化疗原则有哪些

（六）不可切除的局部进展期或合并远处转移的胰腺癌的化疗原则有哪些

（七）胰腺癌辅助化疗的常用方案有哪些

（八）胰腺癌新辅助化疗的常用方案有哪些

（九）不可切除的局部进展期或合并远处转移的胰腺癌患者的一线化疗方案有哪些

（十）不可切除的局部进展期或合并远处转移的胰腺癌患者的二线化疗方案有哪些

（十一）胰腺癌放疗的原则有哪些

（十二）胰腺癌动脉灌注化疗的适应证和禁忌证有哪些

（十三）如何选择合理有效的减黄方式

附 录

附1 消化系统疾病临床诊疗操作规范

第一节 腹腔穿刺术

腹腔穿刺术是借助穿刺针直接从腹前壁刺入腹膜腔的一项诊疗技术。

一、适应证

1. 不明原因腹水的穿刺抽液协助诊断，明确腹水性质及有无感染等。

2. 大量腹水引起压迫症状的治疗性穿刺，如腹胀难以忍受，出现呼吸困难、气促、少尿等。

3. 腹腔内注射药物。

二、禁忌证

1. 严重肠胀气。

2. 妊娠。

3. 腹部有巨大肿块且粘连者，或结核性腹膜炎粘连型。

4. 疑有卵巢囊肿者。

5. 有肝性脑病先兆者，禁放大量腹水。

三、物品准备

腹腔穿刺包，2%利多卡因1支，5mL、50mL注射器各1支，无菌棉签，无菌手套，无菌纱布，胶布，引流袋，多头腹带。

四、穿刺方法

1. 患者首先排空尿液以免损伤膀胱。

2. 戴帽子、口罩。患者取平卧位，稍向左侧倾斜。

3. 一般选择脐与左髂前上棘连线的中、外1/3交点处作为穿刺点。

4. 以穿刺点为中心，皮肤常规消毒2～3遍，直径15cm。铺无菌洞巾，用2%利多卡因2mL局部浸润麻醉后，夹闭穿刺针橡皮管末端，置于消毒弯盘中。左手固定穿刺部位皮肤，右手持接有橡皮管的腹穿针，自穿刺点垂直进针，然后倾斜45°～60°进针1～2cm，再垂直进针达腹膜层。当出现落空感时，表明穿刺成功。穿刺成功后放开腹穿针夹闭器，用50mL注射器抽取腹腔积液送检。根据腹腔穿刺目的的不同，抽取所需量的腹腔积液，或将橡皮管末端接引流袋。放液后，拔出穿刺针，按压穿刺点，消毒穿刺点，局部覆盖无菌纱布，并用胶布固定。若放液量较大，应以多头腹带加压包扎腹部。收拾操作用品，帮助患者穿好衣服，整理床铺，嘱患者平卧1～2小时。

5. 腹腔穿刺置管术的操作是选择脐与左髂前上棘连线中、外1/3交点处作为穿刺点。局限性积液可根据B超定位选择穿刺点，进针成功后回抽腹水，送入J型导丝后退出穿刺针，沿导丝送入导管15～20cm，退出导丝，导管固定于皮肤，外接无菌引流袋。根据患者腹水的情况调整引流时间及引流量，期间患者可变换体位或挤压腹部以使引流充分。

五、注意事项

1.准备必需物品，核对患者，向患者解释操作目的，取得患者配合。

2.严格遵守无菌操作，以防腹腔感染。

3.进针深度因患者的腹壁厚度而异；穿刺时切忌用力过大过猛，以免刺伤肠管。

4.放液不可过多过快，以免腹内压力急骤下降，引起内脏血管扩张而发生虚脱或休克。肝硬化腹水患者一般每次放腹水量不超过 3000mL。过多过快可能诱发肝性脑病、电解质紊乱、肝肾综合征。

5.术中应询问患者有无头晕、心悸等不适，并注意观察患者的面色、呼吸及脉搏。若有明显变化应立即停止操作，并做适当处理。

6.放腹水时若流出不畅，可将穿刺针稍做移动或稍变换体位。

7.诊断性腹腔穿刺抽出的腹水应立即送检腹水常规、生化、细菌培养、腹水肿瘤标志物等，如为血性腹水还需送脱落细胞学检查。

8.放液前后均应测量腹围、脉搏、血压，检查腹部体征，观察病情变化。

9.如需腹腔内注射药物，应临时稀释配制新鲜药液。

六、并发症

可能出现内脏受损、腹腔感染、皮下水肿等。

第二节　胸腔穿刺术

一、适应证

1.胸腔大量积气，超过 30% 肺被压缩，出现明显呼吸困难等症状，可行胸腔穿刺抽气来促进肺复张，缓解胸闷等缺氧症状。

2.胸腔内出现大量胸腔积液，患者有胸闷、气短、呼吸困难等症状。

3.患者胸腔积液量虽少，但为明确诊断，可以做诊断性穿刺，行常规生化及病理检查。

二、禁忌证

1.病情危重者。

2.严重出血倾向，大咯血。

3.严重肺结核及肺气肿者。

三、物品准备

胸腔穿刺包，2% 利多卡因 1 支，5mL、50mL 注射器各 1 支，无菌棉签，无菌手套，无菌纱布，胶布，引流袋。

四、穿刺方法

1.准备必需物品，核对患者，向患者解释操作目的，取得患者配合。

2.戴帽子、口罩。患者取坐位，面向椅背，两前臂置于椅背上，前额伏于前臂上。

3.一般选择肩胛下角线穿刺点，沿左侧或右侧肩胛下角线行胸部叩诊，穿刺点选定在叩诊实音最明显的部位，一般位于肩胛下角线第 7 ～ 8 肋间。

4. 以穿刺点为中心，常规消毒皮肤 2 ～ 3 遍，直径至少 15cm，铺无菌洞巾。一般选取下肋的上缘作为穿刺点，用 2% 利多卡因局部麻醉，针头先斜行进针，形成皮丘，再垂直进针，直至胸膜层逐层麻醉，并注意回抽有无鲜血，以免误入血管。将胸穿针末端的橡皮管用止血钳夹闭，然后进行穿刺，以左手食指和中指固定穿刺部位的皮肤，右手持穿刺针在穿刺点缓慢垂直进针，当穿刺针有落空感时，表明已穿入胸膜腔。助手用止血钳协助固定穿刺针，以防刺入过深损伤肺组织，松开橡皮管止血钳，用 50mL 注射器抽取胸腔积液，留取标本。若为治疗性胸穿，则按要求抽液，抽液结束后拔出穿刺针，按压穿刺点，局部消毒，覆盖无菌纱布，移去洞巾，胶布固定，标本送检。搀扶患者上床休息，测量血压，交代注意事项。

5. 胸腔穿刺置管术的操作是沿左侧或右侧肩胛下角线行胸部叩诊，穿刺点选定在叩诊实音最明显的部位；局限性积液可根据 B 超定位选择穿刺点，进针成功后回抽胸水，送入 J 型导丝后退出穿刺针，沿导丝送入导管 10 ～ 15cm，退出导丝，导管固定于皮肤，外接无菌引流袋。根据患者胸水的情况调整引流时间及引流量。患者可变换体位以使引流充分。

五、注意事项

1. 首次穿刺抽液 ≤ 600mL，以后每次 ≤ 1000mL。诊断性胸穿抽液 50 ～ 100mL。

2. 胸腔穿刺时，进针点从肋骨上缘进入，因为肋骨下缘有神经、血管通过，肋间动脉常沿上一肋骨的下缘走行，从肋骨上缘进针可以避免损伤神经、血管。

六、并发症

肺复张后低血压、复张后肺水肿、气胸、支气管胸膜瘘。

第三节　胃镜

一、适应证

1. 具有吞咽困难、恶心、呕吐、腹痛、腹胀等消化道症状，原因不明者。

2. 消化道出血，原因未明者。

3. 其他影像学检查发现上消化道病变，需要明确性质者。

4. 上消化道肿瘤高危人群，癌前病变及癌前疾病普查。

5. 消化道疾病需要内镜随访、治疗者。

6. 与胃有关的全身症状，如不明原因的贫血、消瘦、左锁骨上淋巴结肿大等。

二、禁忌证

1. 相对禁忌证　①心肺功能不全。②消化道出血，血压波动较大或不稳定。③严重高血压患者，血压偏高。④严重出血倾向。⑤高度脊柱畸形。⑥消化道巨大憩室。

2. 绝对禁忌证　①严重心肺疾患，无法耐受胃镜检查。②怀疑有休克或消化道穿孔等危重患者。③患有精神疾病，不能配合胃镜检查。④消化道急性炎症，尤其是腐蚀性炎症患者。⑤明显的胸腹主动脉瘤。⑥脑卒中。

三、并发症

1. 下颌关节脱位、喉头水肿、咽部疼痛。

2. 腹痛、腹胀、术中及术后大出血、感染、发热、吸入性肺炎等。

3. 药物过敏、麻醉意外。

4. 心脑血管意外或心搏骤停、误吸、窒息等引起猝死。

5. 周围器官损伤、消化道损伤及穿孔。

6. 操作过程中患者不能耐受。

7. 因已活体组织检查、病损较小或胃肠道准备不佳，本次检查未能发现病变。

四、检查前准备

1. 术前一天晚餐宜进易消化食物。检查前一晚9时以后开始禁食，但可以喝水。检查当日起床后保持禁食水状态。有幽门梗阻者，从检查前一天开始限制进食。检查当日尽量不要服用药物，只能服用必须服用的药物。

2. 用西甲硅油、链霉蛋白酶去除泡沫和黏液。

3. 用达克罗宁胶浆进行咽部麻醉。

五、操作流程

1. 向患者解释检查的意义，取得患者合作。

2. 签署知情同意书。

3. 患者左侧卧位，头略后仰，双腿弯曲，松解裤带和领扣，有活动义齿应取出。患者咬住牙垫，操作者用右手拇指、食指和中指拿住镜管并插入口腔，顺势将胃镜送入食管，寻腔进境，一边推进一边注气，做大致观察，直至幽门及十二指肠。退镜时应依次仔细观察十二指肠、幽门、胃窦、胃角、胃体、胃底、贲门及食管，对病变部位做活体组织检查或摄片。

六、注意事项

1. 对年老、高血压、心脏病患者，应先做心电图，最好有心电监护。

2. 检查前停用阿司匹林、氯吡格雷、华法林等抗凝药至少7天（除外急诊内镜及医生认定的特殊情况）。

3. 检查前需完善血常规、肝功能、凝血功能及艾滋病、乙肝、丙肝、梅毒等病原学检查。

4. 操作时动作要轻柔，适量注气，切忌用力过大。

5. 检查后，待咽部麻醉作用消失后才能进食，术后有明显黑便或剧烈腹痛者应随诊。

七、无痛胃镜检查注意事项

1. 无痛胃镜术前要求同普通胃镜检查。

2. 预约前需对患者本人进行麻醉评估，无麻醉禁忌证且签字盖章后可正常预约。

3. 无痛胃镜禁忌证：①患有严重的呼吸系统疾病。②张口障碍、颈部或下颌活动受限、矮胖体型者会影响呼吸道开放，不宜做无痛胃镜。③非呼吸系统疾病如心力衰竭、心肌梗死、中风、昏迷、肝肾衰竭、严重贫血，以及高龄、衰弱等一般情况较差者。④消化系统疾病如食管、贲门、幽门和肠梗阻，呕吐、呕血者，存在潴留液反流误吸者，应先进行胃肠减压等处理，排出潴留液后进行无痛胃镜。⑤孕妇不宜做无痛胃镜。

4.患者检查时需要家属陪护，检查当日勿驾车、勿签署重要文件、勿高空作业及进行精密计算的工作。

第四节　肠镜

一、适应证

1.存在下消化道症状，如腹痛、腹泻、腹部肿块、大便习惯改变等。

2.原因不明下的消化道出血者，包括便血和持续便隐血阳性。

3.疑有良性或恶性结肠肿瘤，其他检查不能确诊者。

4.结肠癌手术前确定病变范围，结肠癌、息肉手术后复查及疗效随访。

5.原因不明的低位肠梗阻。

二、禁忌证

1.全身状况极度衰竭或有严重心、肺、肝、肾等疾患，不能耐受操作者。

2.大肠急性炎症性病变，疑有肠穿孔或急性腹膜炎者。

3.盆腔、腹腔手术或放疗后，有腹腔广泛粘连者。

4.妇女月经期、妊娠后期。

5.精神病患者及不合作者。

三、检查前准备

1.术前2～3日进少渣半流质或流质饮食，当日禁食早餐。

2.清洁肠道。良好的肠道准备是做好肠镜检查的重要前提。肠道准备不充分时，肠内残留物会影响医师判断，导致微小病变漏诊。

聚乙二醇电解质散（PEG）是目前国内应用最普遍的肠道清洁剂，常用制剂包括舒泰清、和爽散、恒康正清等。它是容积性泻剂，不会导致水和电解质平衡紊乱。一般术前4～6小时服用PEG 3～4L，每10分钟服用250mL，1～2小时内服完。无法耐受的患者，可采用分次服用方法，即一半剂量在肠道检查前一晚服用，另一半剂量在肠道检查当天提前4～6小时服用。服药期间多走动，促进胃肠蠕动，直至排出清水样便。

四、操作流程

1.向患者解释检查的意义，取得患者合作。

2.签署知情同意书。

3.患者取左侧卧位，背向检查者。先检查肛门有无病变，进境5～10cm后循腔进境，适当充气，不断变换体位，直到插入回肠末端。退镜时应详细观察，采取退进的手法，防止骤退，并逐段抽气降压，以减轻术后腹胀及防止迟发性穿孔。在进镜及退镜过程中注意观察黏膜有无水肿、充血、出血、糜烂，有无息肉及肿瘤，以及病变部位、大小、形态等。若需要活体组织检查，原则上应在退镜时进行，但在进镜时发现的细小病变，也可先活体组织检查，以免退镜时遗漏及不易寻找。

五、注意事项

1.检查前必须充分清洁肠道。

2. 检查前停用阿司匹林、氯吡格雷、华法林等抗凝药至少 7 天（除外急诊内镜及医生认定的特殊情况）。

3. 严格遵循见腔进镜的原则，禁忌盲目进镜。

4. 检查后如有便血、腹痛、发热等不适，应严密观察及酌情处理。

六、并发症

脱水、电解质紊乱、肠出血、肠穿孔、肠绞痛、肠系膜撕裂、心脑血管意外等。

七、无痛肠镜检查注意事项

1. 无痛肠镜术前要求同普通肠镜检查。

2. 预约前需对患者本人进行麻醉评估，无麻醉禁忌证且签字盖章后可正常预约。

3. 无痛肠镜的禁忌证：①患有严重的呼吸系统疾病及心血管疾病。②中风、昏迷、肝肾衰竭、严重贫血，以及高龄、衰弱等一般情况较差者。③急性重度结肠炎，如急性细菌性痢疾、急性重度溃疡性结肠炎及憩室炎。④盆腔及腹腔手术后疑似肠穿孔、肠瘘、腹腔广泛粘连、大量腹水者。⑤孕妇不宜做无痛肠镜。

4. 患者检查时需要家属陪护，检查当日勿驾车、勿签署重要文件、勿高空作业及进行精密计算的工作。

第五节　小肠镜

一、适应证

1. 潜在小肠出血及不明原因缺铁性贫血。

2. 疑似克罗恩病。

3. 不明原因的腹泻或蛋白丢失。

4. 疑似吸收不良综合征（如乳糜泻等）。

5. 疑似小肠肿瘤或增殖性病变。

6. 不明原因小肠梗阻。

7. 外科肠道手术后异常情况（如出血、梗阻等）。

8. 临床相关检查提示小肠存在器质性病变可能。

9. 已确诊的小肠病变（如克罗恩病、息肉、血管畸形等）治疗后复查。

10. 小肠疾病的治疗，如小肠息肉切除术、小肠异物（如胶囊内镜等）取出术、小肠血管病变治疗术、小肠狭窄扩张术等。

11. 困难结肠镜无法完成的全结肠检查。

12. 手术后消化道解剖结构改变导致十二指肠镜无法完成的 ERCP。

二、禁忌证

1. 绝对禁忌证　①严重心、肺等器官功能障碍者。②无法耐受或配合内镜检查者。

2. 相对禁忌证　①小肠梗阻无法完成肠道准备者。②有多次腹部手术史者。③孕妇。④其他高风险状态或病变者（如中度以上食管 – 胃静脉曲张者、大量腹水等）。⑤低龄儿童（小于 12 岁）。

三、术前准备

1. 检查前 1～2 天宜流质或者半流质饮食。经口小肠镜检查者仅需要禁食 12 小时以上，检查前 10 ～ 20 分钟口服去泡剂。经肛小肠镜检查前肠道准备基本同普通全结肠镜检查。

2. 连接设备并检查其完好性。操作者术前必须仔细检查机器设备、外套管、气囊、气泵等器材设备完好性，尤其需要注意外套管或内镜前端的气囊是否有漏气或无法完成注气 / 放气的现象。气囊工作状态的异常通常源于内镜或外套管的注气管道堵塞或安装方法不当，需要重新检查更换。

3. 确定进镜的途径。一般来说，对于怀疑空肠病变者（以黑便为主要表现，或胶囊内镜提示时间指数 ≤ 0.6、小肠三维 CT/MRI 提示病变位于空肠），建议首次小肠镜检查选择经口进镜途径；对于怀疑回肠病变者（以便血为主要表现，或胶囊内镜提示时间指数 > 0.6、小肠三维 CT/MRI 提示病变位于回肠），建议首次小肠镜检查选择经肛进镜途径。同时，可根据疾病的好发部位来选择，例如怀疑克罗恩病（好发于回肠）时，首选经肛进镜，而 P-J 综合征（息肉好发于空肠）检查时可选择经口进镜。

四、操作流程

1. 经口进镜 患者取左侧卧位，操作者左手持镜，右手进镜。当内镜进入十二指肠水平段后，先将内镜前端的气囊充气，使内镜不易滑动，然后将外套管沿镜身滑至十二指肠水平段，接着将外套管前端的气囊充气。此时，两个气囊均处于充气状态，内镜、外套管与肠壁已相对固定，同时拉直内镜和外套管，使其在胃内处于伸直状态。然后将内镜前端的气囊放气，镜身缓慢向前插入，最大程度进镜后，再次将内镜前端的气囊充气，使内镜不易滑动，然后将外套管气囊放气并沿镜身继续向前滑动。重复上述充气、放气和"推 - 拉"动作，使小肠镜尽量插入深部小肠。

2. 经肛进镜 患者取左侧卧位，操作者左手持镜，右手进镜。当内镜进入降乙结肠交界处时，先将内镜前端的气囊充气，使内镜不易滑动，然后将外套管沿镜身滑入肠道，接着将外套管前端的气囊充气。此时，两个气囊均处于充气状态，内镜、外套管与肠壁已相对固定，同时拉直内镜和外套管，使乙状结肠处于伸直状态。然后将内镜前端的气囊放气并进镜至结肠脾曲，重复上述过程；到达横结肠肝曲处固定肠管，将横结肠拉直；抵达回盲瓣处，先将内镜前端送入回肠末端，然后将内镜前端的气囊充气、固定，再将外套管前进后充气回拉。重复上述充气、放气和"推 - 拉"动作，使小肠镜尽量插入深部小肠。

3. 进镜深度及病变部位的判断 在空肠上段和回肠末段进镜深度及病变部位可以相对准确地判断，但当内镜进入小肠较深部位以后，判断进镜深度及病变部位就不准确了，只能做到大概的判断，其判断方法大致如下。

（1）粗略判断法

1）小肠黏膜形态：一般空肠肠腔大、黏膜皱襞高、皱襞间距短，而回肠肠腔小、黏膜皱襞平坦、皱襞间距长、可见树枝状血管。

2）距天然标志部位的距离：可根据内镜与明确的解剖部位如屈氏韧带、回盲瓣、手术吻合口等的距离进行判断，但仅限于距离上述部位 50cm 以内，超出范围不易判断。也可在病灶处注入造影剂，观察造影剂的流向及抵达标志性区域的距离等。

（2）精确判断法

1）距离累加法：可根据每次小肠镜的有效进镜距离（插入深度）进行累加，通过每个回合记录内镜镜身前进的距离（A），减去脱落或无效进镜的距离（B）。缺点是增加工作量和时间，并且当后期无效进镜增多时误差较大。

进镜深度（cm）=（A1–B1）+（A2–B2）+……+（An–Bn）

2）外套管深度估算法：依据检查结束时套叠在外套管上的小肠长度，按照一定的拉伸系数计算进镜深度。优点是简便易行，不需要频繁记录，仅记录外套管的起始和结束两个刻度；缺点是拉伸系数易受肠系膜脂肪厚度、肠壁厚薄、肠腔残留气体的影响，存在个体差异。

进镜深度（cm）=（末次回拉 – 首次回拉时外套管在门齿或肛缘刻度）×（5～8）

五、并发症

1. 术后延迟性肠梗阻。

2. 急性胰腺炎、败血症。

3. 黏膜、肠管或肠系膜撕裂。

4. 出血、穿孔。

5. 继发于麻醉操作或药物的并发症有呼吸窘迫、支气管痉挛、吸入性肺炎等。

第六节　胶囊内镜

一、适应证

1. 消化道出血原因未明者。

2. 其他影像学检查发现小肠病变，需要明确性质者。

3. 监测并指导克罗恩病的治疗及小肠息肉综合征的发展。

二、禁忌证

1. 相对禁忌证　①已知或者怀疑胃肠道梗阻、狭窄、穿孔及瘘管形成者。②有明显消化道动力异常者，胃轻瘫、贲门失弛缓症有消化道憩室者。③吞咽梗阻者。④孕妇及心脏植入起搏器者。⑤检查不配合者，如儿童及老年痴呆症患者。

2. 绝对禁忌证　无手术条件或拒绝接受任何腹部手术者（一旦胶囊滞留将通过手术取出）。

三、并发症

1. 穿孔。

2. 腹痛、腹胀、出血、发热、周围器官损伤。

3. 肠梗阻，甚至穿孔，需要外科手术干预。

4. 胶囊滞留致不能完全检查小肠。

5. 高分子材料过敏。

6. 胶囊内镜不能排出，需内镜或外科手术取出。

四、胶囊内镜操作流程

1. 检查前禁食8～12小时。检查前一晚行肠道清洁准备（同结肠镜准备），以提高图像清晰度。在服用胶囊2小时后可饮水，4小时后可进少量清淡食物。

2. 告知患者应详细了解注意事项并签署知情同意书。

3. 检查前仪器准备。将天线阵列的电极片贴于患者腹部，并通过连接电缆与图像记录仪连接。若需要进行实时监视，则应连接好图像记录仪与计算机的通信连线。

4.在图像记录仪开启状态下，从包装内取出胶囊使其离开磁体。患者吞服胶囊，胶囊在消化道内运动同时对消化道管壁进行实时摄像。嘱咐患者每15分钟确认数据记录仪上的指示灯是否以每秒2次的速度闪烁，以确保检查设备的正常运行。指导患者按时记录相关症状。胶囊内镜电池耗尽时，将数据记录仪从患者身上取下，连接到可以进行数据处理的工作站，将数据记录仪中的图像资料下载到工作站，通过相关软件进行处理，其中典型的图片或者视频可被单独注释或者保存。嘱患者排便时观察胶囊内镜是否排出，必要时行腹部X线检查。

五、注意事项

1.有先天性消化道畸形、小肠憩室、肠瘘等疾病的患者，可能引发肠道梗阻，使智能胶囊不能顺利排出体外，属于疾病本身原因而引起的不良后果。这种情况下为治疗原发疾病亦需要进行外科手术。

2.摄入胶囊内镜后2小时内不能进食及饮水，2小时以后可进水，4小时后可少量进食，待检查结束后即可恢复正常饮食。

3.检查过程中避免接近强力电磁区域，如无线电设备、核磁检查仪，以免干扰信号的接收。

4.胃滞留的处理。右侧卧位或者肌注甲氧氯普胺注射液促进胃蠕动，若仍不能进入小肠则可以借助胃圈套胶囊强行送入胃内。

5.胶囊内镜在工作时间内不能到达结肠，可通过调整胶囊内镜拍照速度及LED灯照射亮度以延长胶囊内镜工作时间。

第七节　胃肠镜息肉疾病电切术

高频电流通过人体时会产生热效应，使组织凝固、坏死，可达到切除息肉、止血等治疗目的。

一、适应证

1.各种大小有蒂息肉和腺瘤。

2.直径小于2cm的无蒂息肉和腺瘤，直径大于2cm的腺瘤可分次切除。

3.多发性腺瘤和息肉，分布散在，数目较少。

二、禁忌证

1.有内镜检查禁忌者。

2.内镜下形态已有明显恶变，可能侵入黏膜下层者。

三、术前准备

了解全身各脏器功能，尤其是凝血功能，如有障碍，应提前纠正。注意提前停用抗凝及抗血小板药物至少1周，常规进行胃肠道准备。

四、切除方法

首先应行完整内镜检查，观察息肉部位、大小、形态和数目。然后选择适当的圈套器，利用调节镜端的弯角、旋转镜身、改变患者体位方向等，使整个息肉清晰充分暴露在视野中。息肉基底最好位于6点钟方向，息肉与镜端相距2cm左右，如瘤体大，可能还要远。插入圈套器，令助手打开圈套器，套住息肉，有蒂息肉应套在蒂的息肉侧，无蒂息肉套在基底稍上方。令助手轻轻地、缓慢地收紧圈襻。切忌用暴力，尤其是细蒂，勒紧过快、用力过猛会在未做电凝前就机械性割断息肉，引起出血。一旦钢丝勒紧后轻轻向腔内抬起，即可通电，先电凝，后电切，反复间断多次通电。若用混合电流同样也要间歇通电，每次通电时间为数秒钟。在通电时要注意有无胃肠蠕动，一旦有蠕动出现即要停止通电，避免灼伤临近黏膜。电凝过深会造成穿孔。

五、术后处理

1.摘除后尽可能吸净腔内气体，再回收息肉。

2.术后禁食和卧床休息 6 小时。

3.术后流质饮食 1 天，以后可进半流质或普食。如为上消化道息肉，要适当延长禁食和流质饮食时间；大肠息肉患者可不必严格要求。

4.上消化道息肉摘除者术后需抑酸治疗 2 周。

六、并发症

出血、穿孔、感染。

第八节 食管支架置入术

一、适应证

1.无法手术切除或患者不愿手术的恶性食管狭窄。

2.食管气管瘘。

3.食管穿孔。

4.纵隔恶性肿瘤导致的食管外压性梗阻。

5.食管癌术后恶性吻合口瘘。

6.各种原因引起的良性食管狭窄。

二、禁忌证

1.严重心肺功能不全、严重衰竭者。

2.有严重食管静脉曲张或癌肿侵犯大血管者。

3.败血症。

4.严重气道受压风险为相对禁忌证，可同时置入气管支架。

5.颈段食管癌为相对禁忌证，因支架置入后有较高的移位率及难以忍受的异物感。

三、支架长度选择

根据食管肿瘤位置、长度和食管直径选择合适的食管支架，通常支架至少应较病变长度长 3～4cm，使支架置入食管后支架远端超过狭窄段 15～20mm，近端高出病变 20mm 左右，确保支架覆盖整个病变范围。

四、操作流程

患者取左侧卧位，咬住口垫，对于内镜可以通过食管狭窄段的患者，常规置入内镜通过狭窄段进入胃内，观察并记录食管狭窄段近端及远端距门齿的距离。直视下将 260cm 超硬导丝软头经内镜工作钳道插入胃内，保留导丝，退出内镜，选择合适规格的支架并在支架输送装置外套管做好标记，沿导丝送入支架输送装置，使支架到达预定位置，或置入内镜监视支架上端，在内镜直视下将支架输送装置送入支架上端距狭窄上缘 20mm 处，缓慢退出输送装置外套管释放支架。内镜观察支架位置及张开程度，必要时使用活体组织检查钳调整支架位置。检查支架是否定位准确、有无活动性出血，退出内镜、输送装置及导丝。对于内镜无法通过食管狭窄段的患者，常规内镜下测量狭窄段近端与门齿距离，观察狭窄段近端。直视下经内镜工作钳道送入 260cm 超硬导丝至狭窄段入口，在 X 线透视下缓慢推送导丝，使导丝头端顺利通过狭窄段进入胃内，固定导丝，退出内镜。重度狭窄，支架输送装置无法通过者，需先行扩张狭窄段（可在导丝引导下用硅胶管由细到粗逐级扩张至 12mm，或将球囊扩张导管沿导丝送达狭窄部位，注入造影剂扩张狭窄段，随后退出球囊导管。扩张过程中注意查看患者反应及生命体征变化），随后再沿导丝置入支架（操作方法同前），待支架释放完毕后退出支架输送装置，在 X 线透视和内镜直视下，观察支架位置及张开程度。若支架定位欠佳，应及时调整。

五、并发症

1. 下颌关节脱位、喉头水肿、咽部疼痛。

2. 疼痛、出血、食管穿孔。

3. 药物过敏、麻醉意外。

4. 心脑血管意外或心搏骤停。

5. 胃食管反流。

6. 术后效果不理想。

7. 术中、术后支架移位、脱落或短期内置入支架梗阻。

第九节　结肠支架置入术

一、适应证

1. 恶性肿瘤导致的狭窄。

2. 结肠术后吻合口狭窄。

3. 炎症性肠病导致的狭窄等。

4. 转移癌或外压性病变所致的肠梗阻。

5. 覆膜支架用于结肠膀胱瘘、结肠内瘘或结肠阴道瘘。

二、禁忌证

严重心肺功能不全、严重衰竭者。

三、操作流程

进镜至狭窄部位，观察狭窄部位情况及判断腔的方向。经内镜钳道插入泥鳅导丝及导管至病变远端 5～10cm，撤出泥鳅导丝，留置导管，经导管注入水溶性造影剂，在 X 线下观察狭窄部位的形态、长度、狭窄程度等，最好多体位、多相位动态观察。选择合适支架，经导管插入硬导丝，留置导丝，退出导管，在硬导丝的引导下送入支架系统。如果是套管式支架，将支架越过病变位置 3～4cm（因为支架释放过程中会回缩而向近端移动），部分释放支架。释放过程中用 X 线观察支架是否打开，确定支架远端打开后，适当回拉支架输送系统，保证支架远端越过狭窄段 2cm 左右，完全释放支架。如果是捆绑式支架，将支架越过病变位置 1.5～2cm，近端同样留出 1.5～2cm，释放支架。如果狭窄严重，可以用球囊导管经导丝插入狭窄部扩张狭窄部后再放置支架。如果支架释放后扩张不良，可以用球囊置于支架内扩张，以撑开支架。

四、并发症

可能发生穿孔、出血、支架置入不成功、支架堵塞、支架移位等。

第十节 空肠营养管置入术

空肠营养管是一种在 X 线下可显影的尖端螺旋形管，可在不依赖其他任何辅助设备的情况下，通过引导钢丝被伸直，将一米多长的空肠营养管依次通过鼻腔、咽喉部、食管、胃和十二指肠，最终到达空肠部，置入后经 X 线定位确保导管尖端位置，最后去除导丝，为危重症患者早期开展肠内营养治疗提供了有效路径。

一、适应证

1. 不能耐受胃内喂养和胃潴留的患者。

2. 急性胰腺炎。

3. 颅内损伤、肿瘤放化疗、呕吐等易反流患者。

4. 炎症性肠病、胃食管瘘等。

5. 吞咽和咀嚼困难。

6. 大手术前后肠内营养。

二、禁忌证

1. 胃肠功能衰竭。

2. 肠梗阻。

3. 急腹症。

4. 消化道活动性出血。

三、操作流程

放置空肠营养管者，先让患者向右侧翻身，借助胃的蠕动将管的头端推过幽门进入十二指肠，或借助透视和内镜的帮助，将鼻饲管直接放入十二指肠或空肠。

四、并发症

管道脱出、管道堵塞、误吸反流、腹泻、胃潴留、代谢紊乱（如脱水、高镁血症）。

第十一节 EMR 和 ESD

一、EMR 的适应证

1. 获取组织标本，用于常规活体组织检查未能明确病理诊断的消化道病变。

2. 切除消化道扁平息肉（＜2cm）、早期癌和部分来源于黏膜肌层和黏膜下层的肿瘤。

3. 理论上讲无淋巴结转移、浸润程度较浅，以及采用内镜技术可以安全完整地切除的消化道局部病变。

二、EMR 的禁忌证

1. 有胃肠镜检查禁忌证者。

2. 内镜下提示有明显的黏膜下浸润表现，如充气不能引起变形、组织坚硬、有溃疡瘢痕、注射不能抬举等。

3. 肝硬化、血液病等有凝血功能障碍及出血倾向者。

4. 超声内镜提示癌浸润过深或已有淋巴结转移者。

三、EMR 常用器械

胃肠镜、针式电刀、圈套器、透明帽、注射针、活体组织检查钳、金属钛夹或和谐夹等。

四、EMR 操作流程

在确定病变范围并初步判定其性质后，可在病变的黏膜下层注射甘油果糖亚甲蓝血凝酶混合液将病灶抬起，形成水垫，起到隔热、保护的作用，随后使用圈套器将病灶圈套，并用高频电切将其切除，然后对创面进行止血，最后使用金属夹及尼龙绳等装置将创面缝合。

五、EMR 的并发症

1. 出血 明确出血点后可应用 APC 电凝止血（或热活体组织检查钳钳夹出血点止血）。但 APC 对动脉性出血往往无效，而且 APC 电凝形成的焦痂脱落后仍可能再次发生出血，因此 APC 电凝止血后如有可能，建议应用金属夹夹闭创面出血点。若不能成功止血，可以采用硬化剂注射或金属止血夹夹闭出血点。

2. 穿孔 EMR 术中发生的穿孔一般较小，多数穿孔病例均可通过金属止血夹夹闭裂口进行修补，从而避免外科手术。由于术前患者多禁食或做肠道准备，穿孔所致的腹膜炎症状较轻。术后应禁食、抗感染治疗，半卧位休息，保守治疗一般多能成功。

六、术后护理

1. 术后严格监测大便的颜色、次数及血压的情况，如出现胸痛、腹痛、腹胀、呕血、便血等情况应立即通知医生。确保大便稀软顺畅，便秘者可适量应用缓泻剂，防止用力排便而引发出血。圈套、止血夹大概术后 1 周即可脱落。

2. 术后禁食 24 小时，监测有无出血。24 小时之后进食温凉的流质饮食，禁忌过烫、刺激性食物。2 周内禁忌易胀气、生硬、辛辣食物。

3. 避免过度劳累，避免剧烈活动和极速弯腰，避免长途跋涉。要保持大便通畅，避免大便干结和增加腹压的因素，多吃水果、多饮水。

4. 术后随访。术后 3、6、12 个月行内镜检查，以后每年 1 次内镜检查。

七、ESD 的适应证

1. 消化道巨大平坦息肉、直径大于 2cm 的胃肠道宽基息肉和无蒂息肉。

2. 胃肠道癌早期，即无淋巴转移和血行转移，无论病灶位置和大小。

3. 消化道黏膜下肿瘤。

八、ESD 的禁忌证

1. 病变隆起试验阴性（基底部注射生理盐水后局部无明显隆起），提示病变基底部的黏膜下层与肌层间有粘连，肿瘤可能已浸润至肌层组织。

2. 心脏、大血管手术术后服用抗凝剂，或有血液病、凝血功能障碍者，在凝血功能没有得到纠正前，严禁 ESD 治疗。

3. ESD 在肿瘤剥离过程中技术难度高，耗时较长，清醒状态下患者难以耐受。手术过程中上消化道的分泌物及胃腔内血性液体、染色剂等易造成患者呛咳、误吸、窒息等。

九、ESD 常用器械

消化道治疗内镜、高频电发生器、针式切开刀、末端绝缘手术刀（IT 刀）、钩形电刀、圈套器、透明帽、热活体组织检查钳、氩气刀、金属钛夹、注水泵等。

十、ESD 操作步骤

1. 标记 应用针形切开刀或 APC 于病灶边缘 0.5 ～ 1.0cm 进行电凝标记。

2. 抬起 于病灶边缘标记点外侧进行多点黏膜下注射，每点约 2mL，可重复注射，直至病变明显抬起。上消化道黏膜下注射先肛侧后口侧，下消化道黏膜下注射先口侧后肛侧。

3. 切缘 应用针形切开刀、HOOK 刀、IT 刀沿病灶边缘标记点切开黏膜。边缘切开时会引起出血，一旦出血要及时处理，可用治疗器械电凝止血或热活体组织检查钳电凝止血。边缘切开过深时，会造成切开部位穿孔，可应用金属夹夹闭，不必终止 ESD 治疗。

4. 剥离 应用 IT 刀或 HOOK 刀沿切缘对病变黏膜下层进行剥离，切除病变以大头针固定后送病理检验。

5. 创面处理 完整剥离病灶后要对创面进行处理，对出血点要进行止血。面积较大或侵犯层次较深的创面，要应用金属夹夹闭，防止术后穿孔的发生。

十一、ESD 的并发症

1. 出血 出血多发生在术中或术后 24 小时内，操作中黏膜下反复足够注射有助于预防 ESD 术中出血。剥离过程中，少量渗血可直接用 0.9%NaCl 溶液或 2% 冰去甲肾上腺素溶液冲洗；微小的出血可通过电凝治疗；大血管选用热活体组织检查钳烧灼，必要时可使用金属夹进行夹闭治疗。术后常规应用质子泵抑制剂 3 天，可有效降低迟发型出血的概率；连续口服 8 周，可促进溃疡面愈合。

2. 穿孔 较小的穿孔可采用金属夹夹闭并留置胃管观察；穿孔较大内镜不能闭合创面或同时合并出血，应及时中转腹腔镜修补穿孔创面。

3. 狭窄 狭窄形成主要是食管 ESD 术后的并发症，也可能见于胃贲门及幽门前区 ESD 术后。

十二、ESD 术后护理

1. 病理标本及时送检。

2. 嘱患者严格卧床休息 24 小时，避免大幅度活动，观察有无发热、心悸、冷汗、腹痛、便血等感染及出血并发症。

3. 术后禁食 48 ～ 72 小时，然后改为温凉流质饮食，再逐渐过渡到半流质饮食。禁食粗糙辛辣食物，半个月内避免重体力活动，出血且创面较大患者延长禁食时间，遵医嘱给予营养、抗感染、制酸药物。

4. 术后病理为高级别上皮内瘤变、黏膜内癌、黏膜下层浅层癌者，有局部残留及复发风险，需密切随访，可间隔 3 个月、6 个月、12 个月、1 年半、2 年、3 年共随访 6 次，必要时追加腹部增强 CT，如有局部复发可以及时内镜下切除。

第十二节　内镜下止血术

一、非静脉曲张性出血的治疗

急性非静脉曲张性上消化道出血是临床常见的急危重症之一，而消化性溃疡出血是其最常见的原因，其他常见原因如恶性肿瘤、急性胃黏膜病变等。

内镜下止血的方法：①药物喷洒，常用血凝酶（或凝血酶）局部喷洒。②药物注射，0.01% 肾上腺素局部注射止血。③金属夹夹闭血管或局部夹闭机械性止血。④高频电凝止血。

（一）术前准备

1. 补充血容量　消化道出血患者往往血容量不足，甚至出现低血容量性休克，因此内镜检查前必须纠正休克，保证生命体征平稳。无休克表现者应保持静脉通路畅通，避免操作过程中出现休克。必要时备血。

2. 胃肠道准备　上消化道内镜检查前禁食12小时。术前10～20分钟口服咽部麻醉剂及去泡剂。

3. 心电监护　消化道出血患者往往有血压降低、心率增快等表现，所以操作过程中应进行心率、血压、心电图、血氧饱和度等的监测。

（二）操作方法

内镜下先清除血凝块，暴露出血灶，用冲洗管在直视下对出血灶应用血凝酶喷洒止血。喷洒止血后经钳道应用注射针在溃疡周围注射1∶10000肾上腺素1～5mL，注射时注意缓慢推注，注射后局部组织颜色发白说明溃疡及周围黏膜血管收缩，效果较好，一般出血即可停止。如效果不佳，可以进一步采取钛夹夹闭以机械止血；也可以应用高频电设备，选择凝固电流对溃疡进行烧灼治疗，烧灼时间约数秒，直至出血灶凝固发白出血停止，必要时可反复电凝止血。

二、静脉曲张性消化道出血

（一）曲张静脉套扎术

内镜下食管静脉曲张套扎术（EVL）是指在胃镜下使用弹性胶圈对曲张静脉的根部进行结扎，阻断曲张血管的血流并使其坏死，从而控制出血和预防再次出血的治疗。

1. 适应证　食管静脉曲张急性出血、门静脉高压症外科手术后再发、不适宜手术治疗者。

2. 禁忌证　有上消化道内镜检查禁忌者、出血性休克难以控制者。

3. 操作方法　尽量接近齿状线，一般从食管胃结合部开始，螺旋形向口侧食管移动进行套扎。每次应全部套扎食管曲张静脉，尤其有血泡样红色征者应彻底套扎，以防未套扎静脉血液回流增多而出血。套扎间隔10～14天可行第二次套扎，直至静脉曲张消失。建议疗程结束后1个月复查胃镜，再每隔3个月复查第2、3次胃镜，以后每6～12个月进行胃镜复查。复发时追加治疗。

4. 术后处理　术后一般禁食24小时，观察有无并发症，如术中出血、皮圈脱落、发热、局部哽咽感。

（二）硬化剂治疗术

静脉曲张硬化剂治疗是通过胃镜向曲张的血管内注入硬化剂，如聚桂醇、5%鱼肝油酸钠等，使曲张的静脉出现化学性炎症、内膜粘连、血栓形成和闭塞，同时也可进行血管旁注射，使血管周围组织产生凝固坏死和纤维化。

适应证、禁忌证同"曲张静脉套扎术"。

1. 操作方法　①常规内镜检查上消化道，排除其他病灶出血，记录食管静脉曲张的程度及范围。②插入内镜注射针（针头处于套管内）并伸出镜端约1cm，使其对准待硬化的曲张静脉。③伸出注射针头，直接穿刺静脉注射硬化剂，在注射中不断做注射针的小幅度出入运动，目的是使硬化剂能够渗入静脉周围。

2. 并发症

（1）出血：若穿刺点渗血，可用镜身压迫或喷洒凝血酶。注射后数日再出血，主要是穿刺痂皮脱落、黏膜糜烂溃疡导致。溃疡引起出血大部分为渗血，常用止血夹来控制出血。

（2）溃疡：发生率高，有浅表溃疡及深部溃疡，一般无症状，多于3～4周内自愈，可用PPI。

（3）其他：如胸骨后疼痛、低热等，一般在术后2～3天消失。

3. 疗程　1次硬化治疗后，再行第2、3次硬化治疗，直至静脉曲张消失或基本消失。每次硬化治疗间隔时间为1周左右。第一疗程一般需3～5次硬化治疗。建议疗程结束后1个月复查胃镜，每隔3个月复查第2、3次胃镜，6～12个月后再次复查胃镜。若发现静脉再生，必要时追加治疗。

（三）栓塞治疗术

静脉曲张栓塞术是目前临床上针对胃底静脉曲张破裂出血的首选治疗方案。通过胃镜向曲张的静脉内注射组织胶，其与血液接触后形成聚合物阻断血流，使曲张静脉消失。但组织胶引起局部炎症及血管纤维化的作用较弱，治疗后静脉可再次形成新的侧支循环，且组织胶不能被人体吸收，约2周后排出胃腔，此时可引起再出血。

1. 适应证　急性胃静脉曲张出血；胃静脉曲张有红色征或表面有糜烂，有出血史。

2. 操作方法　组织胶是一种快速固化水样物质，与血液接触后即时发生聚合反应，闭塞血管，控制出血。注射前经胃镜活体组织检查孔道先注入1mL碘油，使碘油在导管内形成一层油性薄膜，预防组织胶堵塞活体组织检查孔道。现多采用三明治夹心注射法，即碘油–组织黏合剂–碘油，也有人采用高糖溶液–组织黏合剂–高糖溶液。每点注射组织胶混合液不超过2mL，注射总量根据胃静脉曲张的大小进行估计，最好一次将曲张静脉闭塞。治疗后分别于1周、1个月、3个月及6个月复查胃镜。可重复治疗至胃静脉闭塞。

3. 术后处理　给予抗生素治疗5～7天，应用抑酸药。

4. 并发症

（1）术中、术后大出血。

（2）食管损伤。

（3）术后长期效果不理想。

（4）感染、发热。

（5）术后腹水增加。

（6）栓塞术出现异位栓塞。

（7）操作过程中患者不能耐受。

（8）出现心脑血管意外、窒息、误吸等引起猝死。

第十三节　食管异物取出术

一、异物种类

1.动物性最常见，如鱼刺、鸡骨、鸡肉、肉块等。

2.金属类，如金项链、硬币、假牙、瓶盖等。

3.化学制品及植物类，如打火机、枣核、饭团等。

二、治疗原则

异物取出应遵循最低风险原则，术前严格把握适应证，进行影像学检查后，全面评估内镜下取出的可能性。与患者及家属充分沟通，征求家属同意并签署知情同意书，尤其是对刺入较深，嵌顿时间长，穿孔风险大者，必要时仍需外科手术。

三、适应证

1.急诊内镜取异物　大多数异物可经内镜安全取出，在确定没有穿孔的情况下，均应行紧急内镜检查，并积极试取，尤其是对于较大而锐利的异物、不规则硬性异物及有毒的异物。这些异物一般不易自行排出，且久留易引起消化道损伤和中毒（如纽扣电池）等严重后果。

2.择期内镜取异物　对小而光滑的异物，估计能自行排出而对患者不会引起严重后果者，可先让其自行排出，待不能自行排出时，可择期内镜取出。

四、禁忌证

已穿透消化管的异物、对内镜检查有禁忌的患者。

五、术前准备

1.患者准备　对吞入金属性异物的患者应拍颈部、胸部正侧位片、腹平片，以确定异物的位置、性质、形状、大小及有无穿孔。尖锐物体贴近主动脉者，行胸部 CT 检查，了解异物与主动脉的位置关系。

2.器械准备

（1）长形棒状异物：较短较细的异物准备各式异物钳，如鳄口钳、鼠齿钳、三爪钳、圈套器等。

（2）尖锐异物：除备各种异物钳外，还需在内镜前端加保护套，将异物抓住后收到保护套中，避免损伤。

（3）圆形和团块状异物：准备各式网篮、异物钳、圈套器等。

六、操作方法

根据病史提供的异物形状、大小，以及 X 线检查观察的异物位置，首先行内镜常规检查，观察消化道有无损伤，寻找异物。发现异物后，根据异物形状与性质采取不同的方法，选用不同的器械。

七、注意事项

1. 食管、贲门及胃内嵌顿性异物较难取出，因异物两端已刺破嵌顿处的黏膜，可先将嵌顿较松的一端松解后或退入胃内再试取，切勿暴力牵拉，以免引起消化道损伤。

2. 退出异物时，尽量将异物靠近内镜，不留间隙，否则有时可发生异物与内镜"脱位"现象。较大异物通过食管上端时如食管环形收缩，应等待食管舒张时再退镜。当异物通过咽部时，助手应让患者头部后仰，使咽喉部与口咽部成一直线，利于异物顺利取出。若在退镜时发生黏膜损伤或出血，应重新插入胃镜观察损伤情况，必要时行止血治疗。

3. 术中要求视野清楚，及时调整患者体位，应充分暴露异物整体，要求操作者与助手及患者密切配合。

4. 证实有消化道穿孔及异物锐利且体积较大取出困难者，不必勉强用内镜试取，应行外科手术治疗。

八、并发症

1. 消化道黏膜损伤及出血、穿孔者，应禁食水，应用抑酸药物、足量广谱抗生素及支持治疗，必要时外科手术治疗。

2. 窒息及吸入性肺炎常发生于吞入特大异物及全麻下取异物的婴幼儿，多因胃内容物吸入或较大异物在咽喉部堵塞引起。一旦发生应紧急处理抢救。

第十四节　胃石症碎石术

胃结石由食物中不易消化的食物团块构成，可分为植物性、药物性、奶源性、毛发源性胃石，而以植物性胃石最常见。植物性胃石又以柿子形成的柿石为主。内镜下机械碎石术因具备简单、易行、安全等特性而成为胃结石的常用治疗方法。

一、胃结石并发症

1. 长期摩擦引起的胃黏膜糜烂、溃疡、出血。

2. 胃结石进入肠管造成肠梗阻。

3. 胃结石的长时间存在，可造成胃黏膜出血，甚至穿孔。

二、操作方法

多采用胃镜下圈套器直接勒除。较大结石可用圈套器分割成 20mm 左右的结石，也可用机械碎石器绞碎。较硬的、难以碎裂的结石可试用 5% 碳酸氢钠溶液或可乐口服7 ～ 14 天，待软化溶解后再试取。

第十五节　ERCP

一、适应证

1. 原因不明的梗阻性黄疸。

2. 疑有胆管结石而常规检查不能确诊者。

3. 疑有壶腹部、胆管或胰腺肿瘤。

4. 复发性胆管疾病，疑有结石、炎症或畸形者。

5. 胆管或胆囊术后症状反复而常规检查不能确诊者。

6. 慢性胰腺炎或复发性胰腺炎。

7. 上腹部疼痛或腰背痛、腹泻、消瘦疑胰腺疾病者。

二、禁忌证

1. 上消化道梗阻。

2. 严重心、肺、肾、肝功能不全。

3. 碘过敏。

4. 有胆管狭窄或梗阻又不具胆管引流技术。

5. 有其他内镜检查禁忌。

三、术前准备

1. 做好患者解释工作，争取积极配合。

2. 术前检查血常规、凝血功能、肝功能及血、尿淀粉酶，并进行艾滋病、乙肝、丙肝、梅毒的抗体筛查。

3. 检查前一晚吃易消化食物，晚 8 时后禁食水；检查当天早晨禁食水。

4. 术前 30 分钟肌内注射地西泮 10mg 及山莨菪碱 10mg。

四、操作过程

先取左侧卧位，待内镜通过幽门后，再更换为俯卧位。插镜至十二指肠降部，寻找乳头，并摆正乳头位置，使乳头位于视野中心。插入导管，注入造影剂，显示胆管及胰管并摄片。如造影发现胆管结石，在 ERCP 基础上行内镜下乳头括约肌切开术、内镜下乳头柱状球囊扩张术，配合取石网篮、取石球囊或紧急碎石器拖拽和清扫胆管，将结石拖出胆管进入十二指肠。清理出来的结石可随粪便排出人体。当胆道出现梗阻（包括胆道良性狭窄、恶性肿瘤）时，均可通过置入胆管支架来疏通梗阻，解除黄疸，恢复引流。

五、注意事项

1. 注入造影剂不宜过多，压力不宜过大。

2. 术后 4 小时及次日晨查血、尿淀粉酶，次日必要时复查血常规、肝功能。

3. 手术当日禁食水，抑酸，抗感染，如血、尿淀粉酶升高，又伴腹痛或发热，按急性胰腺炎处理。如仅淀粉酶升高而无临床症状者，复查淀粉酶至正常为止。

六、并发症

常见有胆管炎、胰腺炎、乳头及胆管损伤、败血症，若行乳头切开术可并发出血、穿孔。

第十六节　三腔二囊管压迫止血术

三腔二囊管压迫止血适用于一般止血措施难于控制的门静脉高压症合并食管胃底静脉曲张静脉破裂出血。其止血率约 80%，并发症发生率 10%～20%，再出血率 25%～50%。

一、适应证

1. 经输血、补液、应用止血药物难以控制的出血。

2. 手术后、内镜下注射硬化剂或套扎术后再出血，一般止血治疗无效者。

3. 不具备紧急手术的条件。

4. 不具备紧急内镜下行硬化剂注射或套扎术的条件，或内镜下紧急止血操作失败者。

二、禁忌证

患者坚决不接受三腔两囊管压迫止血治疗，或患者神志不清，不能配合完成操作。

三、操作方法

1. 向患者说明放置三腔两囊管的重要性和必要性，争取患者配合。

2. 行充气试验检查气囊是否完好，检查管腔是否通畅。

3. 用液体石蜡充分涂布在三腔管上，抽空胃囊和食管囊后常规由患者鼻孔置入。如果经鼻孔置入困难或者预计需要压迫牵引时间较久者，也可经口腔置入。

4. 判断置管是否到位。胃管内以可以抽出胃液或血液，或经胃管注入空气在剑突下听诊确定。

5. 经胃囊开口注入空气 200mL，囊内压力达到 50 ~ 70mmHg，向外牵引有弹性阻力感，表明胃囊已经填压于胃底和贲门部。可以通过滑轮装置以 0.5kg 重物牵引，或者用 0.5kg 力牵引后直接用宽胶带固定在鼻孔侧下方。在三腔管引出患者体外处设标记。

6. 通过胃管冲洗胃腔后观察止血效果。如果出血不再继续则食管囊不需充气，否则食管囊需要充气以压迫食管下段。食管囊充气 100 ~ 150mL，囊内压力维持在 35 ~ 45mmHg。经过上述处理如果胃管内仍能抽出血液，则可能合并胃黏膜病变出血，可经胃管用去甲肾上腺素冰盐水洗胃，局部应用止血药物和胃黏膜保护药。

7. 三腔二囊管一般放置 24 小时，如果出血已经停止，可先排空食管囊，稍事观察无出血迹象后解除牵拉，再排空胃囊。再观察 12 ~ 24 小时，如确已止血，嘱患者吞咽 20mL 液体石蜡后，将三腔管缓慢拉出。

四、注意事项

1. 气囊压迫期间，食管气囊每 24 小时应放气一次，同时将三腔管向胃内送入少许，使胃底也减轻压力，并抽取胃内容物了解有无出血。一般放气 30 分钟后可再充气。

2. 避免气囊长时间压迫食管下端或胃底黏膜导致其糜烂、缺血坏死。

3. 三腔管填塞，一般以 3 ~ 5 天为限，如有继续出血，可适当延长填塞时间。再出血停止 24 小时后，应在放气状态下再观察 24 小时，如仍无出血，方可拔管。

附2 彩图

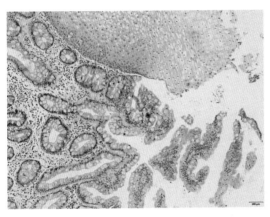
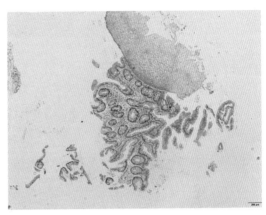

100×   40×

彩图1　Barrett食管内镜病理图

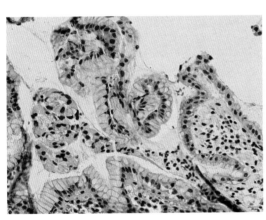
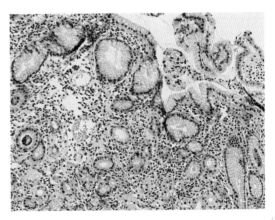

400×   200×

　　注：胃黏膜组织，间质中可见浆细胞、淋巴细胞浸润，呈中度慢性炎性形态改变，偶见散在中性粒细胞，小凹上皮表面可见幽门螺杆菌。

彩图2　慢性浅表性胃炎内镜病理图

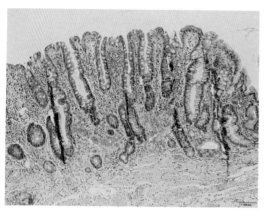
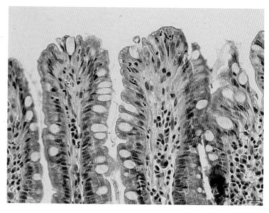

100×   400×

注：胃黏膜组织，固有腺体萎缩，被肠型上皮化生上皮取代，肠化累及黏膜全层，周围胃黏膜组织小凹上皮表面可见幽门螺杆菌。

彩图3　慢性萎缩性胃炎内镜病理图

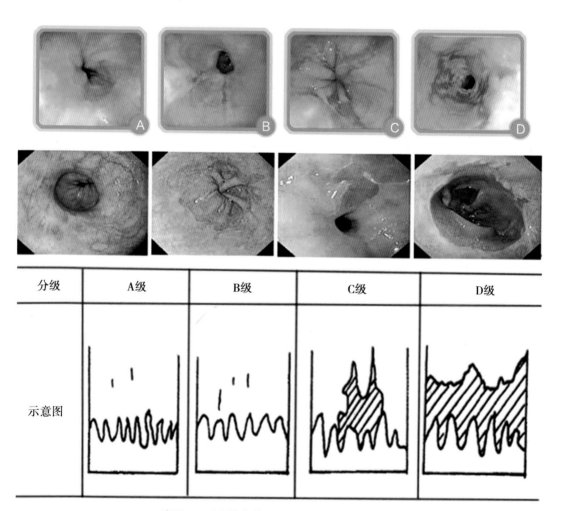

彩图4　反流性食管炎胃镜下分级图及示意图

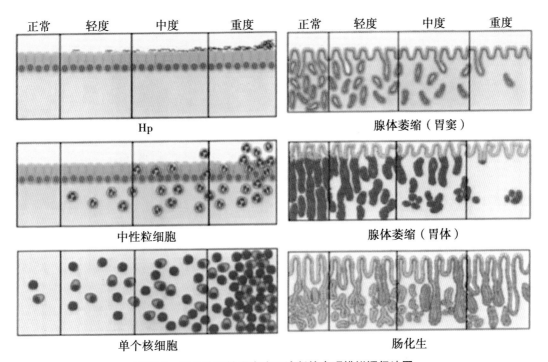

正常　　　轻度　　　中度　　　重度　　　　　　正常　　　轻度　　　中度　　　重度

Hp　　　　　　　　　　　　　　腺体萎缩（胃窦）

中性粒细胞　　　　　　　　　　腺体萎缩（胃体）

单个核细胞　　　　　　　　　　肠化生

彩图 5　慢性萎缩性胃炎病理诊断的直观模拟评级法图

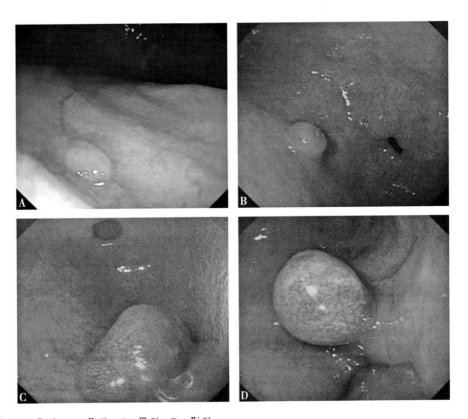

注：A，Ⅰ型；B，Ⅱ型；C，Ⅲ型；D，Ⅳ型。

彩图 6　胃息肉的日本山田分型图

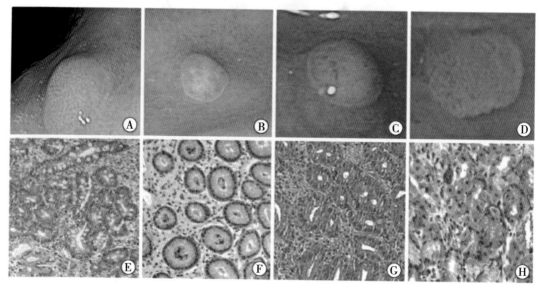

注：A、B、C、D分别为腺瘤性息肉、胃底腺息肉、炎症性息肉、增生性息肉内镜下特点；E、F、G、H分别为腺瘤性息肉、胃底腺息肉、炎症性息肉、增生性息肉组织学特征。

彩图7　不同病理类型胃息肉内镜特点及组织学特征（100×）

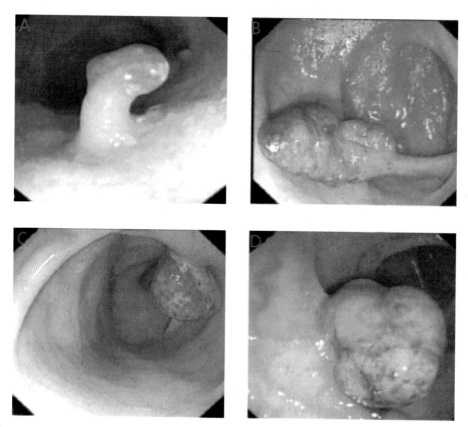

注：A图为粗长蒂息肉；B图为细长蒂息肉；C图为亚蒂息肉；D图为广基息肉。

彩图8　各类型息肉形态图